Heinrich Helferich

Atlas und Grundriss der traumatischen Frakturen und Luxationen

Verlag
der
Wissenschaften

Heinrich Helferich

Atlas und Grundriss der traumatischen Frakturen und Luxationen

ISBN/EAN: 9783957007827

Auflage: 1

Erscheinungsjahr: 2016

Erscheinungsort: Norderstedt, Deutschland

Hergestellt in Europa, USA, Kanada, Australien, Japan
Verlag der Wissenschaften in Hansebooks GmbH, Norderstedt

LEHMANN'S MEDIZINISCHE HANDATLANTEN.
BAND VIII.

Atlas und Grundriss

der traumatischen

Frakturen und Luxationen

von

Prof. Dr. H. Helferich

in Kiel.

Mit 76 Tafeln und 238 Figuren im Text von Maler B. Keilitz

Siebente verbesserte und vermehrte Auflage.

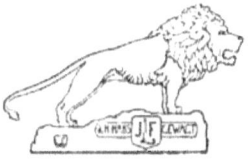

München
Verlag von J. F. Lehmann
1906.

Aus dem Vorwort zur ersten Auflage.

Der vorliegende Atlas und Grundriss soll den Studierenden die Einführung in das wichtige Gebiet der Lehre von den Frakturen und Luxationen erleichtern und Aerzten in der Praxis ein brauchbarer Ratgeber sein. Es war mein Bestreben, etwas praktisch Nützliches zu geben und zugleich das Verständnis für die einschlägigen Fragen, namentlich in anatomischer Hinsicht, zu fördern.

Den äusseren Anstoss gab Herr Buchhändler J. F. Lehmann, und ich ging auf seinen Vorschlag gern ein. Einmal freute ich mich, die im Laufe der Jahre gesammelten Präparate und Zeichnungen bei dieser Gelegenheit zu verwenden; dann war es mir erwünscht, zur allgemeineren Verbreitung nützlicher Kenntnisse mitzuhelfen auf einem Gebiet, auf welchem viel geschadet werden kann, und welches gerade jetzt infolge neuer sozialer Einrichtungen für die Gesamtheit der Aerzte von grosser Wichtigkeit ist.

Es mag ausdrücklich hervorgehoben werden, dass durch dieses Buch in keiner Weise ein Ersatz für Studien in der Klinik oder in Spezialkursen gegeben werden soll, sondern nur eine Ergänzung, welche sich an die Demonstrationen und Erklärungen des Lehrers anschliessen muss

Die Präparate wurden zum Teil künstlich hergestellt und präpariert, wie ich es seit Jahren bei Gelegenheit des Operationskurses an der Leiche für eine grosse Zahl wichtiger Verletzungen zu tun pflegte. Manche Abbildungen zeigen Präparate, welche ich als Assistent von Herrn Geheimrat Thiersch an der Leipziger Klinik, dann in München und hier beobachtet habe; andere wurden mir seiner Zeit von Herrn Professor Bollinger und jetzt von meinem Kollegen Herrn Professor Grawitz aus den pathologisch-anatomischen Sammlungen in München und Greifswald in dankenswertester Weise zur Verfügung gestellt.

Da die den Tafeln gegenübergedruckte Erklärung mir nicht genügend erschien, entstand der „Grundriss", welcher in einzelnen Abteilungen jedem Abschnitt des Atlas beigefügt ist. Das häufig Vorkommende, praktisch Wichtige ist ausführlicher, das Seltenere nur ganz kurz behandelt.

Möge das Buch einigen Nutzen stiften!

Greifswald, im Oktober 1894.

Dr. Helferich.

Vorwort zur dritten Auflage.

Die vorliegende neue Bearbeitung ist fast ein neues Buch geworden: Der „Grundriss" ist durch Zusätze und neue Abschnitte erweitert, die Tafeln sind sämtlich neu, ebenfalls vielfach reicher ausgestattet und im Grundriss an der zugehörigen Stelle eingefügt, die Zahl der Abbildungen im Text ist sehr vermehrt.

Dem Herrn Verleger ist dafür zu danken, dass er keine Mittel sparte, um diese Neugestaltung des Buches in möglichst vollkommener Weise und einheitlich zu vollenden.

Der Zeichner und Kunstmaler Herr B. Keilitz hat in monatelanger, fleissiger Arbeit sämtliche Tafeln und die neuen Textbilder hier unter meinen Augen nach Originalpräparaten neu gefertigt.

Besonderen Dank schulde ich den Herren Kollegen Grawitz, Bostroem und Kümmell, welche mir wertvolle Präparate zur Verfügung stellten.

Der Text des Grundrisses ist mit Rücksicht auf die Aufgaben des praktischen Arztes bezüglich der Behandlung und Begutachtung von Verletzten revidiert und an vielen Stellen bereichert. Neue vorzügliche Arbeiten, welche wir Männern, die auf dem Gebiete der „Unfall-Heilkunde" praktisch arbeiten, verdanken, sind eingehend berücksichtigt worden. Eine gewisse Ungleichheit der Bearbeitung wird der Fachgenosse auch in dieser Auflage konstatieren: die praktisch wichtigen und häufigeren Verletzungen sind eingehender behandelt.

Die Textbilder sind hauptsächlich der Erläuterung der therapeutischen Methoden gewidmet, die Tafeln dienen mehr zur Darstellung der anatomischen Befunde und der Symptome wichtiger Verletzungen. Bei der Lektüre des Buches sollte man die betreffenden Skelettteile immer zur Hand haben.

Klinisches Studium und Uebung in Kursen kann und soll durch das Buch nicht ersetzt, wohl aber ergänzt werden.

Möchte es dazu helfen, dass Kenntnisse und Fertigkeiten auf diesem wichtigen Gebiete wachsen!

Greifswald, im Dezember 1896.

Dr. Helferich.

Vorwort zur fünften Auflage.

Das Buch ist durch 9 Röntgentafeln und 21 Textbilder bereichert; der Text des Grundrisses ist vermehrt und verbessert. Es kam darauf an, den Charakter des Buches als „Grundriss" zu erhalten, das Wichtige ausführlicher, das Seltene nur kurz zu behandeln. So unterliess ich es, aus der Fülle meiner Röntgenbilder, Seltenheiten zu reproduzieren. Dagegen wird der Leser viele neue Röntgenbilder, welche häufiger vorkommende Frakturen betreffen, finden. Um das Verständnis der Röntgentafeln zu erleichtern — die Sache ist schwieriger, als wohl viele denken! — habe ich Skiagramme der normalen Gelenke aufgenommen und zu denselben genaue Erklärungsskizzen, welche Herr Assistenzarzt Dr. Werner mit Sorgfalt gefertigt hat; es ist schade, dass es mit den hier verfügbaren Reproduktionsmethoden noch nicht gelingt, Bilder zu vervielfältigen, welche der Schönheit der Röntgenplatten nahe kommen. Von den Röntgenbildern sind viele direkt nach den Originalplatten verkleinert reproduziert (die 9 Normal-Tafeln und Tab. 6, von den Textbildern Fig. 97, 105, 106, 156, 157, 158), andere sind nach den Originalplatten und Photographien von Herrn Dr. Werner gezeichnet und nach diesen Zeichnungen reproduziert (Tab. 7 und die Textbilder Fig. 2, 3, 66, 77, 80, 82, 87, 90 u. a.). Das Buch hat dadurch einen ungleichen, etwas unruhigen Charakter bekommen; aber niemand wird, denke ich, deshalb die Original-Reproduktionen verwerfen.

Ich hoffe, dass das Buch manchem beim Studium Nutzen bringt. Ausdrücklich bitte ich, nicht nur den

Text, sondern auch die Figurenerklärungen zu beachten, und die Abschnitte mit Skeletteilen zur Hand zu studieren. Es war im allgemeinen wie im speziellen Teil mein Bestreben, das gesamte Verständnis zu fördern und den Arzt für die Fülle von Erscheinungen, welche ihm in der Praxis begegnet, auszurüsten.

Kiel, im November 1900.

Dr. Helferich.

Vorwort zur siebten Auflage.

Das Erscheinen dieser neuen Auflage ist leider aus äusseren Gründen sehr verzögert. Indem ich dem Buche heute das Geleitwort mitgebe, hoffe ich, dass es auch im neuen, verbesserten Zustand Nutzen stiften werde. Wer sich mit dem Buche intensiv beschäftigen will, dem empfehle ich nicht allein den Text, sondern auch die Erklärungen der zugehörigen Bilder zu lesen und die Bilder selbst gründlich sich einzuprägen. Die neuen Textbilder (43, im ganzen sind es jetzt 238), welche diese neue Auflage bietet, sind aus dem grossen Material der Kieler Klinik gewonnen. Dem Herrn Verleger bin ich für seine, wie immer, so auch bei dieser Auflage bewährte Liberalität zu Dank verpflichtet.

Kiel, im März 1906.

Dr. Helferich.

Inhalts-Verzeichnis.

	Seite
I. **Allgemeines über Frakturen und Luxationen,** deren Entstehung, Symptome (Dislokation) und Heilung. Taf. 1—8.	
Allgemeines über Frakturen	1
Die Erscheinungen eines frischen Knochenbruches	13
Die Untersuchung einer Fraktur	19
Die Untersuchung mit Röntgenstrahlen	21
Die Diagnose eines Knochenbruches	23
Verlauf und Heilungsvorgang der Knochenbrüche	24
Ueble Vorkommnisse bei Knochenbrüchen und deren Behandlung	29
Prognose der Knochenbrüche	37
Therapie der Knochenbrüche	40
Allgemeines über Luxationen	60
II. **Frakturen des Schädels.** Tafel 9—15.	
A. Frakturen des Schädeldaches	67
B. Frakturen der Schädelbasis	73
Verlauf und Prognose der Basisbrüche	81
III. **Verletzungen der Gesichtsknochen.** Taf. 16—17	86
Luxationen des Unterkiefers.	
A. Luxation nach vorn	91
B. Luxation nach hinten	94
IV. **Frakturen und Luxationen der Wirbelsäule.** Tafel 18—20.	
A. Frakturen der Wirbelsäule	95
B. Luxationen der Wirbelsäule	107
V. **Frakturen am Brustkorb.** Tafel 21 u. 22.	
A. Frakturen der Rippen	110
B. Frakturen des Brustbeins	112
VI. **Frakturen und Luxationen der oberen Extremität.** Tafel 23—44.	
1. Schlüsselbein	114
A. Die Frakturen des Schlüsselbeines	114
B. Luxationen des Schlüsselbeines	123
2. Schulterblatt	125
3. Schultergelenk	126
a) Luxatio, humeri, nach vorn	127
1. Extension am leicht abduzierten Arm	135

Inhaltsverzeichnis. IX

Seite

  2. Rotationsverfahren nach Kocher 136
  Modifikationen u. Komplikationen der Luxatio
   praeglenoidales 139
  b) Luxatio humeri nach unten 141
   „ „ „ hinten 141
4. Oberarm 142
 A. Frakturen am oberen Ende 142
  a) Fraktur des collum anatomicum 144
  b) Fraktur am collum chirurgicum 146
  c) Fractura transtubercularis 152
  d) Traumatische Epiphysentrennung 153
  e) Isolierte Fraktur des Tuberculum majus od. minus 155
 B. Frakturen der Humerusdiaphyse 156
 C. Frakturen am unteren Ende des Humerus . . . 160
  a) Der suprakondyläre Bruch 164
  b) Der Querbruch des eigentlichen Gelenkfortsatzes 169
  c) Der äussere Schrägbruch 172
  d) Der innere Schrägbruch 175
  e) Bruch des Epicondylus medialis 176
  f) Bruch des Epicondylus lateralis 177
  g) Intraartikuläre Absprengung d. Capitulum humeri 177
  h) Längsbruch am unteren Humerusende . . . 178
5. Ellbogen 179
 A. Luxationen 179
  a) Luxatio antebrachii posterior 180
  b) Luxatio antebrachii lateralis 183
  c) Luxatio antebrachii anterior 186
  d) Luxatio antebrachii divergens 186
  e) Isolierte Luxation der Ulna 187
  f) Isolierte Luxation des Radius 188
 B. Intraartikuläre Verletzungen 189
6. Vorderarm 190
 A. Fraktur beider Vorderarmknochen 190
 B. Brüche der Ulna 199
  a) Fractura olecrani 199
  b) Fraktur des Processus coronoideus 202
  c) Fraktur der Ulna im oberen Drittel mit Luxation
   des Capitulum radii 203
  d) Fraktur der Ulnadiaphyse 205
  e) Fraktur des Processus styloideus der Ulna . 206
 C. Brüche des Radius 206
  a) Fraktur des Capitulum und Collum radii . . 206
  b) Fraktur der Radiusdiaphyse 208
  c) Fraktur der unteren Radiusepiphyse 208
  d) Die wahre Epiphysentrennung vom unteren
   Radiusende 227
 D. Luxation im unteren Ulnargelenk 227

	Seite
7. Handgelenk	228
8. Hand und Finger	229
A. Frakturen	229
B. Luxationen	233
a) Luxation im Intercarpalgelenke	233
b) Luxation in den Carpo-Metacarpalgelenken	233
c) Luxation in den Metacarpo-Phalangealgelenken	234
d) Luxation in den Interphalangealgelenken	238

VII. Frakturen und Luxationen der unteren Extremität.

Tafel 45—68	239
1. Becken	239
Untersuchung und Diagnose der Beckenbrüche	242
2. Hüftgelenk	246
A. Luxation nach hinten. L. postica s. retrocotyloidea	246
B. Luxation nach vorn. L. antica s. praecotyloidea	252
C. Seltene Luxationen im Hüftgelenk	254
3. Oberschenkel	255
A. Frakturen am oberen Ende	255
a) die Schenkelhalsbrüche	257
b) Traumatische Epiphysentrennung am oberen Femurende	270
c) Fraktur des Oberschenkels im Trochantergebiet	271
d) Fraktur des Femurschaftes unterhalb des Trochanters	271
B. Frakturen der Femurdiaphyse	273
C. Frakturen am unteren Femurende	286
a) Die suprakondylären Femurbrüche (Fractura supracondylica)	288
b) Die traumatische Epiphysentrennung am oberen Femurende	289
c) Schrägbruch und T-Bruch der Kondylen	290
d) Absprengungen am Gelenkende	291
4. Kniegelenk	291
A. Luxation im Kniegelenk	291
B. Luxationen der Patella	292
a) Eine Verschiebung der Patella nach aussen	293
b) Eine vertikale Luxation der Kniescheibe	293
c) Die vollständige Umdrehung der Kniescheibe	294
C. Frakturen der Patella	294
D. Andere intraartikuläre Verletzungen im Kniegelenk	309
a) Absprengungen vom überknorpelten Femurende	309
b) Verletzung der Semilunarknorpel	310
5. Unterschenkel	311
A. Fraktur des Unterschenkels am oberen Ende der Tibia	311
I. Isolierte Frakturen am oberen Ende der Tibia	311
a) Der Kompressionsbruch der Tibia an ihrem oberen Ende	311

	Seite
b) Der Querbruch der Tibia an ihrem oberen Ende	314
c) Die traumatische Epiphysenlösung am oberen Ende der Tibia	315
d) Abriss der Tuberositas tibiae	315
II. Isolierte Fraktur am oberen Ende der Fibula	316
B. Fraktur des Unterschenkels im mittleren Teil	316
I. Fraktur beider Knochen im Bereich der Diaphyse	316
Ambulante Behandlung der Unterschenkelfrakturen, sogen. Gehverbände	325
II. Isolierte Fraktur des Tibiaschaftes	328
III. Isolierte Fraktur des Fibulaschaftes	330
C. Fraktur des Unterschenkels am unteren Ende	330
I. Fraktur am unteren Ende beider Knochen	330
a) Supramalleoläre Fraktur beider Unterschenkelknochen	331
Die Knöchelbrüche (b. c.)	332
b) Der typische Knöchelbruch	333
c) Doppelter Knöchelbruch	345
d) Epiphysenlösung am unteren Ende der Unterschenkelknochen	345
II. Isolierte Fraktur der Tibia an ihrem unteren Ende	346
III. Isolierte Fraktur der Fibula an ihrem unteren Ende	346
6. Fussgelenk	346
a) Luxationen im Talocruralgelenk	347
b) Luxationen im Talotarsalgelenk	348
c) Isolierte Luxatio tali	349
7. Der Fuss	350
A. Fraktur der Fusswurzelknochen	350
a) Fraktur des Talus	350
b) Fraktur des Calcaneus	351
c) Fraktur der übrigen Knochen	356
B. Luxationen	358
a) Luxation der Fusswurzelknochen	358
b) Luxation der Metatarsalknochen	359
c) Luxation der Zehen	360

Verzeichnis der Tafeln.

Tafel I. Biegungsbrüche. Fig. 1a u. b. Tibia und Fibula der linken unteren Extremität,
Fig. 2a u. b. Künstlich erzeugter Unterschenkelknochenbruch.
II. Torsionsbrüche. Fig. 1a, b. Torsionsbruch des Femurschaftes in seiner oberen Hälfte.
Fig. 2a, b. Künstlich erzeugter Torsionsbruch des Femur.
III. Bruchformen durch Kompression, Riss und Zertrümmerung. Fig. 1a u. b. Kompressionsbruch am oberen Tibiaende in Form eines Einkeilungsbruches.
Fig. 2. Exquisite Rissfraktur am Handende der Vorderarmknochen eines Erwachsenen.
Fig. 3. Zertrümmerung der Vorderarmknochen an ihrem Handende durch schwere Maschinengewalt.
IV. Schussfrakturen. Fig. 1. Schussverletzung des Tibiaschaftes.
Fig. 2. Schussverletzung des Femurschaftes.
Fig. 3a u. b. Lochschuss des Humerus in seinem oberen Ende.
V. Dislokation der Bruchstücke. Fig. 1 u. 2 zeigen das Präparat einer geheilten Femurfraktur.
VI. Nachweis einer Fractura fibulae im Röntgenbilde. Fig. 1. Aufnahme von vorn.
Fig. 2. Aufnahme von der Seite.
VII. Kontrolle des Heilungsverlaufes einer schweren Unterschenkelfraktur im Röntgenbilde. Fig. 1. Die exakte Reposition ist auch in Narkose nicht zu erzielen.
Fig. 2. Anlegung je einer Silberdrahtnaht.
Fig. 3. Heilungserfolg.
VIII. Heilungsvorgang bei Knochenbrüchen, Callusbildung. Fig. 1. Durchschnitt eines Humerus mit geheilter Fraktur.
Fig. 2. Durchschnitt einer Tibia mit winkelig geheilter Fraktur.
Fig. 3. Präparat von einem schweren komplizierten Bruch des Oberschenkels.
IX. Frakturen des Schädeldaches. Fig. 1. Schussverletzung von aussen und innen.
Fig. 2. Schwache Schusswirkung von aussen.
Fig. 3. Alte Fraktur des Schädeldaches mit Depression der Bruchstücke.

Verzeichnis der Tafeln. XIII

Tafel X. Schussverletzung des Schädels. Fig. 1 u. 2. Vordere und hintere Seite eines mit einem deutschen Infanteriegewehr getroffenen Schädels.
XI. Fraktur des Schädeldaches mit fortgesetzter Fraktur der Basis.
XII. Verschiedene Frakturen des Schädeldaches und der Schädelbasis. Fig. 1. Schädeldach mit Fissur im linken Scheitelbein.
Fig. 2. Fraktur der Schädelbasis.
Fig. 3. Durchschnitt durch die Schädelbasis an der Stelle des linken Kiefergelenkes.
XIII. Fraktur der Schädelbasis durch Verletzung der Nasengegend.
XIV. Frakturen der Schädelbasis durch Kompression des Schädels. Fig. 1. Schädelbasisbruch durch Kompression des Schädels in seiner Längsrichtung.
Fig. 2. Schädelbasisbruch in querer Richtung.
XV. Schädelbruch mit Zerreissung der Arteria meningea media und fortgesetztem Bruch der Schädelbasis. Fig. 1. Schädelhälfte, in welche die Richtung und Ausdehnung eines Schädelbruches eingezeichnet ist.
Fig. 2. Horizontaler Durchschnitt durch den Schädel mit samt seinem Inhalt.
XVI. Frakturen des Unterkiefers. Fig. 1. Frischer Knochenbruch im Körper des Unterkiefers.
Fig. 2. Interessante Fraktur schräg durch den Körper des Unterkiefers und durch beide Gelenkfortsätze.
Fig. 3. Fraktur des Gelenkfortsatzes des Unterkiefers.
Fig. 4. Hammond'sche Drahtschiene f. Unterkieferbrüche.
XVII. Luxation des Unterkiefers nach vorn. Fig. 1. Doppel-Luxation des Unterkiefers.
Fig. 2. Normale Verhältnisse des Kiefergelenkes bei geschlossenem Munde.
Fig. 3. Normales Kiefergelenk bei geöffnetem Munde.
XVIII. Fraktur der Halswirbelsäule mit Quetschung des Rückenmarkes.
XIX. Doppelter Kompressionsbruch der Wirbelsäule.
XX. Luxation der Halswirbelsäule. Fig. 1 a u. b. Einseitige Luxation der Halswirbelsäule.
Fig 2 a u. b. Doppelseitige Luxation der Halswirbelsäule.
XXI. Rippenbrüche. Fig. 1. Knochenbruch der 3. bis 10. Rippe rechterseits.
Fig. 1 a. Horizontaldurchschnitt durch die 4. Rippe.
Fig. 2. Frisch geheilter Rippenbruch ohne Dislokation im Horizontaldurchschnitt, Callusbildung sehr deutlich.
XXII. Rippenknorpelbruch und Sternalfraktur.
Fig. 1. Rippenknorpelbruch.

XIV Verzeichnis der Tafeln.

Fig. 2. Rippenknorpelbruch an der Grenze der knöchernen fünften Rippe.
Fig. 3. Fractura sterni.
Fig. 4. Mit Dislokation geheilte Fraktur.
Tafel XXIIa. Normales Schultergelenk eines Erwachsenen. Röntgenbild.
XXIII. Schlüsselbeinbruch mit typischer Verschiebung der Fragmente.
XXIV. Luxation des sternalen Endes der Clavicula. Fig. 1. Vorderansicht eines 57jährigen Mannes mit Luxatio claviculae dextrae praesternalis.
Fig. 1a. Dieselbe Luxation am Skelet.
Fig. 1b. Luxatio claviculae retrosternalis.
XXV. Luxation des akromialen Endes der Clavicula nach oben.
XXVI. Frakturen des Schulterblattes. Fig. 1. Präparat einer Fractura colli scapulae.
Fig. 1a. Dasselbe am Lebenden.
Fig. 2 u. 2a. Präparat einer mehrfachen Fraktur des Körpers und der Crista des Schulterblattes.
XXVII. Luxatio humeri subcoracoidea.
XXVIII. Luxatio humeri subcoracoidea; anatomisches Präparat.
Fig. 1. Skeletpräparat.
Fig. 2. Muskelpräparat.
XXIX. Luxatio humeri subcoracoidea; anatomisches Präparat.
XXX. Repositions-Verfahren bei Luxatio humeri subcoracoidea.
Fig. 1. Abduktion des luxierten Armes.
Fig. 2. Rotation des Oberarmes nach aussen.
Fig. 3. Elevation des Armes.
Fig. 4. Vollendung der Reposition durch Einwärtsrotation.
XXXI. Veraltete Luxatio subcoracoidea; Bildung einer neuen Pfanne an der Scapula, Usur des Caput humeri. Fig. 1. Betrachtung der beiden Knochen von vorne in der Luxationsstellung.
Fig. 2. Darstellung der beiden Knochen nebeneinander.
XXXII. Fraktur des Humerus am Collum chirurgicum, starke Dislokation, Abduktion des Armes. Fig. 1. Verhältnisse der Fraktur im anatomischen Präparat.
Fig. 2. Oberes Humerusende mit geheilter schwerer Fraktur.
XXXIII. Frakturen am oberen Humerusende.
Fig. 1. Normales Präparat; Verlauf der Epiphysenlinie im frontalen Durchschnitt.

Fig. 2. Präparat einer Fract. colli chirurgici mit typischer Dislokation.
Fig. 3. Präparat einer geheilten Fraktur.
Fig. 4. Seitliche Ansicht eines Mannes mit Fraktur am Collum chirurgicum.

Tafel **XXXIV**. Traumatische Epiphysentrennung am oberen Humerusende. Fig. 1. Präparat eines jugendlichen Schultergelenkes.
Fig. 2. Junger Mann mit starker Wachstumsstörung des rechten Oberarmes nach früherer traumatischer Läsion des Epiphysenknorpels.

XXXV. Oberarmbrüche. Fig. 1. Anatomisches Präparat der Oberarmgegend von aussen; Darstellung der Lage des Nervus radialis zum Knochen.
Fig. 2. Geheilte Fraktur des Humerusschaftes mit mässiger Dislokation.
Fig. 3. Fraktur am unteren Humerusende oberhalb der Epikondylen mit typischer Dislokation.

XXXVa. Normaler Ellbogen eines Erwachsenen im Röntgenbild. a) Von vorn.
b) Von der Seite.

XXXVI. Frakturen am unteren Humerusende. Fig. 1 a u. b. Kindliche Knochen durch schwere Maschinengewalt verletzt.
Fig. 2. Längsbruch des Humerus bis in das Ellbogengelenk.
Fig. 3. Typischer Querbruch des Humerus oberhalb der Epikondylen.
Fig. 4. Schrägbruch mit Absprengung des Capitulum humeri und des Epicondylus externus.

XXXVII. Valgus- und Varusstellung im Ellbogen nach Fraktur am unteren Humerusende. Fig. 1. Alter Schrägbruch am unteren Humerusende mit Entstehung eines Cubitus valgus.
Fig. 1 a. Derselbe Befund am Lebenden.
Fig. 2. Alter Knochenbruch am unteren Humerusende mit Entstehung eines Cubitus varus.
Fig. 2 a. Cubitus varus am Lebenden nach Fraktur am unteren Humerusende.

XXXVIII. Luxation des Vorderarmes nach hinten. Fig. 1. Anatomisches Präparat einer Luxation nach hinten.
Fig. 2. Dieselbe Luxationsform am Lebenden.

XXXIX. Luxation des Vorderarmes nach aussen mit Abriss des Epicondylus medialis. Fig. 1. Anatomisches Präparat dieser Luxation.
Fig. 2. Dieselbe Luxation am Lebenden.
Fig. 3. Knochenpräparat derselben Luxation, seitlich von aussen gesehen.

Verzeichnis der Tafeln.

Tafel XL. Frakturen des Vorderarmes in der Mitte.
Fig. 1. Dislokation der Fragmente bei Fractura antibrachii.
Fig. 2. Vorderarmknochen mit geheilter Fraktur.
Fig. 3. Präparat einer Fraktur der Vorderarmknochen mit Nearthrose geheilt.

XLI. Verschiedene Frakturen am Vorderarm und normale Epiphysenlinien. Fig. 1. Präparat einer Fraktur der Vorderarmknochen, Verschmelzung des Callus beider Knochen an der Bruchstelle.
Fig. 2. Isolierte Fraktur des Radius oberhalb seiner Mitte und Einwirkung des Biceps auf die Stellung des oberen Bruchstückes.
Fig. 3 u. 3a. Knorpelige Epiphyse.
Fig. 4. Unteres Epiphysenende der Vorderarmknochen.

XLII. Fraktur des Olekranon und des Processus coronoideus.
Fig. 1. Anatomisches Präparat einer Fractura olecrani.
Fig. 2. Aelteres Knochenpräparat einer Fract. olecrani.
Fig. 3. Durchschnitt einer ligamentös geheilten Fractura olecrani.
Fig. 4. Fraktur des Processus coronoideus.

XLIII. Isolierte Luxation des Capitulum radii bei Fraktur der Ulna im oberen Drittel mit starker Dislokation der Fragmente.
Fig. 1. Anatomisches Präparat dieser typischen Verletzung.
Fig. 2. Dieselbe Verletzung am Lebenden.
Fig. 3. Knochenpräparat derselben Verletzung.

XLIV. Typische Fraktur der unteren Radiusepiphyse. Fig. 1. Anatomisches Präparat eines Radius mit typischer Fraktur.
Fig. 2. Dieselbe Fraktur am Lebenden.

XLV. Typische Fraktur der unteren Radiusepiphyse. Fig. 1. Präparat eines alten typischen Radiusepiphysenbruches, mit erheblicher Dislokation geheilt.
Fig. 2. Ein ganz analoges Präparat mit obiger Dislokation.
Fig. 3. Präparat mit künstlich hergestelltem Bruch.
Fig. 4. Dieselbe Fraktur am Lebenden.
Fig. 5. Zusammengehörige Vorderarmknochen von der Volarseite gesehen.

XLVI u. XLVII. Zur Differential-Diagnose der Frakturen und Luxationen am Handgelenk.
Fig. 1 u. 1a. Infraktion beider Vorderarmknochen im unteren Abschnitt.
Fig. 2 u. 2a. Fraktur der unteren Radiusepiphyse von der Seite.

Fig. 3 u. 3a. Dorsale Luxation der Hand in dem Radiocarpalgelenk, künstlich.
Fig. 4 u. 4a. Dorsale Luxation der Hand in den Carpo-Metacarpal-Gelenken der 4 Finger.
Tafel **XLVIIa. Normales Handgelenk eines Erwachsenen im Röntgenbild von vorn.**
XLVIIb. Normales Handgelenk eines Erwachsenen im Röntgenbild von der Seite.
XLVIII. Typische Luxation des Daumens. Fig. 1. Anatomisches Präparat.
Fig. 2. Dieselbe Luxation am Lebenden.
XLIX. Beckenbrüche. Fig. 1. Schwerer Beckenringbruch.
Fig. 2. Schwerer Beckenringbruch durch die Pfanne.
Fig. 3. Fraktur der Darmbeinschaufel.
L. Luxation des Oberschenkels nach hinten.
Fig. 1. Luxatio ischiadica.
Fig. 2. Anatomisches Präparat der Hüftgelenksgegend an der Hinterseite. Normale Verhältnisse.
Fig. 3. Luxatio iliaca, an dem anatomischen Präparat hergestellt.
LI u. LII. Verschiedene typische Luxationsformen des Oberschenkels am Präparat und am Lebenden. Fig. 1 und 1a. Luxatio ischiadica.
Fig. 2 u. 2a. Luxatio iliaca.
Fig. 3 u. 3a. Luxatio obturatoria.
Fig. 4 u. 4a. Luxatio infra-pubica.
LIIa. Normales Hüftgelenk eines 17jährigen im Röntgenbild von vorn.
LIII. Intrakapsuläre (mediale) Schenkelhalsbrüche. Fig. 1a u. 1b. Pseudarthrose an Stelle der intrakapsulären Fraktur.
Fig. 2a u. 2b. Einkeilung der intrakapsulären Fraktur.
LIV. Extrakapsuläre (laterale) Schenkelhalsbrüche. Fig. 1a u. 1b. Extrakapsuläre Fraktur des Schenkelhalses mit Einkeilung.
Fig. 2a u. 2b. Aeltere Extrakapsuläre Fraktur des Schenkelhalses; mit Einkeilung knöchern geheilt.
LV. Auswärts-Rotation des Oberschenkels bei intrakapsulärer Fraktur des Schenkelhalses.
LVI. Verschiedene Frakturen des Oberschenkels.
LVII. Typische Dislokation bei Fraktur des Oberschenkels in der Mitte.
LVIII. Typische Dislokation der Bruchstücke bei Fractura femoris supracondylica. Fig. 1. Abbildung eines künstlich hergestellten Leichenpräparates.
Fig. 1a. Skelettpräparat in gleicher Stellung.
LIX. Fig. 1 u. 2. Normaler Verlauf der Epiphysenlinien

XVIII Verzeichnis der Tafeln.

am unteren Femurende und am oberen Ende von Tibia und Fibula.
Fig. 3 u. 4. Traumatische Epiphysentrennung am unteren Femurende.
Fig. 5. Schrägbruch durch das untere Femurende.
Tafel LX. **Luxation der Kniescheibe.** Fig. 1. Präparat einer Luxation der Patella nach aussen.
Fig. 2. Präparat einer inneren vertikalen Luxation der Patella.
Fig. 3. Präparat einer vollständigen Umdrehungs-Luxation der Patella.
Fig. 4. Luxation der rechten Patella.
LXI. **Fraktur der Kniescheibe.** Fig. 1. Präparat eines typischen Querbruches der Patella.
Fig. 2. Präparat eines Querbruches der Patella allein.
Fig. 3. Dasselbe Präparat, vom Kniegelenk aus gesehen.
LXII. **Fraktur der Kniescheibe.** Fig. 1. Alter Querbruch der Patella.
Fig. 2. Frische doppelseitige Patellarfraktur.
Fig. 3 u. 4. Durch Bandmasse geheilte Querbrüche.
Fig. 5. Knöchern geheilter Sternbruch.
LXIIa. **Normales Kniegelenk eines Erwachsenen von vorn, Röntgenbild.**
LXIIb. **Normales Kniegelenk eines Erwachsenen von der Seite, Röntgenbild.**
LXIII. Fig. 1. Aussprengung eines Knorpel-Knochenstückes von der Oberfläche des Condylus int. femoris.
Fig. 2. Ruptur des inneren Semilunarknorpels im Kniegelenk.
Fig. 3. Präparate von Kompressionsbruch am oberen Ende der Tibia.
Fig. 4. Fraktur der linken Tibia.
LXIV. **Unterschenkelfrakturen.** Fig. 1. Ungünstig geheilte Unterschenkelfraktur.
Fig. 2. Gute Heilung, Knochenpräparat.
Fig. 3. Visierlinie zur Bestimmung der korrekten Lage der Fragmente.
Fig. 4 und 4a. Isolierte Fraktur der Tibia. Luxation der Fibula nach oben.
LXV. **Frakturen am unteren Ende des Unterschenkels.** Fig. 1. Torsionsbruch des Unterschenkels.
Fig. 2. Torsionsbruch der Tibia.
Fig. 3. Supramalleolärer Bruch mit Heilung in Pesvalgus-Stellung.
Fig. 4. Supramalleolärer Bruch mit Deformität Sinne eines Pes varus.
LXVI. **Typischer Knöchelbruch.** Fig. 1. Künstlich hergestelltes Präparat.

Verzeichnis der Tafeln. XIX

Fig. 2. Frontaler Längsdurchschnitt.
Tafel LXVII. Knöchelbrüche. Fig. 1. Normale Epiphysenlinien am unteren Ende von Tibia und Fibula.
Fig. 2. Deform geheilte Knöchelbrüche.
Fig. 3. Subluxation des Fusses nach hinten.
LXVIIa. Normales Fussgelenk von vorn, Röntgenbild.
LXVIIb. Normales Fussgelenk von der Seite, Röntgenbild.
LXVIII. Luxation des Fusses im Talocruralgelenk. Fig. 1 u. 1a. Luxation des Fusses nach hinten.
Fig. 2 u. 2a. Luxation des Fusses nach vorn.

Verzeichnis der Textabbildungen.

Seite

Fig. 1. Verschiedene Formen von charakteristischen Biegungsbrüchen 6
„ 2. Charakteristischer Biegungsbruch eines jugendlichen Vorderarms 7
„ 3. Biegungsbruch des linken Unterschenkels durch Verschüttung mit gefrorener Erde 8
„ 4. Charakteristischer Torsionsbruch der Tibia ... 9
„ 5. Schematische Darstellung der verschiedenen Dislokationsformen 16
„ 6. Callusbildung einer frischeren Rippenfraktur ohne Verschiebung 26
„ 7. Callusbildung im Röntgenbild bei einer frisch und ohne Dislokation geheilten Fraktur der Ulna bei einem 12jähr. Knaben 27
„ 8. Fettembolie im Lungengewebe 29
„ 9. Nervus radialis, kolbig verdickt, fast umwachsen von reichlichem Callus, bei einer Fraktur des Humerus 31
„ 10. Darstellung unseres Verfahrens zur Erzeugung venöser Hyperämie an der Bruchstelle 32
„ 11. Fibröse Pseudarthrose der Ulna (nach Bruns) .. 33
„ 12. Falsches Gelenk nach Fraktur des Humerus ... 34
„ 13. Knochenpräparat einer ausgebildeten Pseudarthrose 34
„ 14. Alte Pseudarthrose am linken Vorderarm durch Knochendefekt nach schwerer Fraktur in früher Jugend 36
„ 15. Druckbrand nach subkutaner Fraktur des Unterschenkels infolge einschnürenden Schienenverbandes, welcher sofort angelegt wurde und 23 Tage liegen blieb trotz blauroter, dann schwarzer Verfärbung der Zehen und heftiger Schmerzen .. 45
„ 16. Ischämische Lähmung und Kontraktur der Vorderarm-Muskulatur bei einem 17jähr. jungen Mann 46
„ 17. Schienenverband mit Hilfe zweier gepolsterter Blechstreifen 48
„ 18. Gipsverband, wird seitlich aufgesägt 49
„ 19. Säge zum Aufsägen grosser Gipsverbände 49
„ 20. Gipsverband, durch Aufsägen an beiden Seiten in zwei gut zusammenpassende Gipsschienen zerlegt 50
„ 21. Gipsschere von A. Stille in Stockholm, in geöffnetem Zustande 51

Verzeichnis der Textabbildungen. XXI

Seite

Fig. 22. Halten von Hand und Fuss in der erwünschten Stellung zur Anlegung eines Gipsverbandes mit Hilfe der angelegten Trikotschlauchbinde 51
„ 23. Artikulierter Gipsverband der unteren Extremität bei intraartikulärer Verletzung des Kniegelenkes 52
„ 24. Heftpflasterstreifen mit Gummieinlage, durch deren Spannung ein Zug von beliebiger Stärke erzielt werden kann. 56
„ 25. Einfaches Verfahren zum Beginn mit passiver Bewegung im Kniegelenk wegen Versteifung desselben bei Frakturen des Oberschenkels oder Unterschenkels 56
„ 26. Osteoclast von Rizzoli 59
„ 27. Kapselriss an der Hinterseite des Hüftgelenkes . . 63
„ 28. Das Schädelsegment A B wird an der Stelle a b getroffen 68
„ 29. Schuss auf das abgesägte Schädeldach einer männlichen Leiche 69
„ 30. Schädelbasisbruch mit rechtsseitiger Facialislähmung 80
„ 31. Abducenslähmung rechts nach Schädelbasisfraktur (mittlere Schädelgrube) bei einem 37 jähr. Mann 81
„ 32. Dislokation der Fragmente bei Fractura mandibulae durch die Muskulatur 87
„ 33. Präparat einer Unterkieferfraktur mit seitlicher Verschiebung. 89
„ 34. Abnehmbare Interdentalschiene aus Kautschuk und Golddraht nach Warnekros (Berlin) 90
„ 35. Habituelle rechtsseitige Unterkiefer-Verrenkung bei einer 50 jähr. Frau 91
„ 36. Wirkung des Musc. pterygoideus ext. bei der Luxation des Unterkiefers. 92
„ 37. Repositionsverfahren bei Luxation des Unterkiefers 93
„ 38. Lagerung eines Verletzten mit Halswirbelfraktur, Glissonsche Schwinge am Kopfe angebracht . . 102
„ 39. Winkelige Kyphose im Bereiche des 8. 9. Brustwirbels nach Fall von einem 5 Meter hohen Gerüst auf den Rücken (auf dort liegende Ziegelsteine) 104
„ 39a. Derselbe Patient mit angelegtem Gipskorsett; durch dasselbe ist die Frakturstelle etwas entlastet . . 104
„ 40. Fraktur eines Processus spinosus 106
„ 41. Fraktur des 5. Halswirbelbogens durch Ueberfahren 107
„ 42. 7. Halswirbel, Fraktur des Wirbelbogens mit dem Proc. spinosus 107
„ 43. Geheilte Fraktur des rechten Schlüsselbeins . . 114
„ 44. Fraktur des rechten Schlüsselbeins, geheilt mit Dislokation 115
„ 45. Frische Fraktur des rechten Schlüsselbeins in seiner äusseren Hälfte 115

Verzeichnis der Textabbildungen.

Seite

Fig. 46. Erklärung zu Tafel 22a: Normales Schultergelenk eines Erwachsenen (Röntgenbild) 116
„ 47. Reposition einer Clavicula-Fraktur und Assistenz bei Anlegung des Verbandes 117
„ 48. Sayres Heftpflasterverband bei Clavicula-Fraktur 119
„ 49 u. 50. Heftpflasterverband bei Clavicula-Fraktur mit untergelegtem Zinkpflastermull und eingeschaltetem Gummistreifen 120
„ 51. Geheilte Fraktur im Sternal-Drittel des rechten Schlüsselbeins 121
„ 52. Geheilter Bruch am akromialen Ende des rechten Schlüsselbeins 121
„ 53. Frischer Bruch des Schlüsselbeins im akromialen Drittel 122
„ 54. Absprengung eines Randstückes vom unteren Teil der Pfanne 126
„ 55. Horizontaldurchschnitt durch die Schultergegend und die zugehörige Thoraxhälfte in einem Fall von Lux. hum. subcoracoidea rechterseits ... 128
„ 56. Junger Mensch mit rechtsseitiger Lux. hum. subcor. 129
„ 57 u. 58. Veraltete Luxatio subcoracoidea hum. d. bei einem 23jähr. Mann 131
„ 59. Luxation des Schlüsselbeins am akromialen Ende nach oben 134
„ 60. Typische Lux. hum. subcoracoidea 134
„ 61. Fract. colli scapulae; auch Herabsinken bei Lähmung des M. deltoideus 134
„ 62. Fract. colli humeri mit Abduktionsstellung des Oberarms 134
„ 63. Einfacher Verband mit einer Watte-gefütterten Mullbinde nach Reposition einer Humerus-Luxation 139
„ 64. Frische Luxatio axillaris bei einem 31jähr. Mann im Röntgenbild 140
„ 65. Horizontaldurchschnitt dnrch Schultergegend und zugehörige Thoraxhälfte bei Lux. retoglenoidalis 141
„ 66. Oberes Humerusende. Die möglichen Bruchlinien sind eingezeichnet 143
„ 67. Achselkissen, bestehend aus Holzcharpie, umwickelt mittelst einer Mullbinde 145
„ 68. Fract. colli chirurg. Das Schaftende ist einwärts verschoben; Arm steht abduziert 145
„ 69. Fract. colli chirurg. Das Schaftende ist auswärts verschoben und im Kopfe eingekeilt; Arm also adduziert 145
„ 70—73. Eingekeilte Fraktur am chirurg. Hals, geheilt mit adduziertem Humerusschaft 146
„ 74. Fract. colli chirurg. 147

Verzeichnis der Textabbildungen. XXIII

Seite

Fig. 75. Lagerung mit Zugverband bei gestrecktem Arm (schleifendes Handbrett); dabei Kontraextension über die Brust und seitlicher Zug am Oberarm nach oben aussen 148
„ 76. Lagerung mit Zugverband bei gebeugtem Ellbogen; Gegenzug über die Brust 149
„ 77. Extensionsverband bei Fraktur des Collum humeri, wie er tagsüber verwendet werden kann . . . 150
„ 78. Traumatische Epiphysentrennung am oberen Humerusende mit typischer Verschiebung des Diaphysenstückes nach vorn und einwärts 151
„ 79. Dasselbe Mädchen, welches in Fig. 78 dargestellt ist, bei Betrachtung von oben her 151
„ 80 u. 81. Traumatische Epiphysentrennung am oberen Humerusende bei einem 18 jährigen Mädchen im Röntgenbild 152 153
„ 82. Rechter Humerus; Abriss des Tuberculum majus 155
„ 83. Torsionsbruch des Humerus, Röntgenbild . . . 156
„ 84. Einfacher Schienenverband mit federndem Zug bei Oberarmfraktur 157
„ 85. Albers Kragenschiene 158
„ 86. Modifizierter Triangelverband aus starkem Blechstreifen nach Dr. Port 159
„ 87. Pseudarthrosis humeri nach Fraktur operativ behandelt 160
„ 88. Moderne Bezeichnung nach der revidierten anatom. Nomenklatur 161
„ 89. Die Epikondylenlinie schneidet bei gestrecktem Arm die Spitze des Olekranon 161
„ 90. Die Verbindungslinien der Epikondylen mit der Olekranonspitze bilden ein Dreieck 161
„ 91 u. 92. Verschiedene Frakturformen am unteren Humerusende 163
„ 93. Schema einer Extensionsfraktur 165
„ 94. Schema einer Flexionsfraktur 165
„ 95. Frische suprakondyläre Extensionsfraktur des Humerus mit Luxationsstellung des unteren Bruchstückes; Röntgenbild 166
96 u. 97. Frische suprakondyläre Extensionsfraktur des Humerus, vor und nach der Reposition; Röntgenbild 167
„ 98. Aeltere suprakondyläre Extensionsfraktur mit Luxationsstellung; Röntgenbild 168
„ 99. Flexions-Fraktur am unteren Humerusende mit starker typischer Dislokation, vor der Reposition; Röntgenbild 169
„ 100. Extensionsverband am Vorderarm zur Behandlung eines T bruches 170

XXIV Verzeichnis der Textabbildungen.

Seite

Fig. 101. Radialislähmung nach komplizierter Fraktur am unteren Humerusende 171
„ 102. Unteres Humerusende bei einem 10jähr. Knaben, normal, Röntgenbild 172
„ 103. Aeusserer Schrägbruch, vor Jahren entstanden und in dieser Weise ausgeheilt 173
„ 104. Absprengung des Epicondylus medialis bei einem 13jähr. Knaben 176
„ 105. Frische Luxation des linken Vorderarmes nach hinten 179
„ 106. Luxatio antebrachii posterior, Röntgenbild . . . 181
„ 107. Ueberstreckung im Ellbogen als erster Akt des Repositionsmanövers 182
„ 108, 109 u. 110. Darstellung des Repositionsmanövers am skelettierten Arm 182
„ 111 u. 112. Seitliche Luxation des Vorderarms nach aussen im Röntgenbild 184
„ 113. Luxation des Radiusköpfchens nach vorn im Röntgenbild 187
„ 114 u. 115. Vorderarmbruch mit schwerer Deformität, blutige Reposition und Knochennaht, Röntgenbild 191
„ 116. Fraktur der Vorderarmknochen in der Mitte bei einem 4jährigen Knaben, Röntgenbild 192
„ 117. Fractura antebrachii supracondylica (Röntgenbild) 193
„ 118. Suprakondylärer Bruch beider Vorderarmknochen 195
„ 119. Fraktur des Vorderarms am unteren Ende bei einem 15jährigen Knaben (Röntgenbild) . . . 197
„ 120. Improvisierter und ambulanter Extensions-Verband bei einer Vorderarmfraktur mit Neigung zu winkeliger Dislokation der Fragmente 198
„ 121. Fractura olecrani im Röntgenbild 201
„ 122. Fractura ulnae im oberen Drittel, deform geheilt, mit Luxatio capit. radii 203
„ 123 u. 124. Fractura ulnae (blutige Reposition), Knochennaht (Röntgenbild) 204
„ 125. Absprengungsfraktur am Capitulum radii. . . . 207
„ 126. Fract. capituli radii bei einem 14jähr. Knaben (Röntgenbild) 208
„ 127. Isolierte Fraktur der Radiusdiaphyse bei einem jungen Mann 209
128. Deform geheilte Fractura radii mit Luxation der Ulna an ihrem unteren Ende (nach vorn) . . . 210
„ 129 a u. b. Gewöhnlichere Formen des vollständigen Quer- oder Schrägbruches 211
„ 130. Mehrfacher Bruch (Y-Fraktur) 211
„ 131 a, b, c. Absprengungen am unteren Gelenkende des Radius 211
„ 132. Typischer Radiusbruch bei einem 25jährigen Mann 214

Verzeichnis der Textabbildungen. XXV

Seite

Fig. 133. Schwere Radiusfraktur mit starker typischer Dislokation (Röntgenbild) 215
„ 134 u. 135. Schwerer typischer Radiusbruch bei einem 34jähr. Mann (Röntgenbild) 217
„ 136 u. 137. Typischer Radiusbruch von vorn und seitlich (Röntgenbild) 218
„ 138. Assistenz beim Verbande einer typischen Radiusepiphysenfraktur 219
„ 139. Die Finger sind zur Extension etwas anders gefasst. Vgl. Fig. 138 219
„ 140. Anlegung einer Gipshandschiene. Der eigene Oberschenkel dient als Unterlage nach vollzogener Reposition 220
141. Lagerung der Hand auf einer volaren Schiene nach Schede, daneben die Schiene selbst 221
„ 142. Verband des typischen Radiusepiphysenbruches mit der Suspensions-Manschette 222
„ 143. Schienenverband nach Roser in voller Supination 223
„ 144. Typischer Radiusbruch (ohne Deformität geheilt) mit Fraktur des Proc. styloideus ulnae (Röntgenbild) 224
„ 145 u. 146. Traumatische Epiphysentrennung am unteren Radiusende 225
„ 147. Doppelter Knochenbruch des Metacarpus V. . . 227
„ 148. Fractura des Os naviculare (Röntgenbild) bei einem 27 jährigen Mann 228
„ 149. Fraktur des Daumens; fast Längsbruch (Röntgenbild) 231
„ 150. Typische Luxation des Daumens 232
„ 151. Röntgenbild der typischen Daumenluxation bei einem jugendlichen Individuum 233
„ 152. Fehlerhaftes Manöver der Reposition durch einfachen Zug 235
„ 153. Richtiges Verfahren bei der Reposition 235
„ 154. Die interponierte Kapsel als Repositionshindernis 236
„ 155. Die interponierten Sesambeinchen als Repositionshindernis 237
„ 156. Die an dem Capitulum des Metacarpus I fixierte Sehne des Flex. poll. long. als Repositionshindernis 237
„ 157. Dorsale Luxation der II. Phalanx des 5. Fingers bei einem 15jähr. Burschen 237
158. Mittelfinger mit Dorsalluxation der 2. Phalanx im Durchschnitt 238
„ 159 u. 160. Dorsale und volare Luxation der Nagelphalanx 238
161. Luxation der Nagelphalanx des linken Daumens, frisch, mit Weichteilwunde kompliziert . . . 238
„ 162. Lagerung eines Mannes mit Beckenbruch mit gürtelförmigem Zugverband 244

XXVI   Verzeichnis der Textabbildungen.

Seite

Fig. 163. Erläuterung zu Tab. 50, Fig. 2: Anatomisches Präparat der Hüftgelenkgegend an der Hinterseite; normale Verhältnisse 248
„ 164. Darstellung der Roser-Nélaton'schen Linie bei gebeugtem Hüftgelenk 249
„ 165. Repositionsversuch bei einer Hüftgelenk-Luxation an dem (in tiefer Narkose) auf dem Boden liegenden Patienten, bei rechtwinkeliger Beugung des verletzten Beines 250
„ 166. Erklärung zu Tab. 52 a: Normales Hüftgelenk eines 17 jährigen im Röntgenbild von vorn 256
„ 167. Lateraler Schenkelhalsbruch (eingekeilt) im Röntgenbild 259
„ 168. Skizze zu Tab. 55, Fig. 4 262
„ 169. Verschiebung des Trochanters bei Schenkelhalsbruch, Ansicht von hinten 265
„ 170. Coxa vara nach früherer Schenkelfraktur bei einem 14 jähr. Knaben, Röntgenbild 268
„ 171. Dasselbe Präparat, welches auf Tafel 56, Fig. 1 dargestellt ist; hier von aussen gesehen . . . 272
„ 172. Fractura infratrochanterica mit Splitterung der Trochantergegend (Röntgenbild) 274
„ 173. Darstellung der „Dittel'schen Stangen", welche für alle das Becken mit dem Oberschenkel umfassenden Verbände von grossem Vorteile sind . . 275
„ 174. Knochenbruch in der Mitte des Oberschenkels bei 30 jähr. Mann, in rekurvierter Stellung geheilt . 277
„ 175. Pseudarthrose des Oberschenkels nach Fraktur etwas unterhalb der Mitte 277
„ 176. Exquisite Spiralfraktur (Torsionsbruch) der Diaphyse im Röntgenbild 278
„ 177. Einfacher „Schlitten", d. h. schleifendes Fussbrett 279
„ 178. Oberschenkelbruch mit Streckverband (permanente Gewichtsbelastung) und seitlichem Zug (unter dem gesundem Bein hindurch) 279
„ 179. Richtige Stellung zur Vornahme der vergleichenden Längenmessung bei Oberschenkelfraktur . . . 280
„ 180. Streckverband bei Oberschenkelfraktur, wenn das Kniegelenk eine Flexionskontraktur aufweist und der Unterschenkel nicht zur Extension benutzt werden kann 281
„ 181. Extensionsverband bei Fraktur des linken Oberschenkels mit Kontraextension an der gesunden Seite und Seitenzug am oberen Fragment (im Sinne einer Abduktion) 283
„ 182. Vertikale Suspension bei Oberschenkelbruch eines Kindes 284

Verzeichnis der Textabbildungen. XXVII

Seite

Fig. 183. Zugverband in vertikaler Richtung mit seitlichem Zug, um der starken Flexion des oberen Bruchstückes entgegenzuwirken 285
- 184. Beinschiene von X. O. Thomas . . . 286
- 185. Anlegung eines „Gehgipsverbandes" bei Fractura femoris 287
- 186. „Gehgipsverband" bei Fractura femoris in der Mitte oder in der unteren Hälfte des Oberschenkels verwendbar 289
- 187. Luxation des Unterschenkels nach vorn 292
- 188. Luxation des Unterschenkels nach hinten . . 292
- 189. Luxation der Patella nach aussen im Röntgenbild 295
- 190. Profilansicht einer Ruptur der Quadricepssehne zum Vergleich 297
- 191. Querbruch der Patella im Röntgenbild 303
- 192 u. 193. Photographische Aufnahme eines Beines nach gut geheilter Patellarfraktur 304
- 194. Querbruch der Patella geheilt, im Röntgenbild; im ersten Bild bei gestrecktem, im zweiten bei gebeugtem Knie 305
- 195. Erklärung zu Tab. 62a: Normales Kniegelenk eines Erwachsenen von vorn 306
- 196. Erklärung zu Tab. 62b: Normales Kniegelenk eines Erwachsenen von der Seite 308
- 197. Fraktur am oberen Ende der Tibia mit Einkeilung und Splitterung der Diaphyse (Röntgenbild) 313
- 198. Röntgenbild eines Kniegelenkes und Unterschenkels von einem 3jähr. Kinde 315
- 199. Querbruch der Tibia mit seitlicher Verschiebung; Röntgenbild von vorn 317
- 200. Spiralfissur der Tibia (Mitte) bei einem 6jährigen Mädchen . . . . , 318
- 201. Fissur der Tibia (untere Hälfte) bei einem 5jähr. Mädchen 318
- 202. Spiralbruch (durch Torsion) der Tibia bei einem 16jähr. Burschen fast ohne jede Verschiebung 319
- 203. Torsionsbruch der Tibia (Mitte) bei einem 14jähr. Knaben mit nur geringer Dislokation 320
- 204. Deform geheilter Unterschenkelbruch mit Ausbiegung nach hinten (rekurvierte Stellung) 321
- 205. Seitliche Biegung an einem geheilten Unterschenkelbruch 321
- 206. Extension und Kontraextension bei Fraktur des Unterschenkels 324
- 207. Gehgipsverband bei Fractura cruris in der Mitte oder oberhalb der Mitte des Unterschenkels . 326

Verzeichnis der Textabbildungen.

Seite

Fig. 208. Gehgipsverband bei Fractura cruris unterhalb der Mitte des Unterschenkels, besonders bei Knöchelbruch 326
209. Röntgenbild einer Fractura supramalleolaris der Tibia (Torsionsbruch) mit starker Verschiebung der Fragmente 329
210. Röntgenbild eines supramalleolären Spiralbruches der Tibia, eine Fraktur der Fibula findet sich an deren oberem Ende 329
211 u. 212. Komplizierter Knöchelbruch bei einer 25 jähr. Frau 336
213 u. 214. Typischer Knöchelbruch vor und nach der Reposition (Röntgenbild) 337
215. Typischer Knöchelbruch mit sehr geringer Verschiebung der Fragmente (Röntgenbild) . . 338
216 u. 217. Alter mit schwerer Dislokation geheilter Knöchelbruch des linken Fusses bei einem 47 jähr. Mann 339
218 u. 219. Alter typischer Knöchelbruch, daneben die gesunde Seite (Röntgenbild) 340
220 u. 221. Dupuytren's Verband bei typischem Knöchelbruch mit Dislokation im Sinne der Entstehung eines Pes valgus traumaticus 341
222 u. 223. Schwere Epiphysentrennung der Tibia unten, mit Fibula-Fraktur, vor und nach der Reposition (Röntgenbild) 342
224 u. 225. Traumatische Epiphysenlösung am unteren Ende des Unterschenkelknochens von vorn und von der Seite 343
226. Erklärung zu Tab. 67 a: Röntgenbild des normalen Fussgelenkes von vorn 344
227. Erklärung zu Tab. 67 b: Röntgenbild des normalen Fussgelenkes und der Fusswurzel von der Seite 348
228. Luxatio pedis sub talo nach innen, ganz frisch 349
229. Luxatio pedis sub talo nach aussen, frisch . . 349
230 u. 231. Kompressionsbruch des r. Calcaneus eines 19 jähr. Menschen (künstlich), von oben und von der Aussenseite gesehen 351
232. Kompressionsbruch des linken Fersenbeines, entstanden durch Fall auf die Füsse . . . 352
233. Typischer Kompressionsbruch des Calcaneus (Röntgenbild) 353
234. Fraktur des Fersenhöckers durch Fall auf die Füsse 354
235. Fraktur des Metatarsus II (Röntgenbild) 355
236. Fractura Metatarsi V (Röntgenbild) . 356
237. Fraktur der grossen Zehe (Röntgenbild) . . . 357
238. Luxation im Lisfrancschen Gelenk (Röntgenbild) 359

# Allgemeines über Frakturen.

Wenn von Knochenbrüchen die Rede ist, so hat man vor allem diejenigen, welche durch eine äussere Gewalt entstanden sind (traumatische Frakturen) zu unterscheiden von jenen, welche ohne äussere Gewalt oder durch einen so geringen Grad einer solchen, dass er nicht hinreichen würde, einen gesunden Knochen zu brechen, zustande gekommen sind (Spontanfrakturen).

Die Spontanfrakturen sind die Folge von Knochenbrüchigkeit, welche in der Regel durch Tumoren (Sarkome, metastatische Karzinome, Echinokokkuszysten etc.), entzündliche Erkrankungen des Knochens (Osteomyelitische Nekrose ohne genügende Ladenbildung, Knochenabszess, tuberkulöse Karies, Syphilis, Rachitis, Osteomalacie etc.) oder durch Ernährungsstörungen des Knochens infolge von Rückenmarksleiden (Tabes, Syringomyelie etc.) oder bei schweren Stoffwechselkrankheiten (Osteopsatyrosis bei Gicht) bedingt ist. Diese Spontanfrakturen gehören nicht in den Rahmen der folgenden Auseinandersetzungen.

Im folgenden handelt es sich nur um die traumatischen Frakturen gesunder Knochen.

Man unterscheidet komplizierte Knochenbrüche und nicht komplizierte, resp. einfache oder subkutane. Die Komplikation besteht in einer gleichzeitigen Verletzung der Haut und der Weichteile an der Bruchstelle des Knochens. In der Regel ist dadurch die Bruchstelle selbst offen gelegt und der Schädlichkeit der von aussen einwirkenden Infektionserreger ausgesetzt; auch nur eine geringe, nicht bis zur Bruchstelle reichende, Haut- und Weichteilverletzung ist aber eine Komplikation im gleichen Sinne. Immer ist in diesen Fällen die antiseptische resp. aseptische Wundbehandlung nach den gültigen Regeln der Chirurgie aufs strengste durchzuführen. Nur dann kann auf einen guten Verlauf dieser früher so gefährlichen offenen Knochenbrüche gerechnet werden. Die Behandlung derselben geschieht im übrigen natürlich nach den gleichartigen Prinzipien, wie die der subkutanen, mit dem Ziel, eine feste Heilung des gebrochenen Knochens mit möglichst geringer Verschiebung zu erreichen. Dass diese Aufgabe aber bei den komplizierten Knochenbrüchen eine viel schwerere ist, und dass man dabei zuweilen mit einem nicht ganz vollkommenen Heilungsresultat zufrieden sein muss, ist eine oft erfahrene Tatsache.

Da wir uns im folgenden nicht weiter mit den **komplizierten Knochenbrüchen** beschäftigen, darf hier folgendes noch bemerkt werden: Wenn die komplizierte Fraktur einer konservativen Behandlung fähig erscheint, und nicht eine primäre Amputation des schwerverletzten Gliedes indiziert ist, so besteht die erste und wichtigste Aufgabe darin, **mit allen Mitteln den aseptischen Zustand der komplizierenden Wunde zu erreichen.** Zu diesem Zwecke ist oft gleich der erste Verband wie eine Operation (Narkose) zu gestalten. Wenn die Haut nur durch ein von innen durchspiessendes spitzes Knochenfragment verletzt wurde, ist die Aufgabe leichter, und meistens genügt die Desinfektion der Wunde und Wundgegend, Reposition der Knochenfragmente, anfangs Schienen-, später gut sitzender Gipsverband (ev. in Narkose hergestellt), um ein gutes Resultat zu erzielen. Ist die Haut aber durch die Gewalt, welche die Fraktur erzeugte, verletzt und eine grössere gequetschte, sogar beschmutzte Wunde vorhanden, so ist operative Freilegung aller Buchten und Taschen der Wunde, gründliche Reinigung und aseptische Tamponade der Wunde indiziert; die gleichzeitige mechanische Behandlung der Fraktur ist dann oft sehr schwierig, **doch** kann eventuell bei dem ersten Verband in Narkose die Knochennaht der Fragmente ausgeführt werden.

Nach dem Grad der Knochentrennung an der Bruchstelle spricht man von **vollständigen** und **unvollständigen Knochenbrüchen.**

Zu den **unvollständigen** gehört die **Fissur** (der Bruchspalt), welche ohne Veränderung der äusseren Knochenform die Knochen durchzieht und an allen Knochen vorkommen kann (vergl. z. B. Fig. 1 auf Tafel 12), sowie die **Infraktion** (die Einknickung), welche am häufigsten bei Kindern, besonders an den gebogenen Unterschenkeln rhachitischer Kinder, beobachtet wird, jedoch auch an den Röhrenknochen Erwachsener und an platten Knochen vorkommt.

Mit Hilfe der Röntgenstrahlen können wir auch eine „unvollständige Infraktion", bei welcher nur eine Faltung der Corticalis zu sehen ist, besonders am unteren Radiusende jugendlicher Personen, wahrnehmen (Kohl).

Bei den vollständigen Knochenbrüchen können die Bruchlinien einen sehr verschiedenen Verlauf haben; man unterscheidet daher Quer-, Schräg-, Längs-, Spiralbrüche; sind an der Bruchstelle kleine Knochenstückchen ganz abgesprengt, mit oder ohne Periostverbindung, so spricht man von einem Splitterbruch, ist dagegen an der Bruchstelle ein grösseres Knochenstück mit abgebrochen, so kann man von einem Stückbruch reden; auch mehrfacher Bruch ein und desselben Knochens (an seinem oberen, unteren Ende, in seiner Mitte) und endlich gleichzeitige Brüche mehrerer Knochen (Brüche paralleler Knochen am Vorderarm und Unterschenkel oder Brüche verschiedener, voneinander entfernt liegender Knochen) kommen vor.

Nicht unwichtig ist es, ob ein Knochenbruch ein direkter oder ein indirekter ist. Man bezeichnet damit die Lage der Bruchstelle zu der Stelle der einwirkenden, den Bruch bedingenden Gewalt. Entsteht die Fraktur an der Stelle der Verletzung, wie z. B. an dem einen Schlag parierenden Vorderarm (Parierfraktur der Ulna), so handelt es sich um einen direkten Bruch. Entsteht aber bei einem Kinde durch Fall auf die Hand eine Fraktur der Clavicula oder ein Bruch am unteren Humerusende, so ist das ein indirekter Bruch. Da bei dem direkten Bruch die Erscheinungen der verletzenden Gewalt (Kontusion und dadurch Bluterguss) an der Frakturstelle selbst sich finden, so gelten die direkten Brüche im allgemeinen für etwas schwerere Verletzungen als die indirekten.

Ein ganz wesentlicher Punkt ist noch das Vorkommen einzelner Bruchformen in verschiedenem

Tab. 1.
Biegungsbrüche.

Fig. 1 *a*, *b*. Tibia und Fibula der linken unteren Extremität eines 14jährigen Knaben (W. Kohn), welcher am 21. Nov. 1889 schwer verletzt wurde, indem er zwischen die Kammräder einer Dreschmaschine geriet. Beide Knochen sind von aussen her dargestellt; man sieht noch die Epiphysenlinien. Die Fraktur der Fibula ist am Präparat etwa 3 Finger breit höher als die der Tibia. Beide Knochen sind an der Bruchstelle so gebogen, dass an der Vorderseite ein vorspringender, an der Hinterseite ein einspringender Winkel entsteht. Die Biegung hat zunächst die Trennung an der konvexen Seite veranlasst, dann unter Bildung des typischen Keiles zur vollen Fraktur geführt; doch ist der Keil an der Tibia (an seiner unteren) und an der Fibula (an der oberen Begrenzung) nicht vollständig ausgesprengt. (Eigene Sammlung.)

Fig. 2 *a*, *b*. Unterschenkelknochen von der Leiche eines Erwachsenen, an welcher mittelst des Osteoklasten von Rizzoli ein Knochenbruch künstlich hervorgebracht ist. Man erkennt auf den ersten Blick, dass es sich um einen Biegungsbruch handelt. An der Tibia ist ein exquisiter Schrägbruch entstanden. (Eigene Sammlung.)

Lebensalter. Dass das mittlere Lebensalter der Erwachsenen das grösste Kontingent der mit Knochenbruch Verletzten stellt, ist begreiflich, weil dieses am meisten mit schwerer Arbeit beschäftigt, natürlich auch den dabei vorkommenden Gefahren und Unglücksfällen am meisten ausgesetzt ist. Um dieses statistische Verhältnis zu berechnen, ist aber auch die Berücksichtigung der Bevölkerungszahl nach dem Lebensalter notwendig. Danach ergibt sich, dass Frakturen im Alter von 30—40 Jahren am häufigsten sind (15,4 %); ferner sind bei alten Leuten Knochenbrüche häufiger als bei Kindern; bei den letzteren im Alter bis zu 10 Jahren findet sich das Minimum. Das Vorkommen der Frakturen im höheren Alter ist zum Teil eine Folge der grösseren Knochenbrüchigkeit, welche durch die senile Atrophie des Knochengewebes bedingt ist (Verminderung der organischen Substanz im Knochen). Im jugendlichen Alter spielt das Vorhandensein der Knorpelfugen zwischen Diaphyse und Epiphysen eine grosse Rolle; daher

Tab. I.

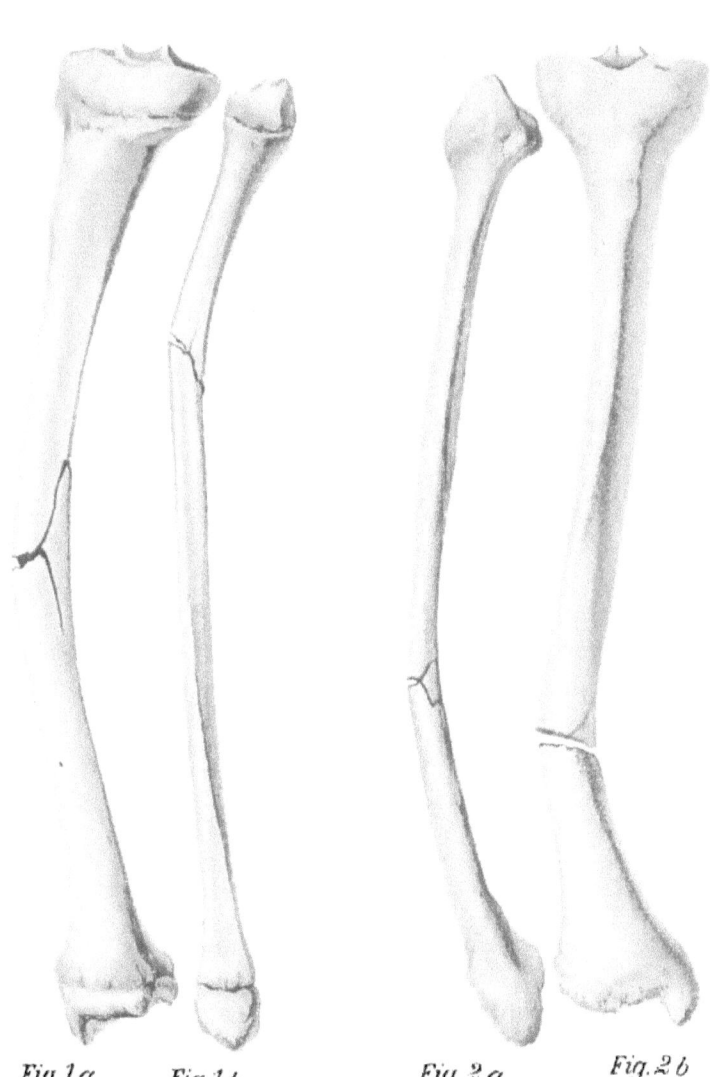

Fig. 1 a   Fig. 1 b   Fig. 2 a   Fig. 2 b

kommt es häufig genug nicht zu eigentlichen Frakturen der Röhrenknochen, sondern zu traumatischen Epiphysentrennungen (wie sie spontan bei entzündlichen Prozessen besonders bei akuter Osteomyelitis, auch bei Syphilis vorkommen).

Die Grösse der einen Knochenbruch bedingenden Gewalteinwirkung ist sehr verschieden. Wie erwähnt, reicht bei Kindern (Epiphysenlösung) und bei alten Leuten (senile Atrophie) eine geringere Gewalt aus. Bei gesunden erwachsenen Menschen verhalten sich die einzelnen Knochen verschieden; bei der Prüfung auf sog. Strebfestigkeit ergaben sich Unterschiede von 126 kg (weibliche Clavicula), 600 kg (weibl. Humerus), 334 kg (männl. Radius), 815 kg. (Schenkelhals bei Männern), 450—650 kg (Tibia). Sehr selten entstehen Frakturen bei gesunden Personen ohne eigentlichen Unfall bei der Arbeit (z. B. Lastträger auf einer Leiter), sog. „Arbeitsfrakturen", Golebiewski, Atlas der Unfallheilkunde, S. 56.

Wenn es sich darum handelt, den Mechanismus der Entstehung der Knochenbrüche zu schildern, so basiert die Darstellung auf dem Studium der zufällig gewonnenen Präparate und auf der künstlichen Herstellung solcher an der Leiche. Die Resultate, welche so erlangt sind, decken sich. Die meisten Bruchformen sind ohne besondere Mühe künstlich herzustellen; und bei vielen Frakturpräparaten ist man bei einiger Uebung und Aufmerksamkeit in der Lage, aus der Bruchform und der Gestalt der Fragmente den Mechanismus, d. h. die Art des Zustandekommens der Fraktur zu erkennen, was für den Gerichtsarzt unter Umständen wichtig sein kann.

Der **Biegungsbruch** (Tafel 1) entsteht durch Biegung eines Knochens über die Grenze seiner Elastizität hinaus. Dabei wird die sog. relative oder Biegungsfestigkeit des Knochens überwunden: dies geschieht durch eine äussere senkrecht gegen die Längsachse des Knochens wirkende Gewalt. Gerade wie wenn ein Stab über das Knie gebogen und gebrochen wird und zuerst an der konvexen Seite einbricht, so ist es auch bei einem langen Röhrenknochen, welcher in gleicher Weise gebogen wird. In praxi kann das auf verschiedene Weise zustande kommen, z. B. durch Belastung (Ueberfahren) eines in der Mitte hohl liegenden Knochens, oder durch Abbiegung eines an e i n e m Ende befestigten Knochens. Ein solcher Biegungsbruch wird durch den Osteo-

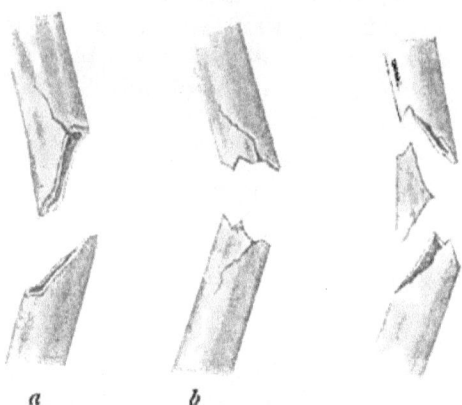

a *b*

Fig. 1. Verschiedene Formen von charakteristischen Biegungsbrüchen:

a. Schrägbruch. *b*. Querbruch *c*. Schrägbruch
                mit Fissuren. mit Aussprengung
                                  eines keilförmigen
                                  Stückes.

klasten oder durch das einfache Abbrechen eines schwachen Knochens über der Tischkante hervorgebracht. — Ein Biegungsbruch kann auch entstehen, wenn die sog. Zerknickungs- oder Strebefestigkeit eines Röhrenknochens beansprucht wird; hierbei wird der Knochen in der Längsrichtung gedrückt; wird er gleichzeitig gebogen, so erfolgt der Bruch an der schwächsten, meistgebogenen Stelle, sobald die Grenze der Elastizität überschritten ist. Auch dieser Vorgang wird praktisch beobachtet, z. B. wenn nach einer Schussfraktur oder einem Torsionsbruch der Tibia beim Versuch aufzustehen, die Fibula durch

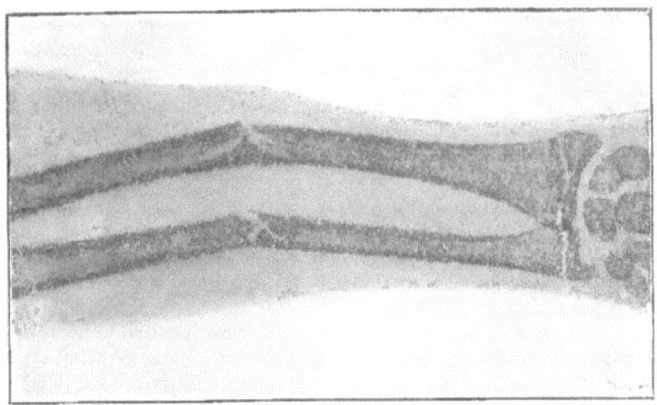

Fig. 2. Charakteristischer Biegungsbruch eines jugendlichen Vorderarms, besonders des Radius, Röntgenbild. An beiden Knochen besteht nur Infraktion. Der jugendliche Patient (Andree) war durch einen Treibriemen verletzt. Die Reposition erfolgte unter Entstehung einer vollen Fraktur ohne neue Verschiebung. Gute Heilung.'

die Last des Körpers geknickt wird (vergl. z. B. Tafel 65, Fig. 1).

Die Form des Biegungsbruches ist sehr charakteristisch und an Knochenpräparaten gut kenntlich, was in gerichtlich medizinischer Hinsicht von Bedeutung sein kann. An der konvexen Seite der Biegung entsteht ein Sprung, welcher in der Regel durch Aussprengen eines Keils zur Fraktur vervollständigt wird. Die Basis des vollständig oder unvollständig ausgesprengten, manchmal auch nur in Fissuren angedeuteten Keiles entspricht immer der konkaven Seite des gebogenen Knochens. Es ist leicht verständlich, dass durch den Biegungsmechanismus eine **Fissur**, eine **Infraktion**, eine **Fraktur** (sogar mit Aussprengung eines Bruchstückes) entstehen kann, und dass die Fraktur je nach der Ausbildung und Richtung des Keiles als **Quer**- oder **Schrägbruch** erscheint.

Man kann noch einen besonderen **Abknickungs-** oder **Abquetschungs-Bruch** unterscheiden, welcher entsteht durch direkten seitlichen Druck auf das Ende

Tab. 2.

Torsionsbrüche.

Fig. 1 *a*, *b*. Torsionsbruch des Femurschaftes in seiner oberen Hälfte, von einer 80jährigen Frau (A. Kainz) stammend. Der Bruch entstand durch Drehung des Körpers bei fixiertem Fuss. Man sieht den linken Oberschenkelknochen von vorn und exquisite Spiralrichtung der Bruchlinie. In Fig. 1 *b* sind die Fragmente nebeneinander (gewissermassen aufgeklappt) gezeichnet, sodass die Spiralform, der sehr spitze Schrägbruch und der eine längs verlaufende Schenkel der Bruchlinie erkennnbar sind. (Eigene Beobachtung.)

Fig. 2 *a*, *b*. Künstlich erzeugter Torsionsbruch des Femur. Man erkennt die nach rechts oben aufsteigende Spirallinie und in Fig. 2 *b* das seitlich („aufgeklappt") gezeichnete **rhombische Bruchstück**; dieses ist durch zwei Längsbruchlinien, welche gegen die Spirallinie gerichtet sind, entstanden. (Eigene Sammlung.)

---

eines übrigens fixierten Knochens, ohne dass dabei eine eigentliche Biegung an der Bruchstelle erfolgt; z. B. Fraktur der Fibula bei dem typischen Knöchelbruch durch den Druck des Talus. Hierbei wird die sog. **Schub- oder Gleitungsfestigkeit** des Knochens überwunden.

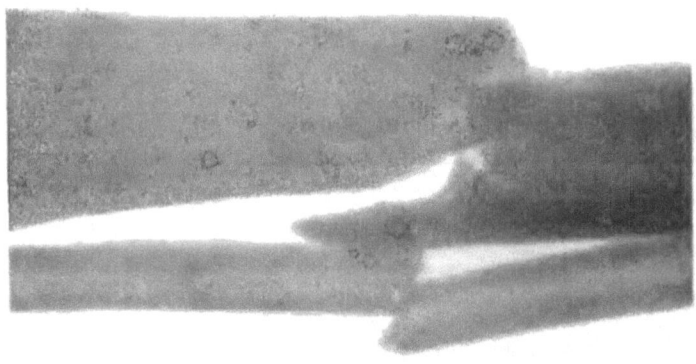

Fig. 3. Biegungsbruch des linken Unterschenkels (untere Hälfte) durch Verschüttung mit gefrorener Erde; 46jähriger Mann, Napiralla.

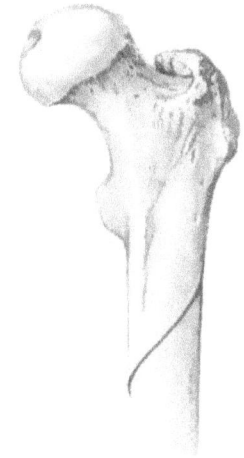
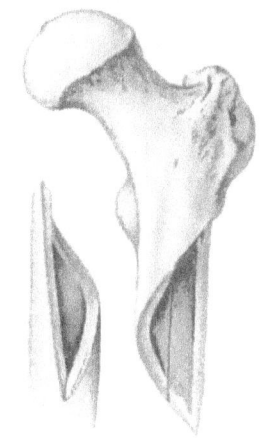

Fig. 1a.   Fig. 1b.

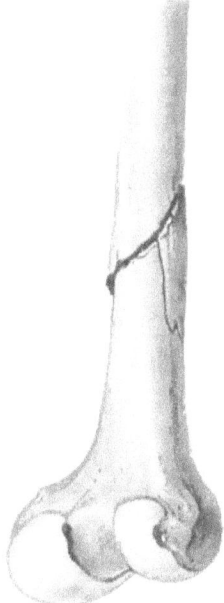
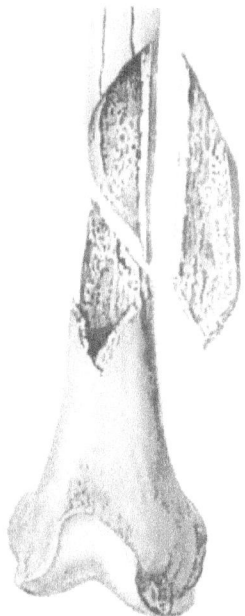

Fig. 2a.   Fig. 2b.

Tab. 2.

Der **Torsionsbruch** (Tafel 2) entsteht durch Drehung, indem die sog. Drehungs- oder Torsionsfestigkeit eines Röhrenknochens überwunden wird. Eine solche zur Fraktur führende Drehung eines Kno-

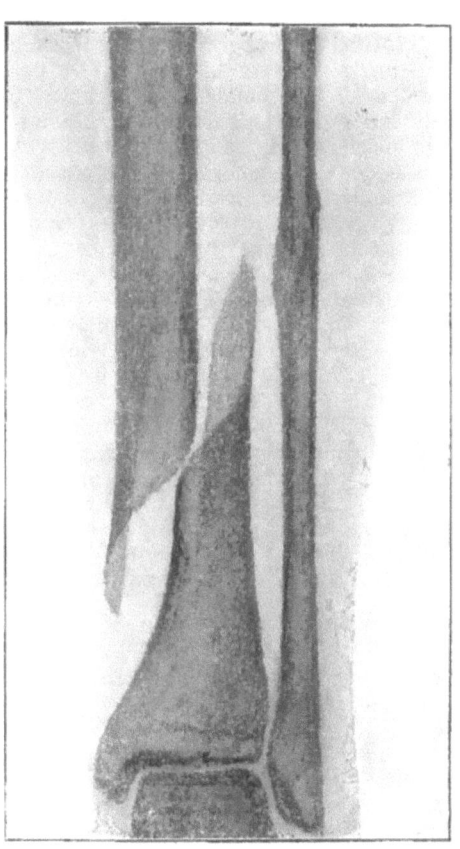

Fig. 4. Charakteristischer Torsionsbruch der Tibia, Röntgenbild. Der Arbeiter Petersen, 27. J., erlitt durch Fall auf der Strasse eine Fractura cruris. Klinische Diagnose: supramalleoläre Torsionsfraktur der Tibia wird im Röntgenbild bestätigt; die Reposition der Fragmente war auch in Narkose nicht zu erzwingen, daher operative Freilegung und Reposition der Bruchstücke mit Silberdrahtnaht und einwandsfreier Heilung.

chens ist möglich bei Fixation des einen und Drehung des übrigen Knochenabschnittes. So kann bei feststehendem Körper durch Drehung des peripheren Gliedabschnittes oder in umgekehrter Weise bei fixierter Extremität durch Drehung des Körpers ein Torsionsbruch erfolgen. Der letztere Modus ist häufiger, indem z. B. ein solcher Bruch am Femur durch Drehung des fallenden Körpers bei

Tab. 3.
Bruchformen durch Kompression, Riss und Zertrümmerung.

Fig. 1 *a* und *b*. Kompressionsbruch am oberen Tibiaende in Form eines Einkeilungsbruches. Es ist das berühmte Präparat aus der Sammlung des patholog. Instituts in Giessen. Man sieht bei Fig. 1 *a* den Knochenteil von vorn und bei Fig. 1 *b* im frontalen Durchschnitt. Beide Abbildungen ergänzen sich und zeigen aufs deutlichste die durch die Kondylen des Femur fortgepflanzte resp. ausgeübte Druckwirkung am oberen Tibiarande. Die Diaphyse ist förmlich eingetrieben in die nach allen Seiten auseinandergedrängten Bruchstücke des Epiphysenstückes.

Fig. 2. Exquisite Rissfraktur am Handende des Vorderarmknochen eines Erwachsenen. Die beiden Processus styloidei sind in einer zackigen Linie abgetrennt. Diese Knochentrennung ist das Produkt einer durch die Seitenbänder übertragenen plötzlichen Zugwirkung (Riss) bei Gelegenheit einer Maschinenverletzung der Hand. Der Abriss des Proc. styloideus ulnae ist unvollständig.

Fig. 3. Zertrümmerung der Vorderarmknochen an ihrem Handende durch schwere Maschinengewalt. Der 50 jähr. Mann (Harloff) wurde am 21. Dez. 1891 verletzt, als er die Dampfmaschine bediente, dabei ausglitt und mit dem linken Arm in die Trommel geriet. Sofortige Amputation des Vorderarms wegen der Zerquetschung der Weichteile; Heilung der Operationswunde und eines gleichzeitig vorhandenen komplizierten Oberarmbruches. (Eigene Sammlung).

---

fixiertem Fuss und Unterschenkel zustande kommt. Den erstgenannten Modus verwenden wir, um einen Torsionsbruch an der Leiche künstlich zu erzeugen, indem gleichzeitig ein kurzer Hammerschlag auf die erwünschte Bruchstelle ausgeübt wird. Der Knochen bricht dann meistens in einer deutlichen Spirallinie. Die Spirallinie dieses Torsions- oder Spiralbruches ist in der Regel leicht erkennbar. Wenn der Knochen rechts herum gedreht wird, also im Sinne einer Drehung, welche beim Eindrehen einer gewöhnlichen Schraube angewandt wird, so resultiert eine Frakturlinie mit rechtsgewundener Spirale. Indem ausser der Spirallinie eine doppelte senkrechte Bruchlinie entsteht, wird ein rhombisches Stück mehr oder weniger vollständig ausgesprengt, welches für Torsionsfrakturen charakteristisch ist; die kurzen Seiten dieses rhombischen Bruchstückes sind Abschnitte der

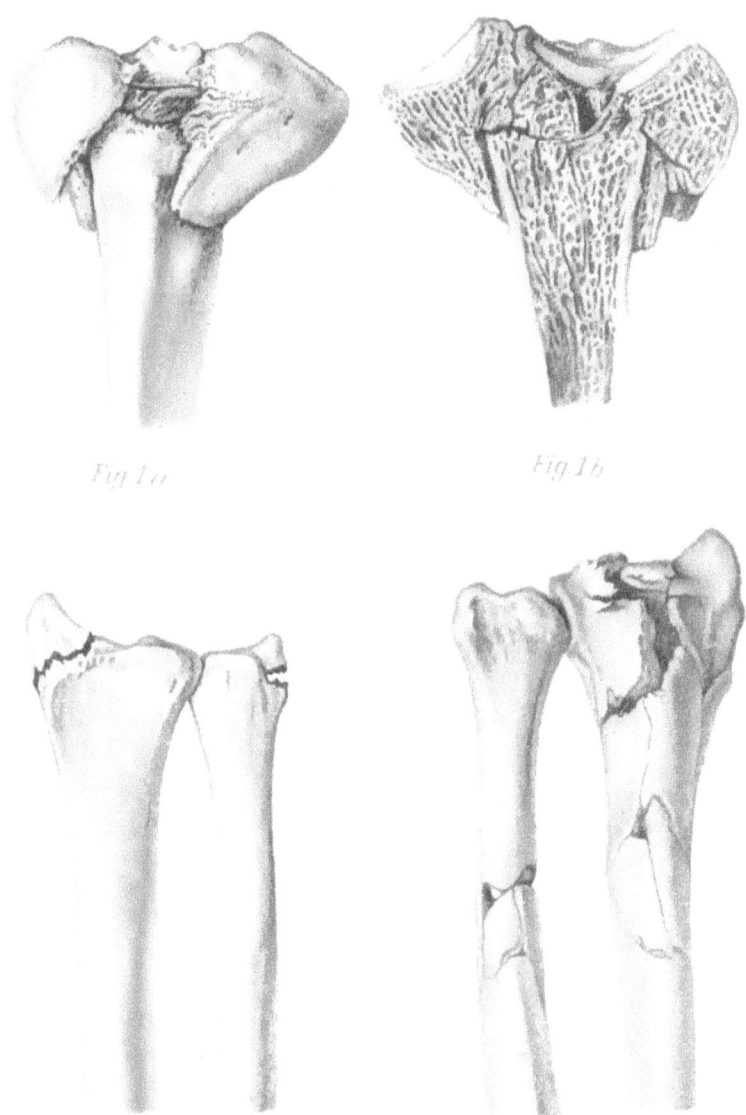

Tab.3.

Fig.1a. Fig.1b.

Fig.2. Fig.3.

Spirallinie des Bruches. So kommt es zu spitzen **Schrägbrüchen** oder **Längsbrüchen**, gelegentlich auch zu Schrägbrüchen und Längsfissuren. Die Torsionsbrüche sind viel häufiger als man früher glaubte (Humerus, Femur, Tibia); die Anwendung des Röntgenverfahrens hat hier bessere Aufklärung gebracht. Obgleich sie wohl immer indirekte Brüche sind, so sind sie doch prognostisch ungünstig, wegen der spitzen, zur Verschiebung neigenden Fragmente, welche zuweilen die Haut perforieren (komplizierte Fraktur) und wegen ausgedehnter Blutergüsse.

Der **Kompressionsbruch** oder **Quetschungsbruch** (Tafel 3) entsteht durch äussere Gewalt, durch welche ein Knochen eine plötzliche Zusammenpressung erfährt. Das geschieht in der Regel durch Vermittlung eines anliegenden Knochens von grösserer Festigkeit. Erfolgt die Pressung in der Längsrichtung eines Röhrenknochens durch Stauchung (Stauchungsbruch), so gibt es charakteristische Infraktionen am spongiösen Knochenende, auch Frakturen mit Einkeilung der Fragmente (Einkeilungsbruch), wobei das schmälere und kompakte Diaphysenstück in das voluminösere und spongiöse Epiphysenende eingekeilt ist), selten eine förmliche Zertrümmerung. Beispiele solcher Kompressionsbrüche: Fraktur am oberen Humerusende (Tafel 33, Fig. 3), der Schenkelhalsbruch, welcher durch Fall auf den Trochanter entsteht (Tafel 54), der Quetschungsbruch des Calcaneus bei Fall auf die Füsse, Fraktur am oberen Ende der Tibia (Tafel 63, Fig. 3a und 3b, sowie Tafel 3, Fig. 1a und 1b). Hierher gehört auch die Absprengung kleiner Randstücke von den Gelenkenden. — Zum Zustandekommen eines solchen Kompressionsbruches ist die Ueberwindung der sog. rückwirkenden oder Druck-Festigkeit des Knochens nötig.

Der **Rissbruch** (Tafel 3) entsteht durch plötzlichen Zug von Muskeln oder von Bändern bei gewaltsamer Gelenkbewegung (Distorsion), seltener durch äussere Gewalt (Treibriemen). Zu den charak-

Tab. 4.

Schussfrakturen.

Wirkung des deutschen Armeegewehres Modell 88 (Geschoss von 7,9 mm Durchmesser) unter Benutzung der vollen Ladung und bei reeller Entfernung.

Fig. 1. Schussverletzung des Femurschaftes; 600 Meter Entfernung. Einschussstelle auf der Vorderseite des Knochens umgeben von strahlig verlaufenden Bruchspalten, durch welche eine grosse Zahl grösserer und kleinerer Splitter gebildet sind. Die Splitter sind mosaikartig wieder zusammengesetzt, und die Kontinuität des mazerierten Knochens ist durch einen in der Markhöhle befestigten Holzstab wiederhergestellt. (Eigene Sammlung.)

Fig. 2. Schussverletzung des Tibiaschaftes; 50 Meter Entfernung. Die Abbildung zeigt die Einschussstelle an der Vorderfläche der Tibia. Die Splitter sind wieder zusammengefügt, sodass die charakteristisch strahlenartige Richtung der Bruchlinie und der zentrale Defekt zu sehen sind. (Eigene Sammlung.)

Fig. 3 a und b. Lochschuss des Humerus in seinem oberen Ende; 1500 Meter Entfernung. Weichteile, Periost und Knochen zeigten sich am frischen Präparat glatt durchbohrt. Das unter b abgebildete Geschoss war an der Vorderseite des Humerus eingedrungen, hatte den abgebildeten Lochschuss erzeugt, und war hinten unter der Haut stecken geblieben. Am mazerierten Präparat findet sich eine vom Einschuss beginnende, nach aussen oben durch die Tubercula und dann fast ganz um das Collum anatomicum verlaufende Fissur. Die Ausschussöffnung an der Hinterseite des Humerus etwas kleiner als der Einschuss, jedoch auch von rundlicher Form. (Eigene Sammlung.)

---

teristischen Beispielen gehören Fälle von Patellar- und Olekranonfraktur, Knöchelbruch, Fraktur der unteren Radiusepiphyse etc. Hierbei muss die sog. absolute oder Zugfestigkeit des Knochens überwunden werden.

Der **Zertrümmerungsbruch** (Tafel 3, Fig. 4) entsteht durch grobe Gewalt (Maschinenverletzung) in unregelmässiger Weise. Dabei kann ein Knochen in in viele Fragmente gebrochen resp. zermalmt sein.

Die **Schussfraktur** (Tafel 4) entsteht durch Schussverletzung eines Knochens. Eine volle Schrotladung aus grosser Nähe kann wie ein Kugelschuss

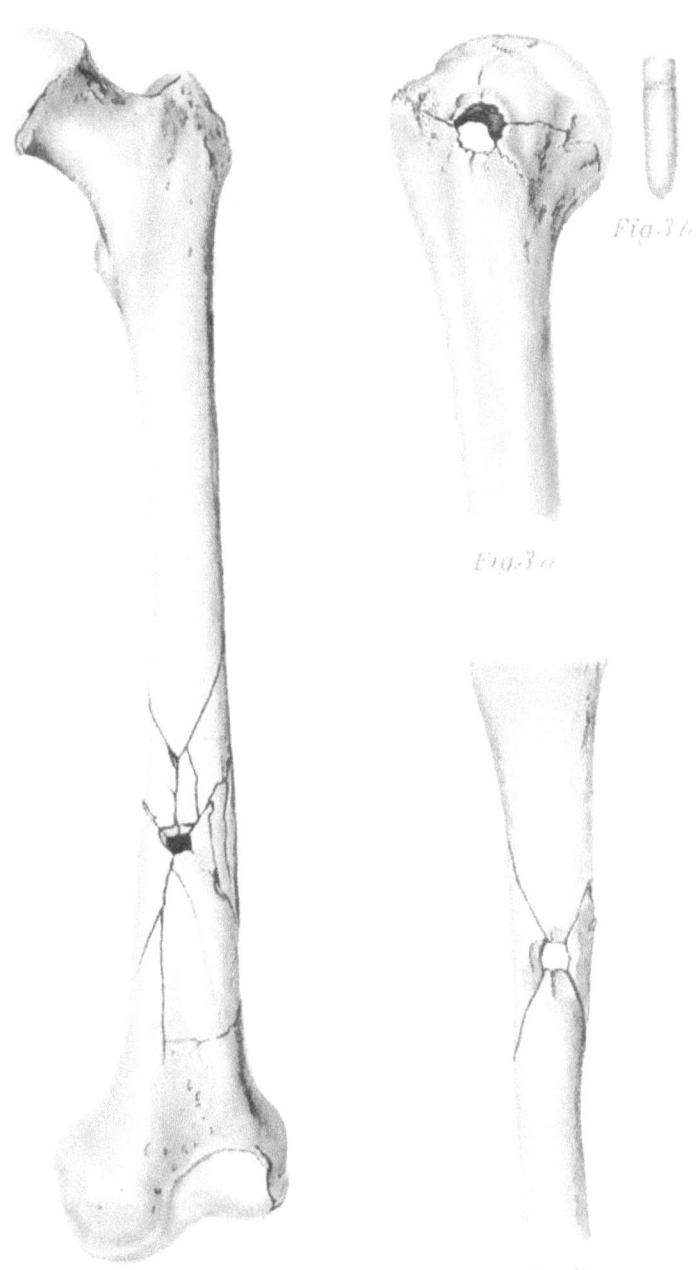

Tab. 4

Fig. 1. Fig. 3 a. Fig. 3 b. Fig. 2.

zu ausgedehnter Splitterung führen. Die modernen Kriegswaffen, z. B. das deutsche Armeegewehr Modell 88, bewirken bei Schüssen bis zu 800 Meter Entfernung meistens eine starke Splitterung in der Diaphyse der Röhrenknochen. Diese mächtige Wirkung wurde schon im Jahre 1870 bei Chassepotschüssen aus grosser Nähe beobachtet und zuerst durch die Annahme erklärt, dass auf französischer Seite Sprenggeschosse zur Verwendung kämen. Wie sich diese Annahme als irrtümlich erwiesen hat, so ist auch die darnach versuchte Erklärung durch Annahme einer hydrostatischen Druckwirkung im Knochen (Knochenmark) nicht aufrecht zu halten. Heute erklärt man diese Schusswirkung durch die plötzliche und gewaltige Verschiebung der Knochenteilchen, die weit über die getroffene Stelle hinaus zur Wirkung kommt.

Bei Schüssen aus grösserer Entfernung als 700 bis 800 Meter kommen lochartige Schüsse auch in den Diaphysen vor, mit guter Tendenz zur Heilung. In spongiösen Knochenteilen (Epiphysen) werden Lochschüsse schon von 600 Meter ab beobachtet.

Die Erscheinungen eines frischen Knochenbruches.

Bei der Untersuchung eines Verletzten ist es wünschenswert, zunächst einen gewissen Gesamteindruck zu erhalten und dann erst die schmerzende Stelle zu untersuchen. Oft weist schon der Charakter der Funktionsstörung, die Art, wie ein Verletzter z. B. den kranken Arm trägt und stützt etc., auf die richtige Diagnose. Besonders wichtig ist eine vollständige Untersuchung bei Bewusstlosen, weil dieselben nicht auf die verletzte Stelle aufmerksam machen und keine Schmerzensäusserungen kundgeben; hier muss der ganze Körper abgetastet, jede Schwellung, jeder Bluterguss beachtet werden.

Das Charakteristische einer Fraktur liegt in der Kontinuitätstrennung des

Knochens. Diese und ihre mechanischen Folgen bieten die wichtigsten Erscheinungen des Knochenbruches.

1. Die **abnorme Beweglichkeit** ist das wichtigste Symptom. Mehr oder weniger ausgesprochen und deutlich ist dieses Symptom in den meisten Fällen von Fraktur nachweisbar. Sie fehlt bei den unvollständigen Knochenbrüchen, den Fissuren und Infraktionen und ferner bei den **eingekeilten Frakturen** (Fractura impacta). Hierbei ist das schmalere und festere Stück eines Knochens in das weichere, spongiöse Stück eingetrieben und mechanisch so fixiert, dass die beiden Stücke wieder einen Knochen ausmachen. Das kommt besonders bei den Schenkelhalsbrüchen vor, doch auch an den Gelenkenden anderer Röhrenknochen. In anderen Fällen, z. B. bei Frakturen kurzer Knochen, der Rippen etc., ist der Nachweis abnormer Beweglichkeit oft nicht zu erbringen.

2. Die **Crepitation**, das Reibegefühl (eventuell auch hörbares Reibegeräusch) bei der Verschiebung der Bruchenden gegeneinander entsteht durch die Reibung der frischen Bruchflächen aneinander. **Bedingung für das Zustandekommen der Crepitation ist das Vorhandensein abnormer Beweglichkeit**; denn wo diese fehlt, wo eine Verschiebung der Bruchflächen aneinander nicht stattfindet, kann auch keine Crepitation zustande kommen. Die Crepitation ist also nicht wahrzunehmen bei Fissuren, Infraktionen und bei Frakturen mit Einkeilung der Fragmente. In anderen Fällen, in denen die abnorme Beweglichkeit nicht recht nachweisbar ist, kann doch zuweilen durch entsprechende Verschiebungsversuche eine Crepitation oder wenigstens ein gewisses Knacken wahrgenommen werden, und zur Erkennung der Fraktur führen.

In anderen Fällen ist aber die abnorme Beweglichkeit in charakteristischer Weise oft sogar sehr deutlich vorhanden, und dennoch fehlt eine Crepitation. Hier ergibt sich als zweite Bedingung für das Zustandekommen der Crepitation der Umstand, dass sich die Bruchflächen berühren müssen. Die Crepitation fehlt also, wenn die Bruchenden so aneinander verschoben sind, dass sie sich nicht mehr berühren (Dislocatio ad longitudinem), und zwar sowohl, wenn sie voneinander getrennt sind (Diastase; disloc. ad longitud. cum distractione), wie es z. B. bei den Bruchstücken der Patella vorkommt, als auch, wenn sie stark übereinander verschoben sind, mit starker Verkürzung des ganzen Knochens (disloc. ad longitud. cum contractione).

Ferner fehlt die Crepitation, wenn die Berührung der Bruchenden durch Zwischenlagerung von Weichteilen verhindert ist, wenn also eine Interposition von Weichteilen (meistens Teile von Fascien und Muskeln) vorliegt. Das kommt zustande, wenn die spitzen Bruchenden bei hochgradiger Verschiebung in die umgebenden Weichteile hineinspiessen und bei der Reposition nicht völlig aus dieser Lage gelöst werden. Das zwischengelagerte Gewebe verhält sich dann wie ein Polster, welches die Berührung der Bruchflächen verhindert. Dass zwischengelagerte Blutgerinnsel die Crepitation hindern, wie es häufig angegeben wird, ist selten, jedoch kommt es gelegentlich z. B. bei Patellarfrakturen vor.

3. Ein drittes, sehr wichtiges Symptom ist die **Deformität**, welche meistens zu sehen und zu fühlen ist. Dieses Symptom fehlt nur bei den Fissuren und bei jenen seltenen vollständigen Frakturen, bei welchen eine Verschiebung der Bruchstücke nicht vorliegt. Zur Diagnose der Infraktionen und der eingekeilten Brüche ist gerade der Nachweis dieses Symptoms entscheidend. In manchen Fällen muss aus der Verschiebung gewisser fühlbarer Knochenpunkte auf die Fraktur versteckt liegender Knochenteile geschlossen werden, z. B. beim Schenkelhalsbruch. Immer ist eine sorgfältige Inspektion und Palpation (Digitaluntersuchung) des verletzten Teils erforderlich, womöglich stets unter kontrollierendem Vergleiche der gesunden symmetrischen Seite; und es lohnt sich

Tab. 5.
Dislokation der Bruchstücke.

Fig. 1 und 2 zeigen dasselbe Präparat einer geheilten Femurfraktur von verschiedenen Seiten. Man kann an demselben sämtliche Dislokationsformen erkennen.

---

für den jungen Arzt, sein Auge zur Erkennung auch geringfügiger Formunterschiede emsig zu üben. Eine Verkürzung des gebrochenen Knochens wird selten vermisst.

Die Deformität resultiert aus der Dislokation der Bruchstücke. Um diese zu charakterisieren, hat man seit langer Zeit verschiedene Formen der Dislokation unterschieden (vergl. Tafel 5), nämlich:
- a) die seitliche Verschiebung (Dislocatio ad latus);
- b) die winkelige Verschiebung der Fragmente (Dislocatio ad axin);

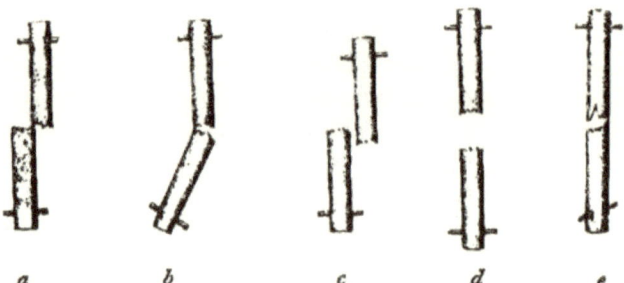

a   b   c   d   e

Fig. 5. Schematische Darstellung der verschiedenen Dislokationsformen:

a) dislocatio ad latus, *b)* ad axin, *c)* ad longitudinem cum contractione, *d)* ad longit. cum distractione, *e)* ad peripheriam.

- c) die Verschiebung in der Längsrichtung (Dislocatio ad longitudinem). Hier ist zu unterscheiden, ob die Fragmente auseinandergezogen sind (Diastase, Disl. ad longit. cum distractione, wie es bei Olecranon und Patellarfrakturen vorkommt, oder ob die Fragmente seitlich verschoben und dann aneinander vorbei-

Tab. 5.

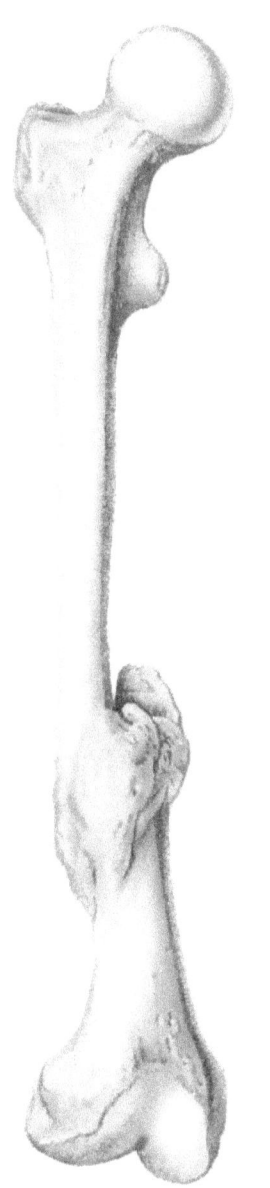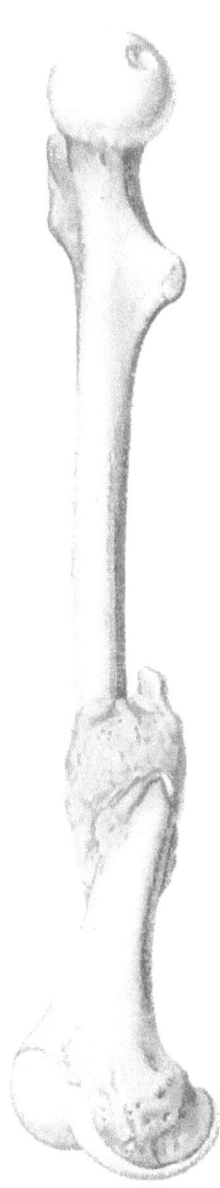

Fig. 1.   Fig. 2.

geschoben sind mit dem Resultat einer Verkürzung des Gesamtknochens (Disl. ad longit. cum contractione, das sog. Reiten der Fragmente), wie es bei den Röhrenknochen häufig ist. Die Diastase kommt nur vor, wo bei intaktem Skelett eines Gliedabschnittes einzelne Knochenprominenzen einem gewissen Muskelzug unterliegen (Patella, Olekranon, Trochanter etc. Apophysenfrakturen);

d) die Verschiebung durch Drehung der Fragmente resp. eines Fragmentes um die Längsachse (Disl. ad peripheriam), welche in leichtem Grade nicht selten beobachtet wird. Sehr ausgeprägt kommt sie vor bei Schenkelhalsbrüchen, auch bei Frakturen des Oberschenkelschaftes und des Radius, indem das periphere Knochenstück die betr. Drehung bei der einfachen Lagerung erfährt.

Die Ursache der Deformität resp. der Dislokation der Bruchstücke kann in verschiedenen Momenten liegen. Einmal und zwar in sehr vielen Fällen ist es die einwirkende und nach Entstehung der Fraktur noch fortwirkende Gewalt, welche die Bruchstücke oder eines derselben verlagert. Dann ist es nicht selten der Muskelzug, welcher nach der Knochentrennung auf das eine oder auf beide Fragmente einseitig einwirkt und zur Dislokation Veranlassung gibt (z. B. Wirkung des Ileo-psoas auf das obere Femurfragment [Flexion desselben], Einfluss des Masseter und Temporalis einerseits, des M. biventer etc. andererseits bei Unterkieferbrüchen, Wirkung des Quadriceps bei Patellarbrüchen, des Triceps bei Olekranonfraktur [Distraktion], und andere Beispiele mehr). Drittens ist es zuweilen das Gewicht, die Schwere des Körperteils, welche zur Deformität Veranlassung gibt, so z. B. bei Brüchen des mittleren Drittels der Clavicula durch Herabsinken des Armes der verletzten Seite.

4. Der **Bluterguss** und andere Erscheinungen

der äusseren Weichteile sind bei **direkten** Brüchen in der Regel hochgradiger. Hier wirkt die quetschende Gewalt und die Knochenverletzung an derselben Stelle; niemals fehlt der Bluterguss (bei Gelenkbrüchen als Hämarthros), oft sind **Erosionen** vorhanden, seltener **subkutane Anspiessung** der Haut von innen durch ein spitzes Fragment (z. B. bei Fraktur am oberen Humerusende, vergl. Fig. 55). Ein starker Bluterguss kann die genauere Digitaluntersuchung der Fraktur sehr erschweren.

5. Der **Bruchschmerz** entbehrt als Symptom eines gewöhnlichen Knochenbruches schon deshalb grösserer Bedeutung, weil er subjektiver Natur ist. Zur Unterscheidung von dem Schmerz bei einer Kontusion wird angeführt, dass bei sorgfältiger Digitaluntersuchung der „Bruchschmerz" in besonderer Intensität auf eine kleine bestimmte Stelle lokalisiert sei (als **Druckschmerz**), bei der Kontusion dagegen den betroffenen Knochen in grösserer Ausdehnung gleichmässiger betreffe. Von grossem Wert kann dieses Symptom bei indirekten Frakturen werden, d. h. wenn die quetschende Gewalt eine andere Stelle getroffen hat und unter anderen besonderen Verhältnissen. Zuweilen z. B. bei Infraktion und Fraktur von Knochenprominenzen an Gelenkenden ist der Schmerz bei gewissen Bewegungen und bei der Aktion gewisser dort entspringender oder sich ansetzender Muskeln ein verwertbares Symptom. (**Bewegungsschmerz.**) Wichtig ist auch unter Umständen die Probe, ob an einer auf Fraktur (Fissur, Infraktion), verdächtigen Stelle ein „**Stauchungsschmerz**" entsteht, wenn der Knochen oder der betreffende Gliedabschnitt in seiner Längsrichtung heftig zusammengepresst wird, ohne dass die fragliche Stelle überhaupt eine Berührung erfährt.

6. Die **Funktionsstörung** ist natürlich ebenfalls von der Eigenart des Verletzten abhängig. Zweifellos ist beobachtet, dass Verletzte mit frischeingekeiltem Schenkelhalsbruch, mit Fraktur der Fibula allein noch gehen, solche mit Fraktur der Ulna noch ihren Arm

gebrauchen, solche mit Kompressionsbruch der Wirbelsäule noch stehen und arbeiten konnten.
Endlich darf nicht vergessen werden, dass die **Anamnese** d. h. die Kenntnis, wie die Verletzung sich ereignete, in welcher Weise dieselbe verlief, wie der Verletzte getroffen wurde oder fiel etc., von Bedeutung für die Diagnose sein kann.

Die Untersuchung einer Fraktur

soll schonend für den Kranken geschehen und rasch zum Ziele führen. Dazu gibt häufig die Inspektion schon genügende Anhaltspunkte, sodass die manuelle Untersuchung der Bruchstelle nur zur Erledigung bestimmter Fragen ausgeführt werden muss. In jedem Falle soll bei der Untersuchung eine klare Anschauung über die Fraktur, die Form und Lage der Fragmente erlangt werden. Hierzu ist häufig, besonders bei den sog. Gelenkfrakturen, die Untersuchung in Narkose erforderlich. Wer in zweifelhaften Fällen die Untersuchung mit Vorliebe in Narkose (Chloroform, Aether, Bromaethyl) vornimmt, natürlich mit der nötigen Vorsicht, wird das nicht zu bereuen haben; die genauere und richtige Vorstellung der Verhältnisse lohnt sich während der Behandlungsdauer, und obendrein ist während der Narkose sofort eine exakte Reposition ausführbar. Die Untersuchung in der Narkose braucht ja nicht an der frischen Fraktur zu geschehen. Wird sie innerhalb der ersten 8 Tage vorgenommen, so ist — besondere Fälle abgerechnet — nichts versäumt.

Die Röntgenuntersuchung (s. nächsten Abschnitt S. 21) kann die exakte klinische Untersuchung nicht ersetzen, sondern nur ergänzen und ist in dieser Hinsicht wertvoll. Bei jeder Erstuntersuchung einer Fraktur soll aber nicht allein der Knochen richtig untersucht werden, sondern es muss wegen etwaiger primär entstandener Nervenläsion auch die Muskelfunktion und die Sensibilität geprüft werden. Wie peinlich ist es für den Arzt, wenn er erst später eine Lähmung des M. deltoideus etc. erkennt!

Besonders schwierig und verantwortungsvoll ist die erste Untersuchung von Verletzten, welche sich in bewusstlosem Zustande befinden. Hier darf nicht vergessen werden, dass ausser **einer** zunächst nachgewiesenen Fraktur auch noch andere, also **multiple Verletzungen** (Frakturen und Luxationen) vorliegen können, und dass nur durch eine sorgfältige Untersuchung **aller** Knochen und Gelenke ein fatales Versehen zu vermeiden ist.

Ein wichtiges Hilfsmittel bei der Untersuchung ist die **Messung**. Da die gebrochenen Knochen fast immer verkürzt sind, so ist der Nachweis eines Längenunterschiedes wichtig. Man braucht hierzu nicht gleich zum Messband zu greifen; im Gegenteil! Das Richtige ist, das verletzte Glied unter genauem Vergleich mit der gesunden Seite in symmetrischer Stellung und aus der geeigneten Entfernung einer sorgfältigen Inspektion zu unterziehen. Bei fleissiger Uebung in der Klinik und später in der Praxis können geringe Unterschiede oft besser mit dem Augenmass, als mit dem Messband wahrgenommen werden. Doch auch das Messen muss geübt werden.

Bei der Untersuchung älterer und **veralteter Fälle**, wie sie heutzutage zur Entscheidung des Grades der Arbeitsunfähigkeit von Verletzten oft vorkommt, ist die grösste Sorgfalt erforderlich. Dabei ergibt sich in der grossen Mehrzahl der Fälle eine Deformität als Ursache bleibender Störung. Im allgemeinen sollen auch hier, wie immer, die objektiven Veränderungen und die subjektiven Beschwerden in einem gewissen Einklang stehen. Der Arzt hat dabei jede Formstörung und Verschiebung an der Bruchstelle, daselbst etwa vorhandenes Oedem, stärkere Callusbildung, eine Spur von noch vorhandener abnormer Beweglichkeit, Steifigkeit des benachbarten Gelenkes, Läsion eines anliegenden Nervenstammes (N. radialis, N. peroneus), Atrophie der Muskulatur etc. zu beachten. Es gehört Klugheit und Erfahrung dazu, um nach gründlicher Untersuchung einen Verletzten der Uebertreibung oder gar der Simulation zu beschuldigen. Wenn überhaupt ein abnormer Befund vorliegt, so ist zu bedenken, dass häufig die äussere Gestaltsveränderung nicht mit dem Grad und der Ausdehnung der Splitterung (z. B. bei Brüchen der Fusswurzel) im proportionalen Verhältnis steht und dass dem Verletzten ein Unrecht geschehen kann, wenn sein Zustand nur nach den objektiv wahrnehmbaren Veränderungen beurteilt wird. Andrerseits gibt es zahlreiche Fälle, in welchen eine erhebliche Deformität an Stelle einer Fraktur besteht und dennoch eine gute Funktion zu konstatieren ist. Das gilt z. B. für viele Gelenkbrüche an der oberen Extremität und für Diaphysenbrüche, bei welchen die Bruchstücke zwar seitlich verschoben aber keinen Winkel bilden, sondern in gleicher Längsrichtung verlaufen. Bei der Beurteilung muss also der Arzt streng individualisieren und frei von jeder Rücksicht sein Urteil abgeben.

Die Untersuchung mit Röntgenstrahlen.

Die Benützung der Röntgenstrahlen bei der Untersuchung einer Fraktur ist heute ein mit Recht überall eingebürgertes Verfahren. Keine chirurgische Krankenanstalt entbehrt einer Röntgeneinrichtung, viele praktische Aerzte, auch auf dem Lande, wenden das Verfahren selbständig an, und von manchem Verletzten wird eventuell hinter dem Rücken seines Arztes eine Röntgenanstalt aufgesucht, um den gewünschten Aufschluss zu erlangen. Der praktische Wert der Röntgenstrahlen für die Frakturuntersuchung verdient sehr hoch angeschlagen zu werden. Eines aber ist wichtig: Die Untersuchung mittels Röntgenstrahlen ist eine Methode, deren Anwendung und Verwertung studiert und erlernt sein will, sollen richtige, einwandfreie Resultate erzielt werden. Es gibt Bücher zur Erlernung der Methode; hier können natürlich nur wenige Bemerkungen Platz finden, welche sich uns bei vielfacher Anwendung der Methode als praktisch wichtig ergeben haben:

Die Röntgenuntersuchung eines Röhrenknochens auf Fraktur sollte immer von zwei Seiten, also von vorne (oder hinten) und von der Seite stattfinden. Zur genauen Erkennung der Dislokation an der Bruchstelle ist das unentbehrlich; es kann sogar gelegentlich zum Nachweis, dass überhaupt eine Fraktur vorhanden ist, erforderlich sein (vergl. Tab. 6).

Die Röntgenuntersuchung soll nicht allein am frakturierten Knochen, sondern zum Vergleich auch an demselben Knochen der gesunden Seite vorgenommen werden. Freilich ist es für diesen Vergleich erforderlich, dass die Aufnahme des Röntgenbildes unter gleichen Verhältnissen geschieht, also exakt symmetrische Lagerung der Röntgen-Röhre und des Gliedes, was häufig etwas Aufmerksamkeit erfordert.

Die Deformität einer Fraktur kann im Röntgenbilde (Skiagramm) ausnahmsweise grösser und schwerer erscheinen, als sie wirklich ist.

Die Dauer der Exposition ist von Wichtigkeit, indem beginnende Callusbildung und Fissuren nur bei kurzer Expositionszeit auf der photographischen Platte wahrnehmbar sind, bei längerer Exposition verschwinden.

Die Kenntnis der normalen Knochenformen in natura und im Röntgenbilde ist für die Beurteilung der Skiagramme von Frakturen von grosser Wichtigkeit. Die Erscheinung von Epiphysenlinien und zufälligen Einkerbungen oder Schattenlinien kann sonst als Fissur oder Frakturlinie angesehen werden. Die Kenntnis der Gelenkenden im Röntgenbilde ist deshalb wichtig, sie erheischt aber ein wirkliches Studium. Es darf nicht vergessen werden, dass das Röntgenbild nichts ist als ein Schattenbild, welches vermittelst seiner dunkleren und helleren Schattierung die Dichtigkeit der Gewebe, speziell des Knochens wiedergibt.

Das Röntgenbild ist nicht allein für die Erkennung einer Fraktur und ihrer speziellen Verhältnisse von

Bedeutung, es ist auch während der Behandlung zum Nachweis, ob die Reposition nach Wunsch gelungen und ob die Fragmente in guter Stellung geblieben sind, häufig ein unentbehrliches Hilfsmittel.

Die Diagnose eines Knochenbruches.

Die Diagnose einer Fraktur ist bei Beachtung alles dessen, was über die Erscheinungen und die Untersuchung derselben mitgeteilt wurde, in der Regel nicht schwierig. Fehlt aber jede Dislokation oder ist dieselbe bei Einkeilung der Fragmente oder bei blosser Infraktion sehr gering, ist vielleicht nur eine Fissur vorhanden, so ist die Diagnose manchmal nicht sicher zu stellen. Die klinischen Erscheinungen bei einer Quetschung oder Distorsion und bei einer Fissur oder Infraktion sind häufig kaum zu unterscheiden; eventuell wird die Diagnose auf Kontinuitätstrennung des Knochens erst später durch die Callusbildung und eine auffallend hohe Funktionsstörung gesichert. Die exakte Benützung der Untersuchung mit Röntgenstrahlen hat dazu geführt, dass in den Listen die Diagnose „Distorsion" sehr eingeschränkt wurde, weil in sehr vielen hierhergehörenden Fällen „Gelenkbrüche" als vorliegend erkannt sind.

Die Diagnose hat aber nicht allein das Vorhandensein einer Fraktur, sondern auch deren Details, die Verschiebung der Fragmente, etwa vorhandene Splitterung, die Interposition von Weichteilen etc. festzustellen.

Besondere Hilfsmittel für die Diagnose, wie die Akupunktur und die Perkussion (Osteophonie), haben keine praktische Bedeutung erlangt. Die Benutzung der Röntgenstrahlen ist aber, wie erwähnt, ein diagnostisches Hilfsmittel von allergrösster Bedeutung. Mit Hilfe desselben ist die Lehre von den Frakturen und Luxationen im Laufe weniger Jahre wesentlich bereichert durch Feststellung neuer, bisher unbekannter Tatsachen und durch die Erkennung von irrtümlichen Anschauungen, in denen wir befangen waren. Es soll aber nicht vergessen werden, dass die sorgfältige Untersuchung einer Fraktur zur Diagnose und Therapie

Tab. 6.

Nachweis einer Fractura fibulae im Röntgenbilde.

Fig. 1. Aufnahme von vorn. Fig. 2. Aufnahme von der Seite. Es handelt sich um einen 44jähr. Mann (Fister), welcher bei Glatteis fiel und nur unter Schmerzen nach Hause gehen konnte. An der Fibula Druckschmerz. aber keine Dislokation etc. Im Röntgenbild von vorn keine Fraktur erkennbar, von der Seite aber deutlich.

---

eines Knochenbruches meistens ausreicht und auch der Anwendung des Röntgenschen Verfahrens vorausgehen soll. Das Röntgenbild erweitert aber in der Regel unsere Kenntnis besonders von den feineren Verhältnissen der Dislokation der Bruchstücke, welche für die Behandlung von Anfang an wichtig ist. Auch ermöglicht das Röntgenbild häufig die Erkenntnis der mechanischen Entstehung eines Knochenbruches, d. h. ob es sich um einen Biegungs-, Torsions- etc. Bruch handelt.

Verlauf und Heilungsvorgang der Knochenbrüche.

Nach dem Zustandekommen einer Fraktur tritt eine Schwellung der umgebenden Weichteile ein, welche zum Teil durch den Bluterguss, zum Teil durch eine Infiltration der Gewebe bedingt ist. Die Schwellung wird um so grösser, je schwerer die Verletzung ist, je reichlicher der Bluterguss, und je mehr Zeit verstreicht bis zur Reposition und zweckmässigen Lagerung der Fragmente.

Diese Verhältnisse sind natürlich nicht ohne Einfluss auf den Organismus. An der Bruchstelle findet sich zertrümmertes Knochenmark und andere Gewebselemente neben dem ergossenen Blut. Hierdurch ist es bedingt, dass bei gesunden Menschen mit frischen subkutanen Frakturen häufig Temperatursteigerung, d. i. Fieber, in der ersten Zeit eintritt. Die Erklärung dieser Tatsache kann in der Resorption kleiner mortifizierter Gewebselemente an der Frakturstelle gesucht werden, wird aber wohl richtiger auf die Wirkung des Blutfermentes, welches von dem Blutextravasat aus

Tab. 6.

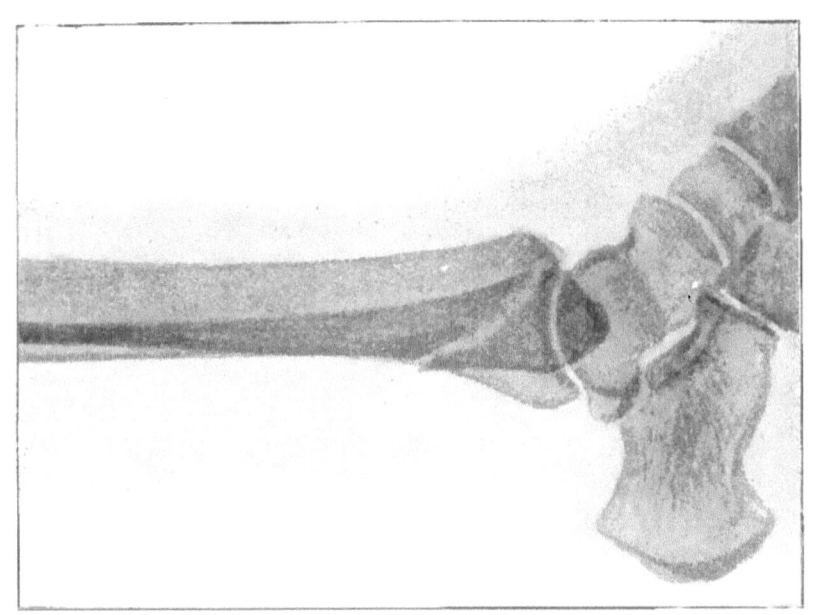

Fig. 2.

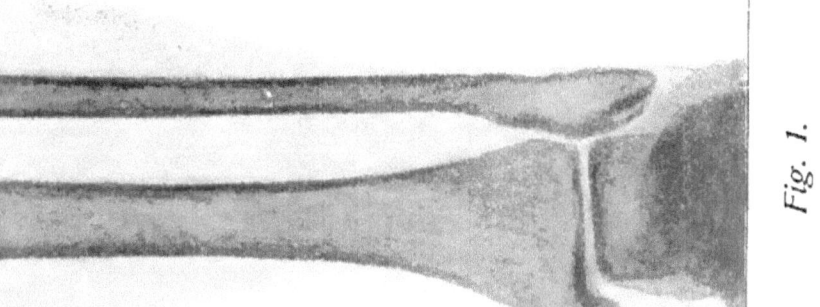

Fig. 1.

zur Resorption kommt, bezogen. Dass durch die Resorption von Blutferment Fieber entsteht, ist experimentell festgestellt (Angerer).

Aus dem zertrümmerten Knochenmark gelangen kleinere oder grössere Mengen von Fett in die Zirkulation (über Fettembolie siehe unten!), welches zum Teil durch die Nieren wieder ausgeschieden wird. Man findet deshalb in manchen Fällen von Fraktur Fett im Urin, daneben zuweilen Eiweiss und Cylinder.

In der Bruchgegend selbst besteht die durch den Bluterguss und eine Art entzündlicher Schwellung (Oedem) bedingte Geschwulst einige Tage, ist aber bei korrekter Behandlung am Ende der ersten Woche in der Regel schon in deutlichem Rückgange. Der Bluterguss markiert sich dann in der Haut mit seinen bekannten Farbennuancen, und die Spannung der Haut lässt nach. Bei sehr starker Schwellung finden sich an der Haut der Bruchstelle zuweilen seröse Blasen, sog. Brandblasen, welche aber bei korrekter Behandlung der Fraktur und wenn keine weiteren Komplikationen eintreten, den normalen Verlauf nicht stören; doch erfordern sie sorgfältige Desinfektion der Haut und aseptischen Verband.

An der Bruchstelle bildet sich, resp. findet sich nach Rückgang der Schwellung eine rundliche, bald knorpelhafte Geschwulst von spindelförmigem Charakter, nach oben und unten in die normalen Konturen des Knochens allmählich verlaufend. Das ist der sog. Callus. Während derselbe an Festigkeit zunimmt, wird die abnorme Beweglichkeit der Frakturstelle immer geringer. Schliesslich sind die Bruchstücke durch den Callus wirklich fixiert, der Bruch ist konsolidiert.

Es ist eine bemerkenswerte Tatsache, dass dieser Verlauf die Regel ist. Auch bei neugeborenen Kindern wie im hohen Greisenalter kommt es unter normalen Verhältnissen zur Konsolidation der Fraktur durch den Callus. Seine Bildung ist in der weitaus überwiegenden Masse ein Produkt des Periostes. Indem das Periost an der Bruchstelle unregelmässig zerrissen ist, indem kleine Stückchen desselben in der

Tab. 7.

Kontrolle des Heilungsverlaufes einer schweren Unterschenkelfraktur im Röntgenbilde.

Der 33j. Arbeiter Hansen erlitt einen Knochenbruch des Unterschenkels in seiner unteren Hälfte. Die Diagnose war sicher, die Verschiebung der Bruchenden bedeutend, das Röntgenbild bestätigte das Vorhandensein eines Stückbruches der Tibia. Die exakte Reposition war auch in Narkose nicht zu erzwingen (Fig. 1). Deshalb wurde zur operativen Freilegung der Fragmente und zur Anlegung von je einer Silberdrahtnaht zur Fixierung des Bruchstückes der Tibia geschritten (Fig. 2). So wurde auch nach späterer Entfernung der Drahtnähte eine gute Heilung erzielt (Fig. 3).

Umgebung der Fraktur verlagert sein können, kommt es an allen diesen Stellen zu einer periostalen Wucherung von dem Charakter einer Periostitis ossificans. Das Knochenmark ist dabei nicht völlig passiv; es zeigt auch eine geringe Callusbildung (Mark-

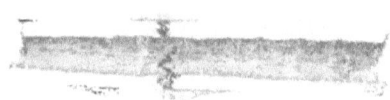

Fig. 6. Callusbildung einer frischeren Rippenfraktur ohne Verschiebung.

callus). Stellt man sich diese Callusbildung an einer Fraktur ohne starke Verschiebung der Bruchstücke vor, so verhält sich der äussere oder Periost-Callus wie eine um die Bruchenden ringfömig herumgelegte Mörtelmasse, der innere oder Mark-Callus verschliesst die Markhöhle an der Bruchstelle, und beide verbindend findet sich der spärlich vom Knochen selbst gebildete sog. intermediäre Callus.

Bei starker Dislokation der Fragmente ist natürlich die Callusbildung viel reichlicher; hier sind die Bruchenden zuweilen durch eine grosse Callusmasse förmlich zusammengemauert. Am geringsten ist der Callus bei den Frakturen von Kindern, bei denen das Periost unzerrissen geblieben ist, sodass es vielmehr

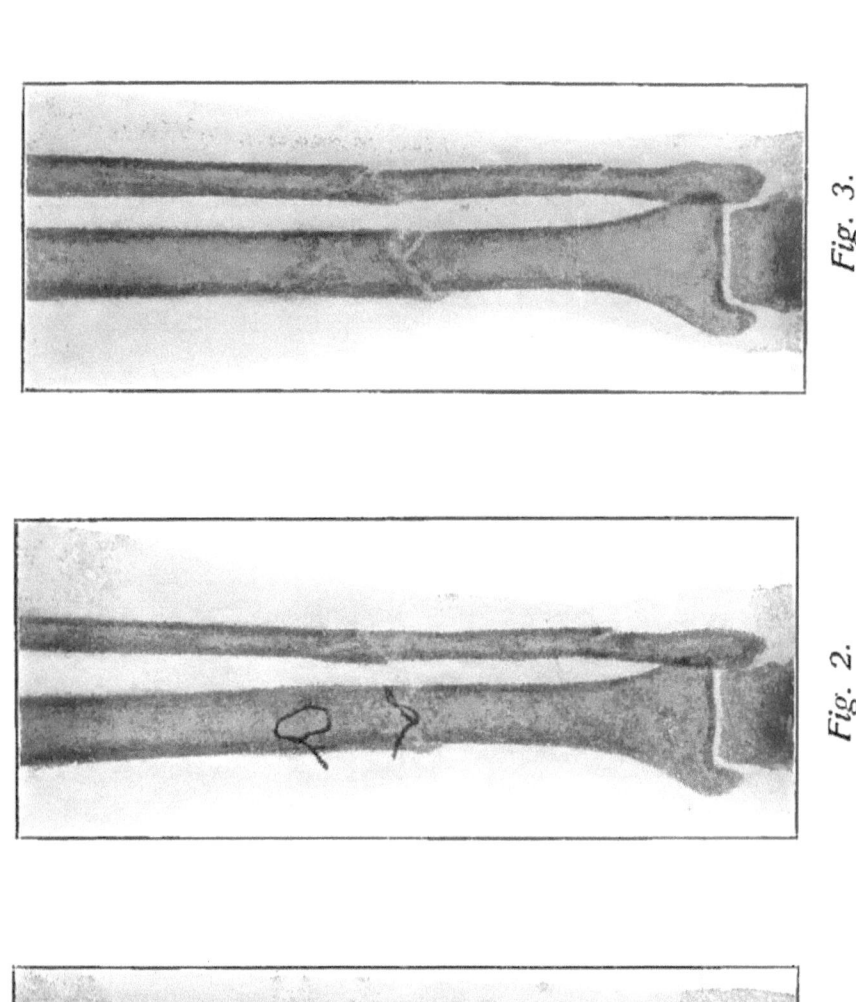

Tab. 7

Fig. 1.   *Fig. 2.*   *Fig. 3.*

um die Bruchstelle eine geschlossene Scheide bildet, welche auch die Fragmente vor Verschiebung schützt.

Bei komplizierten Frakturen kommt es zuweilen zur Nekrose eines oder beider Bruchenden. In diesem Falle von traumatischer Nekrose erfolgt wie bei der osteomyelitischen Nekrose eine Demarkation zwischen totem und lebendem Knochengewebe, auf seiten des lebenden entsteht eine rarefizierende Ostitis, durch

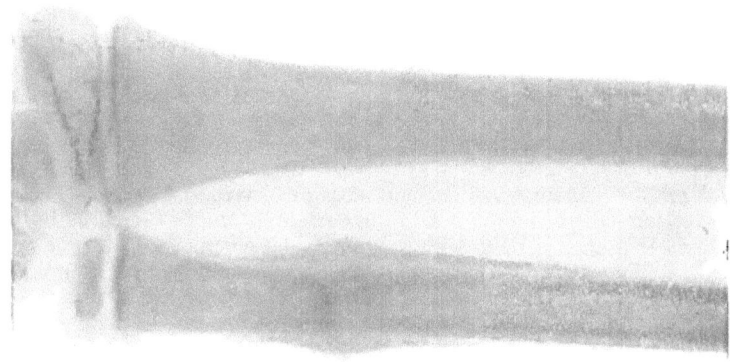

Fig. 7. Callusbildung im Röntgenbild bei einer frisch und ohne Dislokation geheilten Fraktur der Ulna bei einem 12jähr. Knaben. Epiphysen-Linien noch deutlich sichtbar.

welche allmählich (in 2 bis 6 Monaten je nach dem Alter des Patienten und nach dem befallenen Knochen) die völlige Lösung des toten (Sequester) zustande kommt. Durch ossifizierende Periostitis ist unterdessen neuer Knochen produziert, in der Regel so reichlich, dass durch Verwachsung der von beiden Seiten erzeugten Knochenneubildung die Konsolidation der Fraktur und nach Entfernung der Sequester die völlige Heilung doch endlich erfolgt. (Vergl. Tab. 8, Fig. 3a und 3b.)

Während früher die Callusbildung als eine provisorische und eine definitive unterschieden wurde

Tab. 8.
Heilungsvorgang bei Knochenbrüchen, Callusbildung.

Fig. 1. Durchschnitt eines Humerus mit geheilter Fraktur. Geringe Dislocatio ad axin. Man erkennt an der Bruchstelle die alte Compacta der Fragmente, verbunden durch spärliche Callusmasse, welche selbst wieder den Charakter kompakter Knochenmasse erhalten hat. Die Markhöhle ist offen und nur durch spärliche spongiöse Knochenlamellen an der Bruchstelle verengert. (Patholog. Institut Greifswald.)

Fig. 2. Durchschnitt einer Tibia mit winkelig geheilter Fraktur. Man erkennt die starke Verschiebung und seitliche Aneinanderlagerung der Fragmente. Die alte kompakte Rinde hat einen mehr spongiösen Charakter bekommen; die Markhöhle ist durch die Rindenteile beider Knochenfragmente und die reichlich zwischen beiden eingelagerte Knochensubstanz unterbrochen. (Pathol. Institut Greifswald.)

Fig. 3. Präparat von einem schweren komplizierten Bruch des Oberschenkels. Die Bruchenden sind im Verlaufe der septischen Entzündung der Wunde in ganzer Dicke nekrotisch geworden; nach Monaten sind die so entstandenen Sequester gelöst. Schliesslich wurde die Amputation vorgenommen, weil eine Konsolidation des Knochens nicht zu erwarten war. In Fig. 3a ist der Knochen in ganzer Dicke mit dem zugehörigen Sequester dargestellt. Man sieht den Sequester als ein Stück mazerierten Knochens mit den vorragenden Bruchzacken; sein anderes Ende ist von dem anliegenden Knochenstück umgeben. An letzterem sieht man die Oberfläche durch zarte Auflagerungen verändert, welche gegen den Sequester zu sehr reichlich entwickelt sind und einen tropfsteinartigen Charakter besitzen.

In Fig. 3b ist das andere Fragment im Durchschnitt dargestellt, sodass die Auflagerungen, die beginnende Resorption in der Compacta und der Abschluss der Markhöhle durch spongiöse Knochenmasse gut zu sehen sind. Fig. 3c zeigt den zugehörigen Sequester mit der Bruchfläche auf der einen und den bei seiner langsamen entzündlichen Lösung gebildeten Zacken auf der anderen Seite. (Eigene Sammlung.)

(Dupuytren), kann man jetzt nur insofern von provisorischen und definitiven Zuständen bei der Frakturheilung sprechen, als nach der Heilung einer Fraktur im gewöhnlichen Sinne (nämlich nach vollkommener Konsolidation) noch nach Jahr und Tag weitere Veränderungen sich abspielen, durch welche das anatomische Verhalten der Bruchstelle einen mehr defini-

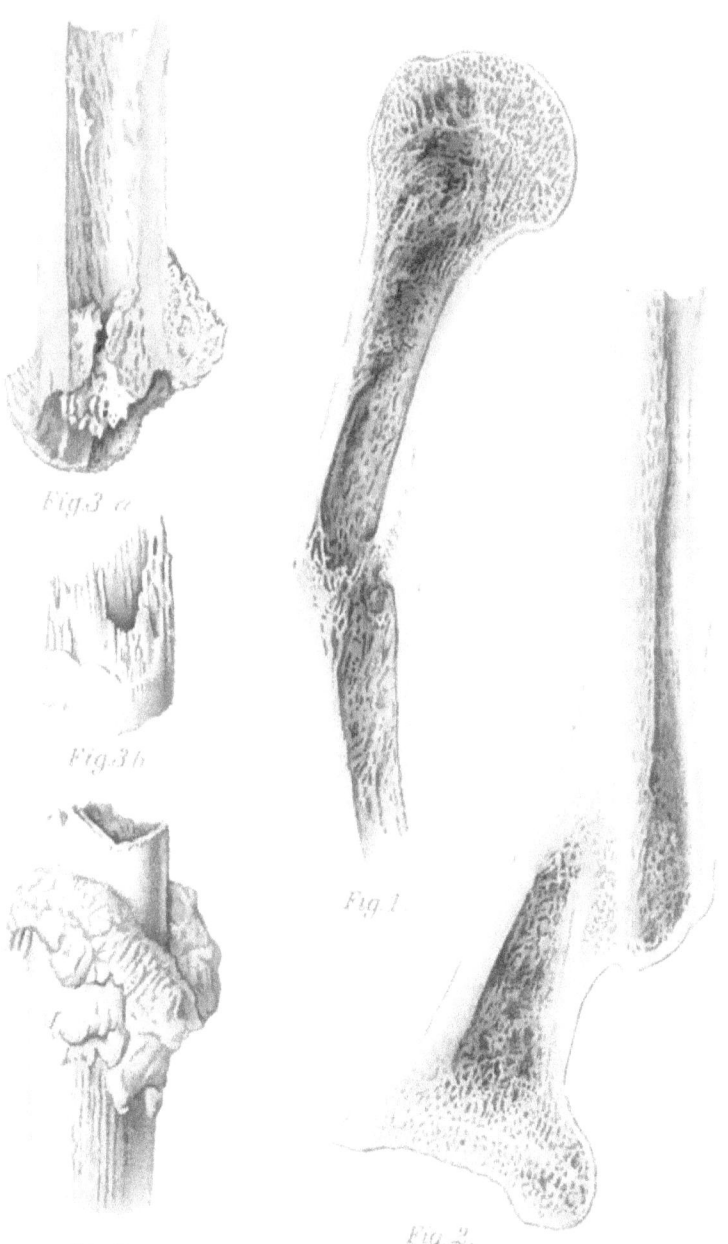

tiven Charakter erhält. Mit anderen Worten, wenn ein Knochenbruch fest geheilt (konsolidiert) ist, so ist die Bruchstelle doch noch lange nicht unveränderlich. Der anfangs reichliche und mehr spongiöse Callus wird spärlicher und fester, nimmt allmählich den Charakter kompakter Knochenmasse an. Was von der Callusmasse und den Fragmenten im mechanischen Sinne nicht gebraucht wird, das verfällt, zumal bei jüngeren Individuen, langsamer Resorption; es bleibt nur so viel von diesen Teilen, als der Knochen für seine mechanische Leistung bedarf. Auch der Kanal der Markhöhle kann wiederhergestellt werden. — Diese Resorptions- und Ossifikationsvorgänge spielen sich sehr langsam ab. Auf Tafel 8 finden sich Abbildungen, an welchen der äussere Callus, der Verschluss der Markhöhle durch den inneren Callus, dann Callusgewebe von spongiösem und kompaktem Charakter auch die Resorption von alter kompakter Knochensubstanz zu sehen sind.

Ueble Vorkommnisse bei Knochenbrüchen und deren Behandlung.

Die **Fettembolie** ist schon oben erwähnt worden. Während die Resorption kleiner Mengen ungefährlich ist, kann die Resorption grösserer Mengen von Fett sehr gefährlich, ja sogar tötlich werden. Das Fett stammt von der Zertrümmerung des Knochenmarkes,

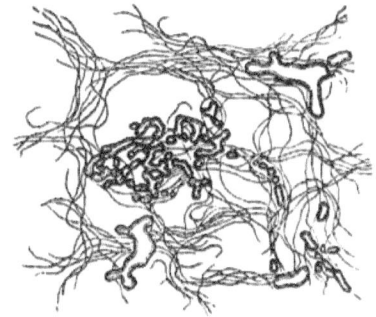

Fig. 8. Fettembolie im Lungengewebe. Frisches Präparat mit Natronlauge behandelt. Das Fett innerhalb der Kapillaren und in einzelnen Tropfen.

zuweilen wohl auch aus dem verletzten Panniculus an der Bruchstelle. Das bei der Körpertemperatur flüssige Fett kann direkt in die zerrissenen Knochenvenen und so in die Zirkulation gelangen; zum Teil mag es auch auf der Lymphbahn zur Resorption und weiteren Verschleppung kommen. Das Fett wird nun auf der Blutbahn fortgeschwemmt und führt zur **Fettembolie in den Lungenkapillaren.** Soweit das Fett die Lungenkapillaren passiert, kommt es in den arteriellen Kreislauf und kann hier in den verschiedenen Organen zu Embolien (allgemeine Fettembolie) führen. In den tödlichen Fällen ist ausgedehnte Fettembolie in den Lungen, im Zentralnervensystem oder in den Kapillaren des grossen Kreislaufs nachgewiesen. Die Therapie hat durch Stimulantien die Herzaktion zu heben, um die Ausscheidung des Fettes durch die Nieren zu ermöglichen.

Venenthrombose und **Embolie** ist bei subkutanen Frakturen ein seltener, aber sehr gefährlicher Zufall. Es sind Fälle bekannt, in welchen im Verlaufe einer Frakturheilung plötzlich unter Erstickungserscheinungen der Tod eintrat; bei der Sektion fand sich Embolie der Lungenarterie, ausgehend von einer Venenthrombose in der Bruchgegend. In einigen Fällen, welche zur Genesung führten, konnte auch aus den klinischen Erscheinungen die Diagnose auf Embolie der Lungenarterie gestellt werden. Die Venenthrombose in der Bruchgegend verursacht oft eine ödematöse Anschwellung an der gebrochenen Extremität. — Am häufigsten ist dieser Zufall bei Frakturen an der unteren Extremität beobachtet (und zwar meistens in der 3. Woche), zuweilen bei relativ leichten Fällen, so z. B. nach einer Fraktur der Patella und einem einfachen Knöchelbruch.

Verletzungen der Blutgefässe sind sehr selten; es kann dadurch zu grossen Blutergüssen, bei Verletzung der Arterien (am häufigsten ist die Zerreissung der Aa. tibial ant. und post. beobachtet) auch zur Bildung von Aneurysmen und zur Gangrän

kommen. Wir haben kürzlich ein traum. Aneurysma
der A. intercostalis bei Rippenfraktur beobachtet. —
Von der Gangrän durch einen zu fest angelegten
Verband wird später die Rede sein.

Nervenverletzungen können bei Frakturen in
verschiedener Weise zustande kommen; erstens indem
ein Nervenstamm, z. B. der N. radialis oder peroneus,
welche dem Knochen aufliegen, bei dem Zustandekommen einer direkten Fraktur durch dieselbe Gewalt
mit verletzt (Zerreissung, Quetschung) wird; zweitens,

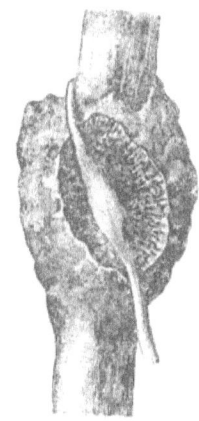

Fig. 9. Nervus radialis, kolbig
verdickt, fast umwachsen von
reichlichem Callus, bei einer
Fraktur des Humerus. Der
Nerv ist durch Abmeisseln
der Knochenränder besser freigelegt. Heilung der Lähmung.
Abbildung nach Ollier und
eigene Beobachtung.

indem ein Nervenstamm durch die Verlagerung der
Bruchstücke beim Zustandekommen der Fraktur (also
ebenfalls primär) verletzt wird (auch Interposition
kommt vor), drittens endlich später und allmählig
(sekundär) indem der Nerv während der Heilung durch
die Calluswucherung oder Narbengewebe gedrückt,
zuweilen förmlich umwachsen oder bei Pseudarthrosenbildung beschädigt wird. Speziell für den N. radialis
hat Fessler neuerdings die Ueberdehnung des Nerven
als Ursache einer „intermediären" Lähmung bei Humerus-
fraktur aufgestellt. Die Erscheinungen sind natürlich
von der Ursache und dem Gebiet des verletzten Nerven
abhängig. Operative Hilfe (Lösung des gequetschten
Nerven aus der Callusmasse, Vereinigung der ge-
trennten und auseinander gewichenen Nerven) ist

möglichst frühzeitig auszuführen und kann zu völliger Heilung führen; sogar nach spät (ev. viele Monate lang nach der Verletzung) ausgeführter Operation kann Heilung oder doch Besserung eintreten.
Verlangsamte Callusbildung. Während der Callus manchmal in übermässiger Weise sich entwickelt, und (wenn auch selten) wirkliche Geschwülste des Callus (Osteome, Enchondrome) vorkommen, ist die Callusbildung zuweilen auffallend verzögert. Die Ursache hierfür ist selten festzustellen. Im allgemeinen ist die Konsolidation von Diaphysenfrakturen verlangsamt, wenn es sich um komplizierte Brüche handelt, und — wie neuere Erfahrungen allgemein gezeigt haben — wenn die Knochennaht an der Bruchstelle ausgeführt wurde. Vom praktischen Standpunkte ist es wichtig, dass in diesen Fällen durch vorsichtiges Abwarten und Verwendung geeigneter Hilfsmittel doch in der Regel die Konsolidation erreicht und die Entstehung einer Pseudarthrose vermieden wird. Zu diesen Hilfsmitteln gehört ausser allgemeiner Kräftigung (Diät) das Umhergehen

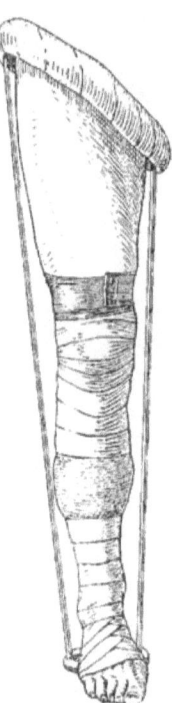

Fig. 10. Darstellung unseres Verfahrens zur Erzeugung venöser Hyperämie an der Bruchstelle. Die Gummibinde ist über einen Filzstreifen angezogen und durch eine Klammernadel fixiert. Das Bein ist im übrigen durch Bindeneinwicklung geschützt, sodass die Wirkung der Hyperämie ganz auf die Bruchstelle beschränkt bleibt; die ödematöse Schwellung ist gut zu erkennen. Das Bein ist in einer Thomasschiene fixiert und entlastet. (Vergl. Text.)

und das Hängenlassen der gebrochenen Glieder in passenden Verbänden. Von günstiger Wirkung ist oft die Herbeiführung einer venösen Hyperämie an der Bruchstelle durch Umlegen einer mässig gespannten Gummibinde oberhalb der Bruchstelle,

während der Gliedabschnitt unterhalb derselben durch
Bindeneinwicklung geschützt wird (Fig. 10). Ich habe
gezeigt, dass die venöse Hyperämie auf diese Weise
leicht auf eine bestimmte Stelle lokalisiert und durch
den Grad des elastischen Zuges — wenn ich so sagen
darf — dosiert werden kann (vgl. auch Helferich,
Ueber künstliche Vermehrung der Knochenneubildung,
Archiv f. klin. Chir. 1887, Bd. 36). Dieses Verfahren
ist dann von Bier speziell zur Behandlung von tuber-
kulösen Affektionen der Extremitäten mittels Stauungs-
hyperämie und neuerdings auch bei anderen Veränderungen und akuten Entzündungen benützt und vielfach
besprochen worden. Bei Frakturen mit verlangsamter
oder geringer Callusbildung ist es oft wirksam und

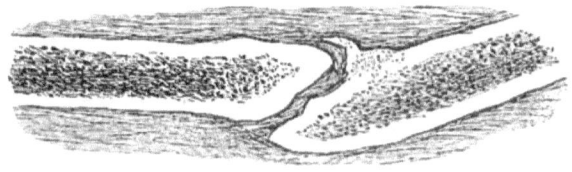

Fig. 11. Fibröse Pseudarthrose der Ulna (nach Bruns). Die Fragmente sind nur durch Bindegewebszüge verbunden.

kann natürlich mit den verschiedenen Immobilisations-
methoden kombiniert werden; nur darf nicht zu viel
Zeit seit dem Zustandekommen der Fraktur verstrichen
sein, weil dieses Mittel lediglich bei vorhandener Tendenz zur Knochenneubildung wirksam sein kann. Wir
haben versuchsweise alle Schaftbrüche der Röhrenknochen, speziell der untern Extremität, schon in der
Anfangszeit in dieser Weise behandelt, allem An-
scheine nach mit gutem Erfolg. Ein energisches opera-
tives Mittel ist das Reiben der Bruchstücke aneinander
in Narkose, oder das perkutane Einschlagen von
Nägeln in die Bruchenden, um Reizung und stärkere
Reaktion zu erzwingen.

Pseudarthrose nennt man das neue, falsche Gelenk, welches bei ausbleibender Konsolidation an der
Bruchstelle entstehen kann. Manches Hierhergehörige

wird noch bei der Therapie erwähnt werden. In Kürze ist festzuhalten, dass man eine fibröse Pseudarthrose und eine „wahre" Pseudarthrose, d. h. eine Gelenkbildung mit Gelenkspalt und einer Art Kapsel unterscheiden kann.

Die Bildung einer Pseudarthrose kann auf allgemeinen oder auf lokalen Ursachen beruhen. Von

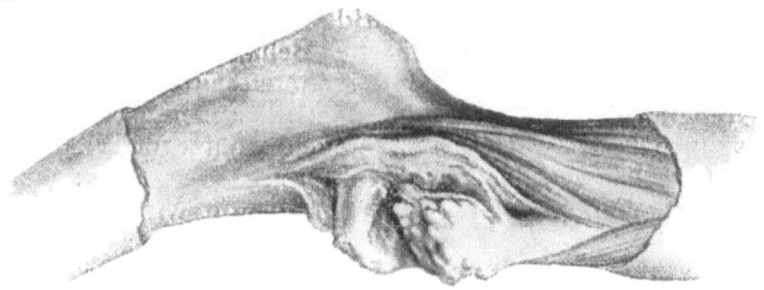

Fig. 12. Falsches Gelenk nach Fraktur des Humerus. Von den Knochenenden ist das eine leicht kolbig, das andere nach Art einer Pfanne gebildet: sie artikulieren aufeinander innerhalb einer wirklichen Kapsel, welche durch Zottenbildung ausgezeichnet ist.
(Leichenpräparat; eigene Beobachtung.) Vergl. Fig. 13.

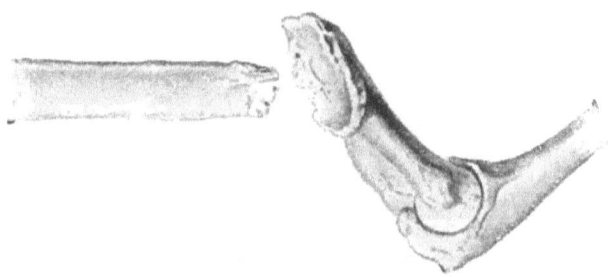

Fig. 13. Knochenpräparat einer ausgebildeten Pseudarthrose.

Dasselbe Präparat wie in Fig. 12 in mazeriertem Zustande. Man sieht, wie an der Rückseite des unteren Oberarmbruchstückes eine Art Pfanne gebildet ist, in welcher das wenig veränderte Ende des oberen Bruchstückes artikulierte. Die Pfanne ist lediglich durch periostale Auflagerung gebildet. Die Markhöhle der beiden Bruchstücke (auch des frei vorragenden unteren) ist an deren Ende fast völlig verschlossen.

allgemeinen Ursachen kommen besonders Syphilis und allgemeine Schwäche etc. in Betracht. An der Bruchstelle selbst können verschiedene Umstände die Bildung einer Pseudarthrose veranlassen: so zunächst starke Quetschung der Bruchstelle, wie es bei schweren direkten Frakturen, besonders bei komplizierten Frakturen der Fall ist. Bleibt hierdurch die Callusbildung dauernd ganz minimal, so wird natürlich die Bildung einer Pseudarthrose die Folge sein. In anderen Fällen kann eine normale, ja sogar mächtige Callusbildung stattfinden, und doch resultiert eine Pseudarthrose, nämlich wenn die Bruchstücke sehr stark übereinander verschoben sind, oder wenn Weichteile zwischen die Bruchenden gelagert sind.

Die Interposition von Weichteilen, besonders von Muskelbündeln, ist ein absolutes Hindernis der Konsolidation und führt stets zur Pseudarthrose. Bei den Frakturen des Oberarms und des Oberschenkels ist die Muskelinterposition am häufigsten beobachtet, was sich aus der Länge dieser Knochen und der Möglichkeit stärkster Dislokation der Bruchstücke, sodass dieselben in die dicke umgebende Muskelmasse eindringen können, erklärt. Die Diagnose dieser Interposition bei einer frischen Fraktur ist zu stellen, wenn das eine Fragment bei Kontraktion des angespiessten Muskels mitbewegt wird (selten), und namentlich durch den Mangel der Crepitation trotz eines hohen Grades von abnormer Beweglichkeit an der Bruchstelle. In solchen frischen Fällen ist die Reposition energisch, eventuell operativ zu erzwingen, bis Crepitation vorhanden ist (viele eigene Beobachtungen).

Eine starke Dislokation („Reiten") der Fragmente kommt auch hauptsächlich an Humerus und Femur vor. Hierbei kann an jedem Bruchstück eine reichliche Callusbildung vorliegen, aber es kommt nicht zur Vereinigung der Callusmasse, es resultiert eine Pseudarthrose. Dass ungenügende Immobilisation der Fraktur auch die Entstehung einer Pseudarthrose begünstigt, ist leicht verständlich und relativ häufig bei den von Kurpfuschern behandelten Knochenbrüchen zu konstatieren.

Zur Heilung einer Pseudarthrose sind

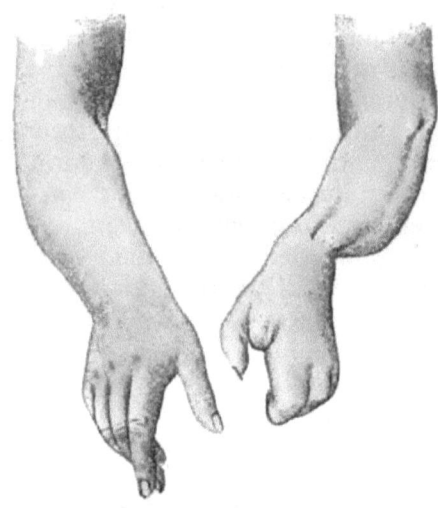

Fig. 14. Alte Pseudarthrose am linken Vorderarm durch Knochendefekt nach schwerer Fraktur in früher Jugend.

Die 44jährige Chr. Hacker brach als achtjähriges Kind den linken Vorderarm infolge eines Falles an mehreren Stellen. Es wurden Knochenstücke entfernt; erst nach $^8/_4$ jähr. klin. Behandlung erfolgte Heilung, doch blieb der Arm fast unbrauchbar. — Jetzt besteht stumpfwinkelige Ankylose im linken Ellbogen, auch die (klein gebliebenen) Finger der linken Hand sind gebeugt und unbeweglich. Der linke Vorderarm um 11 cm kürzer als der rechte; Pseudarthrose zwischen mittlerem und unterem Drittel desselben. In dem peripheren Stück ist der Radius erhalten, die Ulna mangelt völlig; an Stelle der Pseudarthrose fehlt jeder Halt; das Stück fällt mit der Hand einfach herab, wenn sie nicht unterstützt wird. Die Pat. hilft sich mit einer selbst improvisierten Schiene und vermag dann den Daumen ein klein wenig gegen die unbeweglichen Finger zu opponieren. Es finden sich eingezogene Narben an der alten Frakturstelle und am Ellbogen. — Wahrscheinlich war die Fraktur von Anfang an kompliziert, es folgte ausgedehnte eitrige Entzündung, Resektion des unteren Bruchstückes der Ulna, endlich Ausheilung mit Pseudarthrose des Radius, Defekt der Ulna, und Steifigkeit fast aller beteiligten Gelenke und Sehnen.

kleinere Eingriffe wie die Friktion der Bruchenden, Einschlagen von Nägeln oder Elfenbeinstiften in dieselben nur ausreichend, wenn mangelhafte Callusbildung oder ungenügende Immobilisation die Ursache der Pseudarthrose sind. Handelt es sich um eine Interposition, starke Verschiebung an der Bruchstelle und um Bildung einer neuen Gelenkverbindung, so kann nur die Operation (Entfernung des zwischengelagerten Gewebes, Resektion der Bruchenden eventuell mit folgender Knochennaht oder andersartiger Fixation) zur Heilung führen. Wenn ein grösserer Knochendefekt an der Bruchstelle vorhanden ist, so kann eine Knochentransplantation zwischen die Bruchenden nützlich sein.

Vereiterung einer subkutanen Fraktur, d. h. des vorhandenen Blutergusses kann vorkommen von irgend einer Infektionsstelle (Angina, Furunkel etc.) aus auch ohne die geringste Hautverletzung an der Frakturstelle. In diesem Fall ist frühzeitige ausgiebige Inzision indiziert; prophylaktisch empfiehlt sich die Beachtung derartiger Entzündungsstellen.

Delirium tremens ist eine fatale Komplikation bei den Frakturen der Alkoholiker; dann sind namentlich bei Beinbrüchen schwere Gipsverbände, verstärkt durch Eisenschienen, ständige Bewachung, damit der gegen Schmerzen unempfindliche Patient nicht aufsteht, am Platze. Vorsicht mit Narcoticis, wenn das Delirium ausgebrochen ist! Prophylaktisch reiche man von Anfang an den gewohnten Alkohol und sorge dafür, dass der Verletzte nicht schlaflos ist (event. Chloralhydrat besser als Morphium; auch Paraldehyd).

Prognose der Knochenbrüche.

Die Prognose bei nicht komplizierten subkutanen Frakturen ist quoad vitam im allgemeinen eine günstige, wenn nicht unvorhergesehene üble Zufälle eintreten (s. oben) und wenn es sich nicht um alte oder sonst sehr geschwächte Individuen handelt. Von den alten Leuten mit Frakturen der unteren Extremität stirbt ein erheblicher Bruchteil an hypostatischer Pneumonie, wenn nicht frühzeitig für ambulante Behandlung Sorge getragen wird.

Was jedoch die Wiederherstellung des gebrochenen Knochens nach seiner Form und Funktion betrifft, so hat die neueste Zeit unsere Kenntnisse sehr erweitert und zwar auf zweifache Weise. Die moderne Unfall-Gesetzgebung hat es mit sich gebracht, dass wir von dem Einfluss der einzelnen Frakturen auf die spätere Arbeitsfähigkeit des Betroffenen zahlenmässige Kenntnis erhielten. Man wusste zwar, dass die Konsolidation schneller eintritt bei kräftigen Leuten, bei geringer Dislokation (nach guter Reposition), bei einer Behandlungsmethode, welche die Frakturstelle selbst freier lässt und eine stärkere Blutfülle daselbst ermöglicht (Behandlung mit Gewichtsextension), man wusste, dass die Prognose der Spiralbrüche (wegen ausgedehnter Markverletzung) und die der direkten Brüche (wegen gleichzeitiger Weichteilquetschung) ungünstiger ist als die der Querbrüche und der indirekten Frakturen, man wusste auch, dass die längere Ruhe einer Extremität zur Atrophie der Muskulatur, zur Steifigkeit und zu anderen Veränderungen der immobilisierten Gelenke führt etc., aber genauere Kenntnis von manchen Einzelheiten hat man erst jetzt infolge der Unfallgesetze erworben. Ein Frakturkranker ist erst geheilt, wenn er wieder arbeitsfähig ist: allzu häufig verursacht eine Fraktur dauernde Erwerbsunfähigkeit. Einen wichtigen, durch Zahlen gestützten Einblick in diese Verhältnisse gab Hänel (Deutsche Zeitschrift für Chirurgie, Bd. 38, S. 129) nach Bearbeitung des von den Berufsgenossenschaften ihm gebotenen Materials; von 121 Verletzten mit Bruch des Oberschenkelschaftes sind völlig geheilt 34%, dauernd geschädigt blieben 66%, die durchschnittliche Heilungsdauer war $13^{1}/_{2}$ Monate. Von 19 Fällen von Schenkelhalsbruch starben 12%, heilten 12%, blieben dauernd beschädigt 76%. Von 148 Unterschenkelfrakturen kamen 78% zur

Heilung, 21 % blieben dauernd geschädigt. Von 32 Oberarmbrüchen sind geheilt 72 %; von 67 Vorderarmbrüchen sind 89 % geheilt.

Bessere Erfolge haben Loew (Deutsche Zeitschr. f. Chir. Bd. 44, S. 462) und Bliesener (ib. Bd. 55, S. 277), der erstere an 167 Unterschenkelfrakturen, der zweite an einer grossen Zahl von Brüchen der unteren Gliedmassen, welche in dem Kölner Bürgerhospital nach der Bardenheuerschen Extensionsmethode behandelt waren, mitgeteilt. Den günstigen Einfluss mechanischer Nachbehandlung nach der Konsolidation der Frakturen konnte Jottkowitz (Deutsche Zeitschr. f. Chir. Bd. 42, S. 610) an dem grossen Material (speziell Unterschenkelbrüche) des Knappschaftslazarettes in Königshütte zahlenmässig darstellen. Bei einer um weniges längeren Behandlungsdauer wurden mehr Heilungen erzielt und innerhalb der 13 wöchentlichen Karenzzeit kamen 49 % aller Fälle zur Heilung gegen 36 % früher.

Die Ursachen der ungünstigen Resultate und der in manchen Fällen überaus langen Behandlungsdauer sind namentlich die Dislokation der Bruchstücke und die Steifigkeit der immobilisierten Gelenke, zuweilen Hypertrophie des Callus, langsame Konsolidation, Druck auf Nerven, Schmerz und Oedem der Frakturgegend. Diese Erfahrungen weisen darauf hin, dass die Art der Behandlung von allergrösster Wichtigkeit ist für den Erfolg.

Und hier kommt das zweite Moment in Betracht, welches neuerdings unsere Anschauungen stark modifiziert hat, die Anwendung der Röntgenstrahlen. Mit Hilfe derselben haben wir uns überzeugt, dass auch bei gut geheilten Frakturen mit günstiger Funktion eine auch nur annähernde Restitutio ad integrum der Form des Knochens sehr oft vermisst wird, dass also Deformitäten bestehen; in diese Kategorie gehören namentlich die Fälle, in welchen zwar eine mehr oder weniger starke Dislocatio ad latus an der Bruchstelle besteht, die Längsrichtung der Bruchstücke aber ungefähr die gleiche ist, also eine Winkelbildung vermieden wurde. Und indem wir mit Hilfe der Röntgenstrahlen imstande sind, die Art der Dislokation nachzuweisen, und im Verlaufe der Frakturheilung ihr Vorhandensein zu kontrollieren, verfügen wir über ein schätzenswertes Hilfsmittel. Wir müssen dasselbe nur anwenden. Ich halte es für eine grosse Zahl von Knochenbrüchen für erforderlich, dass die Frakturstelle anfangs, dann nach der Reposition im Röntgenbilde kontrolliert wird, dass also unerwartete Deformitäten nicht auftreten können. **Auch bei subkutanen Frakturen liegt das Schicksal des Verletzten in der Hand des Arztes.** Eine günstige Wiederherstellung der Knochenform kann und muss eventuell frühzeitig durch unblutige oder blutige Reposition in Narkose, oft durch die Knochennaht erzwungen werden.

Therapie der Knochenbrüche.

Die Aufgabe ist: **Knöcherne Heilung des Knochenbruches ohne Verschiebung und mit guter Funktion**, also Konsolidation des Bruches in guter Stellung der Fragmente, ohne Schädigung der Nachbarteile, besonders der anliegenden Gelenke und der Muskulatur.

Um dieses Ziel zu erreichen, sind im Laufe der Zeit verschiedene Wege benützt worden. Es scheint mir von Vorteil für ein verständnisvolles therapeutisches Handeln bei der Frakturbehandlung, diejenigen Methoden, welche heutzutage miteinander rivalisieren, oder in beliebigen Kombinationen sich ergänzen, kurz zu schildern.

Wir haben

I. **Die immobilisierende Behandlung**, welche durch feste Verbände eine Heilung in möglichst guter Stellung der Fragmente anstrebt, bis die Konsolidation der Fraktur erreicht ist. Von alters her ist diese Methode eingebürgert. Bei ihrer strengen Anwendung resultieren natürlich bei Abnahme des Verbandes Verhältnisse, welche durch Steifigkeit der nahen Gelenke und Atrophie der Muskulatur charakterisiert sind und dieserhalb eine weitere (wie man es jetzt nennt „medicomechanische")Behandlung erheischen.

II. **Die funktionelle Behandlung.** Diese ergab sich in der Zeit, als die Massage als Heilmittel Eingang fand, als die Nachteile längerer Ruhigstellung für Gelenke und Muskeln Beachtung fanden, als die Heilgymnastik allgemeiner eingeführt wurde, fast von selbst. Sie wird heute hauptsächlich als die des Pariser Chirurgen Lucas Championnière oder als die „französische Methode" bezeichnet. Dieselbe verzichtet von vornherein auf eine möglichst vollkommene Wiederherstellung der F o r m und legt das Hauptgewicht auf die Erhaltung resp. Förderung der F u n k t i o n. Daher vom ersten Tage an Massage der Frakturstelle (anfangs natürlich sehr vorsichtig und gelinde), und frühzeitige Bewegung der nahe der Frakturstelle liegenden Gelenke; Verzicht auf strenge Fixation; die Bruchstelle wird höchstens mit einer Flanellbinde eingewickelt, der Arm in eine Mitella, das Bein flach im Bett zwischen Sandsäcke gelagert. Nur bei starker Dislokation der Bruchstücke Anwendung eines immobilisierenden Verbandes, und auch dann nur auf einige Tage bis höchstens zwei Wochen, um sodann wieder Massage anzuwenden. In Deutschland hat Prof. Jordan die Anwendung dieser Prinzipien gefördert.

III. **Die Extensionsbehandlung, d. i. die Behandlung mit permanenter Distraktion der Bruchstelle.** Der eifrige und erfolgreiche Vorkämpfer dieser Methode ist seit längerer Zeit Bardenheuer in Köln. Er rühmt sie als einen Mittelweg zwischen der I. und II. Methode, da sie die denkbar beste Korrektur der Dislokation an der Bruchstelle, resp. die vollkommenste Wiederherstellung der Form zulasse und ausserdem auch eine funktionelle Behandlung in allen Stadien des Verlaufes ermögliche. Freilich verwendet Bardenheuer dazu Verbände, welche durch vielfache Seitenzüge u. dgl. neben dem wichtigen Längszug einen recht komplizierten Eindruck machen.

Welche von diesen drei Methoden ist die beste? Jede hat ihre Anhänger, und mit jeder lassen sich gute, befriedigende Erfolge erzielen, wenn richtig vorgegangen wird. Freilich die Zeiten, da eine Fraktur frisch immobilisiert wurde, und der Verband vier bis fünf Wochen liegen blieb, sind glücklicherweise vorüber. Welche Methode auch von dem einzelnen Arzt bevorzugt werden mag, — Arbeit, viel Arbeit gehört dazu, eine Fraktur einwandfrei zu heilen, Arbeit im Sinne sowohl der fortwährenden Kontrolle der Stellung der Bruchstücke, wie der funktionellen Aufgabe. Das Gefühl der grossen Verantwortung lässt den Schlendrian der alten traditionellen Behandlung nicht mehr aufkommen, auch ohne das Haftpflichtgesetz! Die Röntgenuntersuchungen und die statistische Feststellung der als ungünstig zu bezeichnenden Resultate unserer früheren Frakturbehandlung (S. 38) haben uns geweckt. Wir brauchen keine der genannten Methoden als die ganz allein für alle Knochenbrüche brauchbare zu bezeichnen; indem wir für die einzelnen Brucharten diese oder jene Methode, oder auch Kombinationen derselben auswählen, können wir befriedigende Erfolge erzielen. Nur dürfen wir zumal bei den Gelenkbrüchen nicht vergessen, dass die funktionelle Heilung wichtiger ist als die anatomische. Die schroffe Gegenüberstellung der drei, besonders der ersten zwei Behandlungsmethoden entspricht nicht mehr den wirklichen Verhältnissen. Es wird heute keinem deutschen Arzt mehr einfallen, den immobilisierenden Verband, welcher etwa an der frischen Fraktur angelegt wurde, bis zur Vollendung der Konsolidation liegen zu lassen. Bei der Anwendung der I. Methode (Immobilisation) wird wohl überall durch mehrmaligen oder sogar häufigen Verbandwechsel für Ausübung der Massage etc. gesorgt; bei der Bevorzugung der II. Methode (funktionelle Behandlung) braucht man keineswegs auf jede event. nur vorübergehende Immobilisation zu verzichten. Ebenso kann die Extensionsbehandlung mit Handgriffen, welche mehr den beiden anderen Behandlungsmethoden angehören, kombiniert werden.

Ich werde im folgenden andeuten, wie die Technik der Frakturbehandlung im allgemeinen seit langer Zeit an meiner Klinik durchgeführt wird; vieles ergibt sich ja im speziellen Teil bei der Besprechung der typischen Frakturformen der einzelnen Knochen.

Die erste Aufgabe bei der Behandlung einer frischen Fraktur bleibt die exakte Reposition der Bruchstücke.

Zur Vornahme der **Reposition** ist fast stets die Hilfe von ein oder zwei Personen erforderlich: während durch dieselben Zug und Gegenzug ausgeübt wird, bringt der Arzt durch geeignete Manipulationen (seitlichen Druck, leichte oder stärkere Winkelstellung etc.) die Reposition um so rascher und besser zustande, je genauer er vorher bei der Untersuchung die Lage der Fragmente erkannt hat und je eingehender er mit der typischen Verschiebung einer Fraktur vertraut ist. Bei der Reposition einer Infraktion mit Winkelstellung der Fragmente entsteht öfters eine völlige Fraktur. Zuweilen ist die Reposition sehr schwierig und nur in Narkose auszuführen. Besondere Hindernisse erwachsen der Reposition zuweilen bei sehr erheblicher Dislokation der Fragmente (bes. abgebrochener Knochenfortsätze), bei Interposition von Weichteilen, bei Fixierung spitzer Bruchenden in den Weichteilen (Anspiessung der Haut von innen), bei Einkeilung der Fragmente (welche übrigens nicht immer gelöst werden darf), endlich bei sehr komplizierten Verhältnissen (Splitterung, gleichzeitig vorhandene Luxation etc.).

Die grosse Wichtigkeit einer möglichst vollkommenen Reposition kann gar nicht ernstlich genug betont werden; oft ist sie entscheidend für die Heilung der Fraktur und da sie oft genug auch in Narkose nicht erzwungen werden kann, ist heutzutage mit Hilfe der Asepsis nicht selten die operative Freilegung auch der subkutanen Fraktur zum Zwecke vollständiger Reposition, eventuell zur Anlegung der Knochennaht in reponierter Stellung angezeigt.

Eine subkutane Fraktur wird mit Ausführung der Knochennaht natürlich zu einer komplizierten und bietet alle Gefahren einer solchen. Ein Uebelstand ist, dass die Konsolidation genähter Knochenbrüche unverhältnismässig lange dauert und mit geringerer Callusbildung verbunden ist. Dem gegenüber bietet sie den Vorteil, dass sie z. B. bei Patellarbrüchen die bei Gelenkfrakturen so wichtige frühzeitige Mobilisation gestattet und damit funktionell günstige Resultate anbahnt. Vergl. Tab. 7.

Wird dann ein **Verband** angelegt, so soll derselbe die Frakturstücke ruhig stellen und muss hierzu den gebrochenen Knochen und die beiden anliegenden Gelenke umgreifen. Zum Verband können Kissen, Laden, Drahtrinnen und kompliziertere Apparate dienen; zur Not und für den ersten Transport kann der gebrochene Arm am Thorax, das gebrochene Bein am gesunden Bein fixiert werden. In der Regel benutzt man heute zirkulär erhärtende (besonders Gips-)Verbände oder Schienen oder Gewichtsextensionen.

Es ist zweifellos, dass es bei der Heilung der Frakturen durch Verbände viel weniger auf das Material, also diese oder jene Verbandmethode, ankommt, als vielmehr auf die richtige Verwendung desselben; dazu muss sich der Arzt einige Geschicklichkeit und Uebung erwerben. Zur Vermeidung von fatalen Folgen ist es aber auch zweckmässig, im grossen nach bestimmten Grundsätzen zu verfahren.

Die Wahl der Behandlungsmethode in der Anfangszeit richtet sich nach der Reposition der Frakturstücke. Ist diese kunstgerecht ausgeführt und kann der dabei gewonnene Zustand erhalten werden, so hat die Behandlung nur für eine Retention der Fragmente in guter Stellung zu sorgen; das kann durch feste Verbände (Schienen-, Gipsverbände und dergl.) erreicht werden und ist bei den Quer- und bei manchen

Schrägbrüchen durchführbar. Ist aber die Reposition nicht völlig gelungen, besteht eine grössere Neigung zu erneuter Dislokation, handelt es sich z. B. um die Wirkung einseitigen Muskelzuges auf das eine oder andere Fragment (besonders bei Schrägbrüchen), so soll die Behandlung womöglich für Herstellung eines Zustandes dauernd sorgen, wie er bei kunstgerechter Reposition durch Zug und Gegenzug vorübergehend erzeugt wird; hier sind Zugverbände (Extensionsverbände) indiziert; dieser erforderliche Zug wird fast immer durch permanente Gewichtsbelastung (Gewichte von verschiedener Schwere, je nach dem einzelnen

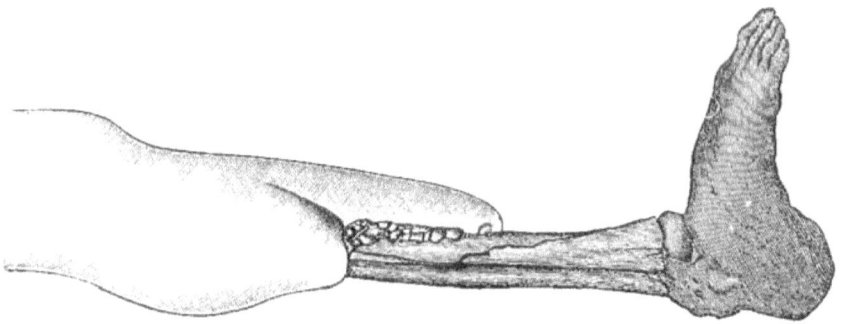

Fig. 15. Druckbrand nach subkutaner Fraktur des Unterschenkels infolge einschnürenden Schienenverbandes, welcher sofort angelegt wurde und 23 Tage liegen blieb trotz blauroter, dann schwarzer Verfärbung der Zehen und heftiger Schmerzen. — Man sieht die Unterschenkelknochen von der Demarkationslinie abwärts mazeriert; der mumifizierte Fuss durch eingetrocknete Bänder noch in Verbindung; d. i. der Zustand 14 Monate nach der Verletzung. Nach Bruns.

Fall), seltener durch Federkraft oder durch gespannte elastische Binden gewonnen. Der Zugverband ist natürlich auch bei der ersten Gruppe der hier erwähnten Fälle anwendbar und bietet den Vorteil leichter Zugänglichkeit der Frakturstelle; er erfordert aber mehr Kontrolle von Seiten des Arztes und fesselt den Verletzten in der Regel länger an das Bett.

Auch die Behandlung mit Schienen und erhärtenden Verbänden erfordert Aufmerksamkeit und die strikte Befolgung gewisser Regeln. In früherer Zeit haben die Aerzte manchmal bei ihrem ersten Besuch die frische Fraktur eingegipst und den Verband wochenlang bis zur vermuteten Konsolidation der Fraktur liegen lassen; das ist grundfalsch, und Heilung mit mehr oder weniger starker Verschiebung ist die not-

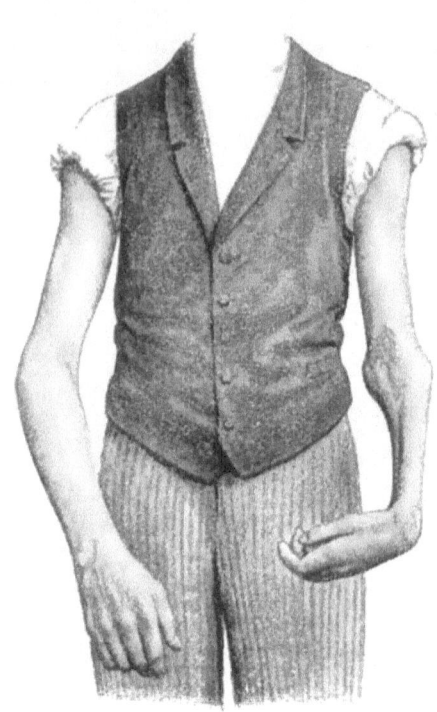

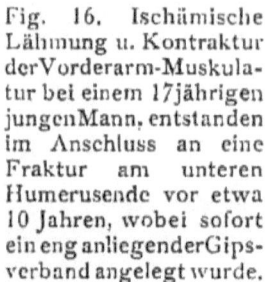
Fig. 16. Ischämische Lähmung u. Kontraktur der Vorderarm-Muskulatur bei einem 17jährigen jungen Mann, entstanden im Anschluss an eine Fraktur am unteren Humerusende vor etwa 10 Jahren, wobei sofort ein eng anliegender Gipsverband angelegt wurde.

wendige Folge. Der erste Verband einer Fraktur muss darauf Rücksicht nehmen, dass die Bruchstelle durch die zuweilen beträchtliche Schwellung der Weichteile verdickt wird; damit diese Schwellung Platz findet, muss der erste Verband gut gepolstert sein. Er soll natürlich korrekt liegen, die anliegenden Gelenke umfassen, aber durch lockeres Material (Watte oder dergl.) der Volumzunahme Rechnung tragen.

Ungefähr am 8. Tage (wenn es sich nicht schon früher als nötig erweist) soll der erste Verbandwechsel stattfinden; denn nun ist die Schwellung jedenfalls teilweise zurückgegangen, und der lose sitzende Verband gibt sonst leicht zur Verschiebung der Bruchstücke Veranlassung. Der neue Verband wird nach sorgfältiger Kontrolle der Stellung ohne — oder mit geringer — Polsterung an der Bruchstelle angelegt. Hier bevorzuge ich den von der Firma Hartmann in Heidenheim gelieferten Holzfilz, welcher weich und dabei fest ist und die Haut trocken hält. Auch dieser Verband soll aber nicht der definitive sein, sondern je nach den Verhältnissen mehr oder weniger häufig gewechselt werden (dazu eignen sich die durch Aufschneiden eines gutsitzenden Gipsverbandes gewonnenen Rinnen), um Massage und Bewegungsübungen vorzunehmen. Jedenfalls muss aber ungefähr vierzehn Tage nach der Verletzung ein Verbandwechsel stattfinden, weil dann die Geschwulst völlig verschwunden und die Bruchstelle bei aller schon eingetretenen Callusbildung doch noch beweglich ist, sodass eine letzte Korrektur der Stellung leicht stattfinden kann. Nach völliger Konsolidation kann ein leichter und abnehmbarer Schutzverband, so lange es im einzelnen Falle erforderlich ist, getragen werden, am besten ein leichter Schienenverband oder ein aufgeschnittener Gips- oder Wasserglaskreideverband.

Jeder Verbandwechsel, besonders in den ersten Wochen, muss wie der erste Verband mit voller Sorgfalt vorgenommen werden. Dabei ist Zug und Gegenzug nicht zu entbehren und zwar in der ganzen Zeit von der Lösung des alten bis nach Vollendung des neuen Verbandes; sonst werden unnötigerweise Schmerzen an der Frakturstelle auftreten. Vgl. Fig. 206.

Der erste Verband um das frisch verletzte Glied soll kein zirkulärer Gipsverband sein, wenn nicht besondere Verhältnisse vorliegen und wenn nicht eine tägliche Kontrolle des Verbandes möglich ist. Zum ersten Verband eignet sich ein Verband mit Schienen oder die Benützung eines geeigneten Lagerungs-Apparates besser. — Durch Nichtbeachtung dieser Regel ist schon viel Unheil entstanden!

In manchen Fällen ist es durch einen zu engen Gipsverband zu Kompression an der Bruchstelle, zu ischämischer Lähmung und Kontraktur, ja

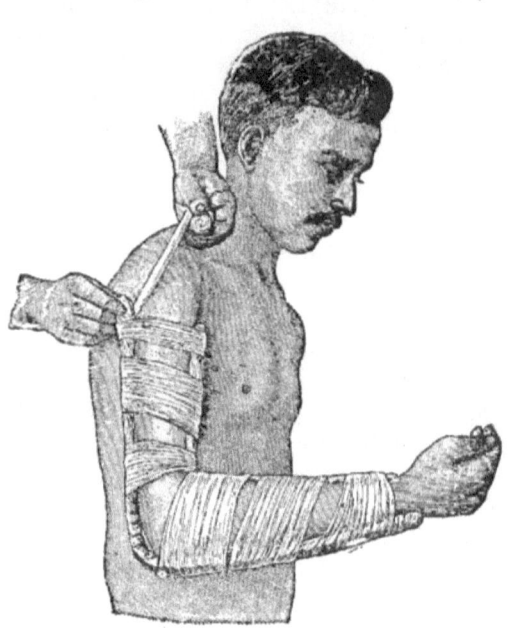

Fig. 17. Schienenverband mit Hilfe zweier gepolsterter Blechstreifen, welche genau nach der Form des im Ellenbogen rechtwinkelig gehaltenen Armes gebogen wurden. Das obere Ende der hinteren Schiene wird gerade durch Umlegen der Binde fixiert (gefangen).

zu Gangrän des ganzen Gliedabschnittes gekommen und mancher Arzt ist schon in schwere Not geraten, weil man ihn dafür verantwortlich machte. Vgl. Fig. 16 auf S. 46.

Die mir zu Gesicht gekommenen Fälle von ischämischer Lähmung und Kontraktur (Volkmann) sind sämtlich unter einem um die frische Fraktur angelegten Gipsverband entstanden. Dabei kommt es durch allzulange Beschränkung der arteriellen Blutzufuhr im Muskel zum Zerfall seiner Elemente, er verliert seine Dehnbarkeit und wird starr in verkürzter Stellung (Kontraktur). Die Erregbarkeit der betreffenden Nerven ist intakt, die des Muskels je nach der Schwere des Falles mehr oder weniger, zuweilen völlig und dauernd geschwunden.

Zur Schienenbehandlung der Knochenbrüche sind biegsame Metallschienen oder für jeden Fall hergestellte Gipsschienen (Gipshanfschienen nach Beely) ganz besonders nützlich. Die ersteren bevorzuge ich in der Form der von Dr. Cramer in Wiesbaden angegebenen Drahtschienen oder

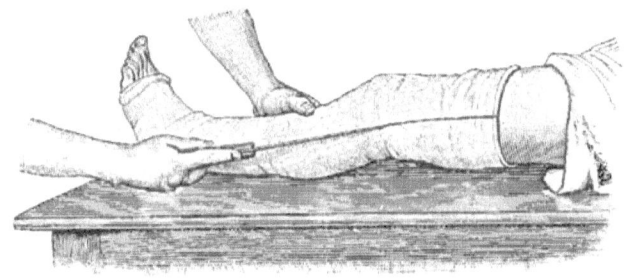

Fig. 18. Gipsverband, wird seitlich aufgesägt.

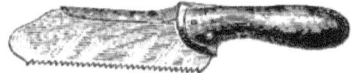

Fig. 19. Säge zum Aufsägen grosser Gipsverbände.

als schmale, schwach gepolsterte Blechstreifen von verschiedener Länge, Breite und Stärke*); indem diese letzteren mit Watte und einem Ueberzug von Mull gepolstert vorrätig gehalten werden, ist immer passendes Material zur Hand, um mittels zweier solcher Schienen und einiger Binden ein gebrochenes Glied sofort in irgend einer Stellung zu fixieren. Vgl. Fig. 17. Ich weiss, dass viele meiner Schüler diese in der Münchener Poliklinik und in Greifswald, jetzt

---

*) Dieselben werden vom Instrumentenmacher Beckmann in Kiel in guter Ausführung geliefert. Aehnliche Schienen sind neuerdings auch von Heusner in Barmen empfohlen.

auch hier in Kiel benutzten Schienen in täglichem Gebrauch haben.

Der Gipsverband soll keineswegs durchaus verpönt sein, er eignet sich nach Abschwellung der Frakturstelle vielmehr vortrefflich zur Erhaltung der reponierten Fragmente in guter Stellung. Und besonders nützlich und für modernes Verfahren (häufige Massage der Bruchstelle etc.) geeignet ist der Gipsverband, wenn er mit der Säge oder einer guten Gipsschere an den Seiten geöffnet wird, so dass zwei Gips-Schalen (am Rande zweckmässig mit Heftpflasterstreifen beklebt) gewonnen werden, welche, mit einigen Bindetouren angelegt, wieder eine gute Befestigung des Gliedes

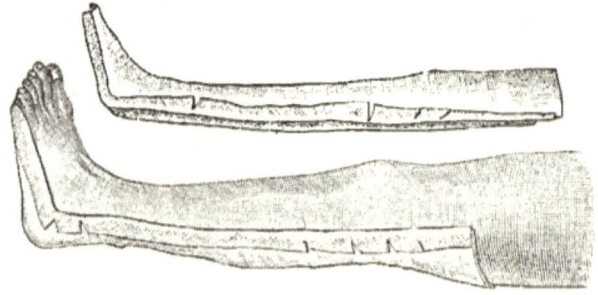

Fig. 20. Gipsverband, durch Aufsägen an beiden Seiten in zwei gut zusammenpassende Gipsschienen zerlegt. Die Sägeränder sind mit Heftpflaster eingefasst.

bewirken (vgl. Fig. 18, 19, 20), zugleich aber den Vorzug besitzen, dass sie leicht wieder abgenommen werden können, so oft die funktionelle Behandlung dies erheischt. Von den Gipsscheren halte ich die von Alb. Stille in Stockholm gefertigte für die beste; sie ist in täglichem Gebrauch an meiner Klinik. (Vgl. Fig. 21.) Als Unterlage für den Gipsverband benütze ich eine Trikotschlauchbinde, welche faltenlos über die Extremität gezogen wird (Trikotschlauchbinden in verschiedener Breite von der Firma Achtnich & Co. in Winterthur; die mir bis jetzt bekannten deutschen Fabrikate sind nicht so elastisch).

Diese Schlauchbinde gewährt noch einen besonderen Vorteil dadurch, dass sie, etwa handbreit über das Ende einer Extremität (Hand, Fuss) frei hervorragend,

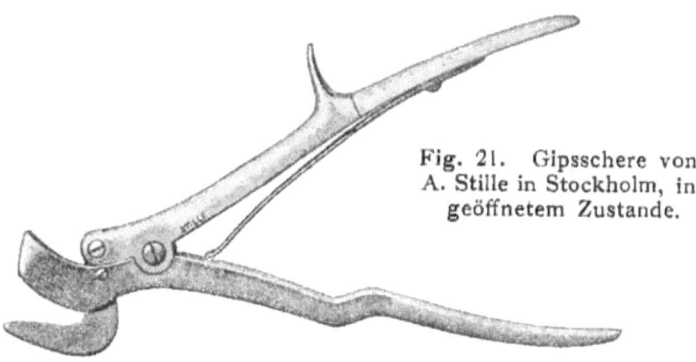

Fig. 21. Gipsschere von A. Stille in Stockholm, in geöffnetem Zustande.

dazu benutzt werden kann, diesen Teil während des Anlegens der Gipsbinde in der erwünschten Stellung zu halten. Sie ersetzt so auch die sonst gebräuchlichen „Bindenzügel" in vorteilhaftester Weise.

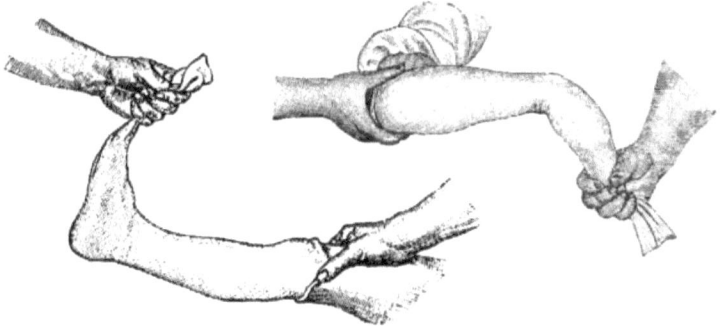

Fig. 22. Halten von Hand und Fuss in der erwünschten Stellung zur Anlegung eines Gipsverbandes mit Hilfe der angelegten Trikotschlauchbinde.

Erwähnung verdienen hier auch die artikulierten Verbände, resp. Charnierschienen, welche leicht herzustellen sind und sich zur Behandlung von

4*

nicht mehr ganz frischen Frakturen und namentlich bei Gelenkfrakturen eignen. Entweder werden dickere Eisenblechstreifen, mit einer Niete artikuliert vereinigt, in den erstarrenden Verband an richtiger Stelle eingelegt, oder man benützt Pappschienen, auf welchen die betr. Blechstreifen befestigt sind.

Bei allen Retentionsverbänden darf nie vergessen werden, dass die Bruchstelle keinen Druck erfahren soll. Die Retention soll also nie durch direkten Druck, vielmehr gewissermassen auf indirekte Weise durch entsprechende Stellung der anliegenden Gliedabschnitte

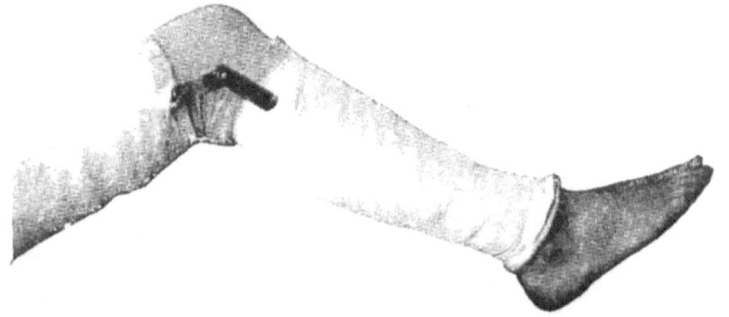

Fig. 23. Artikulierter Gipsverband der unteren Extremität bei intraartikulärer Verletzung des Kniegelenkes.

erfolgen. Dass übrigens auch andere, namentlich etwas vorragende Körperstellen im Verbande von Druck und Dekubitusbildung bewahrt sein sollen, versteht sich von selbst; das geschieht wohl meistens durch Auflegen von Watte, während ich in der Regel ein Hohlpolstern der gefährdeten Stellen durch weichen Holzwollefilz (Firma Hartmann in Heidenheim, Württ.) oder durch Watte vorziehe.

Eine besondere Stellung nehmen diejenigen Gipsverbände ein, welche neuerdings als sogenannte Gehverbände bei Frakturen an den unteren Extremitäten vielfach verwendet werden, um die betreffenden Verletzten möglichst bald „gehfähig" zu machen.

Die Vorteile dieser „Gehverbände" liegen in folgenden Punkten; bei ihrer Benützung sind entzündliche Erkrankungen seitens der Atmungsorgane (Bronchitis, hypostatische Pneumonie) sogar bei alten Leuten seltener; auch der Eintritt des Delirium tremens soll weniger zu befürchten sein; Atrophie der Muskeln und Steifigkeit der Gelenke wird möglichst vermieden; die Callusbildung ist reichlich, nur in selteneren Fällen unzureichend. Manche benützen solche „Gehverbände" von Anfang an, andere erst später nach erfolgter Abschwellung und bei korrekter Lage der Bruchstücke am Ende der zweiten oder in der dritten Woche; das letztere ist wohl richtiger! Dabei erleichtern gute Gehapparate (ähnlich den „Gehbänkchen" der Kinder) im Anfang das Auftreten.

Die Technik dieser Geh-Gipsverbände wird im speziellen Teil bei den Frakturen des Ober- und Unterschenkels geschildert. Im allgemeinen handelt es sich um gut sitzende, schwach gepolsterte Verbände (nur eine Lage Trikotstoff oder dergl. darunter), deren oberes Ende unter dem Knie oder am Sitzhöcker einen festen Stützpunkt findet, sodass die bei der Reposition der Fraktur erzielte Form und Länge des Knochens erhalten wird. — Dabei wird zweckmässiger Weise Schraubenzug zur Extension benutzt, damit das Bein während des etwas länger dauernden Verbandes die gleiche Form und Länge unverändert behält; auch wird von verschiedener Seite empfohlen, den auf solche Art angelegten Gipsverband als **Modellverband** zu benützen und nach dem Modell mit aller Sorgfalt aus Gips oder anderem passenden Material (z. B. Celluloid mit Stahldraht nach Lange) den Gehverband herzustellen. — Darüber möge sich niemand täuschen, die technische Herstellung dieser Verbände ist schwieriger und bedarf einer steten, sorgfältigen Kontrolle, — oder mit anderen Worten: die Gefahr einer Störung des Verlaufes ist bei den „Gehverbänden" grösser, als bei den sonst üblichen, gewöhnlichen Methoden!

Der Extensionsverband zur permanenten Gewichtsextension wird mit Recht nicht allein bei den Oberschenkelbrüchen, sondern auch bei Frakturen der oberen Extremität (z. B. Fract. colli humeri, Fraktur im Ellbogengelenk), bei Frakturen der Wirbelsäule etc. verwendet. Die Technik dieser Verbände muss praktisch erlernt und geübt werden, was ja an jeder chirurgischen Klinik leicht möglich ist.

Man benutzt hauptsächlich den Heftpflaster-Extensionsverband unter Benützung von Gummi-Heftpflaster eventuell auf dickerem Stoff (Segeltuch), welcher das Anhängen erheblicher Gewichte gestattet. Die neuen, nicht reizenden Pflasterstreifen aus starkem Segeltuch, wie sie z. B. von der chemischen Fabrik Helfenberg (Collempastrum Zinci) und von der Firma P. Beiersdorf & Co. in Hamburg-Eimsbittel (Leukoplast) geliefert werden, sind dazu sehr brauchbar. Heusner benützt zu seinem Herzsprayverfahren noch rauhe Buckskinstreifen oder Streifen einer rauhen Wollbinde, welche durch seine Klebemasse auf der Haut befestigt werden und sofort nach korrekter Anlegung eine enorme Belastung zulassen. (Deutsche Zeitschr. f. Chir. Bd. 80 S. 401.)

Heusner klebt seine Streifen auf der Haut fest mit Hilfe einer Lösung von venetianischem Terpentin in absolutem Alkohol, 1 : 4. Diese Masse empfiehlt Heusner vom Apotheker Dr. Koch in Neuffen (Württemberg), welcher auch die übrigen Bestandteile des Verbandes gut liefert, zu beziehen. Die Masse, welche in einer gut verschlossenen Flasche beliebig lange aufbewahrt werden kann, wird nun nicht etwa auf den Streifen aufgestrichen, sondern mittels eines Zerstäubungsröhrchens (spray) direkt der Körperstelle, welche den Verband erhalten soll (Arm, Bein), in dünner Schicht aufgeblasen. Hierauf kommen die beiden handbreiten Tuchstreifen, welche am unteren Ende zum Anbringen der Zugvorrichtung vorragen, der Länge nach an das Glied. Knie und Knöchel etc. werden durch schmale Watteringe geschützt. Diese Streifen werden durch Umwickeln des Gliedes mit einer Mull-, darüber Gazebinde befestigt. Sie behalten ihre Klebkraft monatelang, verkleben nicht mit den Härchen der Haut und sind mit Hilfe eines in Spiritus getauchten Tupfers rasch entfernt.

Im übrigen ist bei allen Zugverbänden eine zweckmässige Anbringung der Gewichte (z. B. Ringe am Ende der Streifen, in diese ein Haken, an welchem die Schnur mit den Gewichten [Sandsack, Ziegelsteine etc.] befestigt ist) und eine möglichste Vermeidung aller Reibung (schleifendes oder rollendes Fussbrett etc., festgewickelte Bindenköpfe oder walzenförmige Holzrollen untergelegt) erforderlich. Häufig wird gefehlt, indem der Gewichtszug zu gering bemessen wird; bei Oberschenkelfrakturen z. B. ist oft ein Gewicht von 20 (bei mittelkräftigen) bis 25 Kilo (bei muskulösen Männern) erforderlich.

Das Extensionsverfahren wird zur Behandlung der Frakturen von Röhrenknochen der Extremitäten namentlich von Bardenheuer benützt. Er verwendet dabei vielfache Seitenzüge neben dem Längszug und erzielt günstige Resultate (vergl. S. 39). Zum Studium dieses Verfahrens ist die Schrift: Technik der Extensionsverbände von Bardenheuer und Graessner, II. Auflage, 1905, sehr zu empfehlen.

Als Ergänzung der Gewichtsbehandlung von Knochenbrüchen der oberen und unteren Extremität verwende ich seit Jahren einen sehr starken, freilich nur kurze Zeit wirkenden Zug, der in der Anfangszeit zweimal täglich (bei der Morgen- und bei der Abendvisite) ausgeübt wird. Dabei fasst der Arzt den peripheren Gliedabschnitt, also in der Regel den Fuss und zieht langsam, stetig, mit ganzer Kraft in der Längsrichtung, während ein Wärter die Kontraextension ausführt. Dieses Hilfsmittel des starken „Reckens" hat uns, zumal bei schwierigen Oberschenkelfrakturen schon oft Nutzen gebracht, meines Wissens nie geschadet; die Erzielung guter Resultate wird dadurch gefördert.

An der oberen Extremität lassen sich tragbare Extensionsverbände mit Hilfe leicht federnder, biegsamer Metallschienen oder durch Gummizug etc. unschwer improvisieren. Ich verweise auf die Textbilder Fig. 77, 84, 120.

Die Zug- oder Druckwirkung kann man zuweilen auch durch elastische Bindenstücke, Ringe etc., welche in den Verband eingeschaltet werden, erreichen. Sehr bequem und wirkungsvoll, auch sehr vielfach verwendbar ist eine Kombination von Heftpflasterstreifen mit eingeschaltetem Gummistück, wie es zuerst von Thiersch angegeben wurde. Ich verwende solche elastische Streifen häufig, namentlich beim Schlüsselbeinbruch.

Was früher nach Konsolidation der Fraktur für die **Nachbehandlung** zur Wiederherstellung der Funktion

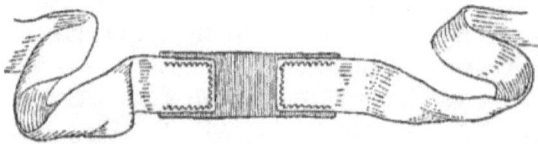

Fig 24. Heftpflasterstreifen mit Gummieinlage, durch deren Spannung ein Zug von beliebiger Stärke erzielt werden kann.

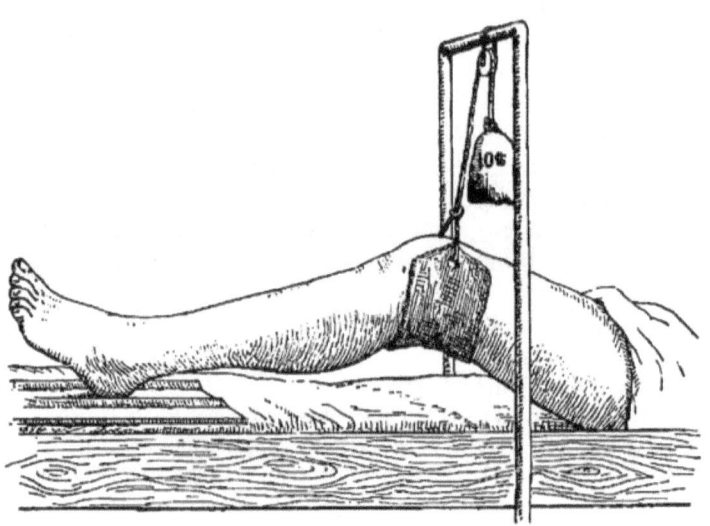

Fig. 25. Einfaches Verfahren zum Beginn mit passiver Bewegung im Kniegelenk wegen Versteifung desselben bei Frakturen des Oberschenkels oder Unterschenkels.

der verletzten Extremität in Frage kam, das wird in neuerer Zeit schon während der Frakturbehandlung mit bestem Erfolge verwendet. Schon bei Gelegenheit der ersten Erneuerung des Verbandes kann Massage und passive Bewegung der im Verband miteingeschlossenen Gelenke vorsichtig ausgeführt werden. Beides tritt mit dem Fortschreiten der Konsolidation mehr und mehr in den Vordergrund: gleichzeitig sind warme Bäder, Strahldusche, Bindeneinwicklung, auch die Benutzung medico-mechanischer Apparate von Nutzen.

Zum Schlusse sollen noch einige besondere Frakturen namentlich bezüglich ihrer Behandlung besprochen werden.

Epiphysenbrüche im engeren Sinne (= traumatischen Epiphysenlösungen) sind Trennungen des jugendlichen Röhrenknochens. an der Knorpelfuge zwischen Epiphyse und Diaphyse. In der Regel geschieht die Trennung so, dass die Knorpelfuge (der Intermediärknorpel) mit der Epiphyse verbunden bleibt und das Diaphysenende vom Knorpel gelöst ist; doch sind häufig auch Stückchen der Diaphyse mit abgesprengt. Wie bei den Diaphysenfrakturen kann auch hier eine mehr oder weniger grosse Dislokation der Bruchstücke vorliegen; das Diaphysenende kann völlig luxiert sein, oder es kann auch jede Verschiebung an der Bruchstelle fehlen. Die Häufigkeit des Vorkommens dieser Brüche ist sehr verschieden je nach der Dicke und Breite der Knorpelfuge, der Länge der Epiphyse, der Häufigkeit direkt einwirkender Gewalten u. a. Dabei spielt meiner Meinung noch eine andere anatomische Tatsache mit: Bildet die Epiphyse den Ansatz für Muskeln und Ligamente, wie z. B. die Epiphyse am oberen Humerusende, so wird die Knorpelfuge häufiger Läsionen ausgesetzt sein durch Gewalten, welche sonst nur eine Distorsion des Gelenkes verursachen, als da wo sie frei von solchen Ansätzen rein intraartikulär liegt, wie am unteren Ende des Humerus und am oberen Ende des Femur. Zur genaueren Diagnose dieser Brüche ist natürlich die Kenntnis der jugendlichen Knochen erforderlich. Vergl. die Abbild. auf Tab. 33, 41, 55, ,59 67. Charakteristisch ist die weichere Crepitation. Die Behandlung bietet wenig Besonderes; doch ist die Reposition zuweilen sehr schwierig und nur nach operativer Freilegung (Entfernung interponierter Periostfetzen etc.) zu erreichen. Vergl. die Therapie der Gelenkfrakturen weiter unten. Wichtig sind die zuweilen nach diesen Epiphysenbrüchen beobachteten Störungen im weiteren Längenwachstum des betr. Knochens, zumal nach mangelhafter Reposition der Fragmente (wodurch abnorme Knochenhemmungen der betr. Gelenke entstehen können; z. B. Coxa vara nach Fraktur am oberen Femurende; vergl. Tab. 34).

Apophysenbrüche sind Absprengungen von Apophysen, z. B. eines Tuberculum am oberen Humerusende, eines Trochanter am oberen Femurende, des Fersenfortsatzes am Calcaneus, der Tuberositas tibiae, des Olekranon. Allen diesen Brüchen gemeinsam ist die Entstehung durch direkte Gewalt oder durch Riss (Muskelzug) und die meistens erhebliche Dislokation der Fragmente im Sinne einer Dislocatio ad longitudinem cum distractione durch den Muskelzug. Ihre Behandlung erheischt zunächst eine besondere Stellung des betreffenden Knochens im Sinne einer Annäherung der Fragmente; z. B. Verband in Equinusstellung bei Fraktur der Calcaneusapophyse (Streckung im Knie nebst Flexion der Hüfte bei Fraktur der Patella), Streckung des Ellbogens bei Fractura olecrani. Ausserdem wird aber gerade bei diesen Brüchen neuerdings mit grossem Vorteil die operative Fixation mittels Knochennaht oder Annagelung des Fragmentes geübt. Dabei kommt der Umstand, dass die mit Knochennaht behandelten Frakturen meist mit geringer Callusbildung heilen, der Heilung zu statten.

Unter Gelenkfrakturen verstehen wir solche, bei welchen die betr. Gelenke in Mitleidenschaft gezogen sind. Man kann die Gelenkbrüche im engeren Sinne, d. i. die intraartikulären Brüche von den parartikulären unterscheiden. Wenn man die typischen Bruchformen zusammenfasst, wird man finden, dass sehr viele unter die Rubrik der Gelenkbrüche gehören.

Das Vorhandensein eines Blutergusses innerhalb der Gelenkkapsel ist allen gemeinsam. Hierher gehören die typischen Radiusbrüche und die Knöchelbrüche, auch die Frakturen des Collum chirurgicum humeri etc. Hier ist die Erledigung der Aufgabe, Konsolidation der Fraktur und Erhaltung eines gut beweglichen Gelenkes am allerschwersten. Bei diesen Verletzungen wird man entweder die funktionelle Behandlungsmethode streng durchführen, oder es ist häufiger Verband-

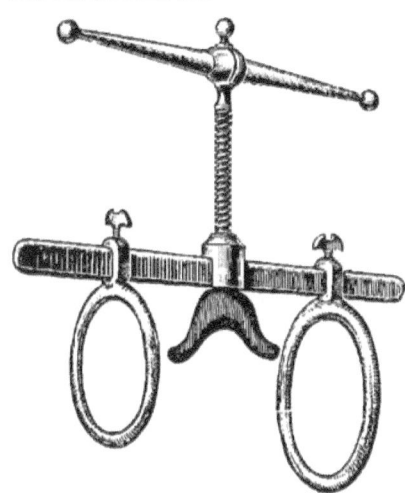

Fig. 26. Osteoclast von Rizzoli. Vgl. auch neuere Osteoclasten, deren Anwendung mit geringerer Quetschung verbunden ist.

wechsel, in den ersten zwei Wochen alle zwei bis drei Tage, später täglich, angezeigt. Zur Resorption des Blutergusses, wenn derselbe nicht durch Punktion entfernt werden musste, ist, neben etwas komprimierenden Verbänden, von Anfang an bei jedem Verbandwechsel Massage nützlich, dazu die häufige Vornahme von passiven Bewegungen, Fixation der Extremität in verschiedenen Stellungen, frühzeitige aktive Bewegungen und Benützung mechanischer Apparate. Die Durchführung solcher Behandlung macht dem Arzt sehr viel Mühe, aber es ist ein schöner Erfolg, wenn die Heilung einer solchen Fraktur mit guter Beweglichkeit des Gelenkes erzielt wird.

Zum Schlusse will ich von den **schlecht** oder besser **ungünstig geheilten Knochenbrüchen** sprechen. Trotz aller Vorsicht mag es dem Arzt begegnen, dass er einmal mit dem Resultat seiner Behandlung unzufrieden ist; ausserdem sorgt die Torheit und Unfolgsamkeit der Patienten und deren Behandlung durch Kurpfuscher oft genug dafür, dass schon deform fixierte Frakturen zur Behandlung kommen. In allen diesen Fällen **soll ohne Zeitverlust die Verbesserung der Stellung angestrebt und erzwungen werden**. Hierzu ist die Refraktur der Bruchstelle (Palinclasis) eventuell mit Hilfe eines Osteoclasten, oft besser die Osteotomie erforderlich, darnach eine Verbesserung der Stellung durch vorübergehende manuelle und permanente Gewichtsextension unter starker Belastung, endlich die Erhaltung einer guten Stellung während der erneuten Konsolidation. Auch bei schlecht geheilten Gelenkfrakturen ist solche operative Hilfe dringend angezeigt.

Allgemeines über Luxationen.

Die Bewegung in den normalen Gelenken besitzt eine Exkursionsgrösse, welche vielfach keine absolute ist. An jedem Gelenk findet sich eine Einrichtung, welche die **Fortsetzung der Bewegung über ein gewisses Mass hinaus verhindert**. Diese Hemmung ist an einigen Gelenken durch die Knochenform, an anderen durch Gelenkbänder und an dritten durch die Muskulatur erzeugt; man spricht demnach von einer **Muskel-, Bänder- und Knochenhemmung der Gelenke**. Während die Knochenhemmung eine absolute ist, ist die Muskelhemmung eine verschiedene je nach der Elastizität und Dehnungsfähigkeit der betreffenden Muskeln. Man denke nur an die grosse Mobilität des Handgelenkes z. B. der Klaviervirtuosen und an die Bewegungen der sog. Kautschukmänner; das ist nur durch Uebung und Verringerung der Muskelhemmung zu erreichen.

Für jedes Gelenk gibt es eine Grenze der Bewegung, über welche hinaus bei Fortführung derselben eine Läsion des Gelenkapparates, Zerreissung von Teilen der Gelenkkapsel und Bändern eintritt; dann liegt eine Verstauchung (Distorsio) vor. Geschieht diese Läsion des Gelenkapparates in ausgiebiger Weise, so kann es zu einer Verrenkung (Luxatio) kommen, bei welcher das Gelenkende des einen Knochens seinen normalen Kontakt mit dem anderen völlig einbüsst und (mit wenigen Ausnahmen) in mehr oder weniger vollkommener Weise (Luxatio, Subluxatio) durch den Kapselriss tritt.

Wie bei den Frakturen, so unterscheidet man auch bei den Luxationen traumatische, pathologische oder sog. spontane und angeborene. Die letzteren beruhen auf wahren Bildungsfehlern, oder auf Verschiebungen, die schon in utero eintraten. Die Spontanluxationen entstehen nur bei schwerer Veränderung der Gelenke durch pathologische Prozesse, besonders durch tuberkulöse Caries oder bei chronischem Hydarthros mit maximaler Dehnung der Kapsel und Bänder.

Die traumatischen Luxationen, mit welchen wir uns hier allein zu beschäftigen haben, sind die Folge von Verletzungen, welche das Gelenk direkt oder indirekt treffen; es gibt sogar Luxationen durch aktive Muskelwirkung bei plötzlichen heftigen Bewegungen.

Die Häufigkeit der Luxationen ist natürlich bei Männern grösser als bei Frauen und bei Erwachsenen bis zum beginnenden Greisenalter grösser als bei Kindern. Bei Kindern unter 10 Jahren gehören Luxationen zu den grössten Seltenheiten. Bemerkenswert ist, dass von 100 Luxationen nach Krönlein 92,2 die obere, 5 die untere Extremität und 2,8 den Stamm betreffen.

Luxationen durch direkte Gewalt sind selten. Dabei wirkt das Trauma auf die Gelenkgegend und erzeugt hier die Luxation, wie am Knochen durch direkte Gewalt eine Fraktur entsteht. Bei der Entstehung der **indirekten Luxationen** kommt es zur Steigerung einer Gelenkbewegung über die äusserste Grenze physiologischer Exkursion und dabei durch die Einwirkung des langen Hebelarmes des Knochenschaftes zur Ueberwindung der normalen Bewegungshemmung. Der kurze Hebelarm (der Gelenkkopf resp. das Gelenkende, welches luxiert wird) drängt dabei unter Gewinnung eines Hypomochlions (Pfannenrand, Kapsel, Gelenkband oder ein naher Knochenvorsprung) in bestimmter Richtung nach aussen, verliert den Kontakt mit der gegenüberliegenden Gelenkfläche, die Gelenkkapsel erleidet eine enorme Spannung, sie reisst ein, der Gelenkkopf tritt durch den **Kapselriss** hindurch und nimmt unter dem Einfluss der betreffenden Knochenform und der umgebenden Weichteile sowie durch den Zug von Bändern und Muskeln eine bestimmte Stellung ein — die Luxation ist fertig.

Man spricht immer von einer Luxation des **peripheren Skeletteiles**, also z. B. von einer Luxatio humeri bei einer Luxation im Schultergelenk, und bezeichnet die Richtung nach derjenigen, welche der periphere Knochen genommen hat, z. B. Luxatio humeri praeglenoidalis, wenn das Caput humeri vorwärts von der Fossa glenoidea steht.

Die **Erscheinungen einer frischen Luxation** sind in der Regel sehr prägnante. Das Fehlen des Gelenkendes an normaler Stelle, sein Sitz an abnormer Stelle verursacht meistens eine sehr deutliche Deformität, welche nur durch einen starken Bluterguss verdeckt sein kann. Ganz charakteristisch ist fast immer die Stellung der luxierten Glieder, so zwar, dass man häufig aus derselben allein durch die Inspektion die Diagnose stellen kann. Dazu kommt, dass die Stellung bei den einzelnen Luxationsformen in der Regel eine typische ist, deshalb, weil dieselbe durch den Einfluss gewisser Kapselteile und Gelenkbänder, welche bei den regelmässigen Luxationsformen erhalten bleiben, gewährleistet wird. Das luxierte

Glied ist so in dieser Stellung federnd fixiert, d. h. es kann durch äusseren Druck und Zug die normale, durch die Luxation verloren gegangene Exkursionsgrösse wenigstens bis zu einem gewissen Grad erzwungen werden, aber nach Aufhören des Druckes federt das Glied in die alte pathologische Stellung zurück.

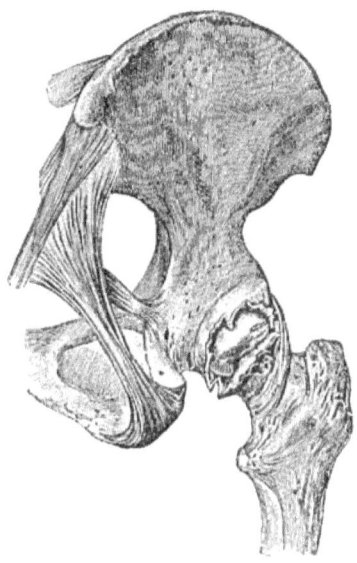

Fig. 27. Kapselriss an der Hinterseite des Hüftgelenkes.

Das letzterwähnte Symptom ist das wichtigste zur Differentialdiagnose zwischen Luxation und Fraktur, denn bei Frakturen der Gelenkkörper fehlt diese federnde Fixation. Auch ist bei Luxationen das Fehlen des normalen Knochenvorsprunges, die Möglichkeit, das Gelenkende an abnormer Stelle zu fühlen, die veränderte Achsenrichtung der Längsachse des Knochens von Wichtigkeit. Die Methode der Messung (Mensuration) ist zuweilen wertvoll, da bei einigen

Luxationsformen nicht eine Verkürzung, sondern eine Verlängerung des Gliedabschnittes charakteristisch ist.

Wie bei den Frakturen, können auch bei den Luxationen **Nebenverletzungen** vorliegen, so die Verletzungen von Nerven, Blutgefässen, ausgedehntere Zerreissung der das Gelenk umgebenden Weichteile, ja es kommt sogar Verwundung der deckenden Haut vor, wodurch der Charakter einer **offenen komplizierten Luxation** gegeben ist. Die Behandlung muss in diesem Falle streng nach aseptischen Prinzipien geschehen.

Die Diagnose wird zuweilen sehr erschwert, wenn die **Verrenkung mit einer Fraktur kompliziert** ist. In der Regel entsteht diese seltene Komplikation dadurch, dass die äussere Gewalt auf den frisch luxierten Knochen noch weiter einwirkt und so noch eine Fraktur des luxierten Knochens herbeiführt.

Die Therapie hat natürlich die Wiedereinrichtung, die **Reposition** des luxierten Knochens im Auge. Während diese früher in sehr **gewaltsamer** Weise, unter Anwendung grosser Kraft (Zug von 3 oder 4 Gehilfen, Benutzung von Flaschenzugapparaten) geschah, nicht immer ohne üble Folgen nach sich zu ziehen (Zerreissung von grossen Gefäss- und Nervenstämmen, Fraktur von Knochen etc.) wird die Reposition heutzutage mit Beachtung der anatomischen Verhältnisse, ohne jede Gewalt, in der Regel in Narkose erstrebt. Der Satz, der Arzt habe die Reposition dadurch zustande zu bringen, dass der luxierte Kopf denselben Weg zurückgeführt wird, den er bei dem Entstehen der Verrenkung gemacht hat, ist im ganzen richtig. Die Manipulationen sollen eben nicht einseitig, sondern unter genauer Kenntnis und Beachtung der Lage des Gelenkkopfes, des Kapselrisses, der umgebenden Weichteile vorgenommen werden. „Die Anatomie der Luxation bestimmt in erster Linie unser heutiges Handeln." (Krönlein.)

Dass die **Reposition gelungen** ist, erkennt man zunächst häufig an einem leichten, fühlbaren Einschnappen, dann daran, dass die normale Form der Gelenkgegend und normale Bewegungsfähigkeit des Gelenkes (in Narkose) wiederhergestellt, die federnde Fixation etc. verschwunden ist.

Von den weiteren Vorgängen nach der Reposition erscheint folgendes hier von Wichtigkeit. Unter normalen Verhältnissen heilt unter der im geeigneten Verband erzwungenen Ruhe der Kapselriss, verschwindet der Bluterguss sowie die Gelenkreizung (leichte Synovitis) in 8—14 Tagen. Sobald es möglich ist, auch schon vor Ablauf dieser Periode, kann und soll mit Massage und vorsichtigen passiven Bewegungen begonnen werden. Treten hiernach wieder Schmerz und Erscheinungen von Gelenkreizung auf, wie es in selteneren Fällen vorkommt, so ist wieder zu pausieren oder doch nur sehr zart vorzugehen. Von der dritten Woche an ist die Mobilisation in grösserer Exkursion, nach Vornahme aktiver Uebungen, Benutzung von Apparaten etc. angezeigt; schliesslich muss volle Wiederherstellung der Funktion erzielt werden.

Unter habitueller Luxation versteht man das häufige Wiederauftreten einer Verrenkung, oft infolge der unbedeutendsten Gewalt. Solche Patienten kennen ihren Zustand recht gut und und kommen in der Regel mit fertiger Diagnose zum Arzt: manche vermögen auch ihre Luxation selbst wieder einzurichten. Die Ursache dieser habituellen Luxationen liegt meistens in einer ausgedehnteren Verletzung des Gelenkes, nach welcher eine abnorm erweiterte Anheftung der Kapsel zurückbleibt. Zur Behandlung ist länger dauernde Immobilisation, Injektion von Alkohol zur Erzielung einer gewissen Gewebsschrumpfung u. a. empfohlen; in schweren Fällen ist Faltenbildung der Gelenkkapsel, Arthrotomie und partielle Kapselexstirpation, sogar die Resektion ausgeführt worden.

Unter gewissen Verhältnissen kann eine Luxation irreponibel sein; es kann vorkommen, dass trotz richtiger Repositionsversuche in Narkose die Einrichtung nicht gelingt. Die Ursache hierfür kann in der Kleinheit des Kapselrisses liegen; meistens liegt sie jedoch in der Interposition von anliegenden Weichteilen. Dass endlich die Reposition bei gleichzeitiger Fraktur des Gelenkrandes oder Gelenkkopfes sehr schwer, auch unmöglich sein kann, ist ebenfalls leicht zu verstehen. In allen diesen Fällen ist die blutige Reposition der Luxation baldigst vorzunehmen; die Reposition muss unter Zuhilfenahme einer genügenden Gelenkeröffnung erzwungen werden.

Wenn aber eine Luxation nicht reponiert wurde, so findet sich der Zustand einer veralteten Luxation häufig genug mit Bildung eines neuen Gelenkes, einer Nearthrose. Die genaue Untersuchung und der lokale Befund müssen die Entscheidung liefern, wie in diesen Fällen therapeutisch zu verfahren ist. Ist die Funktion der Nearthrose eine recht gute, wie es in seltenen Fällen vorkommt, so mag es dabei bleiben, und man wird sich nur bemühen, durch passende Uebungen etc. die Mobilität des neuen Gelenkes noch zu vergrössern. Ist dies aber nicht der Fall, so bleibt nur die Arthrotomie zur Reposition des luxierten Kopfes in die alte Pfanne oder die Resektion. Das erstere muss das Normalverfahren sein, schon deshalb, weil solche Fälle nicht reponierter Luxationen immer frühzeitiger zur Behandlung kommen werden, und weil das Resultat der Reposition doch um vieles besser zu sein pflegt, als das der Resektion. Zu wünschen ist aber, dass die Reposition möglichst frühzeitig erzwungen wird.

II. Frakturen des Schädels.

Für die Lehre von den Frakturen des Schädels im ganzen ist es von Wichtigkeit, dass der seinerzeit von Bruns geführte Nachweis einer gewissen Elastizität des Schädels durch neue, mit den besten Instrumenten und allen Kautelen angestellte Untersuchungen bestätigt ist. Der Schädel besitzt eine gewisse Elastizität; eine denselben treffende Gewalt wird erst nach Ueberschreitung der Elastizitätsgrenze eine Fraktur herbeiführen. Das gilt auch für die Frakturen der Schädelbasis.

A. Frakturen des Schädeldaches.

Bei den Frakturen des Schädeldaches ist es eine bemerkenswerte Erscheinung, dass die Tabula interna stets in einem weiteren Umfange und mit stärkerer Dislokation der Fragmente gebrochen ist, als die Tabula externa. Man hat diese Erscheinung früher durch eine grössere Brüchigkeit der inneren Tafel zu erklären gesucht und dieselbe deshalb auch Tabula vitrea genannt. In neuerer Zeit hat sich ergeben, dass diese Erscheinung auf einfachen mechanischen Verhältnissen beruht, und dass bei Verletzung des Schädeldaches regelmässig die der verletzenden Gewalt abgewendete Tafel des Schädeldaches in grösserer Ausdehnung frakturiert. Ein Blick auf die auf Tafel 9 gegebene Abbildung zeigt die wichtige Tatsache, dass bei Verletzung des Schädeldaches von innen, von der Schädelhöhle her, dieselbe Erscheinung grösserer Splitterung sich an der Tabula externa zeigt,

Tab. 9.
Frakturen des Schädeldaches.

Fig. 1. Schussverletzung von aussen und von innen, künstlich. Stück des Schädeldaches einer Leiche, auf welches zwei Schüsse mit geringer Pulverladung abgegeben wurden, und zwar der eine von aussen, der andere von innen her. Durch Pfeile ist die Richtung der Kugel angedeutet.

Man sieht auf dem Durchschnitt, dass die Einschussstelle ein rundes Loch darstellt, während die Ausschussstelle einen grösseren und unregelmässigen Substanzverlust zeigt. (Eigene Sammlung.)

Fig. 2. Schwache Schusswirkung von aussen, künstlich. Die Gewalt war zu gering, das Schädeldach zu perforieren. Es findet sich an der getroffenen Stelle des Schädels nur eine kleine Vertiefung (Delle); an der Lamina interna dagegen zeigt sich eine ausgedehnte Splitterung. (Eigene Sammlung.)

Fig. 3 a, b, c. Alte Fraktur des Schädeldaches mit Depression der Bruchstücke. Der Knochen ist mit einiger Verdickung an der Bruchstelle fest geheilt. Fig. 3 a zeigt das Präparat von aussen, Fig. 3 b von innen, Fig. 3 c im queren Durchschnitt. Auch hier ist die Lamina interna in grösserer Ausdehnung gesplittert als die L. externa. (Samml. des path.-anat. Institutes Greifswald.)

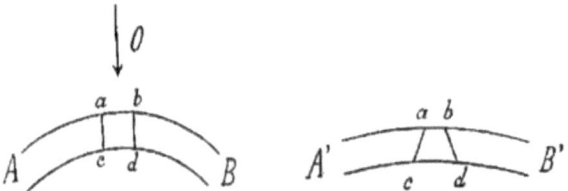

Fig. 28. Das Schädelsegment $A B$ wird an der Stelle $a b$ getroffen. Durch die Gewalt wird die Schädelstelle etwas abgeplattet, wie $A' B'$; dabei wird die getroffene Stelle $a b$ komprimiert und die entsprechende Stelle der Tab. interna gedehnt und die Knochenteilchen derselben ev. bis zur Berstung auseinandergezerrt. Das ergibt sich durch die Vergleichung des Vierecks $a b c d$ in den beiden Figuren. (Nach Teevan.)

wie sie unter den gewöhnlichen Verhältnissen, wenn die verletzende Gewalt das Schädeldach von aussen trifft, sich an der Tabula interna darbietet. Man muss sich mit Teevan vorstellen, dass unter dem Einflusse

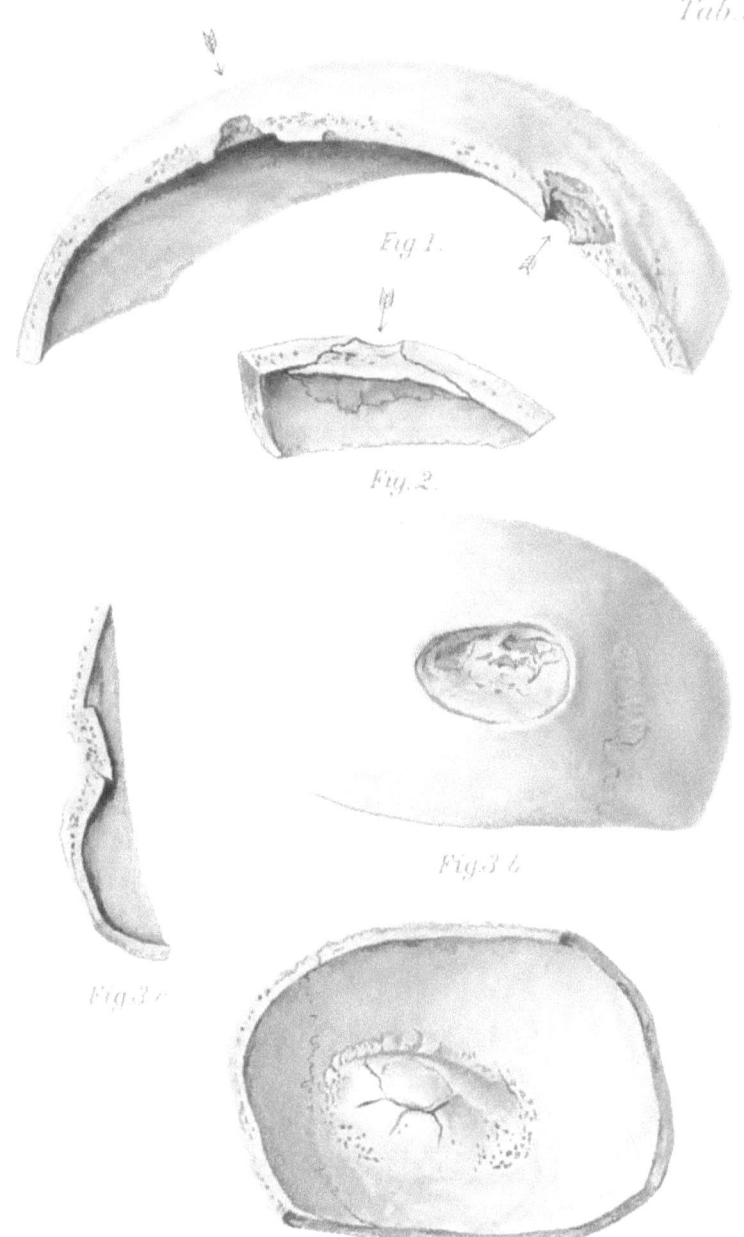

Tab. 9.

Fig. 1.

Fig. 2.

Fig. 3 b.

Fig. 3 c.

Fig. 3 a.

einer von aussen einwirkenden Gewalt (matte Kugel, kleiner Stein, Stock) die getroffene Stelle des Schädeldaches eine gewisse Verbiegung nach innen erfährt. Diese Verbiegung führt zunächst innerhalb der Grenzen der Elastizität zu einer geringen Abplattung der normal gewölbten Knochenfläche; dabei sind die Knochenteilchen im Gebiete der Tabula externa zusammengedrückt, diejenigen im Bereiche der Tabula interna gedehnt, d. i. voneinander entfernt. Gerade wie nun der Bruch eines über dem Knie gebogenen Stockes an der konvexen Seite, d. i. an der Seite der Dehnung und Auseinanderzerrung der Teilchen, beginnt, so beginnt der Bruch und erfährt grössere Ausdehnung im Bereiche der gedehnten, der einwirkenden Gewalt abgewandten Seite des Schädels. Diese Erklärung,

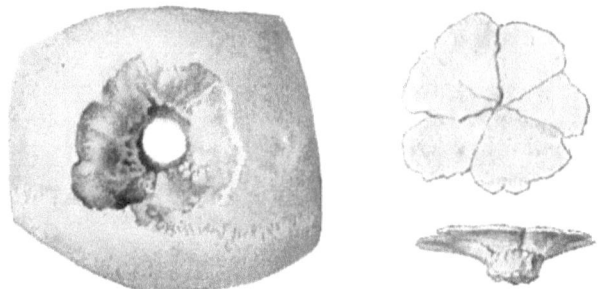

Fig. 29. Durch einen Schuss auf das abgesägte Schädeldach einer männl. Leiche von der Innenseite her, entstand an der Einschussstelle (Tab. interna) ein rundes Loch, während an der Ausschusstelle (Tab. externa) ein grösserer Defekt entstand. Das gelöste Bruchstück besitzt eine pilzartige Form (seitlich betrachtet), erscheint von oben (aussen) eigentümlich rosettenartig, aus einzelnen noch lose zusammenhängenden Stückchen bestehend. Aehnliches habe ich wiederholt beobachtet. Vergl. den Erklärungsversuch von E. Teller, Dissert. Kiel, 1903.

welche durch viele Präparate und auch durch Experimente*) gestützt wird, ist heute allgemein angenommen.

---

*) Die Festigkeit des Knochengewebes ist weniger gross gegen das Zerreissen, als gegen das Zerdrücken. (Rauber.)

Tab. 10.
Schussverletzung des Schädels.

Fig. 1 und 2 zeigen die vordere und hintere Seite eines Schädels, welcher aus der Entfernung von 200 Metern von einem Geschoss des deutschen Infanteriegewehrs, Modell 88, getroffen wurde. Der Schuss war mit der vollen Pulverladung auf die Leiche abgegeben.

Man sieht das kleine runde Loch der Einschussöffnung und das grosse zackige Loch der Ausschussöffnung; an dem letzteren konnte die Masse kleinster Knochenfragmente nicht mehr zusammengesetzt werden. Der abgebildete Schädel ist in eine Menge grosser und kleiner Stücke zerbrochen, welche sich mehr oder weniger konzentrisch, durch viele annähernd radiäre Bruchlinien getrennt, um die Ein- und Ausschusstelle gruppieren und sorgfältig mit Draht wieder verbunden sind.

Die Probe für die Richtigkeit dieser theoretischen Anschauungen liefern einige Präparate, welche von Selbsmördern gewonnen sind, die sich durch einen Schuss in den Mund das Leben genommen haben. Hier findet sich eine geringe Splitterung an der sog. Glastafel und eine recht ausgedehnte in der Tabula externa.

Hiernach ist es verständlich, dass bei von aussen wirkender stumpfer Gewalt unter gewissen Umständen (bei geringerer Kraft) eine isolierte Fissur der Tabula interna vorkommen kann, wie es ganz zweifellos beobachtet ist (vergl. Tab. 9, Fig. 2); dabei muss die Wirkung der verletzenden Gewalt aufgehört haben, sobald an der Dehnungsseite die Kontinuität des Knochens aufgehoben war, bevor es zu einer Trennung an der Seite der komprimierten Knochenteilchen kam. Ebenso kann ausnahmsweise das Gegenteil vorkommen, nämlich eine isolierte Fissur der Tabula externa bei von innen wirkender Gewalt (Kugel, zu schwach, das Schädeldach noch zu durchschlagen); auch dies ist an Präparaten beobachtet. Unter gewissen Verhältnissen, z. B. bei schräg auftreffender Gewalt kann auch bei von aussen wirkender Gewalt die äussere Tafel allein verletzt werden,

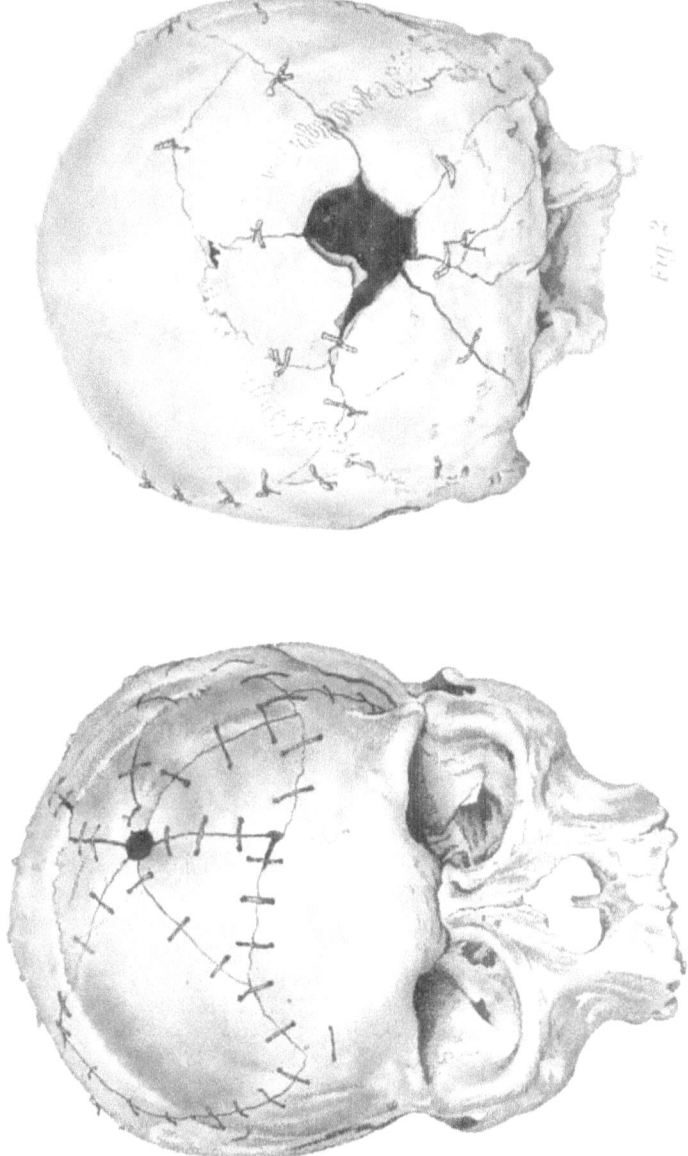

die innere also unverletzt bleiben; während dies bei Einwirkung stumpfer Gewalt selten ist, wird es z. B. bei Säbelhieb öfters beobachtet.

Häufiger als die isolierten Frakturen der Tabula interna sind diejenigen Brüche, in welchen die äussere Tafel nur eine geringe Läsion (Delle, Fissur) aufweist, während die innere Tafel oft mehrfach gesplittert ist und diese Splitter dachsparrenartig aufgerichtet gegen die Schädelhöhle zu prominieren. Daran schliessen sich dann die schweren Formen der Schädelfrakturen (Stückbrüche), bei welchen das Schädelgewölbe in seiner ganzen Dicke und meist in grösserem Umfange gebrochen ist, mit Depression der am Aussenrande oft noch im normalen Niveau haftenden Splitter; auch hier ist die Splitterung und Verlagerung der Bruchstücke an der Tabula interna ausgedehnter (vergl. Tab. 9, Fig. 3).

Der Vollständigkeit halber ist zu erwähnen, dass die Kontinuitätstrennung am Schädeldach zuweilen innerhalb einer Knochennaht (Diastase) geschieht, und dass von einem Bruchspalt auch öfters Fissuren weithin verlaufen (Tab. 13, Fig. 1, und Tab. 11, Fig. 1b).

Bei den Schussverletzungen des ganzen Schädels aus geringer Entfernung findet sich in der Regel eine förmliche Zersprengung, nach den jetzigen Anschauungen eine Folge der hydrodynamischen Druckwirkung (vermittelt durch die Hirnmasse).

Bei der Untersuchung schwerer komplizierter Brüche des Schädeldaches muss man immer damit rechnen, dass die Splitterungen der Knochen im Bereich der Tabula interna sehr viel ausgedehnter sind, als diejenigen an der Oberfläche. Die Behandlung solcher offener Schädelbrüche hat darauf Bedacht zu nehmen, dass die äussere Weichteilwunde, welche häufig sehr verunreinigt ist, völlig geglättet und gereinigt wird, was am besten durch sorgfältiges Abpräparieren der gequetschten und verunreinigten Gewebsstücke mit Messer und Schere geschieht; sodann muss die Depression der Bruchstücke gehoben werden, wozu die Ausführung der Trepanation am Rande der Frakturstelle nötig ist. In den meisten Fällen ist es zur Herstellung völliger Asepsis erforderlich, dass sämtliche Knochensplitter entfernt werden, sodass die Dura freiliegt und die typischen Hirnpulsationen zeigt. Während die Besorgung der Wundverhältnisse hier im übrigen genau nach den allgemeinen Regeln der Chirurgie zu erfolgen hat, kann der an der Bruchstelle entstandene Defekt früher oder später durch eine osteoplastische Verschiebung aus der Umgebung oder auf ähnliche Weise gedeckt werden.

Was im Sinne der Asepsis zu diesem radikalen Vorgehen und der Entfernung aller Knochensplitter Veranlassung gibt, ist die Möglichkeit resp. Wahrscheinlichkeit, dass zwischen die Fragmente des Schädelbruches verunreinigte Partikelchen von aussen eingedrungen sind. Man findet nämlich zuweilen an Präparaten von Fraktur des Schädeldaches, dass zwischen die Fragmente Haare in grosser oder kleiner Menge eingeklemmt sind. Ich habe diese Erscheinung zuerst an mazerierten Präparaten des Leipziger und des Münchener pathologischen Instituts gesehen. Die Erklärung liegt offenbar darin, dass in dem Momente des Zustandekommens der Fraktur die Bruchstücke viel stärker klaffen als nachher, und dass in diesem Augenblick des stärkeren Klaffens, durch die von aussen wirkende Gewalt nach Trennung der Weichteile die Kopfhaare in die Wunde hineingepresst werden. Federn dann nach Aufhören der Gewalteinwirkung die Ränder der Knochenspalte wieder zusammen, so können die Haare so fest zwischen denselben sitzen, dass sie auch während der Mazeration der Knochen nicht wieder verloren gehen. Und dass in gleicher Weise (eventuell mit den Haaren) Infektionserreger von aussen in die Tiefe der Wunde gelangen können, welche bei ungenügender Freilegung zur Meningitis führen würden, ist leicht zu begreifen.

Bei frischen subkutanen Frakturen ist die Indikation zu einem blutigen Eingriff, etwa einer Trepanation, viel seltener gegeben. Entgegen früheren Anschauungen weiss man nämlich jetzt, dass Impressionen mässigen Grades nicht unter allen Umständen ungünstige Folgen für das Gehirn nach sich ziehen. Denn eine geringe Verminderung der Kapazität der Schädelhöhle ist ohne Bedeutung. Allerdings können in solchen Fällen noch späterhin ausnahmsweise Störungen erfolgen, z. B. durch Auftreten der sog. Jackson'schen Rindenepilepsie etc. und es kann dann später ein Eingriff notwendig werden.

B. Frakturen der Schädelbasis.

Es ist leicht verständlich, dass Schädelbasisbrüche hauptsächlich auf indirekte Weise erfolgen. Eine direkte Läsion der Schädelbasis ist nur von der Orbital- und von der Nasenhöhle aus möglich; das sind äusserst seltene Verletzungen. Schusswunden können natürlich die Schädelbasis von jeder Seite her treffen. Man hat früher zur Erklärung der Schädelbasisbrüche den Begriff des Contrecoup herangezogen. Man verstand darunter, dass die mechanische Einwirkung einer äusseren Gewalt auf das Schädeldach zu einer gewissen, etwa wellenförmig zu denkenden Bewegung der umgebenden Knochenteile führe, und dass die so erzeugten Schwingungen an der der Gewalteinwirkung entgegengesetzten Seite (Schädelbasis), wo sie wieder zusammenstossen, durch eine Art Summierung ihrer Wirkung zur Fraktur führen (sog. Kontrafissur). Diese Lehre vom Contrecoup hat infolge fortschreitender Erkenntnis mehr und mehr an Bedeutung verloren. Ein grosser Teil der nachher zu schildernden Formen der Basisfrakturen wurde früher durch Contrecoup erklärt. Auch zweifach einwirkende Gewalt kann sog. Kontrafissuren vortäuschen, z. B. Schlag auf die Stirn und dadurch bedingter Fall auf den Hinterkopf: die Sektion kann

Tab. 11.
Fraktur des Schädeldaches mit fortgesetzter Fraktur der Basis.

Der Kranke wurde durch einen herabfallenden Ziegelstein in die Scheitel- und Schläfengegend getroffen, erlitt eine komplizierte Fraktur mit Depression der Bruchstücke und stark klaffendem Knochenspalt, sowie Bluterguss zwischen Dura und Schädel aus der A. meningea media. Der Kranke wurde geheilt.

Durch Kombination dieser Beobachtung mit einem Präparat der Sammlung des path.-anat. Instituts Greifswald wurden die Figuren dieser Tafel hergestellt.

Fig. 1a zeigt den Schädel geöffnet, das Gehirn noch innerhalb der unverletzten Dura; ein grosser Bluterguss aus der A. meningea media, von welcher zwei Aeste sichtbar sind, an typischer Stelle. Der klaffende Knochenspalt reicht abwärts zur Schädelbasis.

Fig. 1b. Zugehöriges Schädeldach. Die Fraktur verläuft zum Teil innerhalb der Naht, endigt als Fissur im Scheitelbein.

Fig. 1c. Die zum Präparat gehörige Schädelbasis von innen gesehen. Die Fraktur verläuft durch die mittlere Schädelgrube.

---

eine Fraktur am Stirnbein und eine zweite am Occiput ergeben. Heutzutage ist die Lehre vom Contrecoup in dem angegebenen Sinne nicht mehr aufrecht zu halten.

Genaue Untersuchung der Basisfrakturen bei der Sektion und zahlreiche Experimente haben ergeben, dass viele **indirekte Schädelbasisbrüche** eine gewisse Regelmässigkeit der Form darbieten, und eine bestimmte Erklärung zulassen. Natürlich gilt dies nur für diejenigen Formen, welche durch eine mässige Gewalt entstanden sind; wo grobe zertrümmernde Gewalten zur Wirkung kommen, fehlt jede Regelmässigkeit der Bruchlinien. Folgende Punkte sind von Wichtigkeit zur **Erklärung der Form und Richtung der Basisbrüche:**

1. Die Schädelbasis gilt als der schwächste Teil des Schädels. Das ist nur zum Teil richtig. Denn neben den bekannten dünnen, teilweise durchscheinenden Stellen, welche obendrein grosse Oeffnungen für durchtretende Nerven und Gefässe ent-

Tab. II.

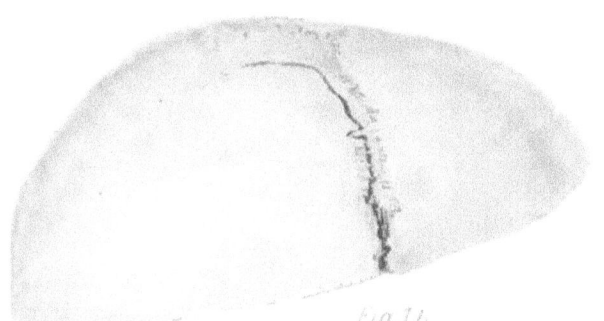

Fig. 1.b.

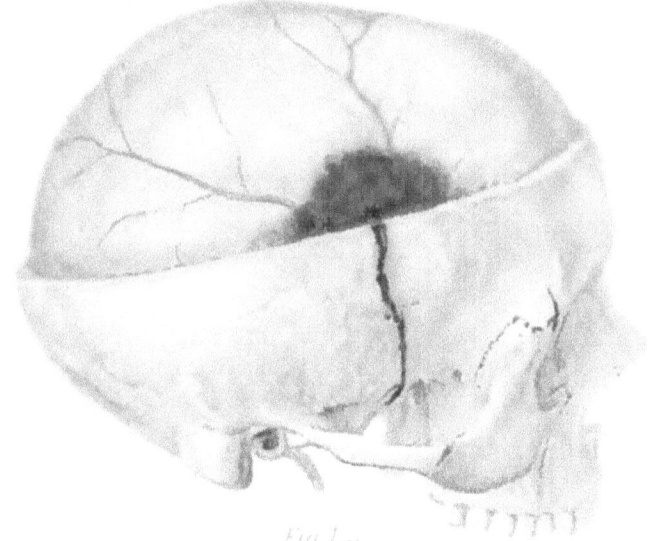

Fig. 1.a.

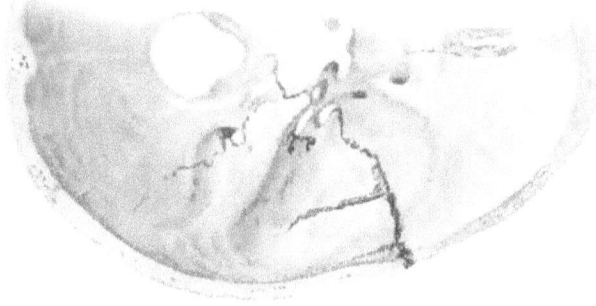

Fig. 1.c.

halten, finden sich festere, zum Teil sehr feste Knochenteile, welche gewissermassen als starke Strebepfeiler dienen. Als solche wirken seitlich die Felsenbeinpyramiden und die zusammenstossenden Kanten der Keilbeinflügel, hinten die Crista occipitalis und vorn die Crista frontalis. Dieselben konvergieren gegen den Clivus und den vorderen Umfang des grossen Hinterhauptloches. Die Beobachtung lehrt, dass die Basisfrakturen mit Vorliebe zwischen diesen Strebepfeilern verlaufen (Félizet). Jedoch ist häufig genug das Felsenbein selbst betroffen.

2. Der weitaus grösste Teil der Schädelbasisbrüche beginnt und geht aus von schweren Frakturen des Schädeldaches. Das sind die sog. fortgesetzten Brüche (Fractures par irradiation). Sie beginnen an dem Orte der Gewalteinwirkung an der Konvexität und verlaufen in vielen Fällen von hier auf dem kürzesten Wege zur Schädelbasis (Arans Gesetz). Mit Berücksichtigung der unter 1. genannten Strebepfeiler ergibt sich so die Erklärung für diejenigen Brüche der Basis, welche die vordere Schädelgrube durchziehen und von einer Einwirkung auf die Stirn ausgehen, oder welche vom Scheitel oder der Schläfengegend in die mittlere Schädelgrube ziehen (zwischen Keilbeinflügeln und Pyramide), oder welche nach einem Fall aufs Hinterhaupt zwischen Pyramide und Crista occipitalis verlaufen. Dies trifft für ca. 40 % der hierher gehörigen Basisbrüche zu. In der Mehrzahl ist infolge zertrümmernder Gewalt eine Regellosigkeit der Bruchlinien bedingt und oft eine Verletzung auch der Strebepfeiler selbst zustande gekommen. In der mittleren Schädelgrube finden sich übrigens weitaus die meisten Basisfrakturen, meist in querer Richtung, sehr oft von der einen auf die andere mittlere, seltener schräg in die vordere Schädelgrube der anderen Seite übergehend.

3. Ein anderer Teil der Schädelbasisbrüche entsteht auf indirekte Weise dadurch, dass Teile des

Tab. 12.
Verschiedene Frakturen des Schädeldaches und der Schädelbasis.

Fig. 1. Schädeldach mit Fissur im linken Scheitelbein und Diastase der rechtsseitigen Hälfte der Lambdanaht. Die Fissur schliesst sich direkt an die Naht-Diastase an. (Path.-anat. Institut Greifswald.)

Fig. 2. Fraktur der Schädelbasis durch den Druck der bei einem Fall auf den Kopf nachrückenden Wirbelsäule. Die Knochen um das Foramen magnum herum sind frakturiert, zum Teil am mazerierten Präparat ausgebrochen. (Eigene Beobachtung auch künstlich, und nach Baum, Arch. für Klin. Chir., Bd. 19, S. 381.)

Fig. 3. Durchschnitt durch die Schädelbasis an der Stelle des linken Kiefergelenkes in sagittaler Richtung (normal). Die Abbildung zeigt die Verhältnisse des Kiefergelenkes und namentlich die hier so dünne Stelle der Schädelbasis.

Gesichtsschädels oder die Wirbelsäule in die Schädelbasis förmlich hineingetrieben werden. Wenn ein Verletzter mit dem Kopf voran auf den Erdboden gestürzt ist und keine direkte Verletzung des Schädeldaches erlitten hat, so kann doch nach Auffallen des Kopfes durch die im Sturze nachrückende Wirbelsäule ein Druck auf die Schädelbasis in der Umgebung des Foramen magnum ausgeübt werden. Hierdurch wird dann der Schädel wie durch eine direkte Gewalt eingebrochen. Das Gleiche wird möglich sein, wenn der Körper mit dem Rumpf oder mit den Beinen auffällt, und der Schädel sich gewissermassen selbst an der senkrecht gegen seine Basis festgestellten Halswirbelsäule eindrückt. Diese Brüche haben etwas in hohem Grade Charakteristisches (vergl. Tafel 12) und können auch experimentell hergestellt werden.

In ähnlicher Weise wie durch die Wirbelsäule kann vom Gesichtsschädel aus eine Basisfraktur zustande kommen, doch sind das sehr viel seltenere Erscheinungen. Tafel 13 zeigt ein Präparat, bei welchem durch eine auf die Nasengegend einwirkende Gewalt ein Hineinrücken der knöchernen

Tab. 12.

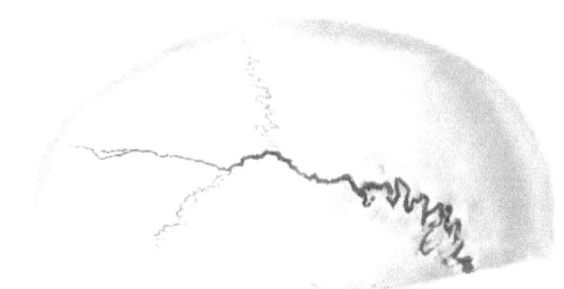

Fig. 1.

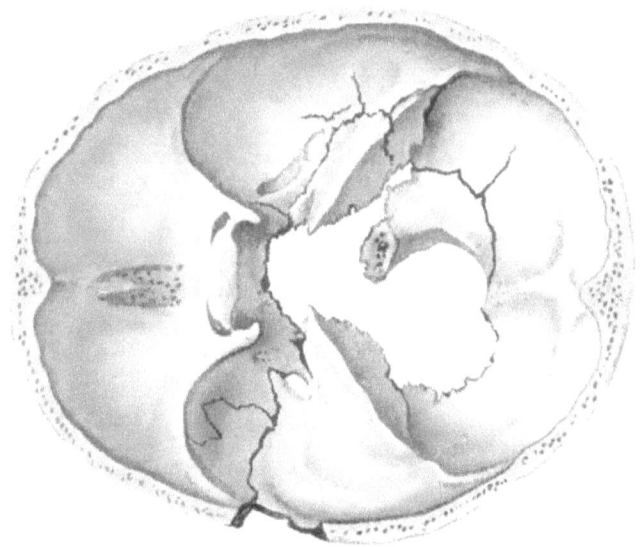

Fig. 2.

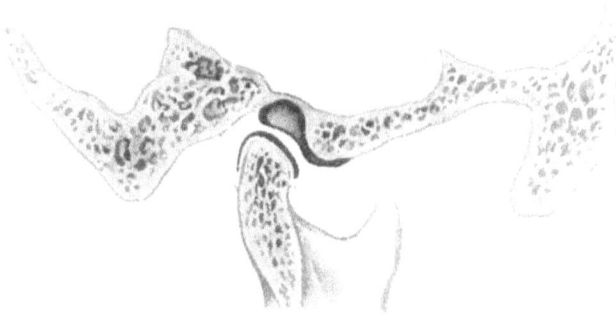

Fig. 3.

Nase in die vordere Schädelgrube mit höchst charakteristischer Verschiebung der Crista galli zustande gekommen ist. Auf Tafel 12 ist die Schädelbasis an der Stelle des Kiefergelenkes in einem Sagittaldurchschnitt abgebildet, um daran zu erinnern, dass dies die dünnste, manchmal durchscheinende Stelle der Schädelbasis ist und dass hier durch eine auf den Unterkiefer einwirkende Gewalt, wenn dieselbe auf den aufsteigenden Teil und speziell auf die Gelenkfortsätze übertragen wird (Fall auf das Kinn bei geöffnetem Munde), eine Fraktur der Schädelbasis entstehen kann. Es ist sogar beobachtet, dass der Gelenkfortsatz durch eine breite Bruchspalte an dieser Stelle in die Schädelhöhle hindurch getreten war. Solche Verletzungen sind aber sehr selten, weil der Unterkiefer bei dem erwähnten Mechanismus meistens selbst bricht und weil in der nächsten Umgebung der dünnen Stelle sehr starke Knochenränder zum Schutze dienen.

4. In gewiss äusserst seltenen Fällen kann ein Basisbruch dadurch hervorgerufen werden, dass der Schädel als Ganzes eine Kompression erleidet. Hierbei kommt zunächst die Elastizität des Schädels zur Geltung, bei fortgesetzter komprimierender Gewalt entstehen aber Frakturen, und zwar lässt sich experimentell nachweisen, dass diese Frakturen bei Kompression in der Längsrichtung stets in der Längsrichtung des Schädels, bei Kompression in querer Richtung dagegen quer durch die Schädelbasis verlaufen. Die Bruchlinien sind hiernach selbstverständlich nicht immer die gleichen, aber doch im grossen und ganzen von gleichem Charakter (vgl. Tafel 14). Der Querbruch kann dabei durch die mittlere Schädelgrube, jedoch auch durch das Felsenbein verlaufen.

Unerklärt bleiben nach diesen bisherigen Erörterungen nur die seltenen isolierten Frakturen des Orbitaldaches und die Basisfissuren bei Schussverletzungen. Für die ersteren ist zu berücksichtigen, dass solche dünne Knochenstellen viel-

Tab. 13.
Fraktur der Schädelbasis durch Verletzung der Nasengegend.

Fig. 1 und 2. Durchschnitt und Vorderansicht eines Schädels, bei welchem durch Druckverletzung auf die Nasen- und Oberkiefergegend eine Fraktur der Schädelbasis zustande gekommen ist.

Das Präparat stammt von der Leiche eines 28jähr. Mannes (Schumann), welcher mit der Diagnose einer Nasenbeinfraktur im Leipziger Krankenhaus aufgenommen war und an Meningitis am 12. April 1876 starb. Bei der Autopsie fand sich das nach einer Photographie abgebildete wundervolle Präparat.

Der Durchschnitt zeigt die Verschiebung des Nasen- und Siebbeins im ganzen nach aufwärts, so dass die Crista galli förmlich in das Innere der Schädelhöhle hineingespiesst ist. An der Vorderansicht erkennt man die Verschiebung der Nasenbeine ebenfalls, zugleich die mehrfachen Bruchlinien des Orbitalrandes beiderseits. (Eigene Beobachtung.)

---

leicht auch durch das Anprallen weicher Organe (Hirn, Bulbus) eine Trennung erleiden können, wenn der Anprall sehr heftig erfolgt. Für die letzteren ist heutzutage die Wirkung des hydrostatischen Druckes mit dem Erfolg einer gewissen Höhlenpressung anerkannt. Dass bei solchen Verletzungen, welche den Schädel als Ganzes treffen, der schwächste Teil desselben die Fraktur oder Fissur darbietet, ist nicht zu verwundern. Weitere theoretische Erwägungen über diese Fragen sind in den grösseren einschlägigen Werken nachzusehen.

Die **Symptome einer Basisfraktur** sind natürlich je nach dem Sitz der Fraktur resp. nach der betroffenen Schädelgrube sehr verschieden.

Wichtig für die Diagnose ist:

1. **Blutung.** Dieselbe kommt vor als Sugillation unter die Haut; eine solche ist jedoch nur dann von Wichtigkeit, wenn sie nicht der Stelle der stattgehabten Verletzung entspricht. Für die Frakturen im Bereich der vordern Schädelgrube hat die Blutunterlaufung der Augengegend einige Bedeutung. Richtig ist, dass fast bei allen Frakturen des Orbitaldaches eine Blutung im Orbital-

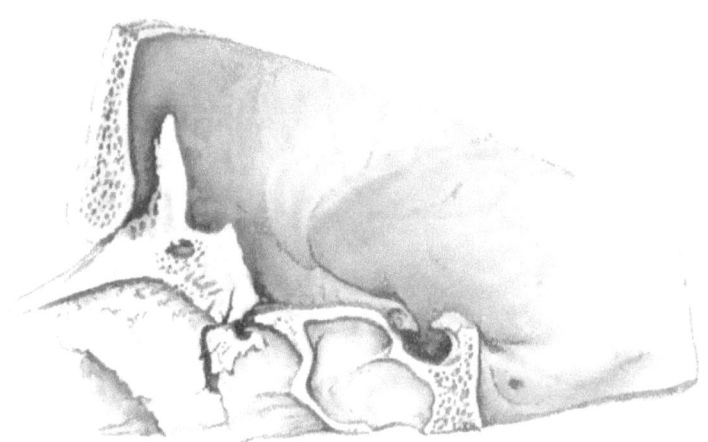

Fig. 1.

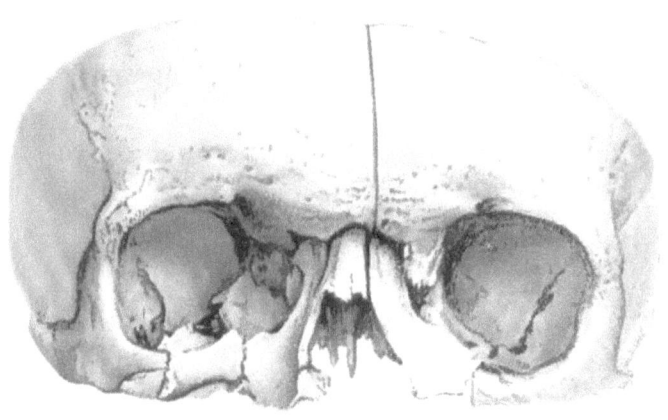

Fig. 2.

fett nicht fehlt, und dass diese Blutung bei ihrer Ausbreitung nach einiger Zeit zu einer Blutsuffusion der Conjunctiva bulbi, dann der Lider führt; Exophthalmos entsteht nur bei grösserer Blutansammlung; diagnostisch wichtig ist das nur, wenn die Stirngegend absolut unverletzt blieb. Sugillation in der Rachenschleimhaut ist selten beobachtet, häufiger **Blutung aus der Nase**, welche bei Rückenlage des Kranken, oder wenn der hintere Teil der Nase verletzt ist, zu einem Hinabfliessen des Blutes in den Rachen und zum Verschlucken desselben, gelegentlich also zu blutigem Erbrechen führen kann. Bei Frakturen der **mittleren Schädelgrube** und des Felsenbeines ist die **Blutung aus dem Ohr** ein sehr häufig beobachtetes Symptom. Differentiell diagnostisch ist ein Hineinfliessen des Blutes in den Gehörgang von aussen, eine einfache Ruptur des Trommelfells, eine Fraktur der vorderen (durch den Gelenkfortsatz des Unterkiefers bei Fall auf das Kinn) oder hinteren Wand (und des Proc. mastoideus) des äusseren Gehörganges auszuschliessen. Natürlich muss die Basisfraktur mit Zerreissung des Trommelfells kompliziert sein, um Blutung aus dem Ohr aufzuweisen. Für die Brüche in der **hintern Schädelgrube** scheint eine mehrere Tage nach der Verletzung entstehende Sugillation am Proc. mastoideus von diagnostischer Bedeutung.

  2. **Entleerung von Hirnsubstanz** ist ein seltenes Vorkommnis und nur bei den schwersten Brüchen zu beobachten. Es ist aber ein sicheres Zeichen einer Basisfraktur mit gleichzeitiger Hirnquetschung und Zerreissung der Hirnhäute. Relativ am häufigsten ist der Austritt von Hirnmasse in das Ohr und in den äusseren Gehörgang beobachtet. Viel häufiger ist der **Ausfluss von Liquor cerebro-spinalis**. Derselbe kommt zur Beobachtung nach Aufhören der Ohrblutung (einige bis 24 Stunden nach der Verletzung). Dieser Ausfluss seröser Flüssigkeit ist in der Regel sehr beträchtlich, man kann die rasch hintereinander folgenden Tropfen in einem Reagenzglas auffangen.

Die Flüssigkeit ist (wenn frei von Blut) klar, reagiert alkalisch, trübt sich kaum beim Kochen (fast eiweissfrei), enthält geringe Mengen einer reduzierenden Substanz und ist reich an Kochsalz. Ein derartiger seröser Ausfluss ist ein sicheres Zeichen einer Basisfraktur mit Zerreissung der Meningen, aber dies Symptom ist weit seltener als die Ohrblutung.

3. **Läsion der an der Schädelbasis verlaufenden Nerven.** Tritt dieses Symptom sofort oder sehr

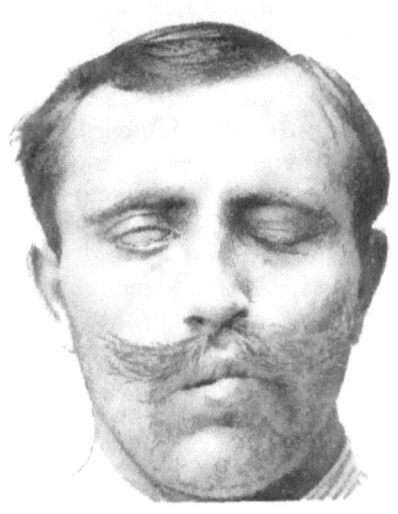

Fig. 30. Schädelbasisbruch mit rechtsseitiger Facialislähmung; charakteristisch ist der unvollständige Lidschluss, die schlaffe Backe und die Spalte in der rechten Mundhälfte. 25-jähriger Mann, Nielsen, 31. Oktober 1905.

bald nach der Verletzung auf, so deutet es auf Zerreissung oder Quetschung von Nerven innerhalb der ihren Kanal treffenden Bruchlinie. Kommt die Lähmung im Gebiete eines oder mehrerer Hirnnerven erst später im Verlaufe der Krankheit zur Beobachtung, so ist sie Folge einer von aussen nach innen geleiteten Entzündung, welche zur tötlichen Meningitis basilaris führen kann. — Die primäre Verletzung der Hirnnerven bei Basisfrakturen betrifft am häufigsten den Facialis und Acusticus, was bei der grösseren Häufigkeit der Brüche in der mittleren Schädelgrube und bei dem Verlaufe dieser Nerven im Felsenbein begreiflich ist; viel seltener sind andere Nerven betroffen.

Köhler fand bei 48 Basisbrüchen 22 mal Facialisparalyse, nur 2 mal Abducenslähmung. — Battle fand bei 168 Basisbrüchen 2 mal Zerreissung der Nn. olfactorii, sehr selten Oculomotoriuslähmung, 5 mal Abducenslähmung, 15 mal Facialisparalyse, 14 mal isolierte Taubheit, 8 mal Blindheit durch Bluterguss in die Opticusscheide [letzteres bei der Sektion konstatiert]).

Die Entstehung von traumat. Hautemphysem nach Fraktur des Proc. mastoideus (im Bereiche des Hinterhaupts), der Stirnhöhle (an der Stirn), des Siebbeins (in Augenhöhle und Lidern) ist ausserordentlich selten.

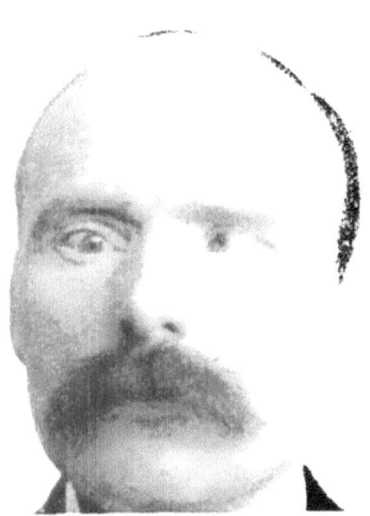

Fig. 31. Abducenslähmung rechts nach Schädelbasisfraktur (mittlere Schädelgrube) bei einem 37 jähr. Mann. (Brülleisen, 29. Januar 1903; die Lähmung besteht im November 1905 unverändert.)

Verlauf und Prognose der Basisbrüche.

Während man früher glaubte, Basisfrakturen seien absolut tötliche Verletzungen, ist es jetzt durch klinische Beobachtung und durch Sektionen bewiesen, dass Schädelbasisbrüche wohl heilen können, wenn nicht durch allzu grobe Gewalt schwere Läsionen des Hirns und der grossen Nervenstämme oder Hämatome innerhalb der Schädelkapsel zum Tode führen.

Erscheinungen von seiten des Gehirns werden in Fällen von Basisfraktur selten vermisst. Die relativ

Tab. 14.

Fraktur der Schädelbasis durch Kompression des Schädels.

Fig. 1. Schädelbasisbruch durch Kompression des Schädels in seiner Längsrichtung (Stirn — Hinterhaupt). Der 35jähr. Mann war durch Fall auf den Kopf (10 Fuss hoch) verletzt. Bei der Autopsie fand sich diese Fraktur durch das Foramen magnum (Hutchinson, Illustr. of clin. surg. I, Tab. 30.) Analog sind die künstlich hergestellten reinen Kompressionsbrüche.

Fig. 2. Schädelbasisbruch in querer Richtung, künstlich erzeugt durch Zusammenpressen des geschlossenen und intakten Schädels einer frischen Leiche mittelst eines geeigneten Apparates in querer Richtung.

---

leichteste Affektion desselben, welche hier in Frage kommt, ist die Gehirnerschütterung, Commotio cerebri, ein Zustand, in den typischen Fällen ausgezeichnet durch Bewusstlosigkeit des Verletzten, Erbrechen und Störung der Herztätigkeit, meistens Pulsverlangsamung. Die Erscheinungen gehen bald vorüber. Dauert die Bewusstlosigkeit länger als einige Stunden, höchstens 1 bis 1½ Tage, so ist eine schwerere Hirnläsion anzunehmen. Zuweilen fehlt dem Patienten in der Folge jede Erinnerung an das Vorgefallene. Im übrigen verschwinden bei genügend lange fortgesetzter Schonung die Symptome meistens völlig und es erfolgt Genesung. Reine Fälle von Commotio sind seltener, als man annahm. Als Ursache für das Zustandekommen der Commotio ist eine mechanische Schädigung des Gesamthirns anzunehmen; bei genauester anatomischer (mikroskopischer) Untersuchung hat man neuerdings kleine kapilläre Apoplexien gefunden (Gussenbauer u. a.).

Führt eine grobe Gewalt zur Fraktur des Schädels (häufig mit Impression), so ist an dieser Stelle auch eine Quetschung des Gehirns, Contusio cerebri, zu vermuten; zuweilen findet sich infolge der Verschiebung des Gehirns eine Contusio cerebri auch an der entgegengesetzten Seite (besonders bei Frakturen

Tab. 14.

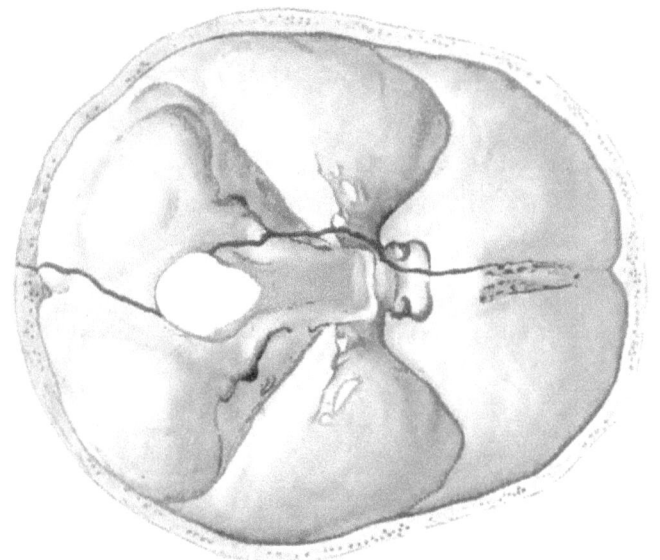

Fig. 2.

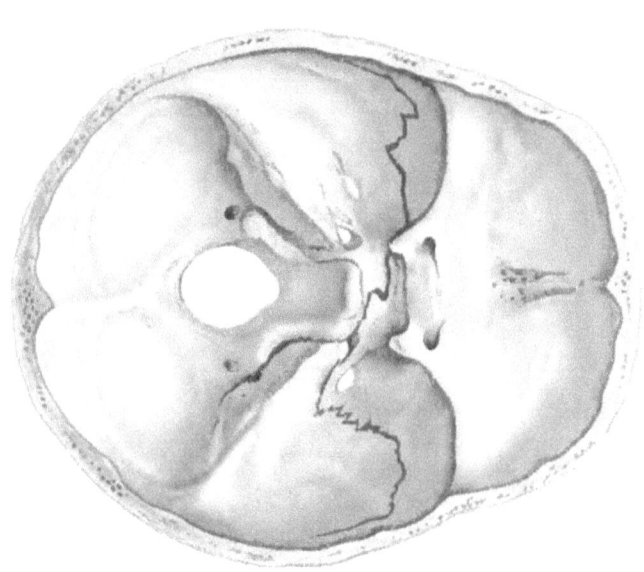

Fig. 1.

des Hinterhauptes), entstanden durch Contrecoup. An Stelle der Quetschung finden sich meistens schwere, anatomische Veränderungen: Blutergüsse im Gehirn und Zertrümmerung von Hirnsubstanz vor. Je nach der Wichtigkeit des betroffenen Hirnrindenteils werden besondere nervöse Symptome durch Ausfall gewisser Zentren vorhanden sein; hier sind dann neben den allgemeinen auch Herdsymptome zu beobachten. Bei Hirnquetschung und intraduralem Blutergusse an der Basis des Frontal- und Schläfenlappens sind neuerdings starke Temperatursteigerungen beobachtet, ohne Meningitis, wie die Sektion ergab. — Eine Infektion an der gequetschten Hirnpartie findet in der Regel nicht statt; es bildet sich allmählich eine Cyste oder eine feste Narbe, zuweilen gelbe Erweichung (Encephalitis chronica).

Unter Umständen kommt es auch zu einer Compressio cerebri, zum Hirndruck. Es ist durch klinische Beobachtung und durch Experimente festgestellt, dass ein relativ grosser Teil der Schädelhöhle ausgeschaltet sein muss, um die Erscheinungen des Hirndruckes hervorzurufen; kleine Extravasate, Schädeldepressionen von nicht ganz ungewöhnlich grosser Ausdehnung, rufen die Symptome des Hirndruckes nicht hervor. (Ausweichen des Liquor cerebro-spinalis.) Bei allmählich zunehmendem Druck ändert sich das klinische Bild, welches in der Regel folgenden Verlauf zeigt: Unruhe, Kopfschmerz, Uebelkeit, Irrereden, Stauungspapille, Erbrechen, Bewusstlosigkeit, Schlafsucht, Sopor und Coma. Pulsverlangsamung ist ein häufiges Symptom.

Bei Schädelbrüchen erzeugt namentlich das durch Zerreissung der A. meningea media entstandene Blutextravasat, welches zwischen Dura mater und Knochenfläche seinen Sitz hat und die Konvexität des Gehirns abflacht (cf. Tafel 9), häufig Hirndrucksymptome. In typischen Fällen dieser Art gehen die anfangs vorhandenen Erscheinungen der Comotio cerebri vorüber, der Patient kommt wieder zum Bewusstsein, er

Tab. 15.

Schädelbruch mit Zerreissung der Arteria meningea media und fortgesetztem Bruch der Schädelbasis.

Fig. 1. Schädelhälfte, in welche die Richtung und Ausdehnung eines Schädelbruches eingezeichnet ist, welchen ich beobachtet habe. Die Einzelheiten des Befundes wurden bei der Sektion durch Messung und Zeichnung fixiert. Der 20jähr. Arbeiter D. war 4 Stock hoch herabgestürzt. Bei der Aufnahme in die Klinik fand sich eine Sugillation in der linken Schläfengegend, fühlbare Fraktur der linken Schläfenbeinschuppe, Blutung und dann Ausfluss von Liquor cerebrospinalis aus dem linken Ohr, Parese der linken Gesichtshälfte und der rechtsseitigen Extremitäten. Der Tod erfolgte an Tetanus von einer Quetschwunde der Trochantergegend aus. Die Abbildung lässt die Stelle des Blutergusses im Bereich des hinteren Astes der A. meningea media erkennen, daneben die Verzweigungen dieser Arterie, die Bruchlinie und die Naht zwischen linkem Scheitelbein und Stirnbein. (Eigene Beobachtung.)

Fig. 2. Horizontaler Durchschnitt durch den Schädel mitsamt seinem Inhalt. Es findet sich ein mächtiger **Bluterguss aus der A. meningea media** zwischen Schädel und Dura an der Frakturstelle. Das Gehirn ist komprimiert und verschoben. (Nach Hutchinson, Illustr. of clin. surg. II, Tab. 54.)

---

scheint auf gutem Wege zu voller Genesung. Da kommen neue Erscheinungen, anfangs Reizungssymptome, später Lähmungs-, Depressionszustände mit erneutem Verlust des Bewusstseins, Pulsverlangsamung und schliesslich schwerem Coma. Hier kann nur die rechtzeitige Trepanatio cranii an der Stelle des Blutextravasates, die Ausräumung desselben und wenn nötig, die Unterbindung der A. meningea media Rettung schaffen. (Vgl. die Bestimmung der Trepanationsstelle, speziell die Krönleinschen Angaben, in einer chir. Operationslehre.)

Somit bieten also die Basisbrüche — noch abgesehen von selteneren Komplikationen — grosse Gefahren. Die Sterblichkeit ist eine grosse, natürlich abhängig von der Grösse der Verletzung und den Komplikationen. Die Brüche durch die mittlere Schädel-

Tab. 15.

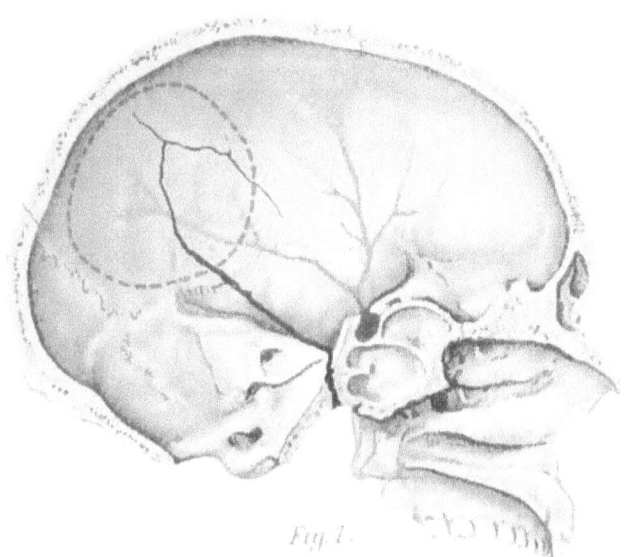

Fig. 1.

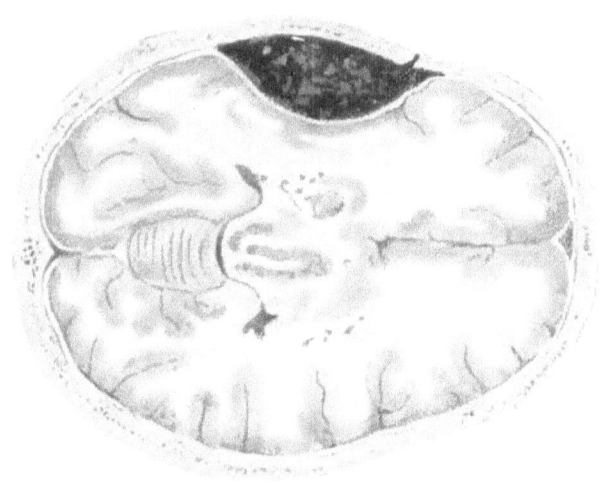

Fig. 2.

grube sind zwar weitaus die häufigsten, aber diejenigen durch die hintere Schädelgrube bieten die grösste Mortalität.

Im allgemeinen ist die **Therapie** bei den nicht komplizierten Schädelbrüchen eine rein zuwartende. Ruhe, allgemeine Pflege des Verletzten, unter Umständen Ernährung mit der Schlundsonde, lokal vielleicht einmal Kälte, namentlich aber Abhaltung von Schädlichkeiten.

Dass man bei Ausfluss von Blut aus dem Ohr den äusseren Gehörgang mit desinfizierender Lösung ausspritzen soll, ist nicht zu empfehlen. Ich halte es für unmöglich, dadurch eine vollkommene Desinfektion herbeizuführen, und lasse den Gehörgang nur in seinem äusseren Teil vorsichtig auswischen, das Ohr und die umgebende Haut jedoch gründlich desinfizieren und sterile Watte auflegen. Bei einer Injektion von Flüssigkeit könnte gerade eine Infektion der tieferen Teile der Wunde (Meningitis) herbeigeführt werden.

Wird weniger die Hirnquetschung als die durch sie bedingte Blutung an der Hirnoberfläche als Todesursache angesehen (durch Hirndruck), so ist es logisch, dass demzufolge die Trepanation warm empfohlen wird. Neuerdings sind durch diese Operation einige erfreuliche Resultate erzielt worden.

Die Heilung der Schädelbrüche erfolgt knöchern, nur mit auffallend geringer Callusbildung; der letztere Umstand ist durch die geringe Dislokation, die vollkommene Ruhe der Bruchstücke bedingt und dadurch, dass die Dura mater keine so intensive knochenbildende Fähigkeit besitzt, wie das Periost der Röhrenknochen. Selten bleiben Schädellücken nach Frakturen des Schädeldaches zurück (bei kleinen Kindern), zum Teil mit Bildung von Meningocele.

III. Verletzungen der Gesichtsknochen.

Die Gesichtsknochen sind der Untersuchung von aussen oder von der Nasen- und Mundhöhle aus so zugänglich, dass deren Frakturen kaum jemals diagnostische Schwierigkeiten bereiten. Diese Knochenbrüche sind fast immer als komplizierte aufzufassen, da die Bruchstelle mit der Nasen- oder Mundhöhle in offenem Zusammenhange steht; auffallend genug, dass trotzdem die Heilung in der Regel keine erheblichen Komplikationen und Gefahren durch Infektion mit sich führt.

Die **Knochen der Nase** erleiden nur direkte Verletzungen durch Schlag oder durch Auffallen. Fraktur der Nasenbeine und der dahinter gelegenen Teile des knöchernen Septum narium führt meist zu deutlicher, zuweilen zu hochgradiger Deformität (traumatische Sattelnase). Die Deformität kann in frischen Fällen durch Eingehen mit einer Kornzange in die Nasenhöhle gehoben werden. Von den Symptomen sind die Sugillationen, die Blutung aus der Nase leicht verständlich; ein spärliches Hautemphysem kann durch Eindringen von Luftbläschen durch den Schleimhautriss in das Zellgewebe der Frakturgegend zustande kommen, ist aber selten.

Frakturen des **Jochbeins** und des **Oberkiefers** sind die Folgen direkter Läsion, sehr oft von Hufschlag; sie sind deshalb auch sehr oft mit einer Hautwunde kompliziert. Die Diagnose bietet keine Schwierigkeiten; die Therapie erheischt Reposition und geeignete Fixation dislozierter Stücke des Alveolarfortsatzes. Dies geschieht am besten mit zahnärztlicher Hilfe, wodurch auch lose Zähne oft noch erhalten werden können. Gelegentlich habe ich durch das Annageln eines Fragmentes auf einfachste Weise gute Heilung erzielt. Sodann ist sorgfältiges Reinhalten der Mundhöhle (Auswischen mit 3 % Borlösung, auch Anwendung von Wasserstoffsuperoxyd — mit dem spray —) und vorsichtige flüssige Ernährung angezeigt.

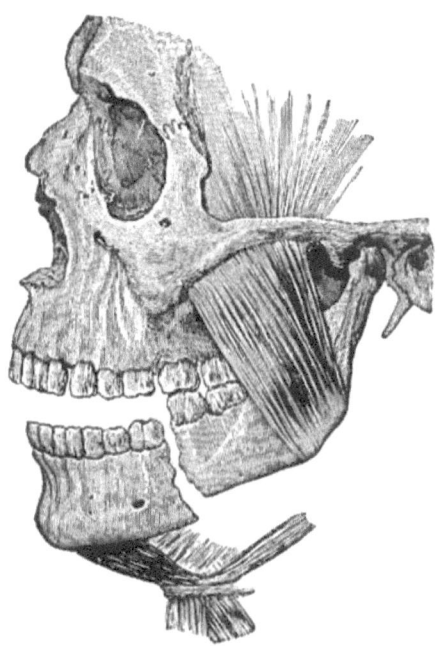

Fig. 32. Dislokation der Fragmente bei Fractura mandibulae durch die Muskulatur.

Die **Knochenbrüche des Unterkiefers** sind häufiger; ihre Untersuchung und Erkennung von aussen und vom Munde aus ist so einfach, dass darüber nur wenig gesagt zu werden braucht. Bei den Brüchen des Unterkieferkörpers resp. -Bogens kann man insofern eine typische Dislokation beobachten, als der hintere Teil einer Hälfte durch den Masseter

Tab. 16.
Frakturen des Unterkiefers.

Fig. 1. **Frischer Knochenbruch im Körper des Unterkiefers** mit schräg verlaufender Bruchlinie im Bereiche der (nicht mehr vorhandenen) Mahlzähne. (Pathol.-anat. Institut München.)

Fig. 2. **Interessante Fraktur schräg durch den Körper des Unterkiefers und durch beide Gelenkfortsätze**, frisch. Das Präparat ist sicher das Produkt einer sehr schweren Verletzung, wahrscheinlich durch Fall auf das Kinn entstanden. Vgl. Fig 3, Tab. 12, und die zugehörigen Bemerkungen. (Pathol.-anat. Institut München.)

Fig. 3a und 3b. **Fraktur des Gelenkfortsatzes des Unterkiefers**. Die Ansicht von aussen (Fig. 3a) und namentlich die von innen (Fig. 3b) zeigt das Bruchstück, welches nach abwärts verschoben und fest angeheilt ist. Das obere Ende des Proc. condyloideus dieser Seite wird nun vom Proc. coronoideus überragt; die Fossa semilunaris ist durch das dislozierte Bruchstück zum Teil ausgefüllt. (Pathol.-anat. Institut München).

Fig. 4 und 4a. **Hammondsche Drahtschiene für Unterkieferbrüche**, in Fig. 4a in natürlicher Lage am Kiefer (nach Röse, über Kieferbrüche und Kieferverbände).

---

nach oben gezogen, der vordere Teil durch den Biventer und die anderen sich am Kinn ansetzenden Muskeln aber nach unten disloziert wird.

Dazu fehlt selten eine gewisse seitliche Verschiebung, durch welche die beiden Bruchstücke seitlich aneinander verschoben werden, sodass der Bogen des Mandibulakörpers kleiner und schmäler wird. — Auch ein Doppelbruch des Unterkiefers wird zuweilen beobachtet, und Comminutivbrüche sind nicht selten.

Die **Entstehung** der Unterkieferbrüche ist fast immer eine direkte (Schlag, Hufschlag, Schussverletzung von aussen oder beim Selbstmordversuch durch Entladung in der Mundhöhle). Doch gibt es auch indirekte Frakturen durch Fall auf das Kinn oder durch seitliches Zusammenpressen des Knochens. Relativ häufig kommen Frakturen und Absprengungen am **Alveolarfortsatz** vor, infolge ungeschickten oder rohen Verfahrens beim Ausziehen von Zähnen, besonders mit dem Zahnschlüssel.

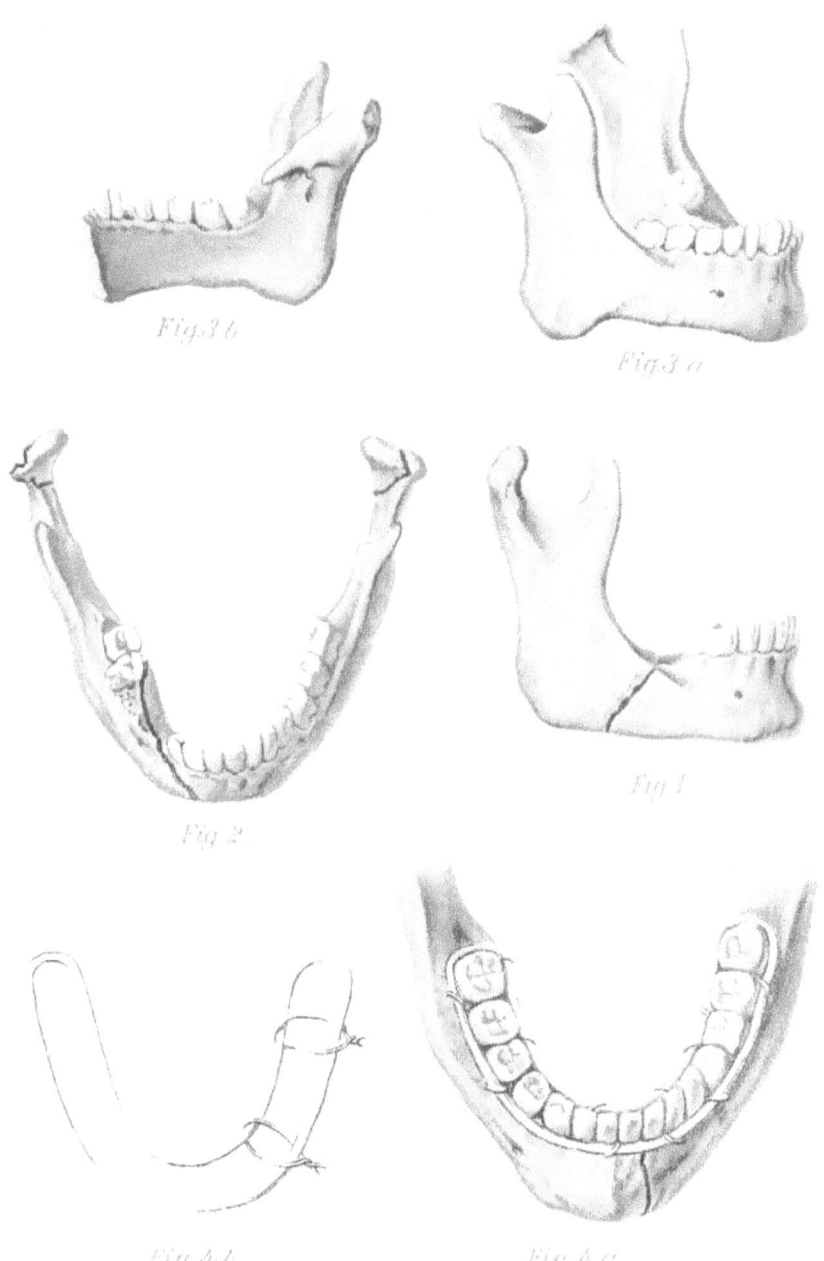

Tab. 16

Fig. 3 b
Fig. 3 a
Fig. 2
Fig. 1
Fig. 4 b
Fig. 4 a

89

Bei der **Therapie** sollte nicht vergessen werden, dass die Brüche im Bereiche des Unterkiefer-Körpers immer mit einer Wunde des Zahnfleisches kompliziert sind. Es handelt sich also um eine F r a c t u r a c o m p l i c a t a, auch wenn eine Hautwunde nicht vorhanden ist. Deshalb muss die Mundhöhle peinlich rein gehalten werden (Reinigung der Zähne, desinfizierendes Mundwasser, besonders nach den Mahlzeiten); bei grösseren Zahnfleischwunden ist Jodoformgaze zum Verband zu verwenden, indem dieselbe eventuell durch geeignete Nähte befestigt wird.

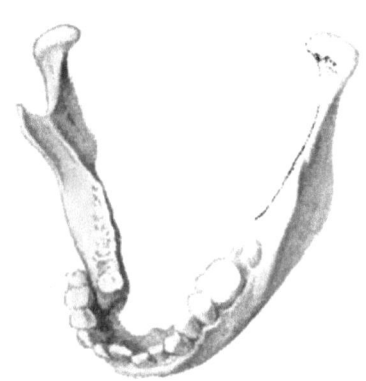

Fig. 33. Präparat einer Unterkieferfraktur mit seitlicher Verschiebung.

Die Reposition der dislozierten Bruchstücke ist durch direkten Druck in der Regel leicht zu erreichen, jedoch bietet die Retention in guter Stellung bei der andauernden Muskelwirkung oft Schwierigkeiten. Glücklicherweise ist man heute nicht mehr auf die aussen an dem Unterkieferrande und der Kinngegend anzubringenden und durch Binden gegen den Oberkiefer zu fixierenden V e r b ä n d e, S c h i e n e n und A p p a r a t e angewiesen. Mit zahnärztlicher Hilfe gelingt die Fixation der Bruchstücke durch kleine S c h i e n e n, d i e a n d e n Z ä h n e n b e i d e r F r a g m e n t e befestigt werden; auch einfache Verbindung der betr. Zahnkronen durch Umwickeln mit dünnem Silberdraht ist

Tab. 17.

Luxation des Unterkiefers nach vorn.

Fig. 1. **Doppelseitige Luxation des Unterkiefers**, an der Leiche hergestellt und präpariert. Der Mund weit offen, das Kinn nach vorn verschoben. Der Gelenkfortsatz des Unterkiefers steht v o r dem Tuberc. articulare; hinter dem letzteren die leere Gelenkgrube (Fossa glenoidalis). Die Gelenkkapsel erscheint als gespannter Streifen, aber ohne Einriss. Der Musc. temporalis befindet sich in höchster Spannung, da sein Ansatzpunkt, der Proc. coronoideus stark nach vorn verschoben ist; der M. temporalis führt dadurch zu einer wirklichen Verhakung des Gelenkfortsatzes vor dem Tuberc. articulare. (Eigenes Präparat.)

Fig. 2. **Normale Verhältnisse des Kiefergelenkes bei geschlossenem Munde**. Musc. temporalis ohne Spannung.

Fig. 3. **Normales Kiefergelenk bei geöffnetem Munde**. Der Gelenkfortsatz steht auf dem Tuberc. articulare.

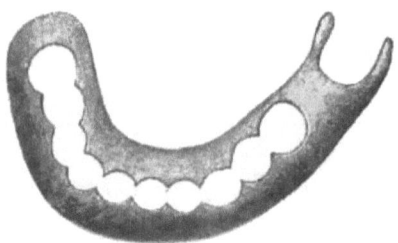

Fig. 34. Abnehmbare Interdentalschiene aus Kautschuk und Golddraht nach Warnekros (Berlin). Vgl. Verh. des Deutschen Chir. Kongr. 1903, S. 214.

zuweilen genügend. Am schönsten wirken abnehmbare Verbände, welche an der noch frischen Fraktur sofort schmerzlose Kieferbewegung, Sprache und Nahrungsaufnahme ermöglichen und eine Korrektur der vorhandenen Dislokation bis zur Wiederherstellung normaler Form zulassen (cf. Fig. 34). Nur wo die Zähne fehlen oder unter anderen besonderen Verhältnissen ist man auf die Benützung der älteren Methoden oder auf die Knochennaht angewiesen. Die letztere wird mit dickem Silberdraht ausgeführt, nachdem die Löcher mit Drillbohrern von entsprechender Dicke

Tab. II.

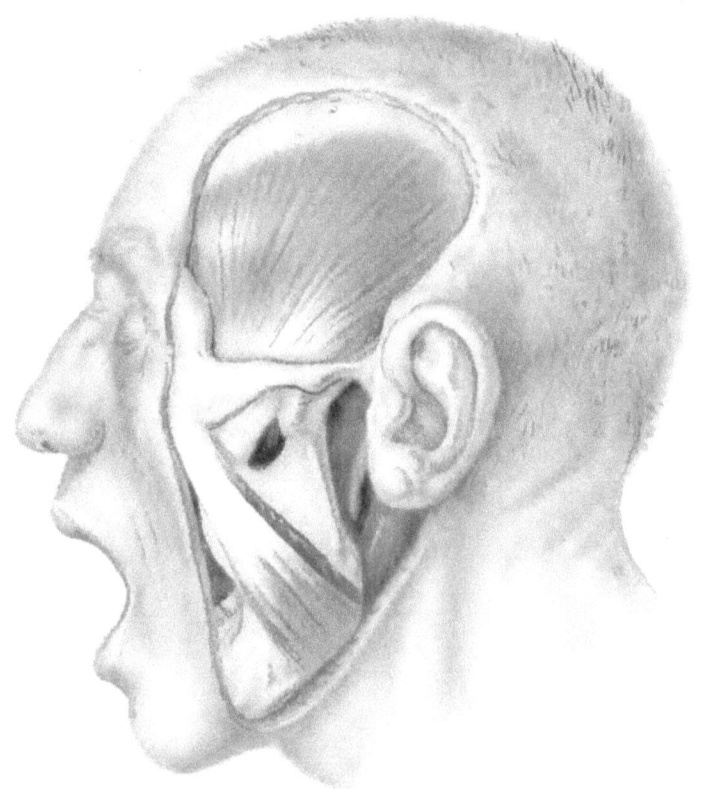

Fig. 1.

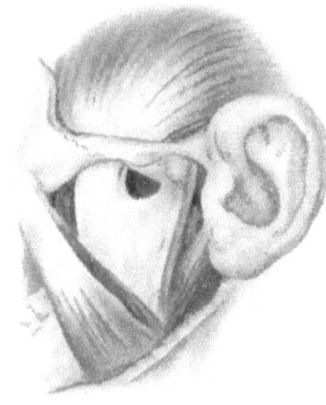

Fig. 3.

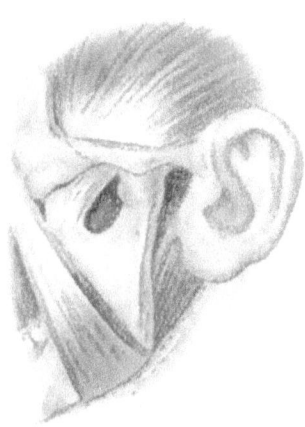

Fig. 2.

vorgebohrt sind. Wenn die Löcher in richtiger Lage zueinander hergestellt werden, lässt sich eine Dislokation in der Regel vermeiden. Diese Knochennaht ist auch ohne Narkose ausführbar.

Von selteneren Knochenbrüchen des Unterkiefers sind diejenigen des Gelenkfortsatzes zu erwähnen (Taf. 16). Die seltene Fraktur des Processus coronoideus entsteht als Rissbruch durch den M. temporalis; Heilung meist mit starker Diastase.

Luxationen des Unterkiefers.

A. Luxation nach vorn.

Sehr häufig ist die **doppelseitige Luxation** des Unterkiefers nach vorn; dieselbe entsteht bei

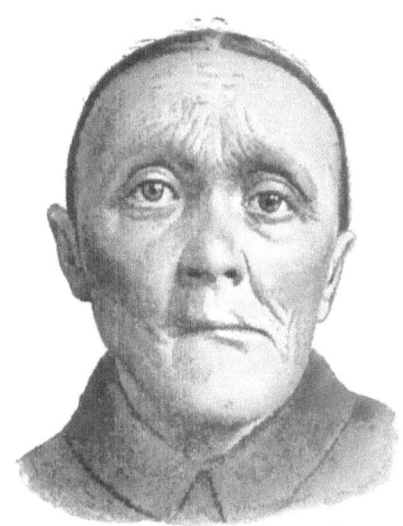

Fig. 35.
Habituelle rechtsseitige
Unterkiefer-Verrenkung bei
einer 50jähr. Frau.

übermässigem Oeffnen des Mundes, Gähnen, Erbrechen etc. Bekantlich tritt bei jeder physiologischen Bewegung des Unterkiefers eine Verschiebung des Gelenkköpfchens ein; wird der Mund geöffnet, so verlässt das Köpfchen die Gelenkgrube und gelangt auf das Tuberculum articulare. Die Achse für diese Bewegung, d. h. die ruhigste Linie des Unterkiefers bei ihr, liegt etwa an dem Anfang des Canalis mandibularis an der Lingula. Wird nun die Bewegung forciert, so kann das Köpfchen nach vorn noch über den Gelenkhöcker hinausgelangen und kommt hier wieder in eine Vertiefung, in welcher es nun förmlich festgehakt liegt: die Luxation ist eingetreten. Diese

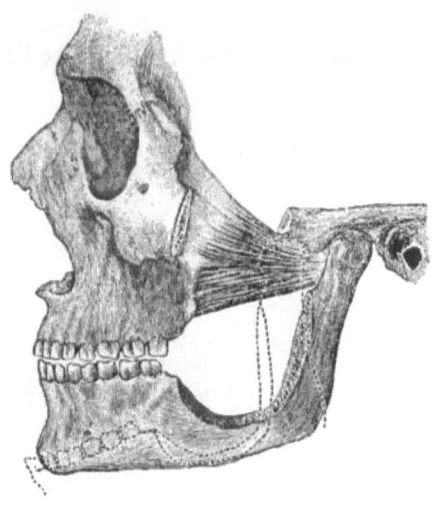

Fig. 36. Wirkung des Musc. pterygoideus ext. bei der Luxation des Unterkiefers.

Luxation ist häufiger beim weiblichen Geschlecht, als bei den Männern. Durch den starken Zug der Muskeln, besonders des M. temporalis wird die Verhakung erst recht fest.

Die **Symptome** der Luxation sind überaus einfach: Der Mund weit geöffnet, die Zahnreihe des Unterkiefers weit vorstehend über diejenige des Oberkiefers; völlige Unfähigkeit des Patienten, den Mund selbst zu schliessen; das Fehlen der Prominenz des Proc.

condyloideus an normaler Stelle und ihr Vorhandensein weiter vorn. Bei der einseitigen Luxation nach vorn steht der Mund auch weit geöffnet und das Kinn etwas nach der gesunden Seite verschoben. Die Gelenkkapsel bleibt meistens unverletzt und ist nur sehr stark gespannt (Tafel 17). Bei Kindern kommt diese Luxation nicht vor. Die **Prognose** ist günstig; doch besteht zuweilen eine grosse Neigung zur Wieder-

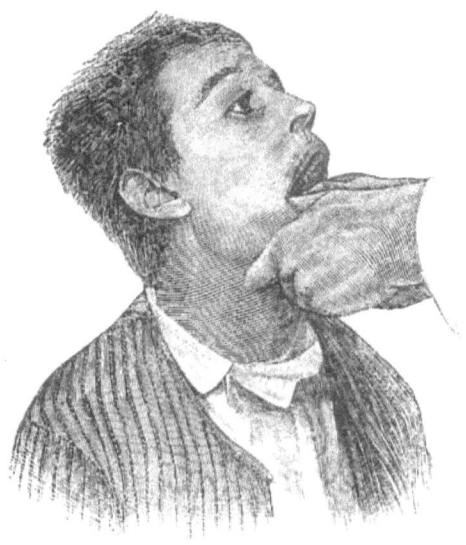

Fig. 37. Repositionsverfahren bei Luxation des Unterkiefers.

kehr dieser Luxation (habituelle Luxation des Unterkiefers).

Es ist nach dem Gesagten leicht verständlich, dass zur **Reposition** ein bestimmtes Manöver erforderlich ist. Der Unterkiefer muss zunächst nach abwärts gedrückt und geschoben, (am besten durch Druck mit den beiden in die Mundhöhle eingeführten Daumen auf die Alveolarfortsätze des Unterkiefers), und dann etwas nach hinten gedrückt werden. So gelangt das

Köpfchen auf das Tuberc. articulare und in die Gelenkgrube: die Luxation ist gehoben. Man spürt bei der Reposition das plötzliche Nachlassen des Widerstandes, welcher durch die Muskeln im Sinne der Verhakung ausgeübt wird. Narkose ist dabei in der Regel nicht nötig.

B. Luxation nach hinten.

Die Luxation des Unterkiefers nach hinten ist eine sehr grosse Seltenheit; fast nur bei Frauen beobachtet. Dabei überspringt (beim Gähnen, bei krampfhafter Kontraktion, durch Fall etc.) der Proc. condyloideus das kleine Tuberculum tympanicum, welches die Gelenkgrube nach hinten abschliesst, und gelangt in die Fossa-tympanico-stylomastoidea. Dann ist der Mund fest geschlossen; die Zähne des Unterkiefers stehen hinter der Zahnreihe des Oberkiefers, fest aneinander gepresst. Der Gelenkfortsatz befindet sich ungefähr unter dem äusseren Gehörgang vor dem Proc. mastoideus. Zur Reposition genügt ein Druck gegen den Unterkiefer nach hinten mit folgender Bewegung nach unten und vorn; oder gewaltsames Oeffnen der Zahnreihen mit Hilfe des Mundspiegels.

IV. Frakturen und Luxationen der Wirbelsäule.

A. Frakturen der Wirbelsäule.

1. Fraktur der Wirbelkörper.

Man kann von **typischen Frakturen der Wirbelkörper** sprechen, welche im Bereich des 5., 6. Halswirbels und des untersten Brust- sowie ersten Lendenwirbels am häufigsten vorkommen. Es sind stets gröbere Gewalten, welche diese Frakturen hervorbringen. Das ist schon deshalb begreiflich, weil die Wirbelsäule als Ganzes neben bedeutender Festigkeit einen hohen Grad von Elastizität und Beweglichkeit besitzt; besteht doch die Wirbelsäule zum vierten Teil ihrer Länge aus den elastischen und grosse Beweglichkeit zulassenden Intervertebralscheiben. Wie beweglich die Wirbelsäule durch Uebung werden kann, zeigen die erstaunlichen Bewegungen der sog. Kautschukmänner, welche im Halsteil, an der Verbindung von Brust- und Lendenteil und im Lendenteil selbst zu förmlichen Abknickungsn führen. Diese Stellen sind es auch, an welchen Frakturen am häufigsten beobachtet werden, offenbar deshalb, weil die fortwirkende Gewalt hier den besten Angriffspunkt findet. Zur Erklärung ist auch darauf hingewiesen, dass ein Stab von ungleicher Biegsamkeit wie die Wirbelsäule, wenn er bis zum Zerbrechen gebogen wird, meistens da bricht, wo ein mehr biegsamer Teil mit einem weniger biegsamen in Verbindung steht, d. i. also in

Tab. 18.

Fraktur der Halswirbelsäule mit Quetschung des Rückenmarkes.

Fraktur im Bereiche des 6. und 7. Halswirbelkörpers von einem 33jährigen Mädchen (Auguste Ahrens); Aufnahme am 28. Juni 1893 in die Greifswalder Klinik, Tod am 5. Juli. Bei der Sektion fand sich eine völlige quere Durchquetschung des Markes. Dementsprechend waren bei Lebzeiten neben freiem Sensorium sensible und motorische Lähmung des Rumpfes und der unteren Extremitäten, auch partielle Paralyse an den oberen Extremitäten vorhanden. Die Grenze der Sensibilität fand sich vorn in der Höhe der 3. Rippe beiderseits; dazu Retentio urinae. In der Gegend des 6. Halswirbels fand sich im Nacken ein deutlicher Vorsprung; in Narkose liess sich derselbe ausgleichen. Behandlung mit Gewichtsextension am Kopfe (Glissonsche Schwinge) mit Hilfe eines schleifenden Kopfhalters; Lagerung auf Heberahmen mit guter Polsterung (Wasserkissen). Der Tod erfolgte unter dem Bilde der Respirationslähmung.

Das Bild zeigt aufs schönste die Fraktur der beiden Wirbelkörper und die Verschiebung des 7. nach hinten oben; hierdurch erfolgte die Verengung des Rückgratkanales und die Quetschung des Rückenmarkes. (Eigene Beobachtung.)

---

der Gegend des 12. Brust- und 1. Lendenwirbels und ganz besonders im Bereich der unteren Halswirbel.

Aeusserst selten entstehen die Brüche der Wirbelkörper durch direkte Gewalt. Wo es sich um Wirbelkörperbruch durch heftigen Stoss oder durch Ueberfahren handelt, ist indirekte Gewalteinwirkung nicht auszuschliessen.

Indirekte Brüche betreffen vornehmlich die Wirbelkörper und sind durch übermässige Beugung, Ueberstreckung, durch Zusammendrücken und verschiebende Gewalt — meistens durch eine Kombination dieser Faktoren bedingt. Immer ist es grobe Gewalt, welche bei Gelegenheit eines Sturzes auf den Rücken, den Kopf oder das Gesäss (die Füsse), bei Verschüttung etc., eventuell bei gleichzeitiger muskulärer Feststellung der Wirbelsäule als Ganzes, zur Wirkung kommt. Relativ häufig werden Wirbelfrakturen (indirekte, durch Kompression) an den im Kohlen-

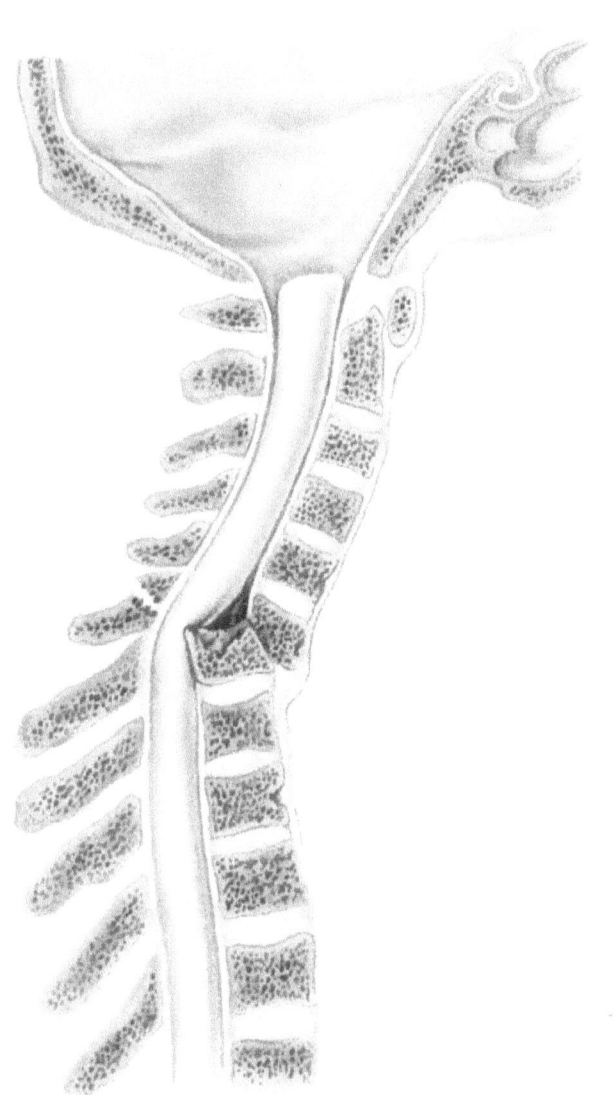

Tab. 18.

revier beschäftigten Bergleuten beobachtet; die Entstehung ist meistens so, dass der hockende Bergmann (sitzend, halb gebückt, mit dem Gesäss auf den Hacken ruhend) von den aus geringer Höhe über ihm sich lösenden Gestein- oder Kohlenmassen auf Kopf und Nacken getroffen wird; so wird er langsam nach vorn zusammengepresst, die Wirbelsäule wird übermässig nach vorn gebeugt, bis der Kopf die Kniegegend berührt, und dabei entsteht die Fraktur.

Man kann verschiedene Formen der Wirbelkörperbrüche unterscheiden:

Schrägbrüche sind am häufigsten und tendieren zu starker Verschiebung. (Vgl. Tab. 18.) Die Bruchlinie verläuft bei denselben meistens von hinten oben nach vorn unten.

Längsbrüche sind sehr selten.

Querbrüche werden bei den sogenannten Quetschungsbrüchen oder Kompressionsbrüchen der Wirbelsäule beobachtet, welche bei maximaler Flexion und gleichzeitigem Zusammendrücken in der Längsrichtung entstehen (dabei wird der nachgiebigere Wirbelkörper durch seine Nachbarn eingedrückt und so in querer Richtung verbreitert, von oben nach unten aber verkürzt); auch wirkliche Einkeilung kann dabei vorkommen, ebenso Infraktionen und Fissuren. Obgleich die äussere Konfiguration der Wirbelsäule bei diesen Kompressionsbrüchen weniger verändert zu sein pflegt, kann doch, wie Tab. 19 zeigt, eine starke Verengerung des Wirbelkanals und Quetschung des Rückenmarks stattfinden. Auch Einrisse, Abreissung (mit anhängender Knochenlamelle), sogar Loslösung der Zwischenwirbelscheiben werden beobachtet.

Symptome. Eine wichtige Erscheinung der Wirbelkörperbrüche ist, abgesehen von dem shockartigen Zustand, welcher nach so schweren Verletzungen oft auftritt, die traumatische Kyphose an der Bruchstelle. Dieselbe resultiert aus der Verschiebung der Bruchstücke im Sinne einer Verkürzung

Tab. 19.
Doppelter Kompressionsbruch der Wirbelsäule.

Das Präparat stammt von einem 30jähr. Dachdecker (Chr. Lindgrön), welcher am 28. Mai 1894 von einem etwa 60 Fuss hohen Dach herabstürzte. Er fiel dabei angeblich zuerst mit dem Rücken auf eine Leiter, schlug dann aber mit den Füssen zu unterst auf dem mit Kies bestreuten Boden auf. Das Bewusstsein kehrte erst am folgenden Tag (in der Klinik) zurück.

Bei der Aufnahme fand sich Schmerz im oberen und im unteren Abschnitt der Brustwirbelsäule; motorische Lähmung fehlte, aber Anästhesie an den Oberschenkeln hinten, an Damm, Genitalien und Gesäss. Vom 2. Tage an Incontinentia urinae et alvi. — Als Komplikation bestand ein exquisiter Kompressionsbruch des linken Calcaneus, eine tiefe Weichteilwunde an der rechten Fusssohle (hinten) nebst rechtsseitigem Knöchelbruch.

Im weiteren Verlaufe Decubitus, Erysipel, Amputation des Unterschenkels etc. Tod am 14. XI. 1894. (Vgl. Enderlen in Deutsche Zeitschr. f. Chir. Bd. 43, S. 329.)

Die Abbildung zeigt den doppelten Kompressionsbruch naturgetreu; der 5. Brustwirbelkörper ist mit seiner vorderen Kante in den 6. hineingepresst; Wirbelkanal hier intakt (Fig. 1a). Der 1. Lendenwirbelkörper ist nach allen Richtungen förmlich auseinandergequetscht; hierdurch ist auch der Wirbelkanal sehr verengert (in sagittaler Richtung hat der Kanal hier nur 4 mm Durchmesser) und hier ist die Cauda equina und ihre Umhüllung beteiligt (Adhäsionen); Fig. 1b).

Die Frakturen entstanden durch Kompression in der Längsrichtung der Wirbelsäule bei stark vornübergebeugter Haltung der letzteren. (Eigene Beobachtung.)

---

der ganzen Wirbelsäule, also eine Folge der einwirkenden Gewalt, auch des Muskelzuges der mächtigen Längsmuskeln und sekundärer Bewegungen. Hierdurch wird dann eine winkelige Prominenz der Wirbelsäule an ihrer Rückseite bedingt, welche an dem charakteristischen Vorspringen der betreffenden Proc. spinosi kenntlich ist. Wenn der Wirbel nicht quer, sondern schräg gebrochen ist, kann natürlich, entsprechend der Richtung der Bruchfläche auch eine seitliche Verschiebung resultieren.

Ein geringer Grad von Kyphose ist zuweilen schwer festzustellen. Manchmal fehlt ein deutlicher

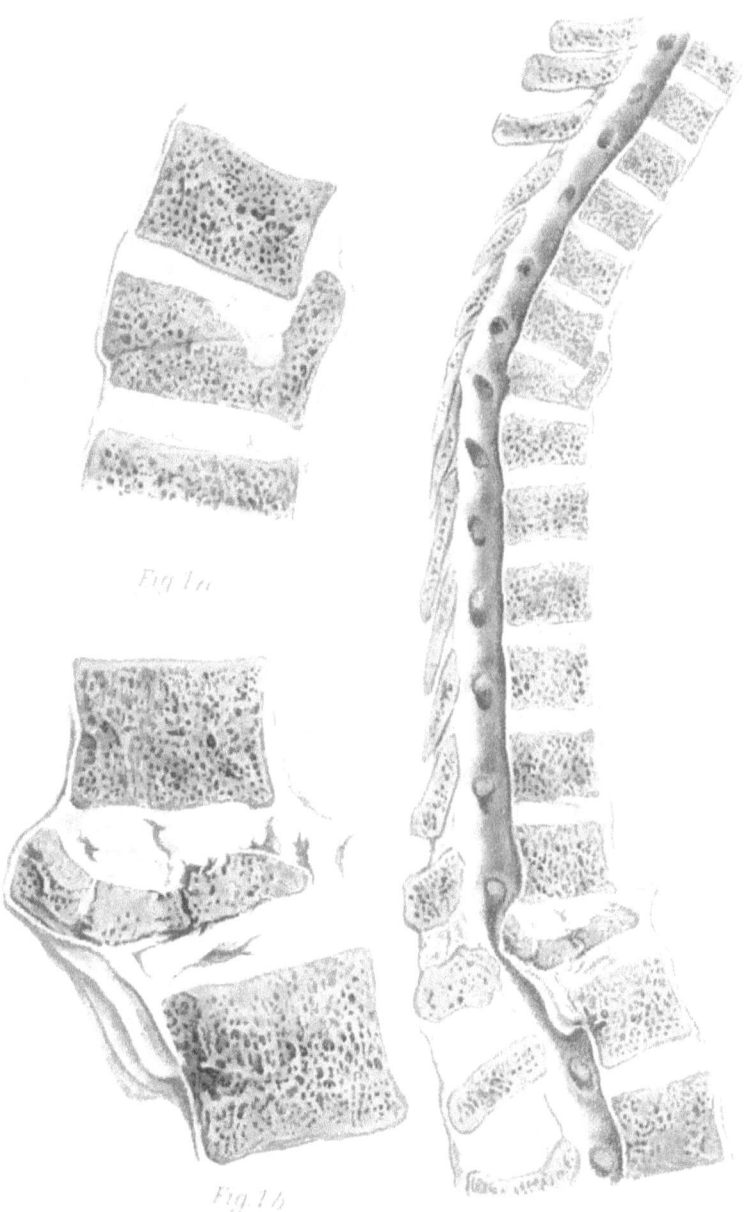

Tab. 19.

Fig. 1a

Fig. 1b

Fig. 1

Vorsprung und ist die kyphotische Prominenz z. B. nur an einer Abflachung der normalen Lordose oder der normalen Rückenkrümmung zu erkennen. Für die Diagnose ist dann der örtliche Druckschmerz und der an dieselbe Stelle lokalisierte Stauchungsschmerz (Druck oder Klopfen auf Kopf oder Schultergürtel des stehenden oder sitzenden Patienten) wichtig. Abnorme Beweglichkeit ist natürlich nie, Crepitation äusserst selten nachweisbar.

Nebenverletzungen können vorliegen von Seiten des Rückenmarks und der durch die Intervertebrallöcher austretenden Nerven. Das Rückenmark ist zwar recht sicher bewahrt in dem durch Knochenbögen und starke Bänder geschützten Kanal mit seinem Ueberzug, der Dura mater spinalis, und der durch den Liquor cerebro-spinalis geschaffenen nachgiebigen Umgebung. Aber bei den Frakturen der Wirbelkörper und der Verschiebung der Bruchstücke kommt es doch häufig zu einer mehr oder weniger schweren Quetschung des Rückenmarks. Bei einer völligen Durchquetschung desselben tritt der dem Sitz der verletzten Stelle entsprechende Ausfall im Gebiete der motorischen und sensiblen Nerven in den Vordergrund: **Lähmung von Mastdarm und Blase, Paraplegie der unteren Extremitäten bei Verletzungen im Brustteil** (bis dicht oberhalb der Lendenanschwellung des Rückenmarkes); motorische und sensible **Lähmung am Rumpfe und in den Armen, schwere Störung der Atmung, zuweilen enorme Steigerung der Körpertemperatur bei Verletzung im unteren Halsteil; rascher Tod durch Läsion des Atmungszentrums bei Verletzung des oberen Halsteiles der Wirbelsäule.** Ferner motorische Lähmung im Gebiete des Nerv. ischiadicus bei Verletzungen an der Lendenanschwellung des Rückenmarks (Höhe des Dornfortsatzes des 12. Brustwirbels); Lähmung von Blase und Mastdarm, Schwäche der Geschlechtsfunktion, lokale Anästhesie der Analgegend nebst Damm und Genitalien, Hinterfläche der Oberschenkel bei Verletzung unterhalb des 3. Lendenwirbels, wobei nur die Cauda equina betroffen wird. Recht verschieden verhalten sich die Reflexe; im allgemeinen kann man sagen: Die Reflexe sind aufgehoben, wenn durch die Rückenmarksläsion eine Leitungsunterbrechung im Reflexbogen hervorgerufen wurde, — gesteigert, wenn der Reflexbogen intakt geblieben, aber die reflexhemmenden Bahnen oberhalb des Reflexbogens durch Verletzung des Rückenmarks unterbrochen worden sind.*)

Die **Diagnose** eines Wirbelkörperbruches ergibt sich in den ganz schweren Fällen von selbst. Wenn die Grösse der Verletzung bekannt ist, die Kyphose leicht kenntlich, Symptome von Querschnittsläsion des Rückenmarkes vorhanden, so ist die Diagnose sicher. Zur Diagnose eines Wirbelkörperbruches sind aber nervöse Erscheinungen nicht erforderlich: es soll besonders betont werden, dass das Rückenmark und die Nervenstämme bei vielen Fällen von Wirbelkörperbruch keine Läsion erfahren. Ein Blick auf die Fraktur im oberen Brustteil der auf Tafel 19 dargestellten Wirbelsäule zeigt, dass hier das Rückenmark völlig unverletzt blieb. In solchen Fällen ist die verletzende Gewalt geringer und die Kyphose weniger deutlich. Bezüglich der letzteren ist eine sehr genaue Untersuchung, besonders Inspektion, erforderlich und selbst kleine Veränderungen der normalen Krümmung der Wirbelsäule (Verstärkung derselben und Vorsprung an der verletzten Stelle, Abflachung in der Umgebung) zu beachten. Ferner ist bei nicht ganz frischen Fällen dieser Art die Funktionsstörung, der lokale Druckschmerz, der bei plötzlichem Druck auf den Kopf in der Richtung der Wirbelsäule

---

*) Bezügl. weiterer Einzelheiten vgl. die lehrreiche Arbeit von Trapp (Deutsche Zeitschr. f. Chir. Bd. 45, S. 434.)

an der verdächtigen Stelle (Kyphose?) auftretende Schmerz (Stauchungsschmerz) zu verwerten. Der Umstand, dass ein Verletzter noch gehen, stehen und leichte Arbeit verrichten konnte, ist kein sicheres Zeichen gegen Fraktur eines Wirbels (speziell Kompressionsbruch). Kommen dann bei solchen Verletzten später ernstere Symptome, so handelt es sich um Lockerung an der Bruchstelle (eventuell Lösung der Einkeilung) und typische Veränderung der Bruchstücke, wie sie bei jeder Fraktur vorkommen.

Die **Prognose** dieser Frakturen hängt von der Art der Nebenverletzungen und deren Folgen ab. An sich ist der Bruch des Wirbelkörpers einer knöchernen Heilung fähig, und es leben viele Patienten nach dieser Verletzung ungestört und mehr oder weniger arbeitsfähig, wenn nur das Rückenmark unverletzt blieb. Sind dagegen Erscheinungen einer Rückenmarksläsion vorhanden, so ist der Fall immer ein sehr ernster. Wenn auch eine Myelitis nicht eintritt, so drohen doch andere Gefahren: die Blasenlähmung erheischt in der Regel täglich mehrmaligen Katheterismus, und wenn es auch verlangt werden muss und erreicht werden kann, dass derselbe auf wirklich aseptische Weise vorgenommen wird und keinen Schaden erzeugt, so kommt es doch in praxi nur allzuleicht vor, dass eine Cystitis durch Infektion mittels des Katheters eintritt, und dass dann unter Entwicklung einer septischen, durch Mikroorganismen bedingten Pyelonephritis der Kranke allmählich zugrunde geht.

Eine andere Gefahr droht von seiten der Anästhesie der gelähmten Körperteile. Denn nicht nur unter dem Einfluss schwerer trophischer Störungen, wie sie zuweilen, besonders nach Verletzungen des Rückenmarkes im Bereiche der Halswirbelsäule in akuter Weise zu schwerem Decubitus führen, sondern auch allein infolge der Gefühllosigkeit kommt es nur zu leicht zu Druckbrand an Stellen, welche einem dauernden Druck ausgesetzt sind, zumal wenn die Haut daselbst öfters feucht ist, wie in der Sacralgegend. Kein

Kranker bedarf einer sorgfältigeren Pflege, intensiverer ärztlicher Kontrolle und Umsicht, als ein Wirbelverletzter

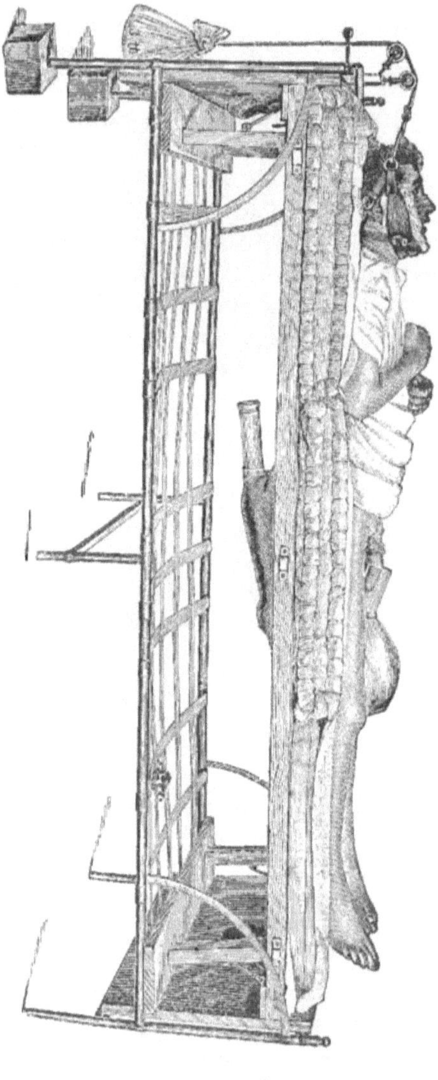

Fig. 38. Lagerung eines Verletzten mit Halswirbelfraktur. Glissonsche Schwinge am Kopfe angebracht.

Otto Knüppel, 20 J., wurde am 5. 8. 95 schwer verletzt (Fall beim Turnen vom Reck auf den Kopf) in die Klinik eingeliefert. Fraktur am 6. und 7. Halswirbel: lokal Druckschmerz und Bluterguss. Anfangs obere Extremitäten frei, aber motorische, sensible und Reflex-Lähmung von der Höhe der 4. Rippe abwärts; Stuhl- und Harnverhaltung, starker andauernder Priapismus, Puls 60, Temp. 39,9°; Sensorium frei. — In der Folge auch an den oberen Extremitäten partielle motor. und sensible Lähmung. Regelmässiger Katheterismus; bald Cystitis und drohender Decubitus. — Am 1. 10. 95 Tod an Pyelonephritis.

mit Lähmnng eines grösseren Körperabschnittes. Hier ist ein weiches, faltenloses Lager, besonderer Schutz für die Kreuzgegend, die Fersen etc. (Wasserkissen, Hirsespreukissen), häufiger Lagewechsel durch geringe Seitenlagerung nach rechts oder links, grösste Reinlichkeit und Trockenhaltung des Lagers, leises Waschen mit spirituösen Flüssigkeiten, Sublimatlösung oder dergl., unerlässlich. Dass der Urin vorsichtig und auf aseptische Weise entleert werden muss, ist schon erwähnt. Auch der Stuhlgang bedarf der Beachtung; Durchfall ist bei diesen Gelähmten (bei incontinentia alvi) sehr ungünstig. In den Krankenanstalten, in welche solche Verletzte eigentlich immer gehören, hat man noch besondere Hilfsmittel wie den sog. Heberahmen, welcher für die Defäkation mit einer Oeffnung versehen ist, und andere Apparate zum vorsichtigen Heben des Kranken (permanentes Wasserbad). Je höher oben eine Verletzung des Rückenmarks stattgefunden hat, um so schlechter ist im allgemeinen die Prognose, weil mit der Höhe dieser Komplikation die Ausschaltung lebenswichtiger Organe zunimmt; die Wirbelbrüche im Halsteil sind also im allgemeinen weit gefährlicher, als diejenigen im untersten Brust- und im Lendenteil.

Behandlung. Eine verständige Behandlung beginnt mit dem Moment, in welchem der Schwerverletzte aufgenommen wird. Ein Aufsetzen oder Aufstehen ist zu vermeiden, weil (zumal bei einem zur Dislokation neigenden direkten Schrägbruch) sekundäre Verschiebungen der Fragmente zur Läsion des bis dahin unverletzten Markes führen können. Der Verletzte ist vielmehr in vorsichtigster Weise zu heben, auf einer Bahre zu transportieren und ins Bett zu legen. — Die Bruchstelle selbst verlangt nicht immer besondere Pflege. Bei Brüchen im Halsteile kann man mit Hilfe der am Kopfe angebrachten Glissonschen Schwinge und permanenter Gewichtsbelastung, wobei zweckmässig eine schleifende Kopfunterlage analog dem schleifenden Fussbrett (Volkmannscher Schlitten) benutzt wird, oft einen natürlichen Zug und eine gewisse Ruhigstellung an der Bruchstelle erzeugen. Manchmal befinden sich aber die Verletzten subjektiv besser in einfacher Rückenlage bei passend durch weiche Spreukissen unterstütztem Kopf. Auch bei Frakturen im Brust- und Lendenteil der Wirbelsäule

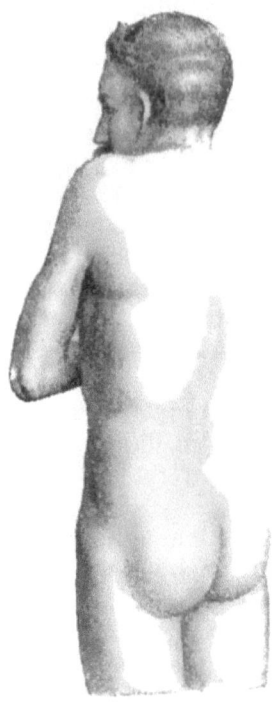
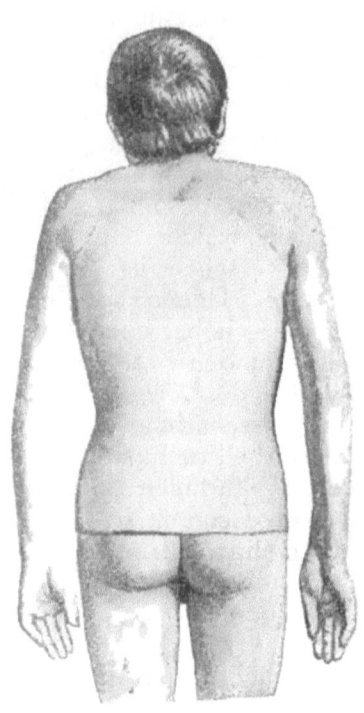

Fig. 39. Winkelige Kyphose im Bereiche des 8. 9. Brustwirbels nach Fall (am 24. Mai 1894) von einem 5 Meter hohen Gerüst auf den Rücken (auf dort liegende Ziegelsteine). Als die erste Bewusstlosigkeit schwand, konnte Patient mit Hilfe seiner Begleiter in seine nahe Wohnung gehen. Am 30. Mai Aufnahme des 38jähr. Mannes (G. Wolk) in die Klinik. Schmerz an der Bruchstelle, keine nervösen Symptome.

Fig. 39a. Derselbe Patient mit angelegtem Gipskorsett; durch dasselbe ist die Frakturstelle etwas entlastet. Das Korsett muss am Becken tiefer nach abwärts reichen, d. h. also mehr vom Becken umfassen, wenn der Bruch im Bereiche der untersten Brust- oder Lendenwirbel sitzt.

kann durch Zug am Kopf und am Becken (ich benutze eine Art Gürtel, an welchem beiderseits die Zugvorrichtung nach abwärts angebracht ist) eine permanente Extension, eine Distraktion an der Bruchstelle erzielt werden. Das Anlegen eines Gipskorsetts bei frischer Fraktur, an dem im Sayre'schen Apparat hängenden Kranken ist schon mit Glück gemacht, ebenso bei Distraktion des liegenden Mannes mit Hilfe eines mittelst Schraubengewindes wirkenden Apparates. Beides ist aber als ein nicht ganz ungefährliches Manöver zu bezeichnen. Neuerdings wird von erfahrener Seite (Poller beschreibt Füllers Anschauungen und Methode im Arch. für klin. Chir. Bd. 54, S. 289) die gewaltsame Reposition der dislozierten Fragmente mittels forcierter Streckung der Wirbelsäule unter gleichzeitigem manuellem Druck gegen die kyphotische Stelle in tiefer Narkose empfohlen für alle Fälle, welche durch Kompression entstanden und durch eine stärkere Kyphose an der Bruchstelle ausgezeichnet sind. Vorsichtiger erscheint geeignete Lagerung eventuell mit Gewichtszug und einige Zeit später Lagerung in einer bei Bauchlage hergestellten starken Gipsrinne für Rücken und Kopf. In der Folge sind gut passende Stützapparate (Gipskorsett) nötig. Blutige Eingriffe zur Entlastung des Rückenmarks von schädlichem Druck (Laminektomie) sind nur ganz ausnahmsweise indiziert, eigentlich nur dann, wenn Fragmente eines Wirbelbogens von hinten her in das Mark eingedrungen sind und dieser Zustand zu diagnostizieren ist (Goldscheider).

Auch bei den minder schweren Fällen, in welchen eine Verletzung des Rückenmarkes selbst (Quetschung, Bluterguss) oder der aus dem Wirbelkanal austretenden Nerven nicht vorliegt, sollte die Behandlung sehr sorgfältig durchgeführt werden: die Konsolidation des Knochenbruches, die Vermeidung sekundärer stärkerer Verschiebung an der Bruchstelle erheischen lang fortgesetzte Ruhe in guter Lage, später noch auf Jahr und Tag gut sitzende Stützapparate. Denn die mechanische Beanspruchung eines Wirbelkörpers bei aufrechter Haltung und Arbeit ist eine ganz enorme, und die Knochenneubildung nicht sehr reichlich. Wir wissen aus neuerer Zeit, dass nach relativ geringfügigen Verletzungen der Wirbelsäule zuweilen sekundäre Veränderungen, schwere Symptome und funktionelle Störung entstehen können. Man hat zur Erklärung dieser Tatsache die Annahme einer entzündlichen Veränderung an der Bruchstelle, einer traumatischen Spondylitis (Kümmell) herangezogen. Allein das erscheint nicht berechtigt unter Berücksichtigung analoger Vorgänge bei anderen Frakturen und speziell, da man das relativ häufige Vorkommen von Frakturen

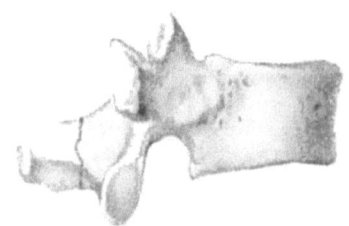

Fig. 40. Fraktur eines Processus spinosus.

an den Wirbelkörpern ohne das Vorhandensein ernsterer Symptome dabei kennen gelernt hat. In diesen Fällen sind die betreffenden Symptome als sekundäre Störungen an Stelle einer leichteren, vielleicht anfangs übersehenen Wirbelfraktur zu deuten.

2. Frakturen der Wirbelbögen oder -Fortsätze.

Diese Brüche sind überhaupt selten und dann meistens nicht isoliert, sondern bei gleichzeitigem Bruch der Wirbelkörper beobachtet. Man kann unterscheiden:
  Fraktur des Dornfortsatzes durch direkte Gewalt, besonders an den Brustwirbeln, in der Regel mit starker Dislokation.
  Fraktur der Processus transversi oder obliqui, äusserst selten.

Fraktur der Wirbelbogen selten, an den unteren Halswirbeln durch direkte Gewalt möglich; ein mit dem Proc. spinosus ausgebrochenes Stück kann auch gegen den Wirbelkanal disloziert werden, wodurch eventuell die Indikation zu blutigem Eingriff gegeben ist.

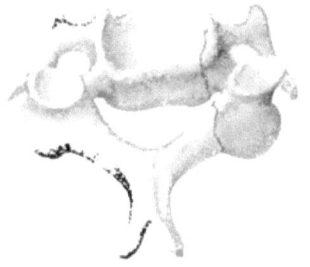

Fig. 41. Fraktur des 5. Halswirbelbogens durch Ueberfahren. Wirbelkörper intakt. (Pathol.-anat. Institut Greifswald.)

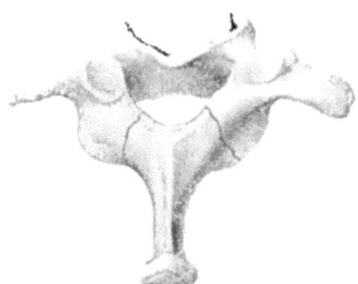

Fig. 42. 7. Halswirbel, Fraktur des Wirbelbogens mit dem Proc. spinosus.

B. Luxation der Wirbelsäule.

Von den **Luxationen der Wirbelsäule** sind solche im Bereiche der Brust- und Lendenwirbel ganz ausserordentlich selten infolge der anatomischen Verhältnisse. Dagegen kommen Luxationen der Halswirbel häufiger vor und sind praktisch wichtig.

Man nehme die zusammengehörigen Halswirbel eines Skelettes und ziehe durch den Kanal ein sehr dickes Gummirohr, sodass die einzelnen Wirbel in einiger Berührung miteinander stehen. Nun ist es leicht, durch Dehnung des Gummirohres zwei Wirbel ein wenig voneinander zu entfernen und sie unter entsprechender Verschiebung in luxierte Stellung zueinander zu bringen. Es gibt kein besseres Mittel, diese Verhältnisse kennen zu lernen.

Man unterscheidet Beugungs- und Rotationsluxationen der Halswirbel (Hueter). Die ersteren entstehen durch forcierte Beugung des Kopfes gegen

Tab. 20.

Luxation der Halswirbelsäule.

Diese Abbildungen sind nach einem reinlichen Bänderpräpaiat, an welchem die Luxation künstlich hergestellt wurde, gezeichnet.

Fig. 1 a und b. Einseitige Luxation (Rotationsluxation) der Halswirbelsäule von der Seite und von hinten gesehen. Der vierte Halswirbel ist derart luxiert, dass sein Gelenkfortsatz (linkerseits) über denjenigen des fünften nach vorn verschoben ist (durch Abduktion, d. i. Bewegung nach rechts, und folgende Rotation nach vorn); darnach ist eine völlige Verhakung eingetreten. Man sieht den Vorsprung des 4. Wirbelkörpers (von der Seite) und die Neigung der oberen Wirbel und des Kopfes nach rechts (von hinten gesehen).

Fig. 2 a und b. Doppelseitige (Beugungs-) Luxation der Halswirbelsäule von der Seite und von hinten. Starkes Hervortreten des 4. Wirbelkörpers vor dem 5., gerade Haltung der Wirbelsäule. (Eigene Präparate.)

die Brust; dabei klaffen die Wirbel an ihrer Hinterseite, es kommt zu einer Spannung und Zerreissung der Bänder auch an den Gelenkfortsätzen, und bei einer gleichzeitigen leichten Verschiebung des oberen Wirbels nach vorn entsteht die Luxation (Tafel 20, Fig. 2). Die Rotationsluxation ist gewissermassen eine einseitige Beugungsluxation, entsteht aber nicht durch Beugung, sondern durch Neigung nach der unverletzt bleibenden Seite und durch Rotation des oberen Wirbels nach vorn (Tafel 20, Fig. 1).

Die Symptome sind zuweilen recht charakteristisch: bei der Beugungsluxation zeigt die Linie der Proc. spinosi eine charakteristische Unterbrechung, zuweilen kann der Absatz der Wirbelkörper vom Munde aus mit dem Finger gefühlt werden; immer ist der Hals sehr stark nach vorn geneigt, der Kopf steht gerade. Bei den Rotationsluxationen ist der Kopf nach der gesunden Seite geneigt und ein wenig eben dahin gedreht, die Verschiebung der Linie der Wirbelkörper und der Proc. spinosi ist viel geringer. Verletzung des Rückenmarks ist bei diesen Luxationen möglich; über deren Folgen vergleiche das bei den

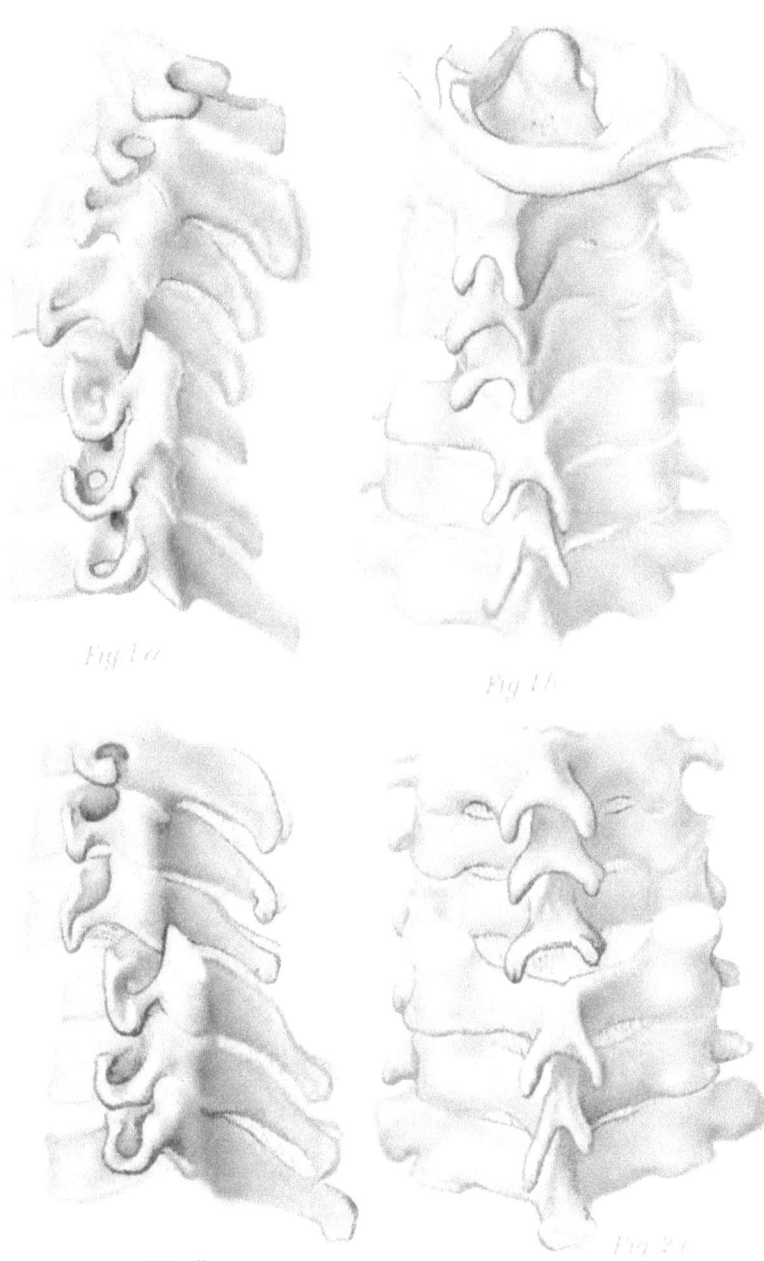

Tab. 20.

Fig. 1 a.   Fig. 1 b.

Fig. 2 a.   Fig. 2 b.

Wirbelfrakturen Gesagte. Die Verletzung des N. phrenicus fehlt, wenn die Luxation unter dem 4. Halswirbel liegt. Die Prognose ist von Nebenverletzungen und dem Erfolg des Repositionsversuches abhängig. Bei den Rotationsluxationen können Nebenverletzungen fehlen.

Therapie: Die Reposition geschieht in tiefer Narkose: Bei der Rotationsluxation mittels Abduktion nach der gesunden Seite zur Lösung der Verhakung und folgender Rückwärtsdrehung des Kopfes an der verletzten Seite. Hierbei darf die Abduktionsbewegung nicht bloss am Kopfe vorgenommen werden: namentlich der obere (über dem luxierten Gelenk befindliche) Halsteil muss fixiert und entsprechend gestützt werden. Bei der Beugungsluxation wird erst die eine, dann die andere Seite als Rotationsluxation behandelt und reponiert. Wenn die Reposition gelungen, so ist für einige Wochen Fixation durch passenden Verband (steife Krawatte) notwendig.

Von anderen Luxationen der Halswirbelsäule sind noch zu erwähnen die Luxation des Kopfes (Lux. zwischen Atlas und Occiput) durch übermässige Beugung oder Streckung des Kopfes und die Luxation des Atlas (zwischen Atlas und Epistropheus), beide meist durch die Nebenverletzungen tödlich.

Luxationen im Bereich der Brust- und Lendenwirbel sind enorm selten, sind aber bei Sektionen sicher nachgewiesen, an Lebenden jedoch kaum zu erkennen, d. h. es ist kaum möglich, eine Fraktur dabei auszuschliessen. Es sind Luxationen nach vorn oder hinten, und sogen. Abduktionsluxationen beobachtet. Prognose schlecht wegen Verletzung des Rückenmarks. Reposition soll durch Extension und Kontraextension und direkten Druck versucht werden.

Tab. 21.

Rippenbrüche,

Fig. 1. Knochenbruch der 3. bis 10. Rippe rechterseits. Das schöne, von einem 53jähr. Kuhhirten stammende Präparat zeigt zahlreiche Bruchstellen. Die rechte Thoraxhälfte ist im Bereiche der oben genannten Rippen in einer Linie frakturiert, welche ungefähr der Mitte der betr. Rippen ihrer Länge nach (den Rippenknorpel nicht gerechnet), also etwa der Axillarlinie entspricht; nur die letzte und drittletzte zeigen die Bruchstelle ausserhalb dieser Linie.

Ausserdem finden sich die 4 unteren Rippen des Präparates, also die 7., 8., 9., 10. Rippe, an ihrem Angulus frakturiert, und zwar mit erheblicher Dislokation; an den zwei höher gelegenen sind die Spuren von Infraktion an der gleichen Stelle zu bemerken.

Es handelt sich also um einen mehrfachen Bruch der betr. Rippen; die Frakturen entsprechen der Axillarlinie und gleichzeitig der Rippenwinkellinie. Es fällt in die Augen, dass an den drei untersten Rippen des Präparates (8., 9., 10.) die Frakturen in der Achsellinie gut und ohne Verschiebung, diejenigen am Rippenwinkel mit starker Dislokation verheilt sind. An den vier oberhalb gelegenen Rippen (7., 6., 5., 4.) zeigen die Frakturen in der Achsellinie starke (Rippen übereinandergeschoben), diejenigen am Rippenwinkel keine Dislokation. An der 3. Rippe ist nur in der Achsellinie ein gut geheilter Bruch zu bemerken. (Path.-anat. Inst. Greifswald.)

Fig. 1a. Horizontaldurchschnitt durch die 4. Rippe (axillar) des eben beschriebenen Präparates. Man erkennt die Dislokation und die feste Heilung.

Fig. 2. Frisch geheilter Rippenbruch ohne Dislokation im Horizontaldurchschnitt. Callusbildung sehr deutlich.

V. Frakturen am Brustkorb.

A. Frakturen der Rippen. Tab. 21. 22.

Rippenbrüche sind natürlich bei den untersten sehr beweglichen und bei den obersten, durch ihre Lage etwas geschützten Rippen seltene, sonst aber recht häufige Verletzungen (etwa 15 % aller Frakturen). Bei Kindern sind Frakturen wegen der überaus grossen Elastizität der Rippen sehr selten.

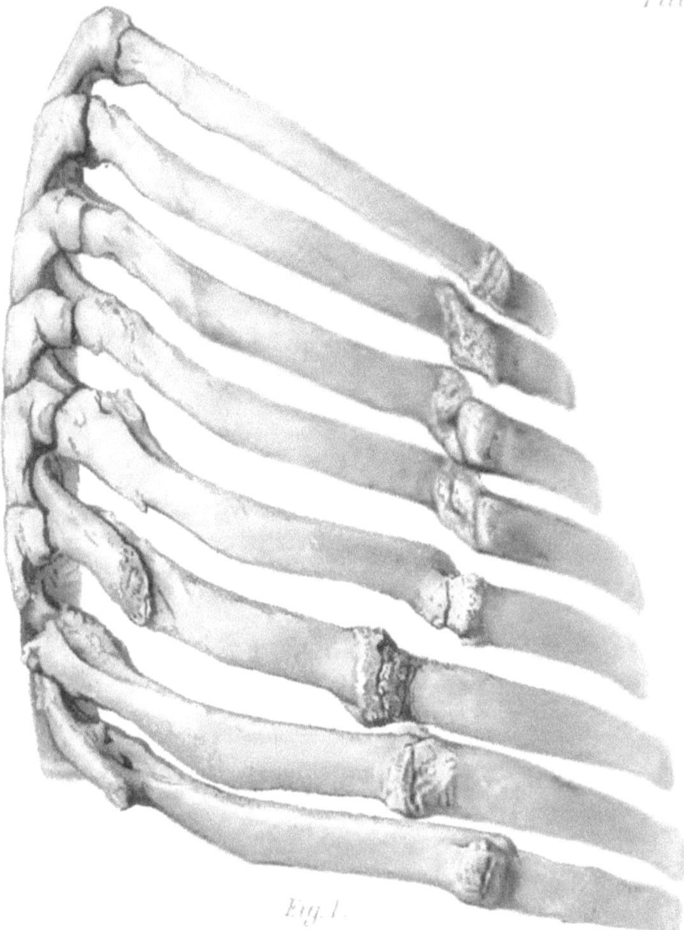

Tab. 21.

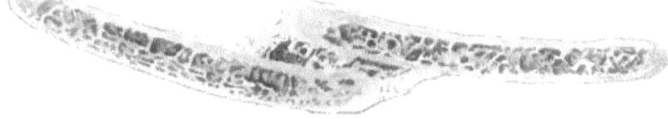

Fig. 1.

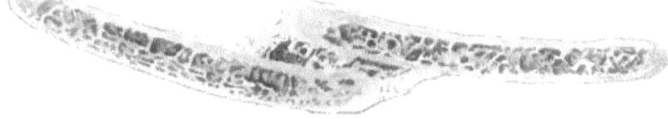

Fig. 1 a.

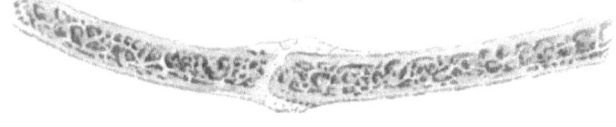

Fig. 2.

Die **Entstehung** der Rippenbrüche geschieht durch direkte Gewalt oder indirekt, wenn der Thorax im queren oder im sagittalen Durchmesser zusammengedrückt wird (mehrfache Brüche namentlich in der Axillarlinie resp. an den Anguli costarum).

Die **Diagnose** wird nicht immer durch die Dislokation an der Bruchstelle ermöglicht, vielmehr durch den Bruchschmerz und ein beim Aufdrücken häufig vernehmbares knackendes Crepitieren. Oft ist auch die Lunge mit verletzt (Haemoptoë). Dieselbe kann nämlich beim Zustandekommen der Fraktur durch spitze Bruchstücke direkt angespiesst werden; weil dabei die pleura costalis und pulmonalis verletzt ist, kommt es oft nicht allein zu einem Haemothorax und Pneumothorax, sondern auch zu einem traumatischen Hautemphysem, welches von der Bruchstelle aus fortschreitet und in schweren Fällen das Zellgewebe des ganzen Körpers aufblähen kann. Die Luft tritt dabei aus den Alveolen und feinsten Bronchien des verletzten Lungenbezirkes bei In- und Exspiration in den Pleuraraum und von da weiter; ausser bei dem universellen Hautemphysem, welches durch seine Ausdehnung gefährlich werden kann, bietet dieses Emphysem keine Gefahr; es verschwindet meistens innerhalb weniger Tage durch Resorption. Der Haemothorax kann zur Punktion Veranlassung geben.

Therapie. Beachtung der Komplikationen. Auflegen von Heftpflasterstreifen auf die Bruchgegend. Die Fraktur heilt knöchern, meistens ohne stärkere Verschiebung, fast immer ohne mehr als vorübergehende Schädigung der Erwerbsfähigkeit. Nach Fraktur der obersten Rippen kann eine stärkere Belastung des Schultergürtels (Tragen von Lasten auf der Schulter) noch Jahr und Tag nach der Verletzung grosse Beschwerden verursachen.

Frakturen der Rippenknorpel sind nicht so selten, als man wohl denken möchte. Es handelt sich um Brüche an der Ansatzstelle des Rippenknorpels

Tab. 22.
Rippenknorpelbruch und Sternalfraktur.

Fig. 1. **Rippenknorpelbruch**; horizontaler Durchschnitt; die Fragmente sind stark disloziert und durch spärliche Knochenmasse miteinander verbunden. (Path.-anat. Inst. Greifswald.)

Fig. 2. **Rippenknorpelbruch** an der Grenze der knöchernen fünften Rippe, horizontaler Durchschnitt, ohne Verschiebung, aber nicht knöchern, vielmehr nach Art eines falschen Gelenkes geheilt. (Pathol.-anat. Inst. Greifswald.)

Fig. 3. **Fractura sterni**, frisch, künstlich hergestellt an der Leiche nach Analogie einer selbst beobachteten Fraktur des Brustbeins.

Fig. 4. **Mit** Dislokation geheilte Fraktur zwischen Manubrium und Corpus sterni (nach Gurlt).

---

an die Rippe (vgl. Tab. 22, Fig. 2) oder um reine Brüche des Knorpels selbst, Tab. 22, Fig. 1. Das letztere Präparat zeigt, dass solche Knorpelbrüche eine erhebliche Dislokation aufweisen und durch spärlichen knöchernen Callus heilen können. Die Fraktur wird vorwiegend bei verminderter Elastizität des Rippenknorpels (Altersveränderungen desselben) vorkommen, meistens durch direkte Gewalt und an den mehr exponierten Rippenknorpeln 5—8.

Symptome wie bei Rippenfraktur, nur eventuell mit weicher, knorpliger Crepitation.

Luxationen der Rippen.

Diese enorm seltenen Verletzungen sollen nur erwähnt sein. Sie sind möglich als Luxation der Rippenknorpel am Sternalende oder in den Costo-Vertebralgelenken, oder endlich als Luxationen der Rippenknorpel zueinander. Reposition durch direkten Druck bei entsprechender Stellung oder Bewegung (z. B. tiefer Inspiration).

B. Frakturen des Brustbeins. Tab. 22.

Dieselben entstehen direkt und sind dann wegen der Läsion innerer Organe meistens sehr gefährlich,

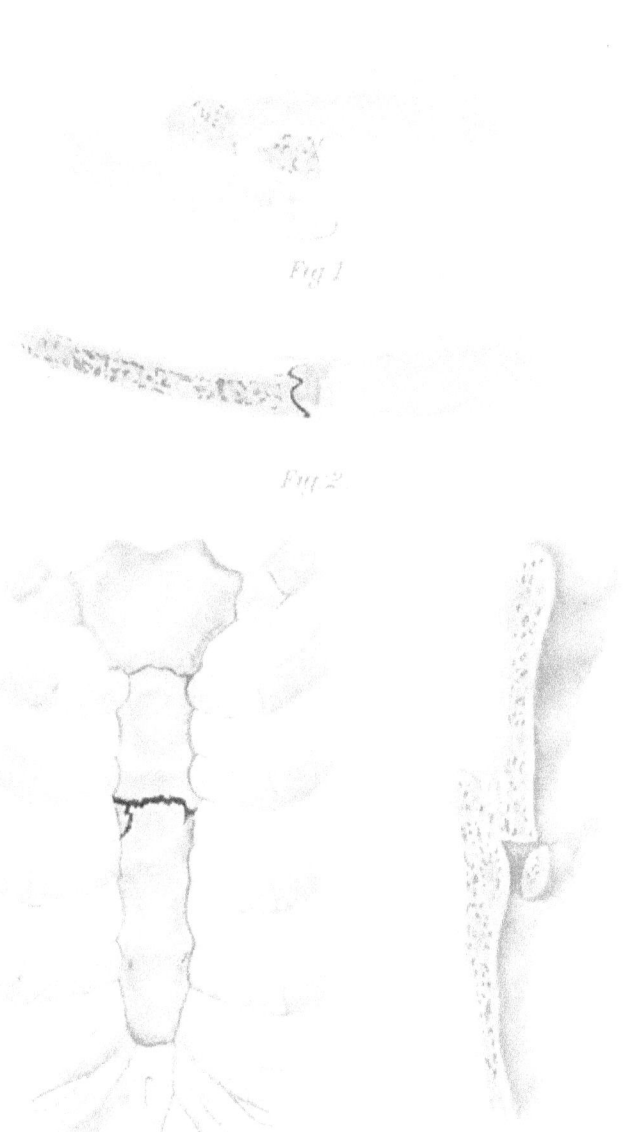

Tab. 22.

Fig. 1

Fig. 2

Fig. 3 Fig. 4

oder indirekt durch Vornüberbeugen der Wirbelsäule resp. des Kopfes, sodass das Kinn gegen den Oberrand des Brustbeins drücken kann; hiebei wird das Sternum in seiner Längsrichtung zusammengedrückt und eingeknickt. Manchmal entstehen auf diese Weise Frakturen der Halswirbelsäule mit Bruch des Brustbeines kompliziert. — Auch durch Hintenüberbeugen des Rumpfes, also durch Zug (Riss) ist eine Fract. sterni beobachtet. Die Diagnose der Fraktur ist an diesem oberflächlich liegenden Knochen nicht schwierig, zumal wenn eine Dislokation der Bruchstücke vor- oder hintereinander besteht.

Therapie. In zwei frischen Fällen konnte ich die abgebildete Dislokation der Bruchstücke durch Gewichtszug mittels der Glisson'schen Schwinge am Kopfe ausgleichen; eine Lagerung, wobei der Brustkorb auf einem Keilkissen auflag und der Kopf etwas nach hinten übergebeugt ruhte, war zur Retention nützlich.

VI. Frakturen und Luxationen der oberen Extremität.

Die Verletzungen der oberen Extremität geschehen auf direkte oder indirekte Weise. Während durch eine direkte Gewalt bestimmte Verletzungen resultieren, deren Vorhandensein häufig schon nach Kenntnis der Ursache erkannt werden kann, kommen Verletzungen indirekter Art infolge ein und derselben Ursache in sehr verschiedener Form vor: so kann durch Fall auf die Hand eine typische Fraktur am unteren Radiusende, eine Verletzung im Ellbogengelenk, am oberen Humerusende oder im Schultergelenk, bei Kindern häufig genug auch ein Schlüsselbeinbruch zu stande kommen.

1. Schlüsselbein.

A. **Die Frakturen des Schlüsselbeins** sind häufig (etwa 15% aller Knochenbrüche). Sie können in jedem Abschnitt dieses Knochens stattfinden, sind aber am häufigsten ungefähr in der Mitte desselben, meistens etwas näher dem sternalen Ende. Die Schlüssel-

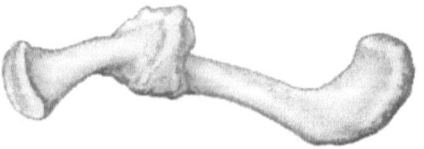

Fig. 43. Geheilte Fraktur des rechten Schlüsselbeins; 30 jähriger Mann. Oberansicht von hinten her. Reichlicher Callus: das innere Fragment nach vorn und oben disloziert überragt das äussere beträchtlich. (Berliner anat. Museum; nach Gurlt.)

beinbrüche entstehen in der Regel durch indirekte
Gewalt (Fall auf die Hand bei fixiertem Ellbogen- und
Schultergelenk oder Fall auf die Schulter), indem der
Knochen in seiner Längsrichtung gebogen wird und

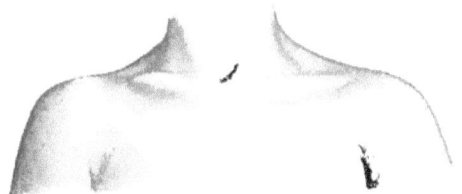

Fig. 44. Fraktur des r. Schlüsselbeins, geheilt mit Dislokation
(sternales Bruchstück etwas nach oben, namentlich nach vorn vorspringend). 19jähriges Mädchen (Müller). Man sieht die Verkürzung der r. Clavicula an der geringeren Schulterbreite rechterseits, von der Medianlinie aus. (Eigene Beobachtung.)

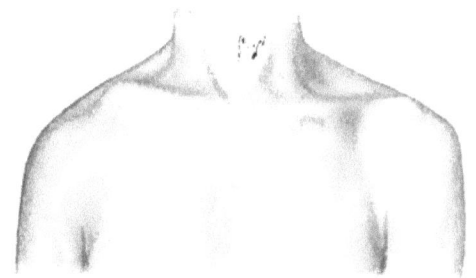

Fig. 45. Frische Fraktur des r. Schlüsselbeins in seiner äusseren
Hälfte; 60jähriger Mann (Schröder). Starke Dislokation; das
grössere mediale Bruchstück prominiert nach oben, das äussere
steht tiefer. Mit dem letzteren ist die ganze Schulter herabgesunken. Die Schulterbreite rechts deutlich verkürzt. (Eigene
Beobachtung.)

durch plötzliche Biegung bricht. Da das Schlüsselbein
bei stark herabhängender Schulter die 1. Rippe berührt,
soll eine Abknickung des Schlüsselbeins an dieser
Stelle möglich sein, wenn beim Heben schwerer Lasten
der Arm stark herabgezogen wird. Unvollständige

Tab. 22a.

Normales Schultergelenk eines Erwachsenen, Röntgenbild.

Die Erklärung des Bildes ergibt sich aus Fig. 46.

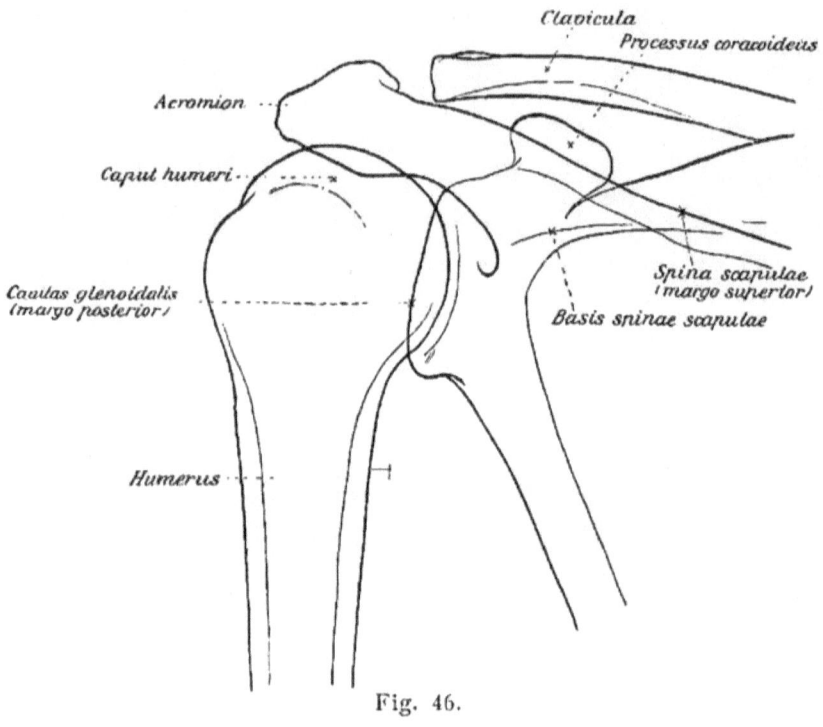

Fig. 46.

Brüche (Infraktionen) werden namentlich bei Kindern häufig an gleicher Stelle beobachtet.

Die **Symptome** des typischen Schlüsselbeinbruches sind in der Regel sehr charakteristische. Von Einfluss auf die Dislokation der Bruchstücke ist sowohl der Muskelzug, als die Schwere des Armes. Das sternale Bruchstück steht unter dem Einfluss des M. cleidomastoideus und wird in der Regel etwas nach oben disloziert. Durch den Zug der vom Thorax zum Arm verlaufenden starken Muskeln wird nach

Tab. 22a

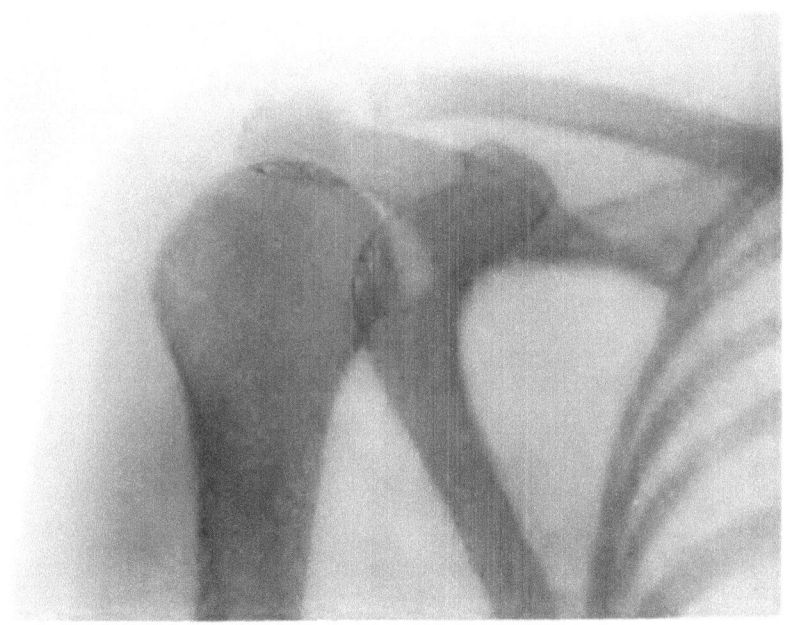

der Fraktur der Clavicula das äussere Bruchstück und der gesamte Arm dem Thorax genähert; denn die Clavicula dient unter normalen Verhältnissen gewissermassen als Pfeiler, welcher die Schultergegend vom Thorax abstehend erhält. Infolge dieser Verhältnisse sinkt der Arm bei der typischen Clavicula-

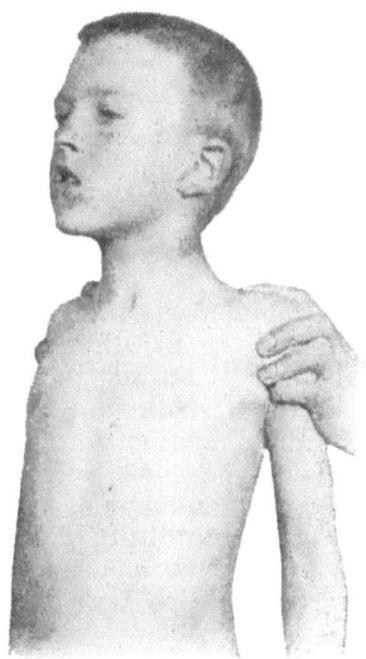

Fig. 47. Reposition einer Clavicula-Fraktur und Assistenz bei Anlegung des Verbandes.

Fraktur herab, er steht tiefer als auf der gesunden Seite. Der Arm ist zweitens im ganzen dem Brustkorb genähert und die Achselhöhle infolge davon nicht mehr frei zugänglich. Der Arm erfährt drittens eine Verschiebung nach vorn und einwärts, eine Art Rotation nach einwärts, offenbar durch den überwiegenden Zug der Brustmuskeln.

Die **Diagnose** der ausgebildeten Clavicula-Fraktur ist eine sehr einfache und in der Regel schon durch

Tab. 23.
Schlüsselbeinbruch mit typischer Verschiebung der Fragmente.

Die Frakturstelle liegt zwischen dem sternalen und dem mittleren Drittel des Schlüsselbeins. Die Bruchstücke sind stark verschoben, „reiten" ; das sternale Bruchstück ist durch den Druck des äusseren Fragmentes und durch den Zug des M. cleidomastoideus nach oben disloziert. — In der Abbildung ist der M. sternocleidomastoideus leicht kenntlich; hinten aussen begrenzt der M. cucullaris die Nackenlinie, der M. deltoideus ist freipräpariert, der M. pectoralis major an seinem Schlüsselbeinursprung abgelöst und zum Teil entfernt. In dem so entstandenen Fenster ist das gebrochene Schlüsselbein mit dem dicht unter ihm verlaufenden M. subclavius und die 1. Rippe zu sehen; hinter dem Schlüsselbein die grossen Gefässe und die Nerven. — Der Arm ist infolge der Fraktur dem Rumpfe genähert (die Achselhöhle also sehr verengert), der Arm hängt herab (rechter Ellenbogen steht tiefer)

---

die Inspektion (Dislokation, gesamte Armhaltung, Schwellung an der Bruchstelle) möglich. Auch kann an diesem leicht palpabeln Knochen die Dislokation der Bruchstücke direkt gefühlt werden, und der Schmerz sowie die Funktionsstörung weisen auf den Sitz der Verletzung hin. Bei Infraktion und Fissur kann die Dislokation gering sein, resp. fehlen.

Die **Behandlung** dieser typischen Schlüsselbeinbrüche erfordert zunächst eine sehr exakte Reposition, sodann einen den Ursachen der Dislokation ständig entgegenwirkenden Verband. Bekanntlich galt es früher als eine besondere Rarität und kaum zu lösende Aufgabe, einen derartigen Schlüsselbeinbruch ohne Dislokation zu heilen. Unsere heutigen Hilfsmittel ermöglichen es, auch schwere Fälle dieser Art fast immer in günstiger Form zur Heilung zu bringen.

Zur Reposition und Assistenz während der Anlegung des Verbandes (Fig. 47) ist es zweckmässig, wenn ein Gehilfe hinter dem sitzenden Patienten steht und mit beiden Händen die Schulter des Verletzten kräftig nach hinten zieht (eventuell Anstemmen des Knies gegen den Rücken des Patienten). Zum Verband eignet sich der von Sayre angegebene Heft-

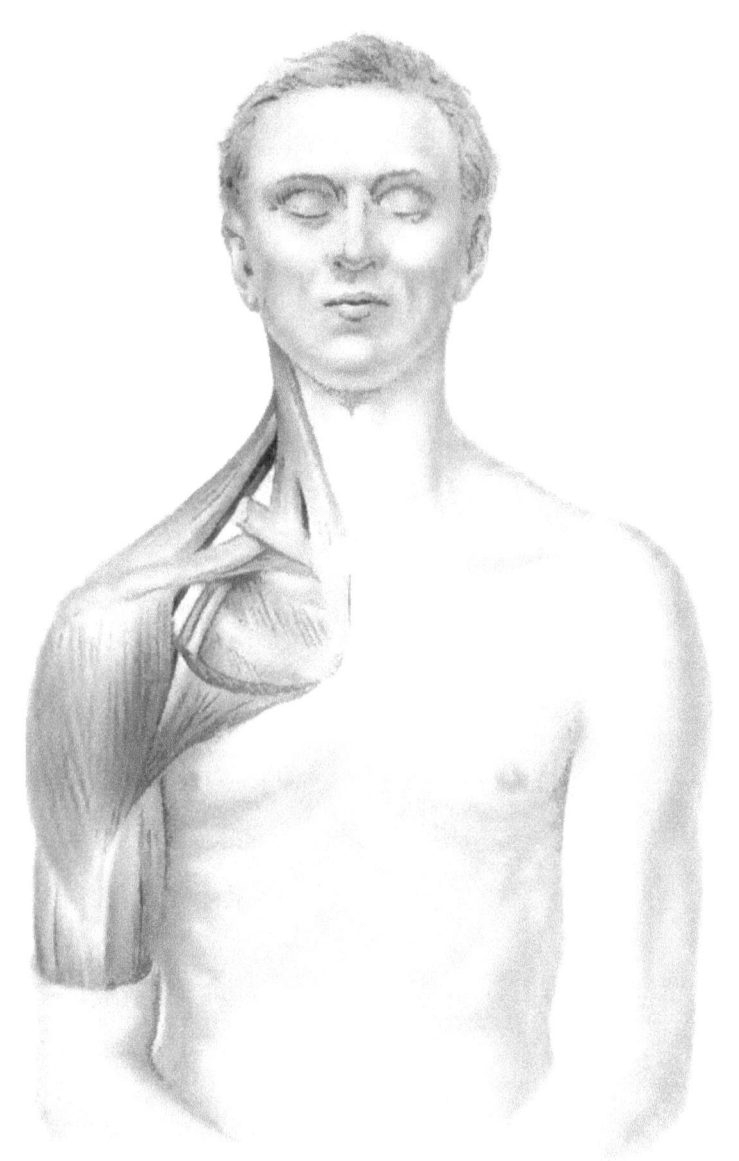

119

pflasterverband. Derselbe erfordert drei Heftpflasterstreifen, von denen zwei zur Korrektur der oben angegebenen Dislokation dienen. Der erste Streifen korrigiert die Einwärtsrotation des Armes, resp. der Schultergegend; er zieht an dem oberen Ende des Oberarms von der Innen- zu dessen Aussenseite und über die Schulter zum Rücken. Der zweite Streifen hebt

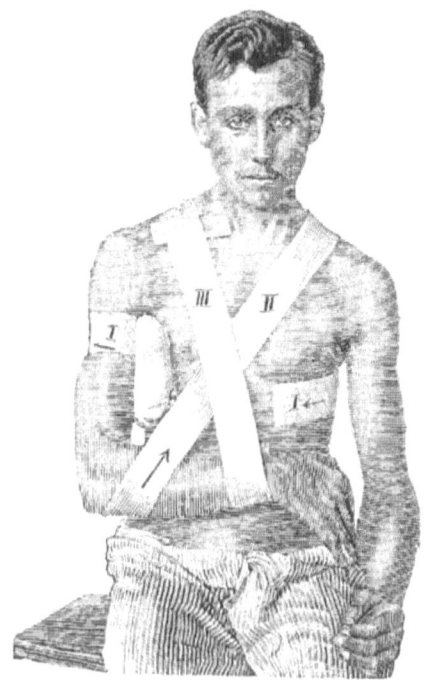

Fig. 48. Sayre's Heftpflaster-Verband bei Clavicula-Fraktur.

den gesunkenen Arm, indem er von der Ellbogengegend bis zur gesunden Schulter verläuft. Der dritte Streifen dient nur als Mitella parva, hebt die Hand und verläuft zur verletzten Schulter, soll auch dabei einen gelinden Druck auf die Bruchstücke von vorn und oben her ausüben. Die Indikation, welcher dieser Verband nicht völlig genügt, ist die Wiederherstellung der Achselhöhle, d. h. die Abhebung der Schulter vom Thorax auf normale Entfernung. Hierzu wird zweckmässig ein passendes Kissen aus weichem Material (Watte, Holzcharpie, mit einer Mullbinde umwickelt) in die Achselhöhle gelegt (Achselkissen) und in einfacher Weise fixiert. Ueber diesen Verband kommen zweckmässig einige Bindentouren, um seine Wirkung noch zu unterstützen. Dabei kann auch ein

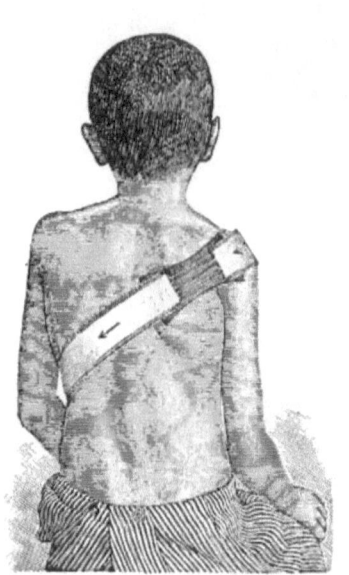
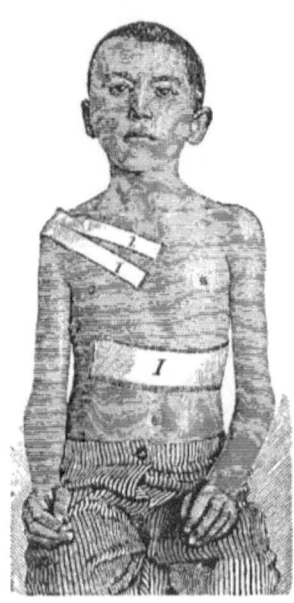

Fig. 49 und 50. Heftpflaster-Verband bei Clavicula-Fraktur (erster Streifen beim Sayre'schen Verband) mit untergelegtem Zinkpflastermull und eingeschaltetem Gummistreifen.

kleiner Bausch an der Bruchstelle so fixiert werden, dass ein leichter Druck auf das sternale Bruchstück von oben her ausgeübt wird. Im Sommer ist es sehr nützlich, den Körper im Bereich des anzulegenden Verbandes, besonders in der Achselhöhle, mit sogenanntem Schweisspuder etwas einzureiben.

Zur Erhöhung der Wirkung dieser Heftpflasterstreifen kann es nützlich sein, Stücke von Gummibinden in die Heftpflasterstreifen einzuschalten, dieselben durch Zug in solche Spannung zu versetzen und so anzulegen, dass kontinuierlich ein elastischer Zug dem Wiederauftreten der Dislokation entgegenwirkt. Dasselbe kann durch passende Verwendung eines Gummischlauches erreicht werden. Unter der nötigen Kontrolle wird es mit diesen Hilfsmitteln, sobald der Arzt die erforderliche technische Fertigkeit hat, gelingen, befriedigende Resultate herbeizuführen. Leider sieht man aber immer noch viele ungünstig

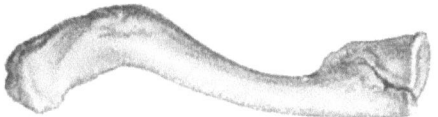

Fig. 51. Geheilte Fraktur im Sternal-Drittel des r. Schlüsselbeins. Oberansicht von hinten. Schrägbruch durch festen Callus vereinigt. (Anat. Museum Breslau; nach Gurlt.)

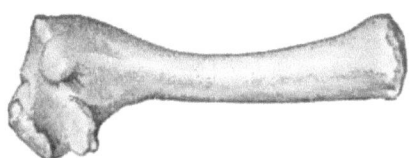

Fig. 52. Geheilter Bruch am akromialen Ende des r. Schlüsselbeines; Oberansicht von vorn. Das laterale Fragment ist schräg aufgerichtet; beide Fragmente stossen in einem Winkel dachsparrenartig zusammen. (Path.-anat. Institut Greifswald.)

geheilte Schlüsselbeinbrüche. Fälle von Stückbruch und Infraktion sind nach denselben Grundsätzen zu behandeln.

An Nebenverletzungen kommen solche des Plexus brachialis, seltener solche der grossen Gefässe vor. Auch sekundär kann durch Druck des Callus ein Teil des Plexus verletzt werden, da er durch seine Lage auf der ersten Rippe nicht imstande ist, auszuweichen. Die Verletzung der Pleurakuppel (und Lungenspitze) durch ein spitzes Fragment bei Clavicula-Fraktur ist eine grosse Seltenheit.

Tab. 24.
Luxation des sternalen Endes der Clavicula.

Fig. 1. Vorderansicht eines 57 jährigen Mannes mit Luxatio claviculae dextrae praesternalis (Brackhahn, 1894/95 Nr. 1160), der gleichzeitig einen komplizierten Bruch des Vorderarms derselben Seite sich zugezogen hatte. An der Abbildung ist die Prominenz des luxierten Schlüsselbeins gut zu sehen; die rechte Schulter ist der Medianlinie näher gerückt.

Fig. 1 a. Dieselbe Luxation am Skelett.

Fig. 1 b. Luxatio claviculae retrosternalis. Man erkennt die Verschiebung der Clavicula hinter das Brustbein, wobei die Trachea und Speiseröhre einen fatalen Druck erleiden.

Die Fraktur des Schlüsselbeines im sternalen Abschnitt ist selten und bietet in der Regel keine Dislokation dar.

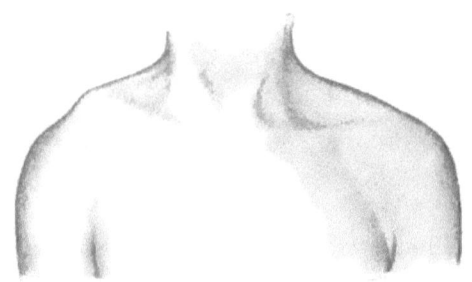

Fig. 53. Frischer Bruch des Schlüsselbeins im akromialen Drittel. Die normale Clavicula der gesunden Seite misst 18 cm Länge; das mediale Bruchstück misst 16 cm, also kommen auf das acromiale Stück nur 2 cm. Das letztere stark aufgerichtet, noch in Verbindung mit dem gleichfalls aufwärts dislozierten medialen Bruchstück, welches unter der Haut gut zu palpieren ist. 68 jähr. Mann, Warnke. Eigene Beob. in chir. Klinik Greifswald 1896.

Der Bruch des Schlüsselbeines am acromialen Ende zeigt zuweilen bedeutende Dislokation, indem das laterale Bruchstück förmlich aufgerichtet sein kann. Eine exakte Retention durch den Verband kann in solchem Falle recht schwierig sein. Erforderlich ist gute Reposition und Verband mit elastischem Zuge.

Tab. 24.

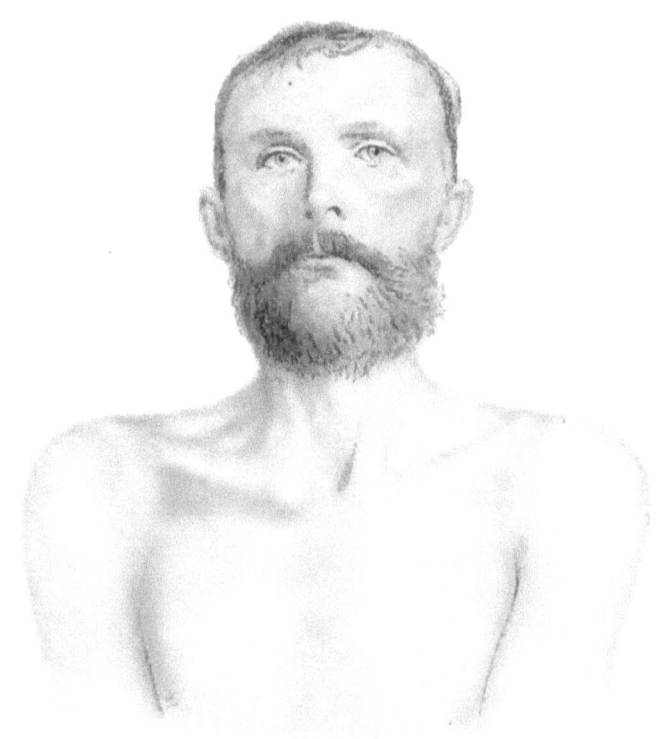

Fig. 1.

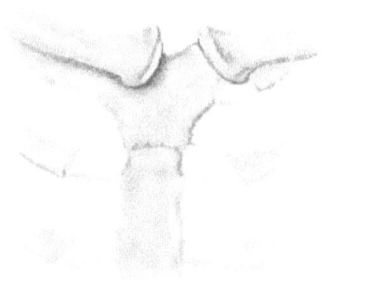

Fig. 1a.

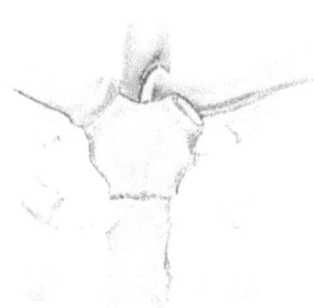

Fig. 1b.

B. Luxationen des Schlüsselbeins.

a) Die **Luxatio sternalis claviculae**, d. h. die Verrenkung des sternalen Endes der Clavicula kommt in verschiedener Form vor, und zwar

nach vorn (L. praesternalis).

nach oben (L. suprasternalis), beide nur indirekt durch Hebelwirkung; wenn die erste Rippe als Hypomochlion dient, oder durch eine Gewalt von aussen, je nachdem das Schlüsselbein mehr nach hinten oder nach unten gerichtet steht; auch kann bezüglich der ersteren eine sekundäre Verschiebung von Bedeutung sein;

nach hinten (L. retrosternalis), sehr selten, durch direkte Gewalt.

Die **Diagnose** ist immer leicht, weil alles genau zu palpieren ist. Bei der L. nach hinten (Tab. 24 Fig. 1b) können durch Druck auf Trachea und Speiseröhre Atem- und Schluckbeschwerden eintreten. Zur Unterscheidung von den Frakturen nahe dem Gelenkende dient die Palpation des normalen rundlichen Knochenvorsprunges und die Messung der Länge der Clavicula.

Therapie: Reposition meistens leicht, Retention, d. h. Erhaltung der reponierten Stellung, schwierig. Hierzu sind exakte Verbände mit direktem Druck auf das reponierte Gelenkende, zuweilen solche mit elastischer Wirkung indiziert (cf. Therapie der Clavic.-Frakturen), unter Umständen auch Fixation mittels perkutaner Naht.

b) **Luxatio acromialis claviculae.**

Wollte man exakt sein, so müsste man diese Verrenkung wohl Luxation der Scapula nennen.

Das Schlüsselbein ist luxiert:

nach oben (L. supraacromialis) oder

nach unten (L. infraacromialis), letztere sehr selten!

Die erstere entsteht oft durch direkte Gewalt gegen das Acromion bei fixiertem Schlüsselbein, es ist

Tab. 25.

Luxation des akromialen Endes der Clavicula nach oben.

Fig. 1. Der abnorme Vorsprung der Clavicula fällt sofort ins Auge; nach aussen und unten ist die sonst unveränderte Schulterwölbung mit dem Akromion. Dasselbe ergibt sich noch deutlicher in Fig. 1b von rückwärts, da hier der Verlauf der Crista scapulae zum Akromion hinleitet. — Die rechte Schulter ist der Medianlinie genähert, da die Wirkung der Clavicula als Spreizpfeiler fehlt; die rechte Achselhöhle eng.
In Fig. 1a ist die Vorderansicht der Luxation am Skelett dargestellt. (Eigene Präparate.)

---

eigentlich eine Luxation der Scapula nach abwärts. Diese Lux. ist **vollständig**, wenn nach Zerreissung des Lig. coraco-claviculare eine grössere Dislokation besteht.

Die **Diagnose** ist leicht, da eine exakte Palpation möglich ist, und doch wird diese Lux. öfters mit einer Lux. humeri verwechselt. Grössere Sorgfalt bei der Untersuchung ist nötig, um diese Luxation eventuell von einer Fraktur der Clavicula dicht an ihrem acromialen Ende zu unterscheiden. Zur Differential-Diagnose ist die Länge des Schlüsselbeins genau zu messen. Zur Unterscheidung von der typischen Schulterluxation genügt ein Griff des dem Pat. gegenüber sitzenden Arztes; er verfolgt mit beiden Händen von hinten her die Crista scapulae beiderseits am Patienten und gelangt so mit Sicherheit an die Spitze des Acromion (Tab. 25, Fig. 1b); des letzteren Lage zu der abnormen Prominenz der Clavicula entscheidet die Sache sofort.

Therapie. Auch hier ist die Reposition leicht, die Retention oft sehr schwierig. Durch Bindentouren wird der Arm gehoben und die Clavicula gleichzeitig nach abwärts gedrückt. Eventuell elastische Binde nötig, oder die perkutane Naht der Ligamente (Baum).

Tab. 23.

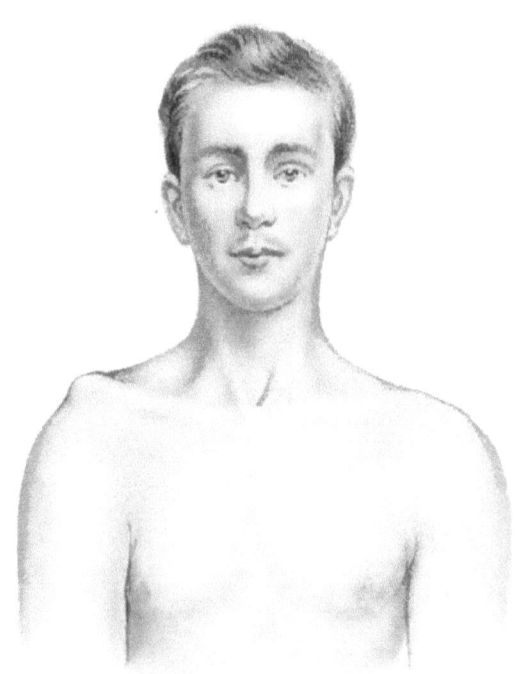

Fig. 1.

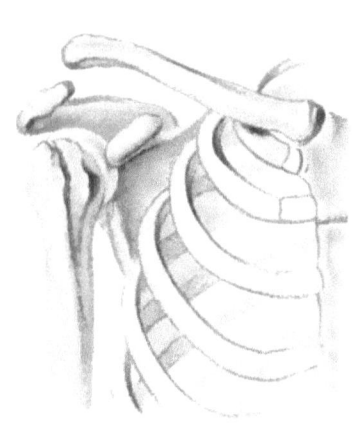

Fig. 1 a.

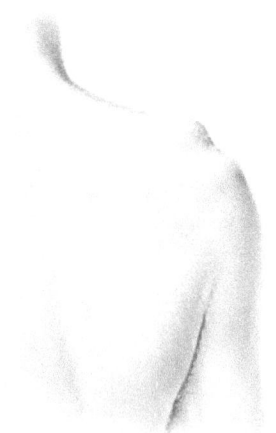

Fig. 1 b.

2. Schulterblatt.

Frakturen der Scapula sind selten (etwa 1 %) und kommen in verschiedener Form vor. Die **Brüche des Körpers und der Spina scapulae** sind direkte, führen oft zu mehreren Bruchlinien und Fissuren, bewirken aber nur geringe Dislokation der Bruchstücke; Crepitationen und abnorme Beweglichkeit sind oft fühlbar, besonders bei geeigneter Stellung des Armes. Behandlung: Ruhigstellung des Armes, leichter Druckverband.

Knochenbrüche am **Collum scapulae** sind sehr selten und kommen nur am sog. chirurgischen Halse vor, d. h. so, dass der Proc. coracoideus an dem Bruchstück des Gelenkkörpers bleibt, also in einer Bruchlinie von der Incisura scapulae nach abwärts, vergl. Taf. 26. Die Fractura colli scapulae ist differential-diagnostisch wichtig, weil sie zur Verwechslung mit der Luxatio humeri subcoracoidea führen kann. Die Symptome dieser Fraktur sind: Herabsinken des Armes, welcher sogar etwas abduziert stehen kann, Acromion vorspringend. Es besteht aber keine federnde Fixation; die Deformität verschwindet unter Crepitation beim Hinaufdrücken des Armes, kehrt aber sofort wieder beim Nachlassen dieses Druckes; zuweilen ist der Rand der Bruchfläche der Scapula von der Achselhöhle her fühlbar. Die Heilung erfolgt in der Regel bei Benutzung eines Verbandes, welcher Arm und Scapula ruhig stellt und den Arm in reponierter Stellung unter Benutzung eines Achselkissens so fixiert, wie es durch den Sayre'schen Heftpflasterverband bei der Claviculafraktur geschieht; der Arm muss eben dauernd gehoben und etwas nach aussen und hinten gehalten werden.

Absprengung am Pfannenrand (besonders an seiner unteren Seite) ist selten und als intraartikuläre Verletzung nur bei gewissen Stellungen des Armes im Schultergelenk zu erkennen. Geringes Herabsinken des Oberarmkopfes, wenn der Arm horizontal seitlich

Tab. 26.
Frakturen des Schulterblattes.

Fig. 1. Präparat einer Fractura colli scapulae. Das Fragment, welches die Pfanne und den Proc. coracoideus einschliesst, steht tiefer.

Fig. 1a. Dasselbe am Lebenden. Man erkennt das vorspringende Akromion, die Schulterwölbung ist gewissermassen herabgesunken. (Eigene Beobachtung.)

Fig. 2 und 2a. Präparat einer mehrfachen Fraktur des Körpers und der Crista des Schulterblattes. Die Bruchlinien sind durch Callus verbunden. (Eigene Sammlung.)

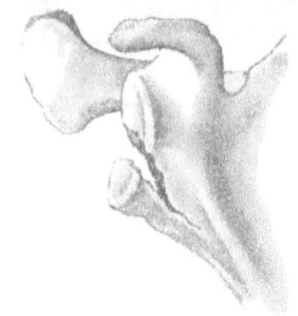

Fig. 54. Absprengung eines Randstückes vom unteren Teil der Pfanne.

gehalten wird, dabei zuweilen Crepitation bei Verschiebung des Oberarmkopfes von vorn nach hinten. Isolierte Brüche des **Proc. coracoideus,** durch direkte Gewalt, enorm selten — solche des **Acromion** häufiger, erkennbar durch direkte Palpation und abnorme Beweglichkeit und Crepitation; zuweilen ist die Bruchspalte fühlbar bei kräftigem Herüberziehen des Armes. Heilung bei Ruhigstellung des etwas gehobenen Armes.

3. Schultergelenk.

Die **Luxationen** im Schultergelenk gehören zu den wichtigsten und häufigsten Verletzungen. Ihre Erkennung ist meistens nicht schwierig und doch

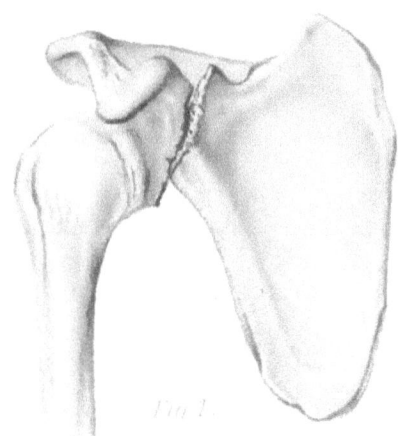
Fig. 1.

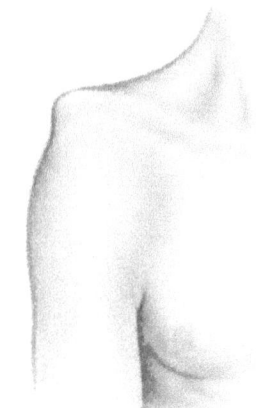
Fig. 1.a

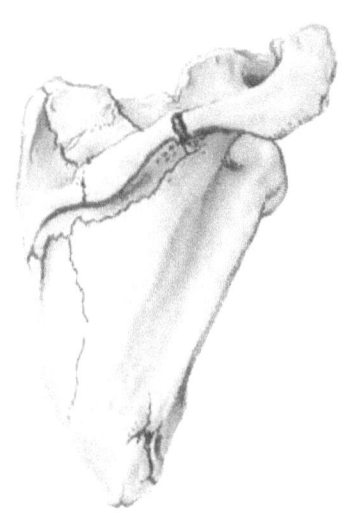
Fig. 2.

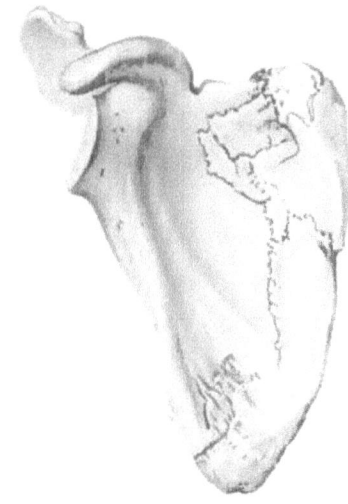
Fig. 2.a

bleiben manche Fälle noch unerkannt! Man fühlt an der normalen Schulter das Akromion als Ausläufer der Spina scapulae, seine Verbindung mit dem Schlüsselbein, darunter den Proc. coracoideus, dann den Oberarmkopf unter dem Musc. deltoideus meistens so deutlich, dass man bei Rotation desselben sogar die Tubercula und den Sulcus intertubercularis palpieren kann, von der Achselhöhle her den Oberarmkopf und den Rand der Fossa glenoidalis. Bekanntlich wird der Kontakt dieses so beweglichen Gelenkes nicht durch die Kapsel und nicht durch Ligamente erhalten, sondern durch die Muskulatur und den Luftdruck. Bei Lähmung des M. deltoideus sinkt der Oberarmkopf immer etwas nach unten und es gibt Fälle von essentieller Kinderlähmung, bei welchen durch die dünne Weichteilbedeckung die Abwärtsverschiebung des Caput humeri sofort zu sehen ist.

a) **Die Luxatio humeri, nach vorn** (praeglenoidalis, auch subcoracoidea oder subclavicularis je nach dem Grad der Verschiebung des Kopfes unter den Proc. coracoideus oder die Clavicula), ist die häufigste Luxation im Schultergelenk. Die künstliche Herstellung dieser L. an einer auf dem Rücken liegenden Leiche gelingt meistens leicht durch ein allmähliches aber kräftiges Hintenüberdrücken des hoch seitlich elevierten resp. abduzierten Armes. Dabei erfährt die Kapsel vorn innen eine starke Spannung durch den andringenden Kopf, sie reisst ein (hier ist auch ihre dünnste Stelle), der Kopf tritt durch den Kapselriss nach vorn unter den Processus coracoideus, und die Luxation ist fertig; sobald der Arm wieder in eine mehr normale Haltung gebracht wird, sind alle objektiven Erscheinungen dieser Luxation vorhanden ausser dem Bluterguss.

Am Lebenden entsteht die L. subcoracoidea zuweilen direkt durch Stoss gegen den Humerus von hinten und seitlich, häufiger indirekt durch Fall auf die Seite bei erhobenem, abduziertem Arm oder auch durch Fall auf die ausgestreckte Hand oder den Ell-

Tab. 27.
Luxatio humeri subcoracoidea.

64jähriger Mann, vor etwa 3 Wochen verletzt; in der Zwischenzeit ist die anfangs vorhandene Schwellung vergangen, und die Verhältnisse der Schultergegend sind gut erkennbar. Acromion fast winkelig vorspringend; Arm steht abduziert und seine äussere Konturlinie erscheint winkelig (nach aussen offener Winkel); die Längsrichtung des Oberarms verläuft gegen den Proc. coracoideus (anstatt zum Akromion), und unterhalb des letzteren findet sich eine undeutliche Prominenz; der Arm erscheint verlängert. Die Diagnose auf obige Luxation ist zweifellos.

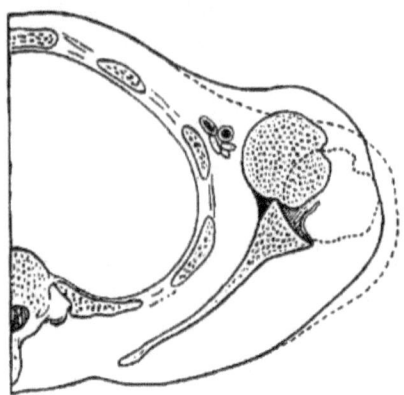

Fig. 55. Horizontaldurchschnitt durch die Schultergegend und die zugehörige Thoraxhälfte in einem Fall von Lux. hum. subcoracoidea rechterseits. Die abnorme Stellung des Oberarmkopfes und der Schulter ist durch gezogene Linien, die normale Stellung der Teile durch punktierte Linien angegeben. Auch der Querschnitt der Gefässe und Nerven ist sichtbar. An dem Oberarmkopf sind die Tubercula und der sulcus intertubercularis zu erkennen. (Nach Anger.)

bogen, besonders bei nach hinten gerichtetem Arm. Die L. ist auch bei heftigen Bewegungen des Armes (Werfen, Schleudern), also durch Muskelaktion beobachtet. Bei der indirekten Entstehung der L. durch übermässige Abduktion kommt der Oberarm schliesslich seitlich zur Berührung mit der Scapula: die Gegend

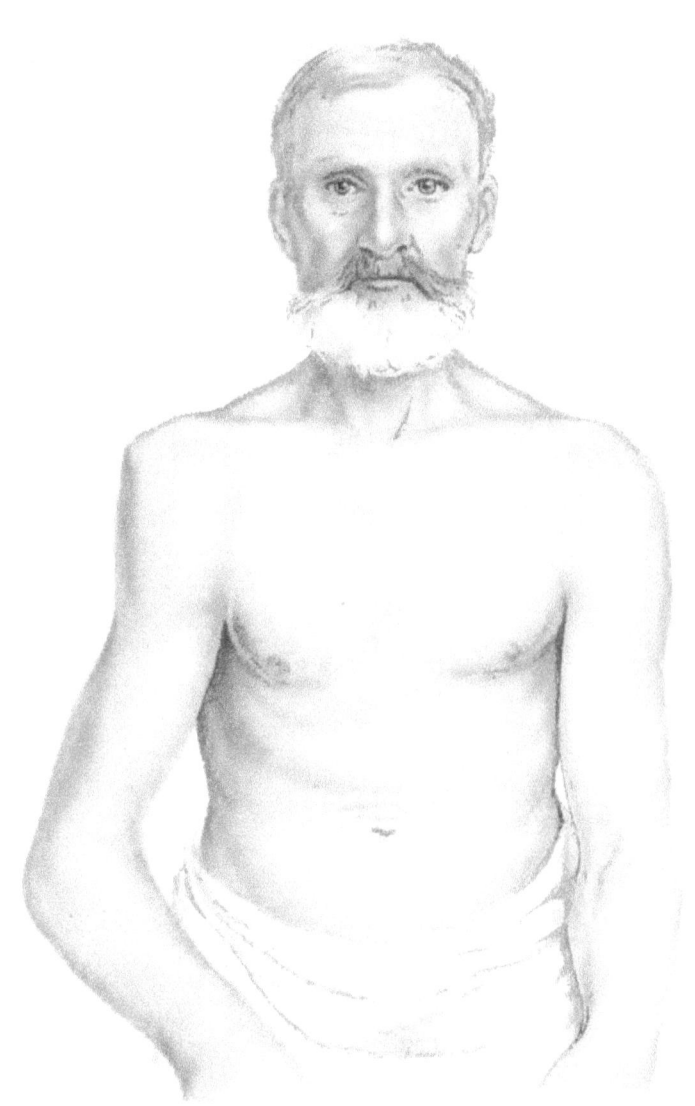

der Tubercula und des Collum chirurgicum humeri stemmen sich bei Fortdauer der verletzenden Gewalt gegen den Oberrand der Fossa glenoidalis und das Akromion, es bildet sich hier ein Hypomochlion, und der kurze Hebelarm, d. i. der Oberarmkopf, wird aus seiner normalen Stellung und Verbindung herausgehebelt. — Die so entstandene L. ist in der Regel mehr oder weniger eine nach unten, L. infraglenoidalis, aber durch sekundäre Verschiebung des Humerus (Muskelzug) entsteht dann die L. subcoracoidea.

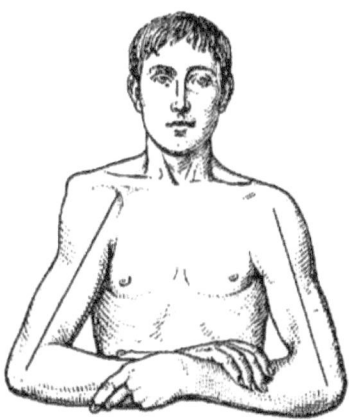

Fig. 56. Junger Mensch mit rechtseitiger Lux. hum. subcor. Die Längsachse des Oberarms ist beiderseits durch eine schwarze Linie bezeichnet.

Was die anatomischen Verhältnisse betrifft, so steht der Oberarmkopf bei der L. subcoracoidea dicht am Rande der Cavitas glenoidalis, zwischen dieser und dem Brustkorb (vgl. Fig. 55; bei der L. subclavicularis ist der Oberarmkopf noch mehr medianwärts verschoben), wobei er auf die grossen Gefässe und Nerven einen fatalen Druck auszuüben imstande ist.

Die **Symptome** der typischen L. subcoracoidea sind sehr charakteristisch (vgl. Taf. 27). Sie sind sämtlich dadurch bedingt; dass das Caput humeri an normaler Stelle fehlt und dafür an abnormer Stelle vor-

Tab. 28.
Luxatio humeri subcoracoidea; anatomisches Präparat.

Fig. 1. Skelettpräparat, an welchem die abnorme Lage des Oberarmkopfes gut zu sehen ist; speziell ergibt sich, dass der Kopf tiefer steht als normal, wodurch die „Verlängerung" des luxierten Armes erklärt ist.

Fig. 2. Muskelpräparat. Die charakteristische Stellung ist noch kenntlich. Sehr schön ergibt sich hier der winkelige Vorsprung des Akromion und des M. deltoideus, welcher straff nach abwärts gespannt ist und den Oberarm unter einem stumpfen Winkel trifft: aus der Aussenlinie des abduziert stehenden Oberarms (untere Hälfte) und dem Rande des M. deltoideus resultiert die für Luxation charakteristische Konturlinie. In der Abbildung sind ausser dem M. deltoideus der M. pectoralis major, der Biceps brachii, neben diesem ein Stück des Brachialis int. und ein Streifen des Triceps sichtbar.

---

handen ist. Man beginnt bei der Untersuchung immer mit der **Inspektion**, welche oft allein schon zur Feststellung der Diagnose genügt, sodass die **Palpation** nur zur Sicherung der Diagnose erwünscht ist. Am besten sitzt der Patient dabei frei auf einem Stuhl; mit völlig entkleidetem Oberkörper, sodass der gegenübersitzende Arzt leicht beide Seiten inspizieren und vergleichen kann. Dies gelingt am besten, wenn man dem gesunden Arm des Pat. eine annähernd gleiche Stellung gibt, wie sie der verletzte Arm darbietet.

Die Schulterwölbung ist verschwunden, das Akromion bildet einen eckigen Vorsprung. Die normale Schulterwölbung ist ja durch den Oberarmkopf und den M. deltoideus gebildet; ist letzterer sehr atrophisch, so prominiert das Akromion; fehlt der Humeruskopf an normaler Stelle, so springt das Akromion auch bei gut entwickeltem Deltoideus und trotz des vorhandenen Blutergusses winkelig vor. Dass dieser Vorsprung dem Akromion angehört, ist leicht zu konstatieren, wenn man vom Rücken her die Spina scapulae verfolgt, welche in das Akromion ausläuft.

In der Gegend des Proc. coracoideus und zwar unterhalb desselben findet sich eine ab-

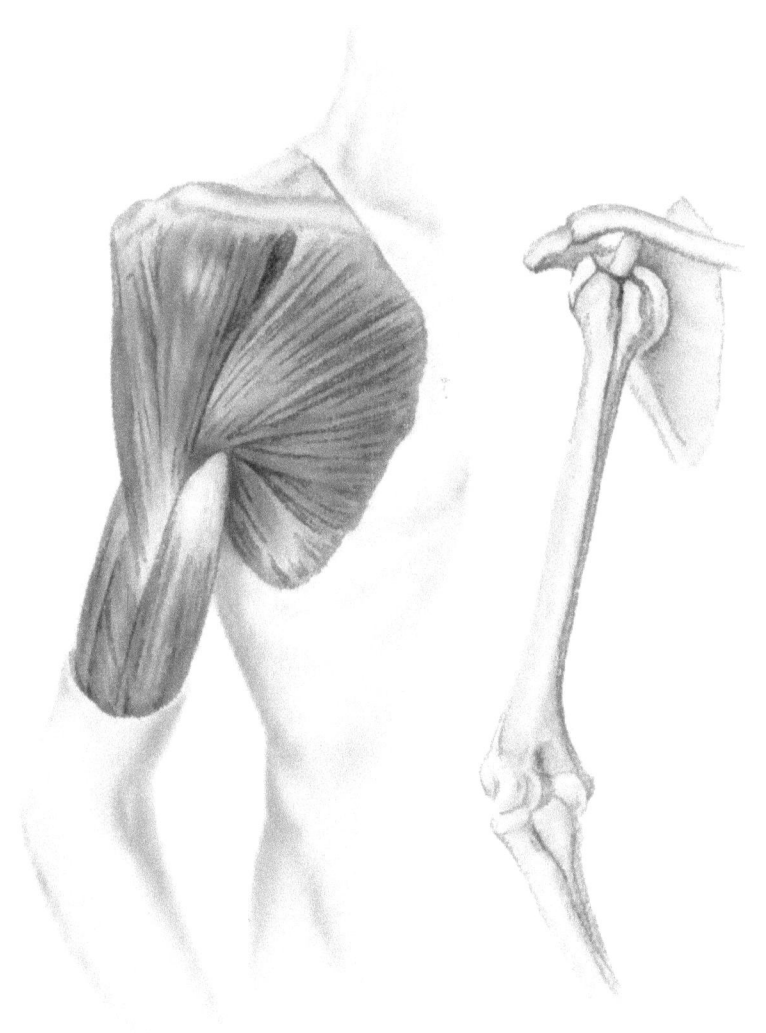

Fig. 2.   Fig. 1

norme Prominenz, sichtbar und fühlbar, letzteres besonders bei einiger Drehung des Humerus nach aussen oder innen, wobei die Prominenz als dem Oberarm angehörig gefunden wird und durch ihre rundliche Form den Oberarmkopf erkennen lässt.

Der Arm steht in federnder Abduktion d. h. er lässt sich durch mässige Gewalt bis zur Berührung des Thorax abduzieren, aber beim Nachlassen

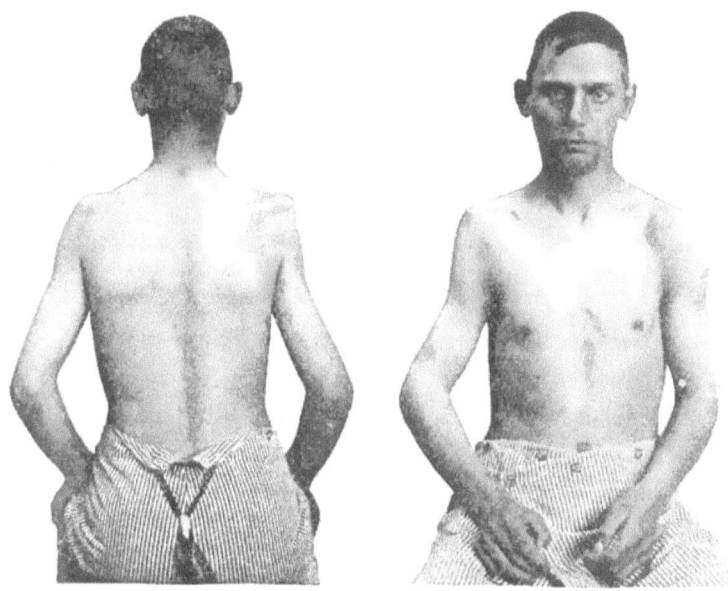

Fig. 57 und 58. Veraltete Luxatio subcoracoidea hum. d. bei einem 23jährigen Mann. Wegen der Atrophie der Schultermuskeln ist das Bild überaus charakteristisch und leicht erkennbar, auch an der Rückseite.

dieses Druckes federt er sofort in die abduzierte Stellung zurück. Dieses Symptom ist bedingt durch die Spannung gewisser Bänder (Lig. coracohumerale) und der an die Tubercula sich ansetzenden Muskeln.

Die Längsrichtung des Oberarmes verläuft zum Proc. coracoideus oder unter die Clavicula,

Tab. 29.
Luxatio humeri subcoracoidea; anatomisches Präparat.

Diese Abbildung entspricht einem weiteren Stadium der Zergliederung des schon auf voriger Tafel dargestellten Präparates. Der M. deltoideus ist vom Schlüsselbein abgelöst und nach aussen umgeklappt, sodass der gespannte, vom Akromion entspringende Teil desselben von innen sichtbar ist. Der M. pectoralis major ist ebenfalls an seinem oberen Rande abgelöst und hängt schlaff herunter zwischen seinem costal-sternalen Ursprung und seinem Ansatze am Oberarm, während an seiner Innenfläche der am Proc. coracoideus abgeschnittene M. pectoralis minor aufliegt. Der Proc. coracoideus ist leicht erkennbar mit seinen kurz abgeschnittenen Muskelansätzen: M. pectoralis minor (medial) und M. coraco-brachialis nebst kurzem Kopf des M. biceps brachii. Vom Proc. coracoideus nach aussen zum Akromion verläuft das Ligament. coraco-acromiale. Unterhalb des Proc. coracoideus ist der Oberarmkopf sichtbar, medial in einem Kapselriss sogar die überknorpelte Gelenkfläche desselben; auch die zu demselben verlaufenden, an den Tubercula inserierenden Muskeln sind kenntlich: medial der M. subscapularis zum Tuberc. minus, lateral die Mm. supraspinatus, infraspinatus und teres minor zum Tuberc. majus. Zwischen beiden Tubercula kommt abwärts verlaufend die lange Bicepssehne zum Vorschein in der Richtung zu dem freipräparierten Bauche des M. biceps brachii (unterhalb des Ansatzes des M. pect. maj.). Zwischen dem Brustkorb, dessen 2., 3. und 4. Rippe zu sehen sind, und dem Oberarm verläuft der Plexus brachialis, dessen Verletzung bei der Luxation durch den Druck des Kopfes verständlich ist. Aussen vom Oberarm, zwischen diesem und dem gespannten Rande des M. deltoideus ist nach der präparatorischen Entfernung des darin enthaltenen fetthaltigen Bindegewebes ein leerer Raum, welcher normalerweise natürlich vom Oberarm ausgefüllt ist; man erkennt hier den vom Plexus schräg nach aussen unten verlaufenden, den M. deltoideus versorgenden Nervus axillaris.

---

anstatt wie normal unter das Akromion. Dies ergibt sich besonders durch Vergleich mit der gesunden Seite.

Die äussere Konturlinie des Oberarms erscheint wie geknickt und bildet einen nach aussen offenen Winkel, während sie am gesunden Arm fast geradlinig verläuft. Diese Störung resultiert aus der Abduktionsstellung des Armes, welcher die untere Hälfte dieser Konturlinie entspricht, und aus dem sehr

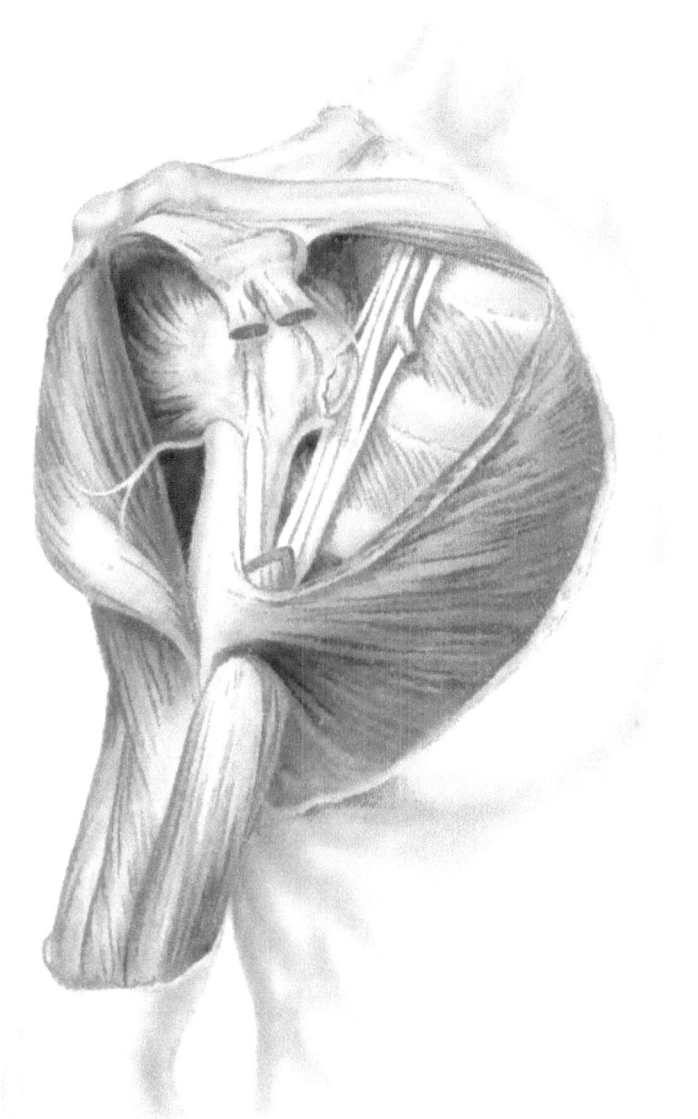

gespannten Verlauf der Deltoideusfasern zwischen Akromion und dem Oberarm, deren Richtung den oberen Teil dieser winkligen Konturlinie bildet.

Der Humerus erscheint verlängert und die Entfernung vom Akromion zu einem Punkte des Ellbogens (z. B. Epicondylus lat. humeri) ist tatsächlich sehr oft verlängert, jedenfalls nie verkürzt. Dies zeigt sich auch bei der Betrachtung des Pat. von hinten. Die Erklärung dieser Verlängerung ergibt sich sofort bei der Herstellung der Lux. am Skelett: Der Kopf steht dabei wirklich etwas tiefer als bei seiner normalen Lage in der Pfanne. Dass bei der Messung und der Inspektion hiebei die beiden Arme ganz symmetrisch in gleicher Stellung sich befinden müssen, ist selbstverständlich.

Dazu ist der Oberarmkopf von der Achselhöhle aus an seiner falschen Stelle mehr oder weniger deutlich fühlbar, die passiven Bewegungen sind sehr schmerzhaft und beschränkt, aktive noch mehr beeinträchtigt.

An **Nebenverletzungen** werden Absprengungen von Knochenteilen am Tuberculum majus, seltener Gefäss-, häufiger aber Nervenverletzungen beobachtet. Immer sind die Nerven bei dieser Luxation einer hochgradigen Spannung ausgesetzt, manchmal werden sie beim Zustandekommen der Luxation durch den Kopf des Humerus oder auch zwischen diesem und dem Thorax gequetscht (vergl. Taf. 29). Besonders der N. axillaris wird zuweilen lädiert, weshalb es zweckmässig ist, den von ihm versorgten M. deltoideus sofort nach der Reposition zu prüfen, um nicht prognostisch einem Irrtum zu verfallen.

Die **Diagnose** dieser Luxation ist hiernach in der Regel nicht schwer; im schlimmsten Falle müssen bei der Untersuchung in Narkose alle Zweifel schwinden. Immerhin ist es zweckmässig, die Differential-Diagnose zu besprechen; es kommen in Betracht:

Kontusion der Schulter und Distorsion des Schultergelenkes zeigen keine Dislokation.

Luxatio claviculae supraacromialis; hier wird der winkelige Vorsprung aber durch das Akromialende des Schlüsselbeins und nicht durch das Akromion erzeugt. Der Arm steht nicht abduziert. Die Schulterwölbung ist erhalten.

Fractura colli scapulae; das Akromion prominiert, der Oberarmkopf ist herabgesunken und etwas nach vorn innen verschoben, aber einfaches Hinauf-

Fig. 59—62. Zur Differentialdiagnose der Luxatio humeri subcoracoidea. An den Figuren bedeutet a das Akromion.

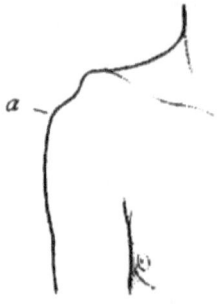
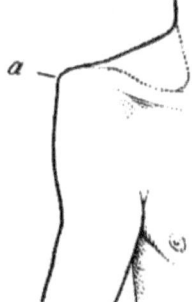

Fig. 59. Luxation des Schlüsselbeins am akromialen Ende nach oben.

Fig. 60. Typische Lux. hum. subcoracoidea.

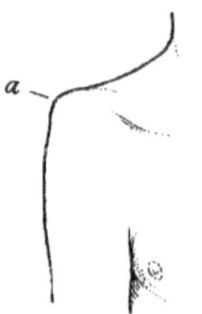
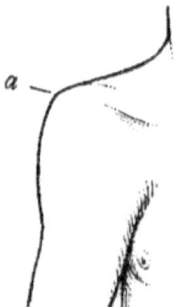

Fig. 61. Fract. colli scapulae; auch Herabsinken bei Lähmung des M. deltoideus.

Fig. 62. Fract. colli humeri mit Abduktionsstellung des Oberarms.

schieben des Armes hebt die Dislokation auf, wobei meistens Crepitation gefühlt wird.

Lähmung des Musc. deltoideus hat ein Herabsinken des Oberarms zur Folge, welches aber durch Hinaufschieben des Armes sofort auszugleichen ist. Auch steht der Arm nicht abduziert.

Fractura acromii mit starker Dislokation des Bruchstückes; hier bleibt die anatomische Beziehung zwischen Akromion und Humeruskopf unverändert.

Fractura colli chirurg. humeri; die Schulterwölbung fehlt nicht, selbst wenn das Schaftende nach innen disloziert ist und der Oberarm abduziert steht. Der Arm steht nicht federnd abduziert und ist nie verlängert, vielmehr wohl stets verkürzt.

Therapie. Die baldige Reposition ist unbedingt zu erstreben. Bei einiger Uebung kann die Reposition wohl ohne Narkose versucht werden und oft gelingt es, unter dem Vorwand einer genauen Untersuchung, den Kopf leicht zu reponieren. In anderen Fällen gelingt es aber nicht, und dann ist die Narkose sofort einzuleiten.

Von den vielen Repositionsmethoden, welche im Laufe der Zeit erdacht und ausgeführt sind, sollen folgende hier empfohlen werden:

1. **Extension am leicht abduzierten Arm** des liegenden Patienten durch einen Gehilfen, während die Kontraextension durch ein um den Thorax geschlungenes breites Tuch besorgt wird. Dazu Manipulation, besonders direkter Druck auf den Kopf in der Richtung der Pfanne von seiten des Arztes.

Oder die bekannte Coopersche Methode: Zug am Arm in der Längsrichtung des Körpers und gleichzeitig Einstemmen des Fusses (ohne Stiefel) in die Achselhöhle, wodurch ein direkter Druck auf den Kopf im Sinne der Reposition ausgeübt wird.

Oder: Extension bei Hyperabduktion des Armes (Pat. am Boden liegend) durch einen hinter dem Patienten sitzenden Gehilfen. Der Arzt hilft durch

Tab. 30.
Repositions-Verfahren bei Luxatio humeri subcoracoidea.

Hier soll das Kocher'sche Verfahren in seinen einzelnen Phasen anatomisch dargestellt werden. Hierzu wurde das Präparat von Tab. 29 benutzt, jeder Akt sofort photographisch fixiert, dann wurden nach der Natur die hier reproduzierten Abbildungen gefertigt;

Fig. 1. Der luxierte Arm wird adduziert bis zur Berührung der Ellbogengegend an dem gerade gerichteten Rumpf (I. Akt), dabei tritt in der Lage des Caput humeri noch keine wesentliche Aenderung ein.

Fig. 2. Der adduziert gehaltene Oberarm wird mit Hilfe des im Ellbogen rechtwinkelig gestellten Vorderarms nach aussen rotiert (II. Akt), bis der Vorderarm ungefähr in der Frontalebene des Körpers liegt. Der Kapselriss ist deutlicher sichtbar, der Kopf dem Akromion näher gerückt, vom Plex. brachialis weiter entfernt.

Fig. 3. Unter Beibehaltung der Adduktion und Auswärtsrotation wird der Arm nun eleviert (III. Akt), d. h. nach vorn gehoben. Hierdurch wird die völlige Reposition eingeleitet.

Fig. 4. Durch nunmehr folgende Einwärtsrotation (IV. Akt) ist die Reposition vollendet.

---

direkten Druck gegen den Kopf von der Achselhöhle aus nach, während der Arm abduziert wird.

Das Gleiche ev., wenn Patient auf einem Tisch liegt, mit Hilfe mehrerer Gehilfen.

Oder die sog. Pendelmethode nach Simon. Der Patient liegt am Boden und wird an dem kranken Arm in die Höhe gehoben, sodass also dieser Zug am Arm, resp. das Gewicht des Körpers auf den dislozierten Oberarmkopf einwirken; gleichzeitig hilft der Arzt durch direkten Druck zur Reposition. In neuerer Zeit ist dieses Verfahren unter Verwendung von Gewichtsextension an dem erhobenen Arme des zu Bett liegenden Verletzten empfohlen (Hofmeister).

2. Rotationsverfahren nach Kocher. Dasselbe besteht aus mehreren einzelnen Akten resp. Positionen, welche exakt auszuführen sind. Vgl. Tafel 30. Es folgen nacheinander:

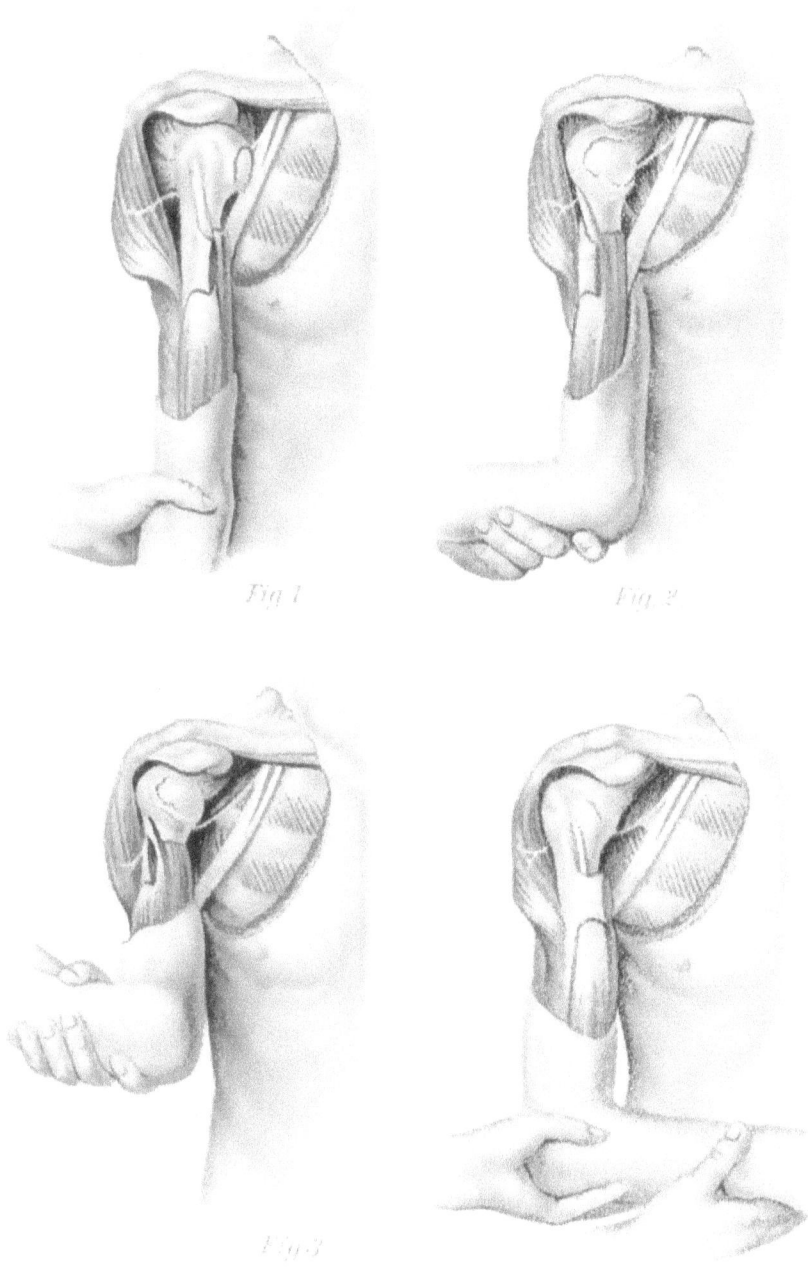

Tab. 30

Fig 1.   Fig 2.

Fig 3.   Fig 4.

I. Adduktion des Armes bis zur Berührung des Rumpfes.

II. Auswärtsrotation bis der gebeugte Vorderarm ungefähr in der Frontalebene steht (aber sehr vorsichtig, um keine Fraktur zu erzeugen); hierbei erfährt der Oberarmkopf eine Verschiebung nach aussen vom Proc. coracoideus weg zum Akromion hin; dies ist in Fig. 2 der Tafel 30 an der grösseren Entfernung des caput humeri vom Plexus brachialis gut zu erkennen.

III. Nun wird der adduziert und auswärts rotiert gehaltene Arm nach vorn oben eleviert. Hierbei beginnt der Oberarmkopf schon durch den Kapselriss zu schlüpfen und an seine normale Stelle, in die Fossa glenoidalis, zurückzugelangen.

IV. Einwärtsrotation: dabei wird der Kopf völlig reponiert und zwar ohne „Ruck", vielmehr so leise, dass man das Gelingen der Reposition oft nicht bemerkt und erst durch Untersuchung feststellen muss.

Gerade mit dieser Methode gelingt die Reposition nicht selten ohne Narkose und in der schonendsten Weise. Die Adduktion bewirkt Spannung der oberen Kapselwand und Fixation des Kopfes am Pfannenrand, sodass er sich nun bei der Rotation an diesem letzteren und nicht um sich selbst dreht. Durch die Elevation wird die Entspannung des Lig. coraco-humerale erreicht.

Das Gelingen der Reposition gibt sich kund an dem mehr oder weniger deutlichen Einschnappen des Kopfes und besonders an der Wiederherstellung der normalen Beweglichkeit und Form.

Zur Nachbehandlung wird der Arm am besten so fixiert, dass die Hand der verletzten Seite auf die gesunde Schulter zu liegen kommt, durch Tücher oder Binden oder Heftpflasterstreifen. Nach 8 Tagen Beginn mit passiven Bewegungen, später auch aktive. Gesamtdauer der Behandlung bis zur Wiedererlangung der Arbeitsfähigkeit ungefähr 4 bis 5 Wochen.

Sollte die Reposition nicht gelingen, so

Tab. 31.
Veraltete Luxatio subcoracoidea; Bildung einer neuen Pfanne an der Scapula, Usur des Caput humeri.
(Vgl. den Durchschnitt Fig. 55.)

Fig. 1 zeigt die beiden Knochen in der Luxationsstellung, von vorn betrachtet. Der Oberarmkopf verdeckt die Gegend der Fossa glenoidalis und sitzt an der Vorderfläche des Collum scapulae auf, unterhalb des Proc. coracoideus. Man sieht die freie Vorderfläche des überknorpelten Oberarmkopfes und den Rand der Knochenwucherung am Collum scapulae, welche die neugebildete Gelenkpfanne umgibt. Der Humerus steht etwas abduziert. Die Beweglichkeit dieser abnormen Verbindung ist äusserst gering; die Ursache davon ergibt sich, sobald die Knochen an den Stellen, an welchen sie sich berühren, genauer betrachtet werden.

In Fig. 2 sind die beiden Knochen so dargestellt, dass die Scapula wie in Fig. 1 von vorn betrachtet wird, der Humerus aber durch Drehung um etwa 180° mit seiner hinteren, der Scapula zugewandten Fläche gesehen wird. Man sieht an der Scapula die Fossa glenoidalis von der Seite her, daher stark verkürzt, in ihrem vorderen Umfange durch Usur verkleinert, und daran anschliessend die neue Pfanne von dem etwas unebenen Knochenwall umgeben. Am Humerus sieht man ebenfalls die Vertiefung (durch Usur am Rande der Fossa glenoidalis entstanden), und entsprechend dem Collum anatomicum einige Knochenwucherungen, wie sie für Arthritis deformans charakteristisch sind. Die an den Berührungsstellen der beiden Knochen im Bereiche der Usurflächen vorhandenen Schliffe (Eburneation) sind leider nicht gut abzubilden. (Eigenes Präparat.)

---

ist sie in tiefer Narkose weiter zu versuchen, nachdem durch ausgiebige Bewegungen der Kapselriss vergrössert wurde. Wenn trotzdem die Reposition nicht gelingt, und dieselbe auch bei der Hilfe anderer Aerzte nicht erreicht wird, so ist die **blutige Reposition** unbedingt auszuführen, um die Einrichtung so bald als möglich zu erzwingen. Unter Benützung des Resektionsschnittes vom Proc. coracoideus abwärts gelingt das ohne Mühe.

Wird die Reposition unterlassen, so bildet sich in der Regel ein sehr fataler Zustand von **veralteter Luxation** heraus. Nur selten entsteht eine Near-

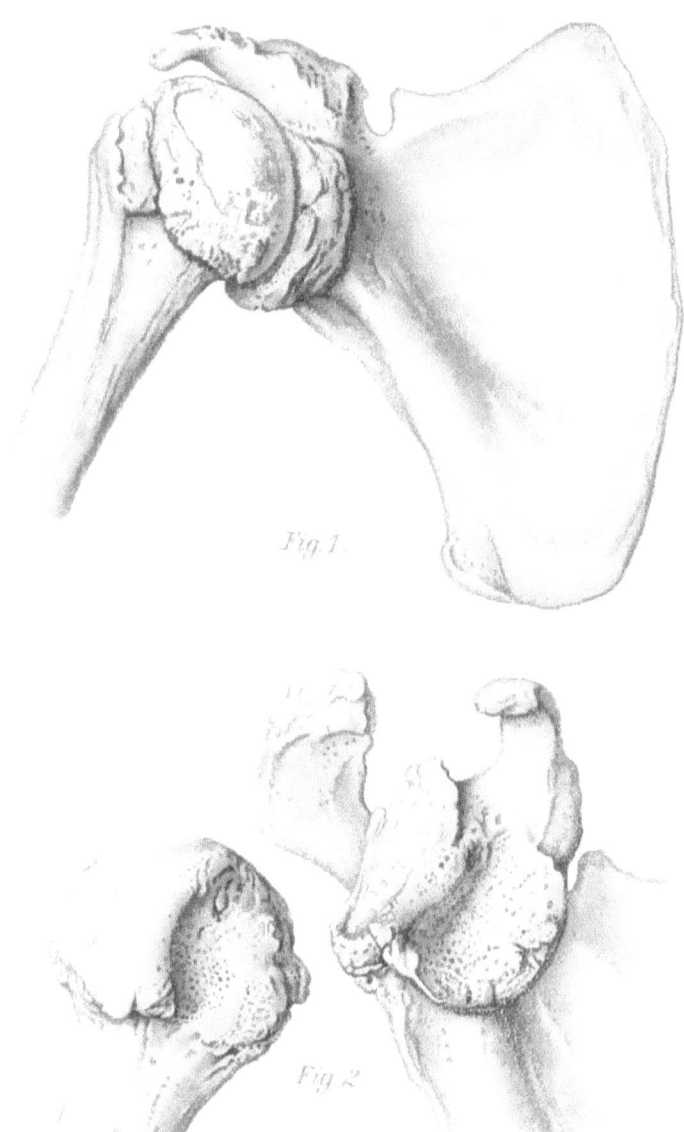

Fig 1.

Fig 2.

Tab. 31.

throse mit einiger Mobilität; meistens bleibt die Schultergegend schmerzhaft und die Beweglichkeit auf ein Minimum reduziert. Auch in solchen alten Fällen kann durch blutige Operation (Reposition nach Beseitigung der Hindernisse oder Resektion des Oberarmkopfes) Besserung erreicht werden.

In seltenen Fällen bildet sich der Zustand habitueller Luxation aus; dann bietet nur eine operative Therapie Aussicht auf Erfolg (Verkleinerung der Kapsel durch Faltenbildung etc.).

Modifikationen und Komplikationen der Luxatio praeglenoidalis.

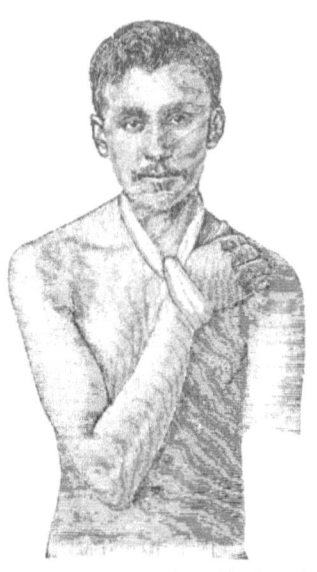

Fig. 63. Einfacher Verband mit einer Watte-gefütterten Mullbinde nach Reposition einer Humerus-Luxation.

Wenn der Oberarmkopf direkt nach vorn die Gelenkpfanne verlässt, so liegt er zwischen der Scapula und dem M. subscapularis oft so dicht an der Pfanne, dass die Gelenkfläche des Kopfes noch den Rand der Fossa glenoidalis berührt. In diesen Fällen, welche vorwiegend durch direkte Gewalt zustande kommen, bildet sich schon innerhalb weniger Wochen eine gegenseitige Usur der Knochen an ihrer Berührungsfläche. Bei veralteten Fällen dieser Art ist die Usur hochgradig, am caput humeri als tiefe Rinne, an der Fossa glenoidalis als Abschleifung ihrer vorderen Hälfte, zugleich aber finden sich die bekannten periostalen Wucherungen, durch welche eine Art neuer Gelenkpfanne für den Kopf in seiner abnormen Lage zustande kommt. Vergleiche Tafel 31. Die Reposition dieser Fälle ist in der Regel sehr schwierig, ja oft nicht ohne Arthrotomie zu erreichen.

Lux. supracoracoidea, enorm selten, stets mit Fraktur des Proc. coracoideus verbunden.

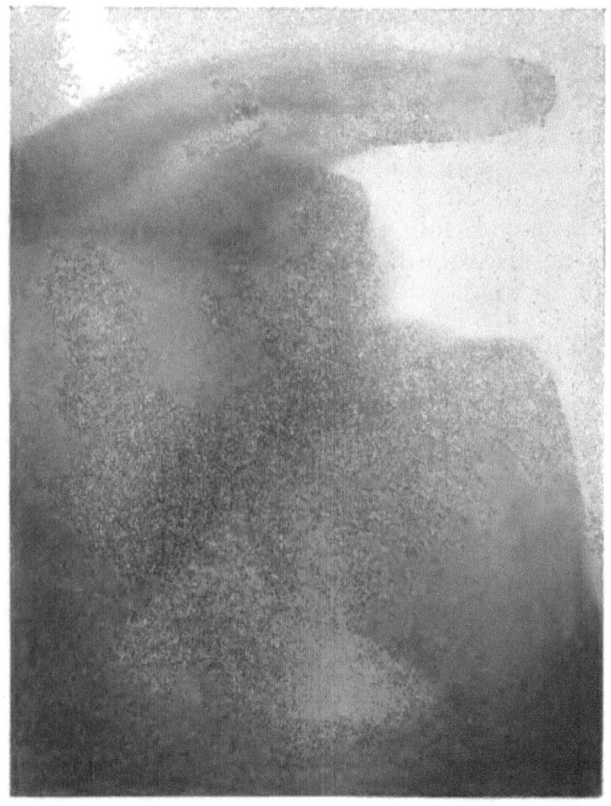

Fig. 64. Frische Luxatio axillaris bei einem 31jähr. Mann im Röntgenbild. Man sieht aufs schönste die leere Fossa glenoidalis, darüber das weit vorstehende Akromion unterhalb den Oberarmkopf, welcher nur im Bereiche eines kleinen Dreiecks dem untern Rande der Fossa glenoidal. anliegt und hier zu einer Verdoppelung (Verstärkung) des Schattens Veranlassung gibt.

Luxation mit gleichzeitiger Fraktur des Collum humeri, eine sehr schwere Verletzung. Wenn die Reposition unter Zuhilfenahme direkter Manipulationen durch Abduktion und Zug auch in tiefer Narkose nicht gelingt, so ist die Arthrotomie auszuführen und die Reposition zu erzwingen, eventuell das Fragment, wenn es klein und vorwiegend intraartikulär ist, zu entfernen. Früher riet man, an der Bruchstelle eine Pseudarthrose zu erzielen unter Belassung des Kopfes in luxierter Stellung.

b) **Luxatio humeri nach unten** (L. infraglenoidalis oder axillaris). Bei dieser L. steht der Kopf am Unterrand der Fossa glenoidalis und ist also von der Achselhöhle sofort fühlbar. Sehr charak-

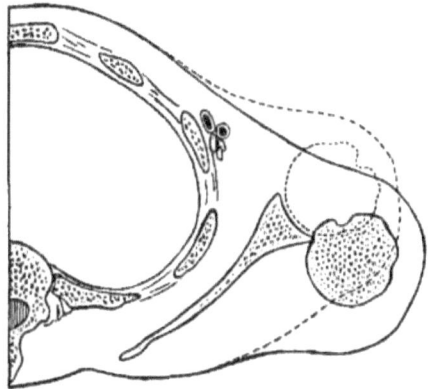

Fig. 65. Horizontaldurchschnitt durch Schultergegend und zugehörige Thoraxhälfte bei Lux. retoglenoidalis. Vgl. Fig. 55 (nach Anger).

teristisch ist die Betrachtung bei horizontal erhobenen Armen, weil hierbei ein starker bajonettförmiger Abfall der Schulterlinie zu sehen ist. Vorsprung des Akromion, Leersein der Gelenkgrube, Funktionsstörungen sind auch hier vorhanden. Zuweilen ist der Arm dabei erhoben (L. erecta) oder horizontal fixiert. Die Reposition gelingt durch Zug am Arm und direkten Druck gegen den Kopf von der Achselhöhle her (die Daumen eventuell am Akromion aufgestemmt).

c) **Luxatio humeri nach hinten** (L. retroglenoidalis, subacromialis, infraspinata) sehr

Tab. 32.

Fraktur des Humerus am Collum chirurgicum; starke Dislokation, Abduktion des Armes.

Fig. 1. Das anatomische Präparat zeigt die Verhältnisse der Fraktur recht deutlich. Man sieht den Oberarmkopf mit samt den Tuberkula an normaler Stelle. Das Schaftende des Humerus ist einwärts disloziert, analog der Verschiebung bei einer Luxatio subcoracoidea. Man erkennt, wie dadurch der Plexus und die grossen Gefässe gefährdet werden, und wie die lange Bicepssehne eine Dehnung und Verschiebung erfährt. Oberhalb des Caput humeri liegt der Proc. coracoideus (von ihm entspringend der kurze Kopf des Biceps, der Pectoralis minor ist abgelöst), darüber die Clavicula, seitwärts mit dem Akromion artikulierend. Vom M. deltoideus ist ein Stück entfernt, ebenso vom M. pectoralis major, welcher übrigens nach unten verschoben ist, sodass die 2., 3., 4. Rippe zu sehen sind.

Fig. 2. Oberes Humerusende (rechts) mit geheilter schwerer Fraktur, von vorn gesehen. Die Fraktur betrifft nicht allein den chirurg. Hals, sondern auch die Gegend der Tubercula und des Collum anatomicum. Das Schaftende des Humerus ist stark einwärts und aufwärts disloziert der Oberarm steht abduziert. Eine reichliche Callusmasse von spongiösem Charakter verbindet die Fragmente. Die Fraktur ist jedenfalls durch schwere Gewalt entstanden, sie bietet die Erscheinungen eines Kompressionsbruches. (Eigene Sammlung).

---

selten, meist durch direkte Gewalt. Der Kopf ist an seiner abnormen Stelle leicht zu sehen und zu fühlen; der Proc. coracoideus prominiert stark. Die Reposition gelingt durch Zug am Arm mit Abduktion und direktem Druck.

4. Oberarm.

A. Frakturen am oberen Ende.

Am oberen Humerusende unterscheidet man bekanntlich den anatomischen Hals (Collum anatomicum), die Gegend der Tubercula, und unter der letzteren den chirurgischen Hals (Collum chirurgicum). In jeder dieser Regionen kann der Humerus brechen; meistens handelt es sich um Bruchlinien, welche sich nicht auf eine dieser Partien beschränken,

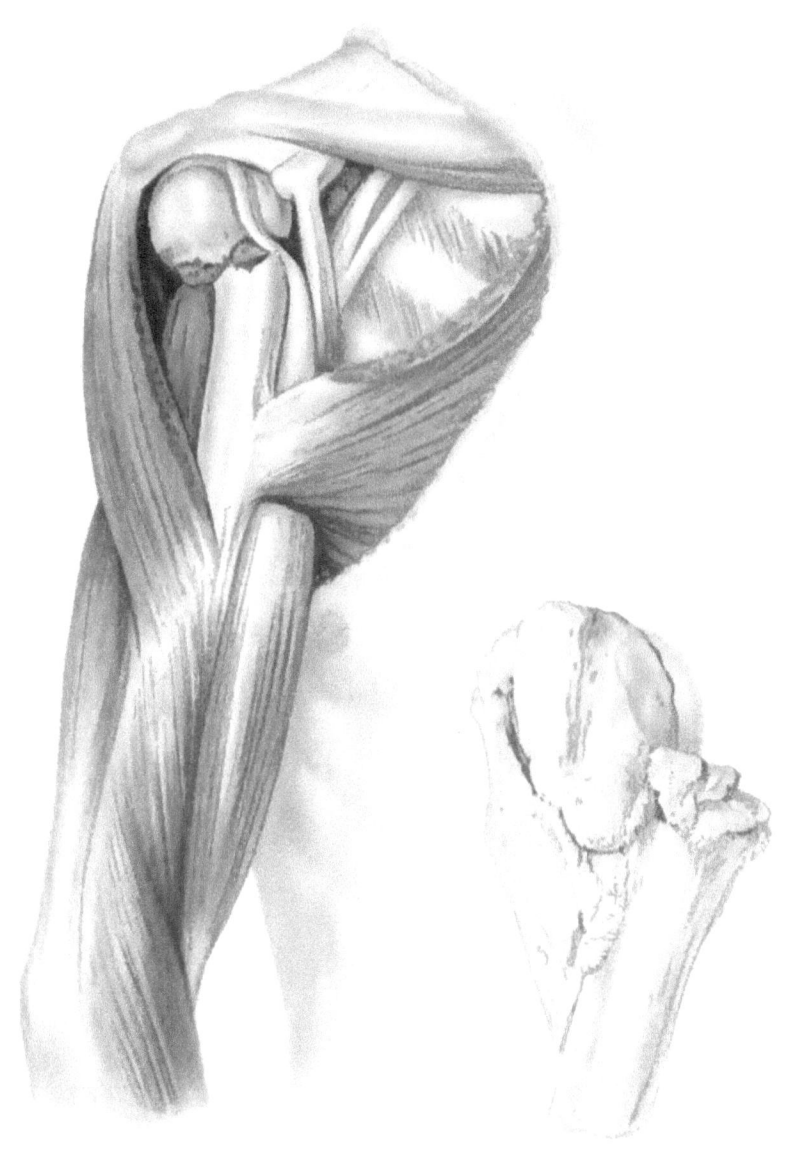

Fig. 1.　　　　　Fig. 2.

sondern mehr oder weniger auf die Nachbarschaft übergreifen.

Die Entstehung der Frakturen am oberen Humerusende kann eine direkte oder indirekte sein. Eine indirekte Wirkung ist möglich durch Kompression in der Längsrichtung des Knochens gegen die Pfanne oder das Akromialgewölbe, z. B. bei einem Fall auf den Ellbogen; eine direkte durch Schlag, Stoss oder Fall auf die Aussenseite der Schulter.

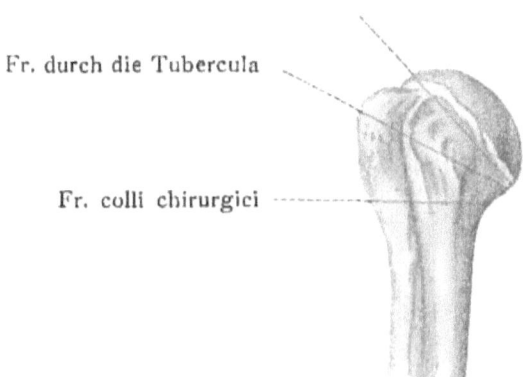

Fig. 66. Oberes Humerusende. Die möglichen Bruchlinien sind eingezeichnet.

Die Untersuchung dieser Frakturen ist nicht leicht, bei starker Schwellung (Bluterguss) sehr schwer. Neben der Inspektion (Richtung des Oberarmschaftes, veränderte Schulterkonturlinie) ist die Palpation sehr wichtig; die Tubercula, der Sulcus intertubercularis, die Gegend des Collum chirurgicum sind unter normalen Verhältnissen direkt zu palpieren, nicht so die Gegend des Collum anatomicum und der überknorpelte Kopf. Ausser von vorn, aussen, event. auch hinten, soll die Untersuchung von der Achselhöhle aus nicht versäumt werden.

Tab. 33.
Frakturen am oberen Humerusende,

Fig. 1. Normales Präparat; Verlauf der Epiphysenlinie im frontalen Durchschnitt.

Fig. 2. Präparat einer Fractura colli chirurgici mit typischer Dislokation. Rechtes Schultergelenk, von der Seite und etwas von hinten gesehen. Ersichtlich ist die Verschiebung des Humerus nach vorn einwärts.

Fig. 3. Präparat einer geheilten Fraktur des linken Humerus von vorn. Die Bruchlinie läuft aussen durch die und unterhalb der Tubercula und verläuft nach einwärts zum anatomischen Hals. Das obere Bruchstück (Gelenkfortsatz) steht abduziert, das Schaftstück adduziert. Trotz des sehr reichlichen, namentlich das Diaphysenstück einnehmenden Callus ist die Richtung des Humerus im Bereiche der Tubercula zu erkennen; die Basis der Gelenkfläche steht infolge der Dislokation an der Frakturstelle (wahrscheinlich mit Einkeilung) rechtwinkelig zur Längsachse des Humerus. (Pathol.-anat. Inst. Greifswald.)

Fig. 4. Seitliche Ansicht eines Mannes mit Fraktur am Collum chirurgicum; typische Dislokation des Oberarmschaftes nach vorn innen, sodass die veränderte Achsenrichtung gegen eine gleich gebildete gesunde Seite (Fig. 4a) sehr deutlich ist. Die Abbildung stammt von dem 22jährigen J. Wendgiorra, Juli 1895.

---

a) **Fraktur des Collum anatomicum** ist sehr selten, besonders in reiner Form. Würde nur der überknorpelte Teil des Kopfes, also rein intrakapsulär, abbrechen, so würde die Vitalität des Stückes in Frage gestellt sein; dasselbe würde sich verhalten wie abgesprengte Knochen-Knorpelstücke z. B. im Kniegelenk. In der Regel ist aber dieser Bruch nicht rein intrakapsulär, das Bruchstück ist vielmehr noch durch Kapselteile angeheftet und vaskularisiert, und bie Bruchlinie verläuft durch angrenzende Stellen der Tubercula resp. des Schaftes oder des Kopfes.

Entstehung durch starke, die Schulter von aussen treffende Gewalt oder durch Kompression des Humerus in seiner Längsrichtung. — Der abgebrochene Kopfteil kann durch Einkeilung zwischen die Tubercula oder über das Schaftende fixiert sein. Dislokation öfters sehr gering; doch fand sich das Kopf-

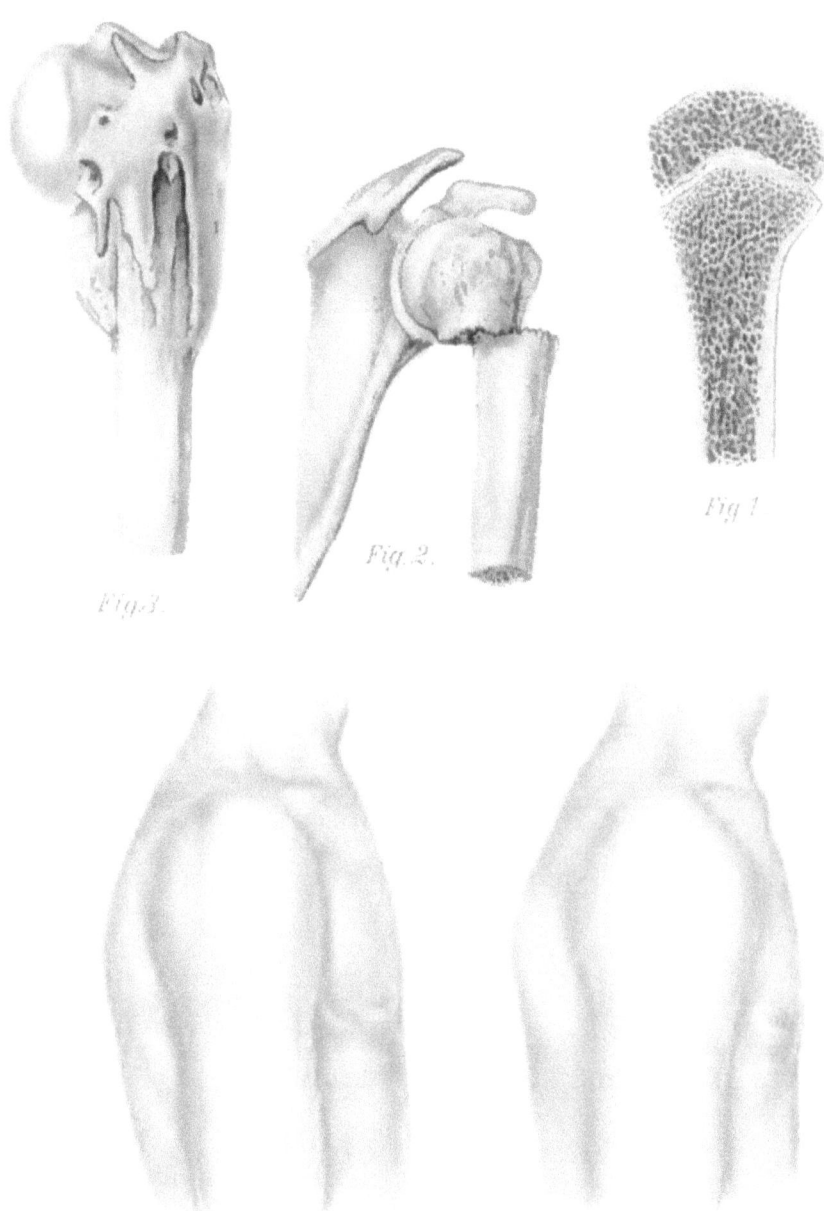

Tab. 33.

Fig. 1.
Fig. 2.
Fig. 3.
Fig. 4 a.
Fig. 4 b.

stück auch völlig umgekehrt, mit der Frakturstelle gegen die Pfanne, mit der Knorpelfläche gegen die Bruchfläche des Humerusschaftes gerichtet.

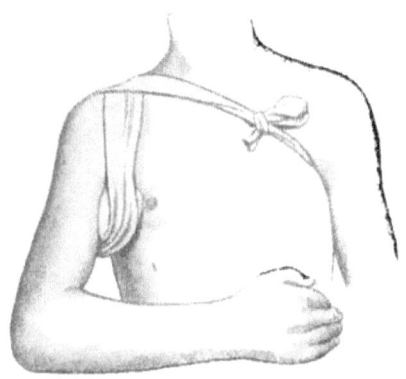

Fig. 67. Achselkissen, bestehend aus Holzcharpie, umwickelt mittelst einer Mullbinde, durch eine kurze Binde festgehalten, weil sonst Verschiebung eintritt.

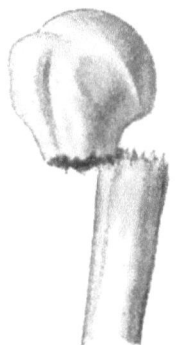 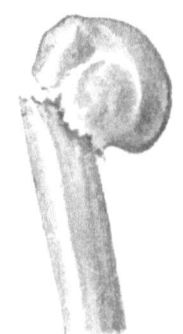

Fig. 68. Fract. colli chirurg. Das Schaftende ist einwärts verschoben; Arm steht abduziert.

Fig. 69. Fract. colli chirurg. Das Schaftende ist auswärts verschoben und im Kopfe eingekeilt: Arm also adduziert.

Symptome einer schweren intraartikulären Verletzung. Selbst in Narkose ist nur eine Fraktur oberhalb der Tubercula zu konstatieren, direkte Palpation der Bruchstelle ist ausgeschlossen; aber abnorme Beweglichkeit des oberen Humerusendes vorhanden, dabei

Crepitation, besonders bei Drehung. Schwere Funktionsstörung und Stossschmerz.

Therapie: Gewichtsextension am Arm in Bett-

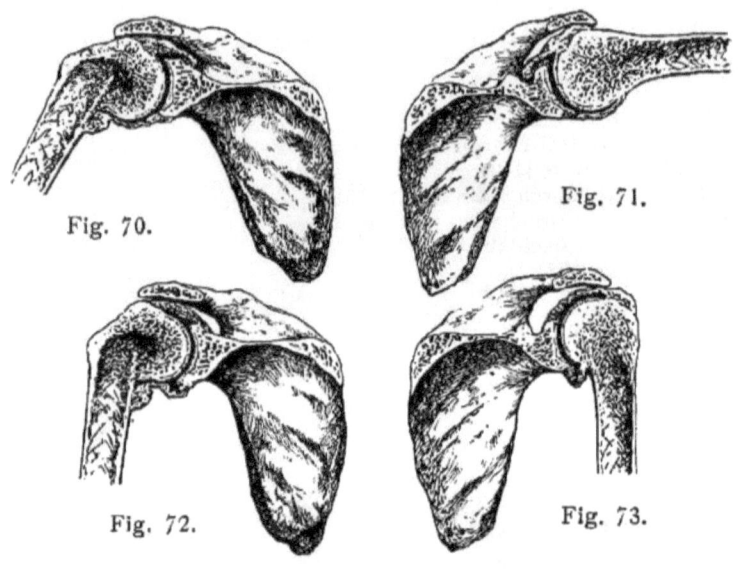

Fig. 70.   Fig. 71.
Fig. 72.   Fig. 73.

Fig. 70 bis 73. Dieses schöne Präparat stammt von einer 60jährigen Frau, welche am 17. Mai 1900 durch Fall in ihrer Stube sich eine eingekeilte Fraktur am chirurg. Hals zuzog und mit adduziertem Humerusschaft heilte. Am 30. September 1900 Tod an Phthisis pulmonum; Fraktur fest geheilt.

Man sieht die Deformität des linken Armes an der Frakturstelle bei senkrecht herabfallendem und bei wagrecht erhobenem Arm (Fig. 70, 72) im Gegensatz zu dem gesunden Arm derselben Person in symmetrischer Stellung (Fig. 71, 73). Zugleich ergibt sich aus den Abbildungen die schwere Störung der Beweglichkeit des Schultergelenkes, welche infolge der Deformität des Knochens (durch „Knochenhemmung") eintreten musste.

lage. Dazu ev. ein Achselkissen. Frühzeitig Beginn mit passiven Bewegungen.

b) **Fraktur am Collum chirurgicum** (Tafel 32, Fig. 2) ist eine häufige Verletzung. Die Bruchlinie liegt unterhalb der Tubercula oder dringt in diese noch hinein. Das obere Bruchstück steht also eventuell noch zum Teil unter dem Einfluss der an die Tubercula sich ansetzenden Muskeln. — Der Bruch ensteht meist direkt durch Fall auf die Schulter bei älteren Leuten, zuweilen indirekt durch Fall auf die Hand oder den Ellbogen. Die Fragmente können durch Einkeilung verbunden sein. Sie können auch in starker Verschiebung heilen.

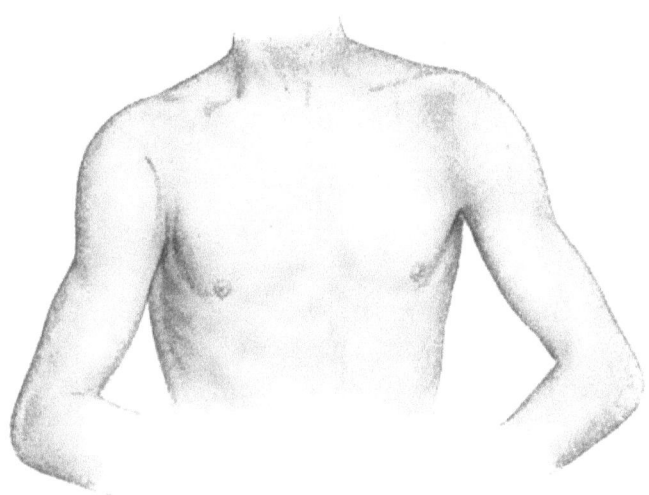

Fig. 74. Fract. colli chirurg. An der Vorderseite der rechten Schultergegend erkennt man die Anspiessung der Haut von innen durch das zackige Bruchende des Humerusschaftes. Arm steht abduziert, aber nicht federnd, auch ist er verkürzt — 20 jähriger Mann (Laessig); Reposition und Lösung der Anspiessung in Narkose 1896.

Von prinzipieller Bedeutung ist für das Verständnis wie für die Therapie dieser Brüche folgendes: das Ende des Humerusschaftes kann an der Bruchstelle einwärts oder auswärts verschoben sein: Ist es einwärts verschoben, so steht der Arm abduziert (aber nicht federnd) und der Oberarm hat eine Richtung gegen den Proc. coracoideus oder die Clavicula; —

wenn auswärts, so steht der Arm adduziert; diese Adduktionsstellung ist seltener und entsteht namentlich indirekt. Die Adduktionsstellung, d. h. Einwärtsverschiebung des Schaftendes an der Bruchstelle ist viel häufiger und entsteht in der Regel durch die fortwirkende Gewalt bei Fall auf den äusseren hintern Umfang der Schulter. (Vergl. Fig. 68 u. 69).

Symptome. Wenn man die Seitenkonturlinie der Schulter palpiert, nimmt man unter dem Akromion die Wölbung des Oberarmkopfes an normaler Stelle

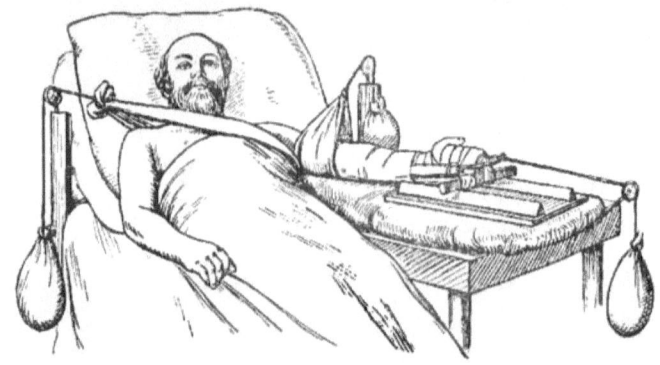

Fig. 75. Lagerung mit Zugverband bei gestrecktem Arm (schleifendes Handbrett); dabei Kontraextension über die Brust und seitlicher Zug am Oberarm nach oben aussen.

wahr, der verletzte Arm liegt dem Thorax an oder ist abduziert, aber nicht federnd! Der Oberarm ist in vielen Fällen verkürzt (das dient zur Unterscheidung von der Lux. subcorac.) Meistens ist abnorme Beweglichkeit (wenn der Kopf gut fixiert wird) und Crepitation (besonders bei Rotation des Armes) vorhanden, zuweilen die erwähnte Dislokation des Schaftendes nach vorn innen und oben nachweisbar, wobei derselbe in die Weichteile, besonders in den M. pectoralis major und sogar bis unter die Haut eingespiesst sein kann (cf. Fig. 65). Im letzteren Falle entsteht einige Aehnlichkeit mit der Lux. subcor., aber die

Verkürzung und die andern oben angeführten Symtome dienen zur Unterscheidung. Bei Einkeilung der Fragmente kann die Diagnose schwieriger werden, aber der Ausschluss einer Luxation wird trotzdem immer möglich sein. Ueber die Kombination von Fraktur und Luxation siehe oben bei Luxation.

Therapie. Die Reposition ist sorgfältig zu machen, wenn eine deutliche Dislokation vorhanden ist; häufig ist hierzu Narkose wünschenswert. Zur

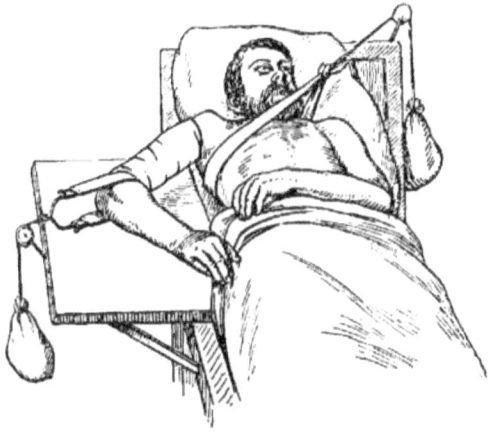

Fig. 76. Lagerung mit Zugverband bei gebeugtem Ellbogen; Gegenzug über die Brust.

weiteren Behandlung sind Schienenverbände zur Fixation des ganzen Armes und der Schultergegend bis zum Halse unter Benutzung eines Achselkissens (vgl. Fig. 67) ausreichend, wenn keine Neigung zur Dislokation der Fragmente besteht, und wenn es sich um Einwärtsverschiebung des Schaftendes handelt. Bei Auswärtsverschiebung desselben („Abduktionsbruch" nach Kocher) wäre ein Achselkissen nicht am Platze. Ist eine Neigung zur Dislokation, wie z. B. bei Schrägbrüchen vorhanden, so verzichte man lieber auf ambulatorische Behandlung dieser schweren und durch

Tab. 34.
Traumatische Epiphysentrennung am oberen Humerusende.

Fig. 1. Präparat eines jugendlichen Schultergelenkes. Die Humerus-Epiphyse ist durch die Kapsel und Bänder, sowie durch die an den Tubercula inserierenden Muskeln in Verbindung mit der Scapula geblieben. Das Diaphysenende ist losgelöst; einige Periostfetzen hängen an der Epiphyse. — Der Proc. coracoideus ist noch nicht knöchern mit der Scapula verbunden.

Fig. 2. Junger Mann mit starker Wachstumsstörung des rechten Oberarms nach früherer traumatischer Läsion des Epiphysenknorpels. Der Pat. (Bertram, 1878) erlitt in frühester Jugend eine Verletzung am oberen Humerusende. (Eigene Beobachtung.)

---

funktionelle Störung eventuell verhängnisvollen Verletzung; dann ist Bettlage und permanente Gewichtsextension am Arm in der Längsrichtung, event. dazu ein Achselkissen oder besser eine zweite Extensionsschleife zur Kontraextension das beste. Man kann dabei die freiliegende Schultergegend leicht kontrollieren, Massage anwenden und (unter zeitweiligem Aushängen der Gewichte) schon in den ersten Tagen mit vorsichtigen passiven Bewegungen beginnen. Nach einiger Zeit kann man den Extensionsverband so einrichten, dass Patient seinen Vorderarm in der Mitella trägt, dass der Zugverband auf den Oberarm beschränkt ist und das Gewicht, wenn Patient tagsüber ausser Bett ist, frei herabhängt. (Fig. 77.) Bei Nacht wird der Zug wieder über eine an dem Bettrand befestigte Rolle geleitet. (Fig. 76.) Im übrigen gilt für die Behandlung

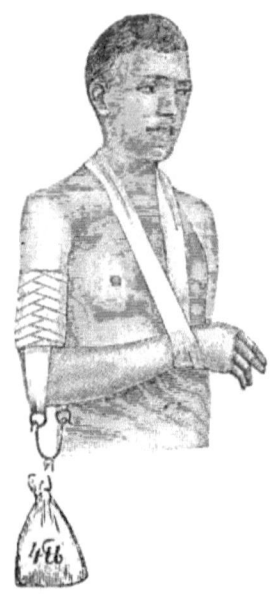

Fig. 77. Extensionsverband bei Fraktur des Collum humeri, wie er tagsüber verwendet werden kann. (Vergl. Fig. 76.)

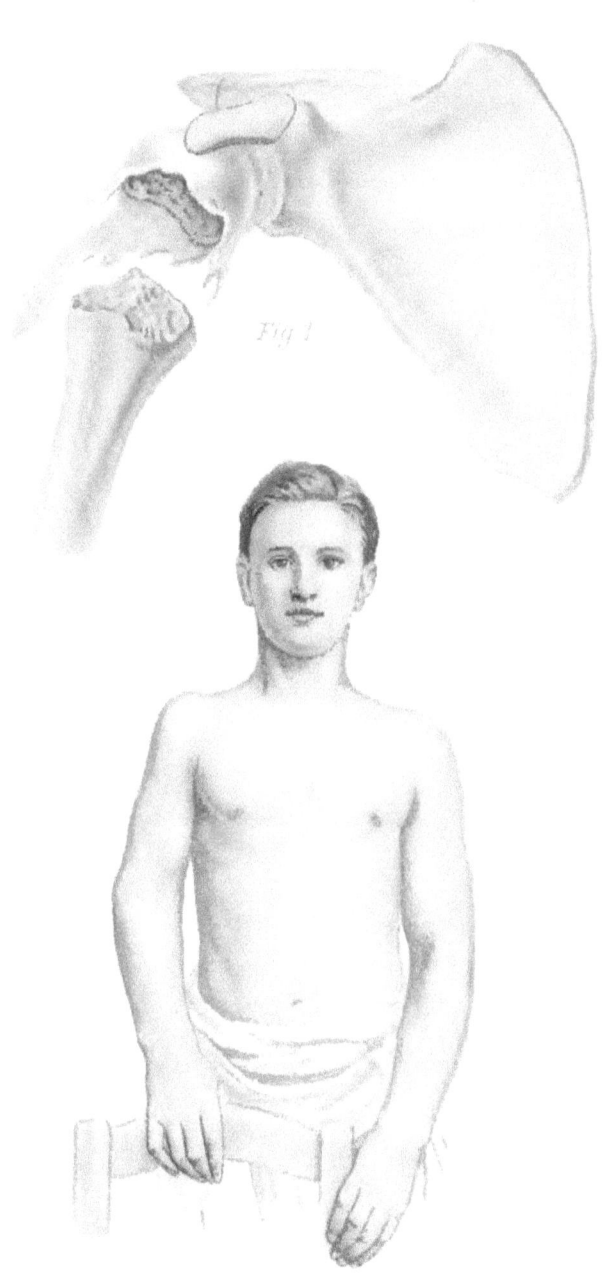

Tab. 34.

Fig. 1

Fig. 2

Fig. 78. Traumatische Epiphysentrennung am oberen Humerusende mit typischer Verschiebung des Diaphysenstückes nach vorn und einwärts. Man erkennt, dass die Achse des Oberarmes beträchtlich nach vorn von der Prominenz des Akromion gerichtet ist. Pat., die 15jährige Luise Vierk, war von einem hohen Strohhaufen direkt auf die l. Schulter gefallen; 14 Tage später kam sie in die Klinik (Oktober 1894). Vom vordern Resektionsschnitt aus wurde das völlig luxierte Diaphysenende reponiert und mittelst Stahlnadel fixiert. Heilung mit guter Beweglichkeit.

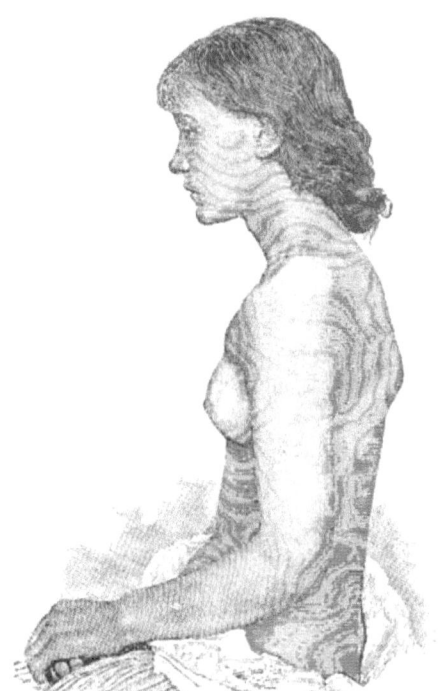

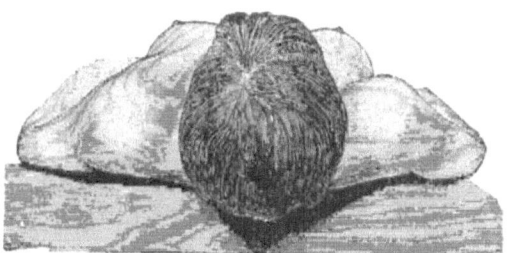

Fig. 79. Dasselbe Mädchen, welches in Fig. 78 dargestellt ist, bei Betrachtung von oben her. Man sieht die Verdickung der linken Schultergegend an der pectoralen Seite, bedingt durch die Dislokation der Diaphyse.

alles, was im allgemeinen Teil über die Therapie bei Gelenkfrakturen gesagt ist; frühzeitige Anwendung von Massage und Mobilisation bieten hier die besten Erfolge.

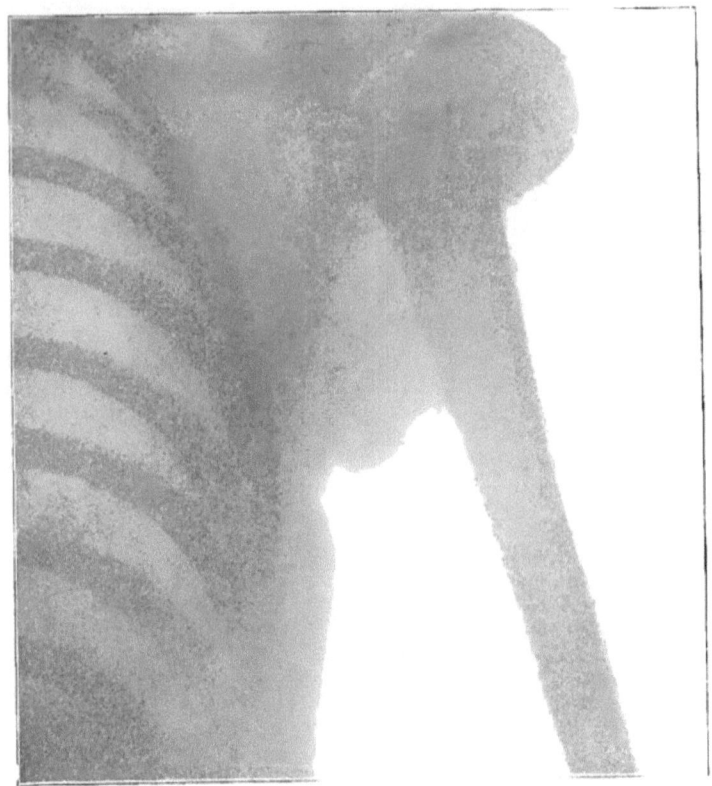

Fig. 80.

Fig. 80 und 81. Traumat. Epiphysentrennung am oberen Humerusende bei einem 18jährigen Mädchen (Eva Solenska) im Röntgenbild. Der klinische Befund analog dem in Fig. 78 und 79 dargestellten; dem entsprechend das Röntgenbild Fig. 80. Da die Verletzung erst wenige Tage alt war, gelang die unblutige Reposition mit günstigem Resultat, wie Fig. 81 zeigt. Auch die Funktion des Schultergelenkes wurde wieder gut.

c) **Fractura transtubercularis** (pertubercularis nach Kocher), d. h. ein Querbruch des Humerus in der Höhe der Tubercula, entsteht in der Regel durch Stoss oder Fall gegen die Schulter von aussen. Verschiebung wie bei der Fract. colli chirurg.,

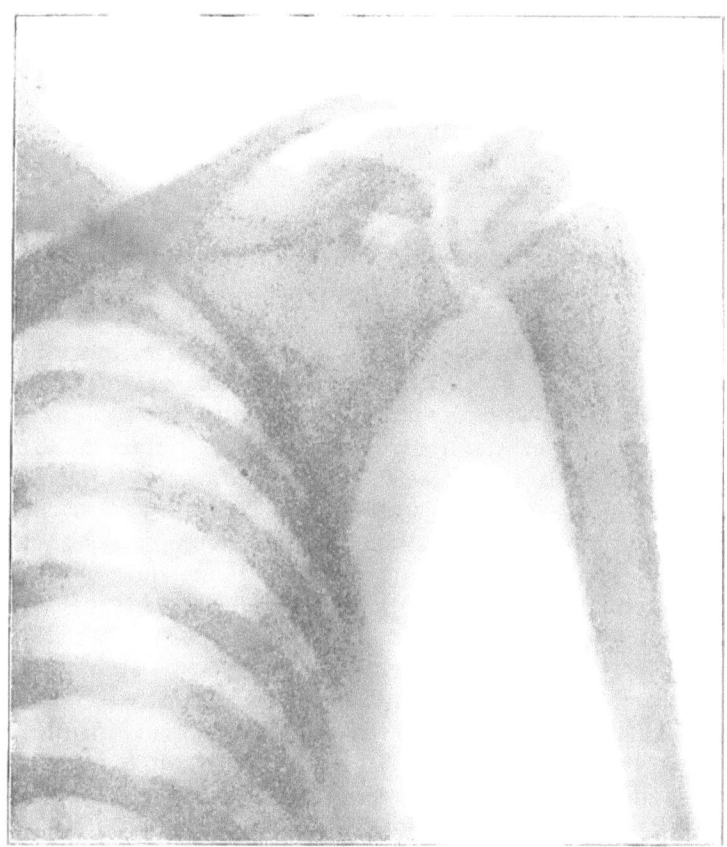

Fig. 81

auch Einkeilung ist beobachtet. Behandlung nach gleichen Prinzipien wie bei Fract. colli chirurg. unter Beobachtung der meistens besonders stark lädierten Muskelansätze.

d) **Traumatische Epiphysentrennung** am oberen Ende des Humerus. Tafel 33 und 34. Diese Verletzung hat wegen ihrer relativen Häufigkeit eine grosse praktische Bedeutung. Sie ist natürlich nur vor der Verknöcherung des sog. Epiphysenknorpels (besser Intermediärknorpels), also bei jugendlichen

Personen möglich und entsteht durch Fall auf die Schulter oder den Arm.

Zum Verständnis ist die Kenntnis der anatomischen Details der Epiphysenlinie erforderlich, vgl. Tafel 33, Fig. 1 und Toldt, Anatomischer Atlas, Fig. 250—254.

Die **Erscheinungen** sind oft recht charakteristisch, sie weisen auf eine Knochentrennung hin, wie bei der Fraktur am chirurgischen Halse. Schulterwölbung durch den normal stehenden Kopf erhalten. Bei mässiger Dislokation kann in Narkose zuweilen unterhalb des Kopffragmentes (wenn es mit den Fingern fixiert werden kann) abnorme Beweglichkeit und Crepitation nachgewiesen werden, letztere aber von weicherem Charakter als gewöhnlich: Knorpelcrepitation. Nicht selten ist die Dislokation bedeutend, das Diaphysenende nach vorn und innen verschoben, sodass es öfters hier eine umschriebene, fast eckige Prominenz verursacht, welche bei der Betrachtung von der Seite her oder von oben her (Stellung hinter dem Patienten) am deutlichsten ist; der Arm steht also abduziert. In seltenen Fällen ist die Dislokation derart, dass das Schaftende nach innen oben förmlich luxiert ist. Dann kann die **Reposition** auch in Narkose sehr schwer, ja sogar unmöglich werden. Gelingt sie, so ist weiter wie bei der Fraktur am chirurg. Hals zu verfahren. Gelingt sie aber nicht, so müssen die Teile durch Schnitt freigelegt und durch Lösung der interponierten Weichteile die Reposition erzwungen werden. Ich verfüge über mehrere derartige Fälle, bei welchen die Fixation der reponierten Bruchstücke durch Einschlagen einer langen Stahlnadel mit bestem Erfolg geschah.

Die exakte Reposition ist nötig, um diese jugendlichen Individuen vor einer zeitlebens bemerkbaren Entstellung und Funktionsstörung zu bewahren. Dazu kommt noch, dass durch unvollständige Reposition nach dieser Läsion des Epiphysenknorpels regelmässig schwere **Wachstumstörungen** verursacht werden;

der Humerus wächst nicht gehörig in die Länge und bleibt kürzer als der gesunde, vergl. Tafel 34, Fig. 2.

Zur Erhaltung guter Stellung kann auch ein Zugverband und namentlich ein gutes Achselkissen (Fig. 67) erforderlich sein.

Beim Neugeborenen findet sich ein Epiphysenbruch zuweilen infolge von Verletzung während der Geburt. Hier ist die Epiphyse (d. i. Kopf plus Tubercula) zuweilen erheblich auswärts rotiert; bleibt der Arm einwärts rotiert, so resultiert nach der Heilung eine fatale Bewegungsstörung.

e) **Isolierte Fraktur des Tuberculum majus oder minus.** Der Bruch (Abriss) des Tuberc. majus wird zuweilen in Verbindung mit Luxation im Schultergelenk (auch bei gewaltsamen Repositionsversuchen mittels Rotation) beobachtet. Isolierter Bruch des Tuberc. minus ist noch viel seltener. Die **Symptome** sind: Druckschmerz, Funktionsstörung, Diastase an der Bruchstelle wie bei allen Apophysenfrakturen. Zur **Therapie** Entspannung der sich inserierenden Muskeln durch entsprechende Drehung, längere Ruhe etc. Wenn eine Luxatio praeglenoid. mit dieser Fraktur des Tuberc. majus kompliziert ist, kann die Reposition natürlich nur durch Zug und direkten Druck (nicht durch eine Rotations-Methode) bewirkt werden.

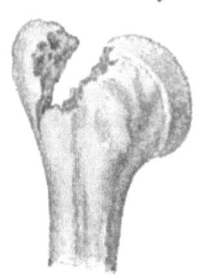

Fig. 82. Rechter Humerus; Abriss des Tuberculum majus.

B. Frakturen der Humerusdiaphyse.
Tafel 35.

Dieselben entstehen direkt oder indirekt und bieten die allgemeinen Erscheinungen einer Fraktur in leicht nachweisbarer Weise: Abnorme Beweglichkeit, Crepitation, Dislokation, in verschiedenem Grade etc. Bei

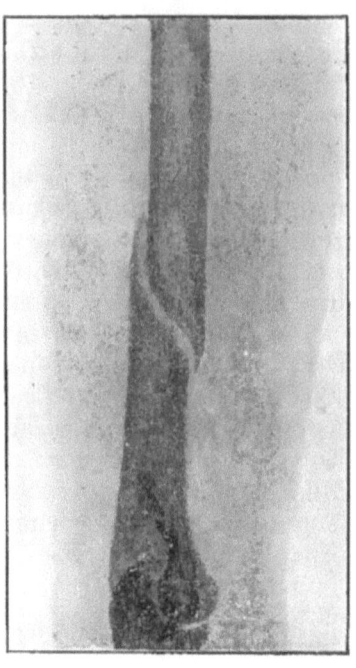

Fig. 83. Torsionsbruch des Humerus, Röntgenbild. Der 33j. Hellmund erlitt einen Oberarmbruch durch Fall auf den Arm beim Ringen; ausser der Fraktur fand sich eine Radialislähmung. (Vergl. Fig. 101.) Da sich die Lähmung im Extensionsverband (wie bei Fig. 75) nicht besserte, wurde 12 Tage nach der Verletzung der N. radialis an der Bruchstelle operativ freigelegt; es war jedoch keine Verletzung desselben wahrnehmbar; daher Schluss der Wunde, nachdem der Nerv von den übrigens gut stehenden Fragmenten durch eine zwischengepolsterte Schicht Muskelgewebe getrennt und gewissermassen weich gebettet war. Allmähliches Verschwinden der Lähmung; Heilung mit guter Funktion.

Frakturen unterhalb des Ansatzes des M. deltoideus kann der letztere das obere Fragment nach aussen heben (Disloc. ad. axin.). Bei den Frakturen in der Gegend der Verbindung des mittleren und unteren Drittels des Humerus wird leicht der Nervus radialis in Mitleidenschaft gezogen, entweder primär durch Läsion bei der Verletzung, oder sekundär durch den Druck des Callus, in welchen er oft wie in einer tiefen Rinne eingebettet liegt. Man soll hierauf gleich anfangs

Rücksicht nehmen (Lähmung der Strecker der Hand, Unmöglichkeit, dieselbe dorsal zu flektieren), um bei Stellung der Prognose keinen groben Irrtum zu begehen. Verletzungen der Gefässe sind seltener.

Die Heilung erfolgt bei korrekter Behandlung in normaler Weise. Aber das Vorkommen von Pseudarthrose ist nach Humerusfrakturen relativ häufiger als an den übrigen Knochen der oberen Extremität, infolge der etwas schwierigeren Immobilisation und infolge der manchmal bedeutenden Dislokation, welche obendrein noch durch Interposition von Weichteilen zwischen die Frakturenden kompliziert sein kann.

Therapie. Bei dem zirkulären Verband des Oberarms mit Einschluss des Schulter- und Ellbogengelenkes ist die Achselhöhle vor fatalem Druck zu bewahren. Gipsschienen oder Draht- resp. gepolsterte Blechschienen (letztere zweckmässig so, dass eine lange Schiene der ganzen Aussenseite anliegt und eine kürzere die Innenseite des Oberarmes deckt) sind zweckmässig zum Verband.

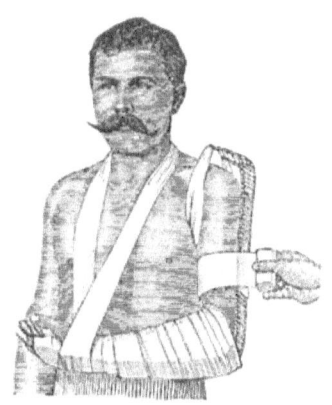

Fig. 84. Einfacher Schienenverband mit federndem Zug bei Oberarmfraktur.

Die Drahtschienen kann man ohne Mühe so anlegen, dass ein permanenter Zug in der Längsrichtung des Oberarms resultiert. Man biegt die Schiene entsprechend und fixiert sie fest am rechtwinklig gestellten Vorderarm; das obere Ende ist so gebogen, dass es der Schulter nicht dicht anliegt; wird nun ein durch Watteeinlage gut präparierter Bindenzügel in die Achselhöhle gelegt und an dem vorragenden Schienenende unter mässigem Anziehen befestigt, so ist ein permanenter Zug geschaffen, der durch erneutes Knüpfen der Achselbinde leicht

Tab. 35.

Oberarmbrüche.

Fig. 1. Anatomisches Präparat der Oberarmgegend von aussen zur Darstellung der Lage des Nervus radialis zum Knochen. Der Nerv liegt dem Knochen (an einer künstlich gemachten Frakturstelle) direkt auf. Vor ihm ist der M. brachialis internus und der Biceps zu erkennen, hinter ihm der Triceps, oberhalb der Deltoideus. Die Stelle, an welcher der Nerv dem Knochen anliegt, entspricht ungefähr der Verbindung des mittleren mit dem unteren Oberarmdrittel.

Fig. 2. Geheilte Fraktur des Humerusschaftes mit mässiger Dislokation; hier konnte der N. radialis mit verletzt sein.

Fig. 3. Fraktur am unteren Humerusende oberhalb der Epicondylen (Fract. supracondylica), mit typischer Dislokation, eine Vorderarmluxation nach hinten vortäuschend (vergl. Tab. 38).

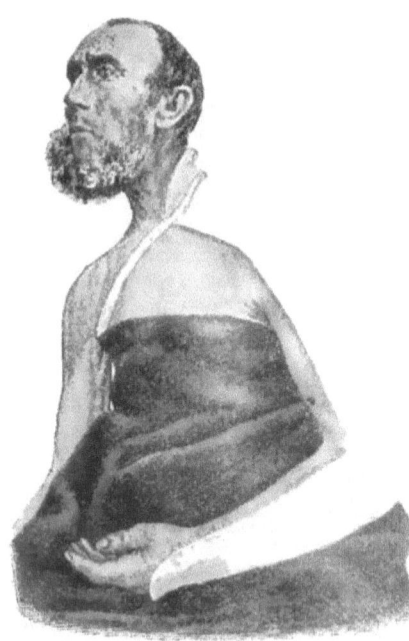

Fig. 85. Albers Kragenschiene.

reguliert wird. Dieser Verband kann gelegentlich bei Frakturen am oberen wie am unteren Ende des Humerus verwendet werden. Brauchbar ist für alle Oberarmbrüche die von Albers angegebene sogen. Kragenschiene aus Gipsbindenstreifen; sie bedeckt die Schulter an der Aussenseite bis hinauf über die seitliche Hals-Nackengegend zur Haargrenze, am Oberarm verläuft sie an der Aussen- und Rückseite abwärts und dann über den rechtwinklig gebeugten Ellbogen und supinierten Vorder-

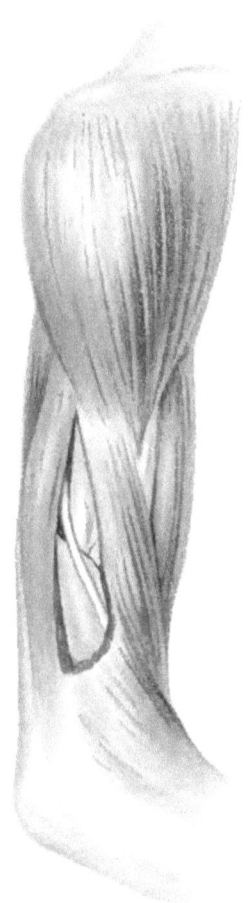
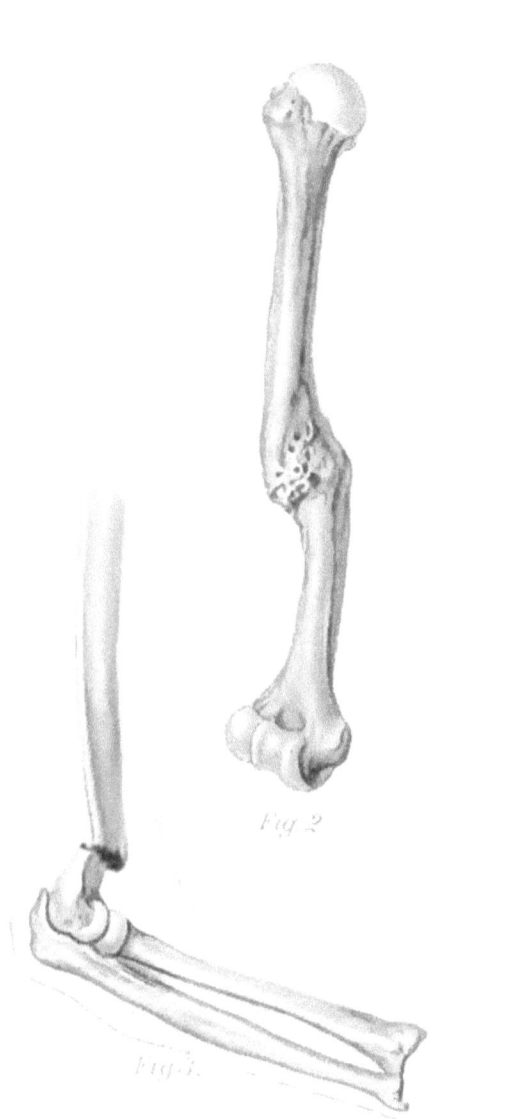

Fig. 1.

Fig. 2.

Fig. 3.

arm bis zum Handrücken. Direkt auf die gut eingeölte Haut gelegt, bilden die zahlreichen Gipsbindenstreifen schliesslich nach Ueberwickeln einer weichen Binde eine gut anliegende Rinne, welche den Arm und die Schultergegend fixiert (Fig. 85). Während der Verband angelegt wird, kann ein Assistent den Kopf halten ein zweiter am Ellbogen extendieren.

Vielgebraucht ist auch der sog. Middeldorpfsche Triangel-Verband (Abbildung in jedem neueren Instrumenten-Katalog). Ist eine ausgesprochene Neigung zu erneuter Dislokation (nach korrekter Reposition) vorhanden, so ist ein starker Zug permanent erforderlich. Hierzu darf die Kontraextension nicht in die Achselhöhle verlegt werden. Vielmehr muss der Arm, wenn der Verband mittel seines Schienenapparates (ohne Bettlage) hergestellt werden soll, stärker abduziert werden, damit die ganze seitliche Thoraxfläche festen Halt gewährt. — Besser wird es in solchen Fällen sein, auf ambulante Behandlung zu verzichten und am Arm (Vorderarm und

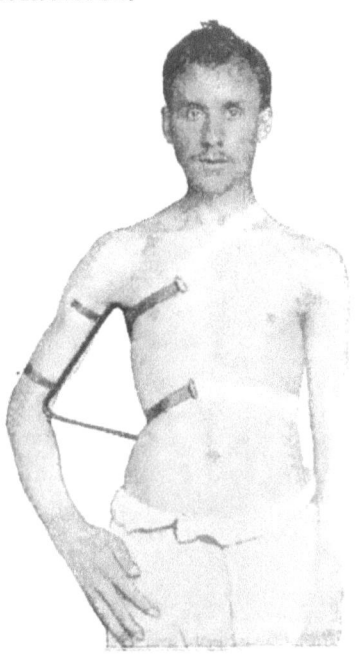

Fig. 86. Modifizierter Triangelverband aus starkem Blechstreifen (ohne Polsterung) nach Dr. Port.

unterem Teil des Oberarmes) einen Zug mit permanenter Gewichtsbelastung (schleifendes Handbrett) anzubringen. Der Oberarm kann dabei etwas abduziert und auf einem neben dem Bette stehenden Tischchen von passender Höhe gelagert sein. (Vgl. Fig. 75). Dies bietet den Vorteil, dass die Kontraextension mehr an der Thoraxseite der Achselgegend geschehen kann, wodurch ungünstiger Druck auf die Nerven und

Gefässe der Achselhöhle vermieden wird. Infolge davon können zur Extension grössere Gewichte benutzt werden, was zur Erzielung eines guten Resultates erwünscht sein kann.

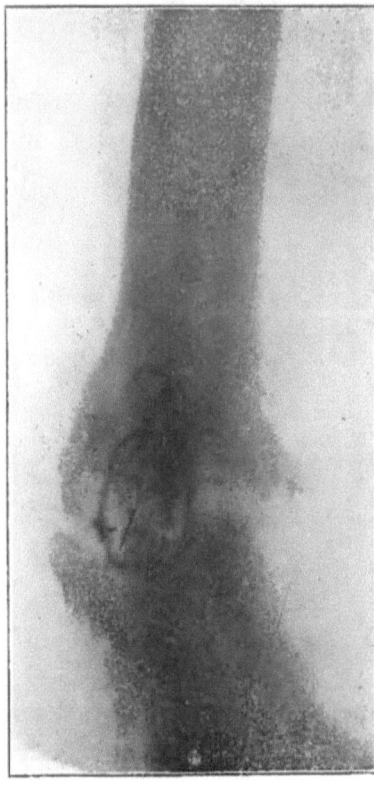

Fig. 87.
Pseudarthrosis humeri nach Fraktur operativ behandelt. (Resektion der Knochenenden mit nachfolgender Silberdrahtnaht, und Knochenstift in die Markhöhle.)
25 j. Mann, Grams,
Röntgenbild.

C. Frakturen am unteren Ende des Humerus.

Die Knochenpartie, um welche es sich hier handelt, rechnet man aufwärts bis zur Insertion des M. supinator longus. Die revidierte anatomische Nomenklatur weist

161

einige Aenderungen auf gegen früher, welche sich aus nebenstehender Abbildung (Fig. 88) ergeben.

Die Diagnose der Frakturen am unteren Humerusende ist oft sehr schwierig; sie erfordert eine sehr genaue und mit Sachkenntnis ausgeführte Untersuchung, namentlich mittels der Palpation.

Die Topographie der einzelnen Knochenpunkte unter normalen Verhältnissen ist wichtig: speziell die

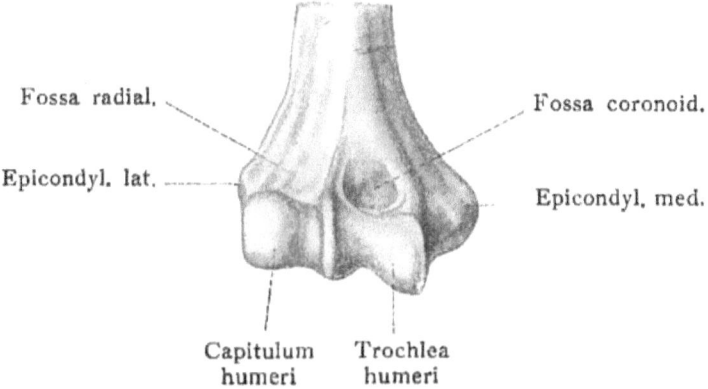

Fig. 88. Moderne Bezeichnung nach der revidierten anatom. Nomenklatur.

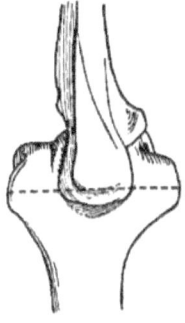 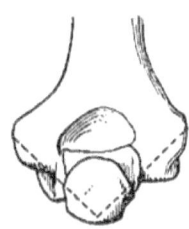

Fig. 89. Die Epikondylenlinie schneidet bei gestrecktem Arm die Spitze des Olekranon.

Fig. 90. Die Verbindungslinien der Epikondylen mit der Olekranonspitze bilden ein Dreieck.

Tab. 35a.
Erklärung: Normaler Ellbogen eines Erwachsenen im Röntgenbild.

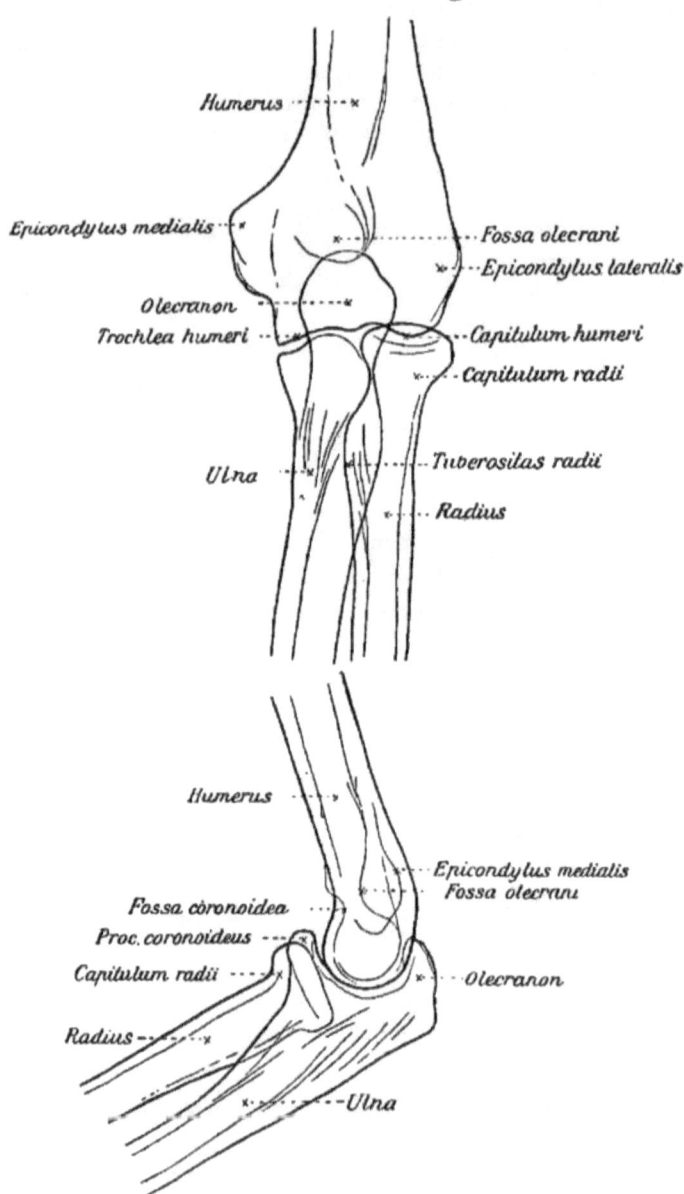

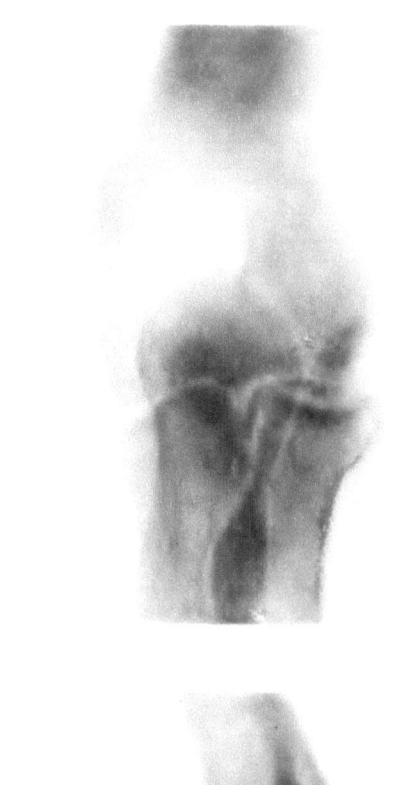

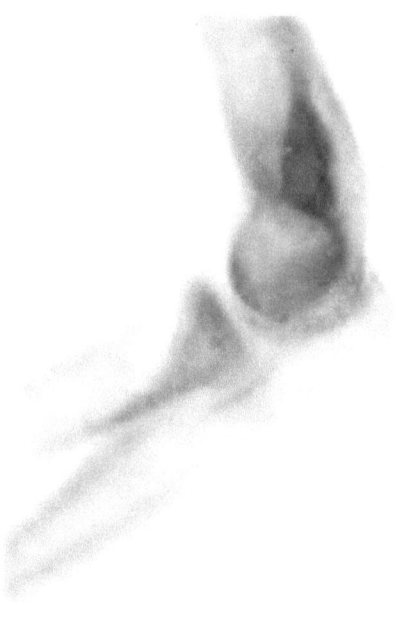

Tab. 35 a

Lage der Epikondylen zur Olekranonspitze. Bei gestrecktem Ellbogengelenk schneidet eine die Epikondylen verbindende gerade Linie die Spitze des Olekranon (Fig. 89). Bei rechtwinkelig gebeugtem Arm und wenn der Vorderarm nach vorn (sagittal) gerichtet ist, bilden die drei Punkte ein Dreieck, dessen Fläche in der Frontalebene liegt. (Fig. 90.)

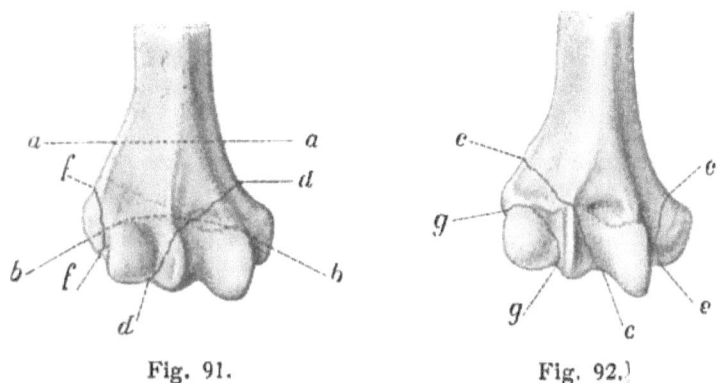

Fig. 91. Fig. 92.

Verschiedene Frakturformen am unteren Humerusende.

a. Der suprakondyläre Querbruch (a—a). (Fig. 91.)
b. Der Querbruch des eigentlichen Gelenkfortsatzes (b—b). (Fig. 91.)
c. Der äussere Schrägbruch (c—c). (Fig. 92.)
d. Der innere Schrägbruch (d—d). (Fig. 91.)
e. Der isolierte Bruch des Epicondylus medialis (e—e). (Fig. 92.)
f. Der isolierte Bruch des Epicondylus lateralis (f—f). (Fig. 91.)
g. Intraartikuläre Absprengung des Capitulum humeri (g—g). (Fig. 92.)
h. Längs-, sowie T, Y und V brüche durch Kombination verschiedener Bruchlinien.

Neben der Kenntnis der normalen Verhältnisse ist im speziellen Falle auch der Vergleich mit der gesunden Seite zu verwerten. Dies ist um so mehr erforderlich, als individuelle Verschiedenheiten nicht ausgeschlossen sind. Die Untersuchung mit Röntgenstrahlen ist bei diesen Brüchen in der Regel nicht so wertvoll und entscheidend, wie man a priori geneigt ist, zu glauben. Nie sollte man versäumen,

Tab. 36.

Frakturen am unteren Humerusende.

Fig. 1 a und 1 b. Kindliche Knochen (rechter Arm), durch schwere Maschinengewalt verletzt. Man sieht in Fig. 1a den Querbruch und die abwärts verlaufende Fissur im Humerusschaft dann die partielle Ablösung der unteren Epiphyse des Humerus an der inneren und mittleren Partie. Die dazu gehörigen Vorderarmknochen sind in Fig. 1 b dargestellt: der Radius normal, die Ulna mit einem Längsbruch, der zur Abtrennung des Olekranon geführt hat. — Der Arm musste amputiert werden. (Eigene Sammlung.)

Fig. 2. Längsbruch des Humerus bis an das Ellbogengelenk. Das Präparat stammt von einer Schussverletzung mit Schrotladung aus grosser Nähe. Der Humerus war in seiner Mitte völlig zertrümmert, das untere Stück war durch diesen Längsbruch ausgezeichnet. Patient genas nach hoher Amputation des Armes. (Eigene Sammlung.)

Fig. 3. Typischer Querbruch des Humerus oberhalb der Epikondylen mit Längsbruch in das Ellenbogengelenk: sogenannter T-bruch. (Eigene Sammlung,)

Fig. 4. Schrägbruch durch das Gelenkende des Humerus mit Absprengung des Capitulum humeri und des Epicondylus externus. (Aeusserer Schrägbruch.) (Eigene Sammlung.)

---

die Röntgenaufnahme der gesunden Seite zum Vergleiche zu machen.

Die Frakturen am unteren Humerusende sind nicht immer in ein Schema zu bringen; sie sind sehr mannigfaltig und ihre einzelnen Formen gehen oft ineinander über. Immer können und müssen die in Fig. 91 und 92 abgebildeten und bezeichneten Bruchformen unterschieden werden.

Diese Frakturformen sollen nun im Folgenden genauer besprochen werden:

a) **Der suprakondyläre Bruch.** (Fractura supracondylica.) (Tab. 35, Fig. 3.)

Derselbe entsteht meist durch Fall auf den Ellbogen oder die Hand und ist bei Kindern eine häufige Verletzung. Das untere Humerusende kann dabei durch eine Flexionsbewegung durch den Humerusschaft nach vorn oder nach hinten (-Hyperextension) abgebrochen werden. Kocher unterscheidet

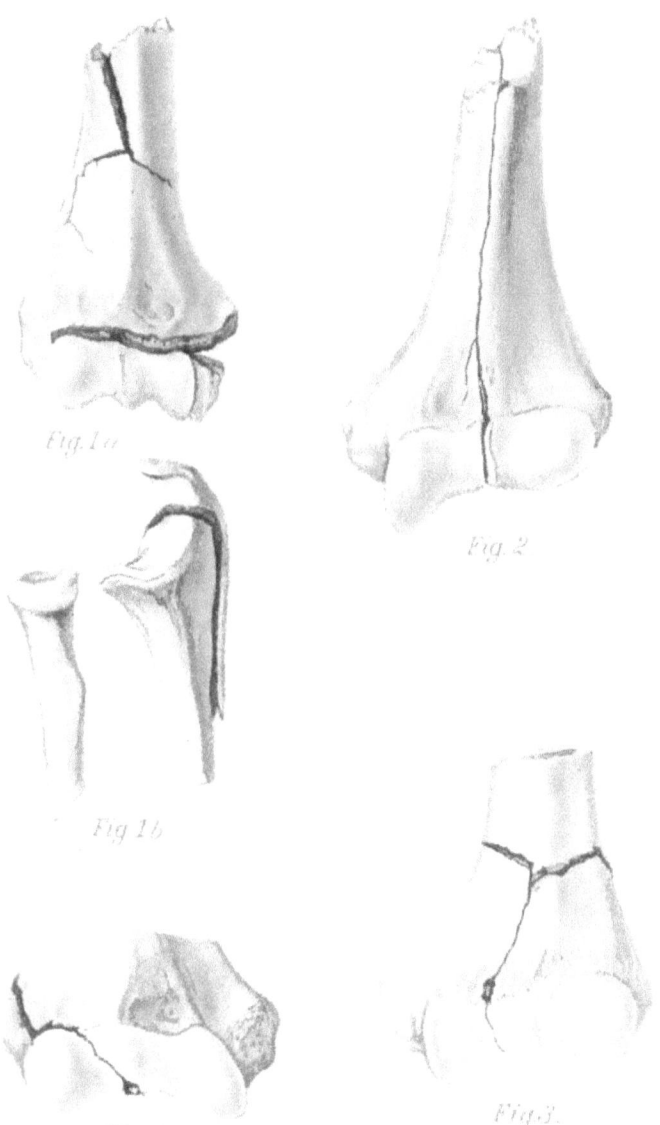

Tab. 16.

Fig. 1a.
Fig. 2.
Fig. 1b.
Fig. 4.
Fig. 3.

demnach eine **Flexionsfraktur** und eine **Extensionsfraktur** (Fig. 94 u. 93); diese bieten auch klinische Unterschiede bez. des gewöhnlichen Verlaufes der Bruchlinie, der Dislokation und der Therapie. Die Extensionsfraktur ist bezüglich der Aetiologie das Analogon der Luxatio antibrachii post.
Zu den Extensionsbrüchen gehören die Röntgenbilder Fig. 95 bis 98.

Symptome. Die **Dislokation** ist in der Regel eine typische. Das gilt besonders für die suprakondylären **Querbrüche** und für diejenigen **Schräg-**

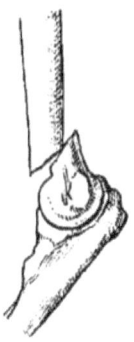 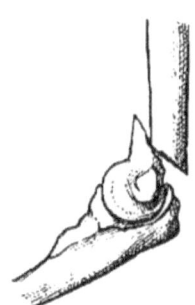

Fig. 93. Schema einer Extensionsfraktur; Bruchlinie von hinten oben nach vorn unten. Sehr häufig!

Fig. 94. Schema einer Flexionsfraktur; Bruchlinie von vorn oben nach hinten unten. Selten!

brüche, welche zu den **Extensionsfrakturen** nach Kocher gehören; die Dislokation erinnert hier an eine Luxation des Vorderarms nach hinten: das untere Bruchstück ist nach hinten verschoben (Tafel 35, Fig. 3); hier wirkt der Zug des M. triceps. Eine Ausnahme kommt vor bei den anderen suprakondylären Schrägbrüchen, den **Flexionsfrakturen** nach Kocher, bei welchen der Verlauf der Bruchlinie eine Dislokation des unteren Bruchstückes nach hinten nicht zulässt. Das spitze Diaphysenende des Humerus ist hier nach hinten disloziert (ev. in den M. triceps eingespiesst), während es bei den sog. Extensionsbrüchen nach vorn, ev. in den M. brachial. int. dringen kann.

Bei der **Untersuchung** ist es ein wichtiger Griff, das untere Humerusende an seinen vorspringenden und leicht zu bestimmenden Epikondylen quer fest zu fassen und auf seine etwaige abnorme Verschiebbarkeit gegen den Humerusschaft zu prüfen. Auch durch Verschiebung des Vorderarms gegen den fixierten Oberarm kann eine Fraktur am unteren Humerusende erkannt werden;

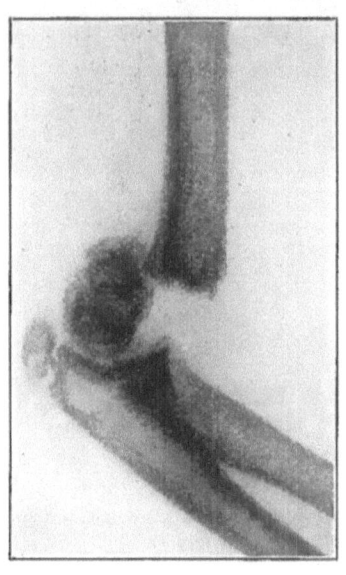

Fig. 95. Frische suprakondyläre Extensionsfraktur des Humerus mit Luxationsstellung des unteren Bruchstückes; Röntgenbild. 15 j. Knabe Heinrich Petersen, 14. Januar 1904. Typische Dislokation.

unter Crepitation ist dabei die abnorme Beweglichkeit zu konstatieren. Dazu bietet der Vorderarm eine gewisse Verschiebbarkeit im Sinne einer Ab- und Adduktion; die Lage des Olekranon zu den Epikondylen ist normal; die Fragmente sind nicht selten direkt fühlbar. Die Reposition der Luxationsstellung ist durch einfachen Zug und sogar bei gebeugtem Ellbogen zu erreichen; doch tritt die Dislokation beim Nachlassen des Zuges wieder ein.

Therapie. Gründliche Reposition, eventuell in Narkose; dabei soll man nicht zu viel tun; denn man kann auch eine Ueberkorrektion ausführen, sodass das untere Bruchstück nunmehr in entgegengesetzter Richtung disloziert ist. Dann Fixation mit Schienen (gepolsterte Blechschienen an der Aussen- und Innenseite) bei gestrecktem oder bei gebeugtem Ellbogen, je nach-

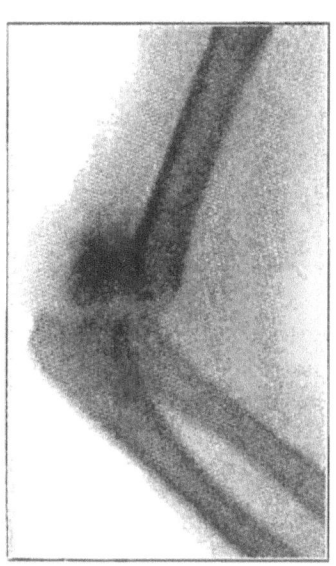 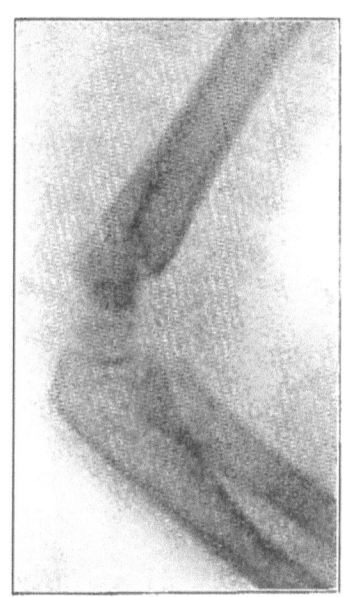

Fig. 96.   Fig. 97.
Fig. 96 und 97. Frische suprakondyläre Extensionsfraktur des Humerus, vor und nach der Reposition. 7j. Knabe, Verband auf Armschiene mit elastischem Zugverband an der Hand.
Fig. 96. Aufn. 1. Oktober 1904. Erhebliche Dislokation.
Fig. 97. Aufn. 5. Oktober 1904. Gute Stellung der Fragmente.

dem die Retention leichter ermöglicht wird. Bei Erwachsenen eignet sich zuweilen ein Heftpflasterverband zur permanenten Gewichtsextension an dem gestreckten Arm unter Benutzung eines schleifenden Armbrettes, auf welchem die Hand (freigelassen) in Supination steht, eventuell mit Zuhilfenahme seitlicher Zugschlingen oder direkter Belastung (Sandsack). Bei Kindern kommt man mit Schienen aus (z. B. eine federnd an-

gelegte Drahtschiene, wie sie für die Diaphysenbrüche
des Humerus empfohlen und (Fig. 17 auf Seite 48)
abgebildet ist. Vgl. auch Fig. 84 auf Seite 157); aber es
kann nicht genug darauf hingewiesen werden, wie wichtig
die sorgfältige Reposition und häufige Kontrolle
ist; ich pflege die Kinder mit solchen Frakturen immer

Fig. 98. Aeltere suprakondyläre Extensionsfraktur mit
Luxationsstellung; Röntgenbild.

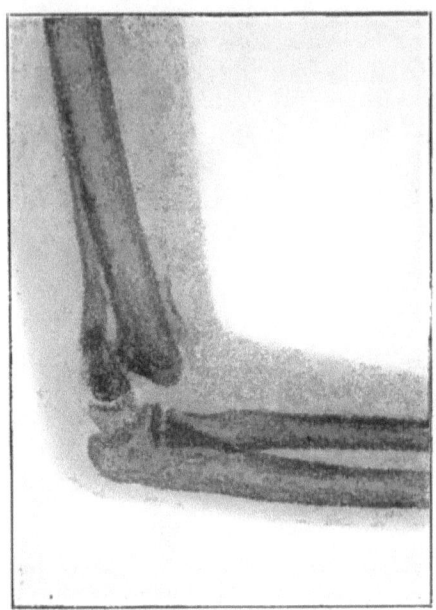

Der 10 j. Knabe (Ludwig Maack) war 3 Monate vorher durch Fall verletzt. Bei der Aufnahme fand sich stumpfwinklige Kontraktur des Gelenkes, starke osteoplastische Verdickung am unteren Humerusende und Radialislähmung. Das Röntgenbild zeigt die Verschiebung des untern Bruchstückes nach hinten, durch Callus fixiert; das untere Diaphysenende hemmt die Flexionsbewegung. Operation: Der Nervus radialis wird präparatorisch aufgesucht, er ist völlig durchtrennt, seine Enden im Narbengewebe am Knochen fest verwachsen; Naht des Nerven; Abtragung des unteren Diaphysenendes des Humerus, wonach die Flexionsbewegung sofort fast
normal ausführbar. Heilung mit besserer Beweglichkeit im Ellbogen nach lange fortgesetzten Uebungen, die Lähmung des Nerv. radialis verschwindet lange nicht. Im Jahre 1905 gelegentliche Untersuchuug des sehr befriedigenden Befundes.

beim ersten Verband und meistens noch bei späteren Verbänden zu narkotisieren und die Stellung der Fragmente wiederholt im Röntgenbilde zu kontrollieren. Kein Verband soll lange liegenbleiben; frühzeitiger Beginn mit Mobilisation, Massage etc. Bei unglücklicher Behandlung kann die Heilnng auch in Varus- oder Valgusstellung erfolgen uud grosse Steifigkeit zurückbleiben. (Tafel 37).

An **Nebenverletzungen** ist seltener der N. ulnaris als der Radialis und Medianus betroffen (mehrmals völlig durchschnitten gefunden); dass solche Komplikationen sorgfältig und in der Regel sofort operativ zu behandeln sind, versteht sich von selbst.

Auch die Verletzung der Cubital-Gefässe ist öfters beobachtet (drohende Gangrän des Armes).

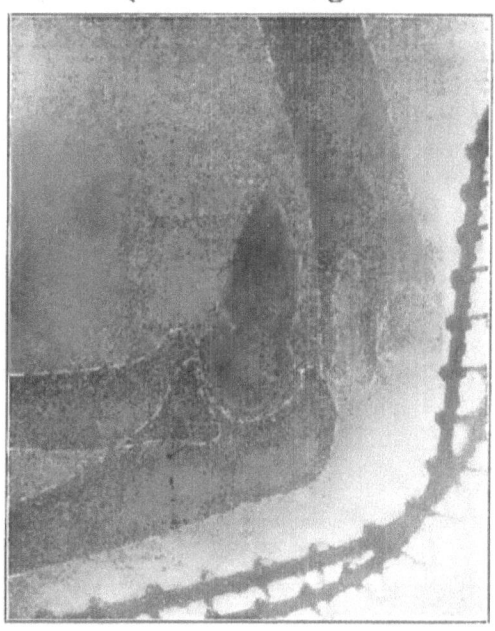

Fig. 99. Flexions-Fraktur am unteren Humerusende mit starker typischer Dislokation, vor der Reposition; Röntgenbild. 22j. Mann (Karl Schaer, 1905). Heilung in befriedigender Stellung der Bruchstücke und mit guter Beweglichkeit.

b) **Der Querbruch des eigentlichen Gelenkfortsatzes** (Fractura processus cubitalis s. articularis, Fr. diacondylica (vgl. Fig. 91 auf Seite 165, Linie b). Es handelt sich hier um einen Querbruch unterhalb der Epikondylen, dem Knorpelrand entlang, also um eine völlig intraartikuläre Verletzung; in praxi geht die Bruchlinie öfters auf extra-kapsuläres Gebiet (Epikondylen) über. Dieser Bruch ist selten. Er entsteht durch den Fall auf den Ellbogen oder auf die Hand mit Uebertragung der Gewalt durch die Vorderarmknochen auf das untere Gelenkende des Humerus; experimentell durch Kompression in der Längsrichtung von unten her.

Hierher gehört die **traumatische Epiphysentrennung** am unteren Humerusende, welche in gleicher Richtung verläuft; vgl. Tab. 41, Fig. 3, und Tab. 36, Fig. 1a, auch das Textbild Fig. 102. In der Form der Epiphysentrennung, also bei Kindern und jugendlichen Individuen, wird dieser Gelenkbruch relativ am häufigsten beobachtet. Ueber die Entwicklung der einzelnen Knochenkerne der Epiphyse ist ein anatomischer Atlas (z. B. Toldt, Atlas, Fig. 255—257) nachzusehen.

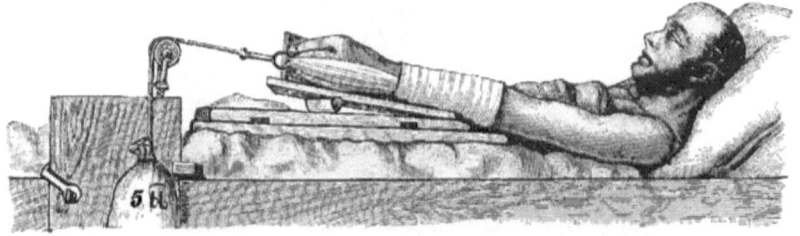

Fig. 100. Extensionsverband am Vorderarm zur Behandlung eines T bruches.

Symptome einer Gelenkquetschung, geringe Dislokation, einige passive Beweglichkeit fast schmerzlos vorhanden, Stossschmerz beim Anstossen des Vorderarm gegen den Oberarm; bei fixierter Epikondylenlinie ist doch eine gewisse Verschiebung mit dem Vorderarm im Ellbogengelenk von vorn nach hinten und seitlich ausführbar, wobei ein leises Crepitieren (Knacken) auftritt. Untersuchung in Narkose!

Therapie. Reposition. Schienen- oder Zugverband in der Humeruslängsachse abwärts bei gestrecktem oder gebeugtem Vorderarm. Frühzeitige Mobilisation.

c) d) **Schrägbrüche** am unteren Humerusende. Bei diesen Schrägbrüchen ist entweder der äussere Teil des Gelenkendes oder der innere

Abschnitt desselben abgebrochen. Sind ausnahmsweise
beide abgebrochen, so könnte man von einem doppelten Schrägbruch oder einer Fractura condylica sprechen, da die Chirurgen bei dieser Verletzung von einem äusseren und inneren „Condylus"
sprechen; in der anatom. Nomenklatur fehlt diese
Bezeichnung. Die Bruchlinie verläuft natürlich nicht
immer in ganz gleicher Weise.

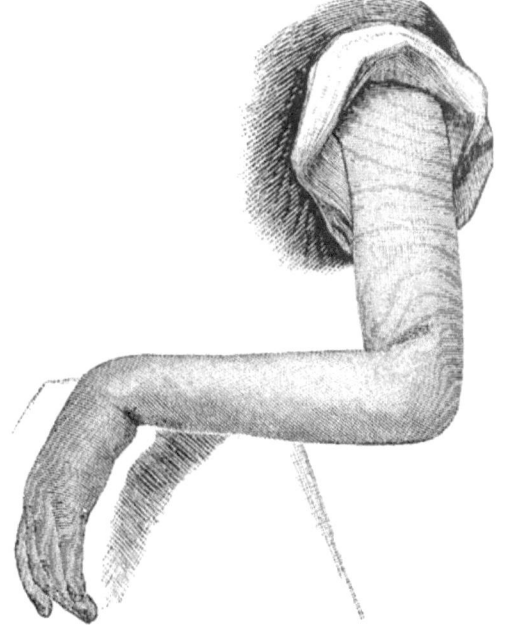

Fig. 101. Radialislähmung nach komplizierter Fraktur am unteren Humerusende; man sieht die Narbe am Ellenbogen.
(8 jährig. Knabe).

Diese Schrägbrüche sind exquisite Gelenkfrakturen, nicht selten mit schwerer Verschiebung des
Vorderarms im Ellbogengelenk verbunden. Eine genaue
Palpation der Knochenvorsprünge und Prüfung auf
deren Verschiebbarkeit führt zu einer vorläufigen Diagnose, welche bei starker Schwellung und grosser
Schmerzhaftigkeit am besten in Narkose gesichert
wird. Häufig sind dann Teile der Bruchfläche und
des Gelenkendes selbst zu fühlen. Mit der nötigen
Kenntnis der normalen Formen und unter Vergleich

der gesunden Seite wird es immer gelingen, eine richtige Vorstellung von der Art der Verletzung zu gewinnen. Der Versuch seitlicher Bewegung im Ellbogengelenk (Ab- und Adduktion) bei völliger Streckung desselben und bei Supination der Hand gibt (zuweilen ohne Narkose) bei Schrägbrüchen, welche auch den einen Epicondylus mitbetreffen, ein positives Resultat und die Möglichkeit, die verletzte Seite zu bestimmen. Denn die Neigung ist nur nach der gesunden Seite

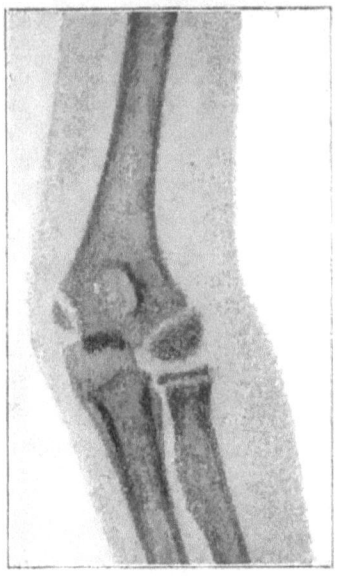

Fig. 102. Unteres Humerusende bei einem 10jährigen Knaben (Kasch), normal, Röntgenbild. Die Kenntnis der in diesem Bild erkennbaren normalen Epiphysenlinien ist ungemein wichtig zur richtigen Beurteilung von Röntgenbildern bei Kindern; in solchem Falle wird gelegentlich das Vorhandensein einer Absprengung des Epicondylus int. und ein äusserer Schrägbruch aus dem Röntgenbild diagnostiziert, mit Unrecht, wie der Vergleich mit dem Röntgenbild des gesunden Ellbogens ergibt. (Vgl. Tab. 41, Fig. 3.)

möglich, diejenige nach der verletzten Seite wird durch das erhaltene Seitenband gehemmt, wenn der Gelenkkörper nicht ganz abgebrochen, sondern etwa zur Hälfte erhalten ist.

Die weitaus häufigste Form des Schrägbruches und eine häufige Verletzung überhaupt ist

c) der äussere Schrägbruch (Fract. obliqua ext., Fr. condyli ext.). Vgl. Tab. 36, Fig. 4 — Tab. 37, Fig. 1 und 1a. — Er entsteht durch direkte auf den äusseren Gelenkteil einwirkende Gewalt oder indirekt durch Fortpflanzung der Gewalt, mittels des Radius auf den äusseren Gelenkteil (Fall auf die Hand) oder durch Fortpflanzung mittels des Olekranon seitlich von innen nach aussen (Fall auf den inneren Teil des Ellbogens bei abduziertem Arm). Der äussere Schrägbruch entspricht gewissermassen der Luxation des Vorderarmes nach aussen und hinten.

Symptome. Möglichkeit abnormer Adduktion des gestreckten Vorderarmes; die normale Abduktionsstellung bei gestrecktem Arm (lateralwärts offener Winkel) ist zuweilen verschwunden; heftiger Stoss-

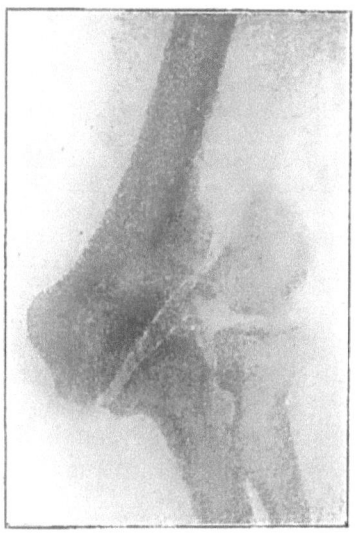

Fig. 103. Aeusserer Schrägbruch, vor Jahren entstanden und in dieser Weise ausgeheilt. Das abgesprengte Stück ist aufwärts verschoben, nicht knöchern angeheilt; die Knochenenden abgeschliffen. 39jähriger Mann. Röntgenbild.

schmerz bei Druck mittels des Vorderarms in Abduktionsstellung; direkte Verschiebbarkeit des abgebrochenen Gelenkstückes mit dem leicht fühlbaren Epicondylus lat. gegen den übrigen Teil des Humerus; dabei Crepitation. Das abgesprengte Knochenstück ist häufig nach oben verschoben (durch den Druck des Radius resp. den Zug des Biceps und der gesamten Vorderarm-Muskulatur (Entstehung eines Cubitus valgus) und und mit dem Gelenkteil nach vorn gedreht (flektiert).

Die **Prognose** dieser Fraktur ist im ganzen nicht

Tab. 37.

Valgus- und Varusstellung im Ellbogen nach Fraktur am unteren Humerusende.

Fig. 1. **Alter Schrägbruch am unteren Humerusende mit Entstehung eines Cubitus valgus.** Das Präparat zeigt die schwere Veränderung im Gelenk, welche nach der Absprengung des Capitulum humeri (vgl. Tab. 36, Fig. 4) eintrat. Arthritis deformans des Gelenkes: wulstige Verdickung des Capitulum radii, athrophische Zustände der überknorpelten Gelenkenden, spärliche Knochenverdickung in deren Umgebung. (Eigene Sammlung.)

Fig. 1a. **Derselbe Befund wie in Fig. 1 am Lebenden.** Der 34jähr. Mann (J. Janker, 1884) hatte 2 Jahre vorher eine Fraktur erlitten, welche schief heilte. Die Abbildung ist nach einer Photographie angefertigt. (Eigene Beobachtung.)

Fig. 2. **Alter Knochenbruch am unteren Humerusende mit Entstehung eines Cubitus varus.** An dem Präparat ist der Gelenkfortsatz wenig verändert; die Deformität ist infolge eines suprakondylären Schrägbruches, der mit Verschiebung heilte, eingetreten. Am Präparat sieht man die Verdickung des Humerusendes von vorn nach hinten; geringer Grad von Arthritis deformans. (Eigene Sammlung.)

Fig. 2a. **Cubitus varus am Lebenden** nach Fraktur am unteren Humerusende. (Eigene Beobachtung.)

---

gut, denn es kann nur zu leicht eine Verschiebung des Bruchstückes zurückbleiben, welche an dieser Stelle zur Einschränkung der normalen Bewegungsexkursion durch abnorme Knochenvorsprünge (Knochenhemmung) Veranlassung gibt. Bei Kindern und jugendlichen Individuen kann zwar im Laufe der Zeit, bei gehöriger Uebung und bei Benutzung passender Apparate (z. B. eines Krukenbergschen Pendelapparates für das Ellbogengelenk, welchen ich die Patienten zu Hause gebrauchen lasse) das Hindernis etwas abgeschliffen und die Beweglichkeit gebessert werden, aber völlige Wiederherstellung tritt in diesen Fällen doch niemals ein; auch kann eine Valgusstellung (Cubitus valgus) dauernd bestehen bleiben. (Vgl. Tafel 37, Fig. 1 und 1a.

Therapie. Exakte Reposition durch Beugung am pronierten Vorderarm und direkten Druck, in Narkose. Dann Schienenverband in der passendsten

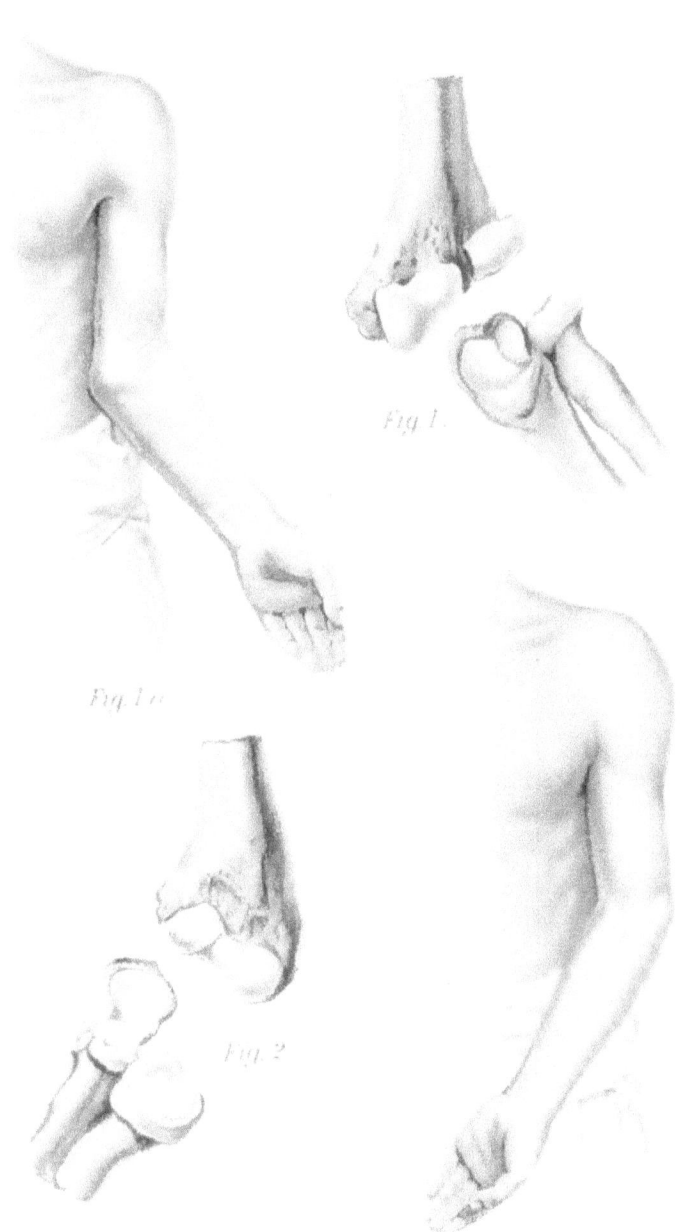

Tab. 22.

Fig. 1.

Fig. 1.a.

Fig. 2.

Fig. 2.a.

Stellung, event. in wechselnder Stellung (bald annähernd oder völlig gestreckt, bald eine Zeitlang bei Beugestellung im Ellbogen). Die biegsamen gepolsterten Blechschienen eignen sich besonders gut, weil sie bei jedem Verbandwechsel — und ein solcher sollte in den ersten 14 Tagen alle 3 bis 4 Tage, später alle 2 Tage vorgenommen werden — so gebogen werden können wie es die zu ändernde Stellung eben erfordert. Auch die permanente Extension kann nützlich einwirken, besonders als Zug in der Längsrichtung des Oberarms bei gebeugtem Vorderarm.

d) Der **innere Schrägbruch** (Fr. obliqua int., Fr. condyli int.) ist sehr viel seltener; entsteht durch Druck gegen den medialen Teil des Gelenkrandes (Fall auf die Mitte des Ellbogens).

Symptome. Erheblicher Stossschmerz, durch Druck wird das Fragment aufwärts verschoben, dabei Crepitation; abnorme Abduktionsmöglichkeit bei gestrecktem Arm, direkte Verschiebung des Fragmentes gegen den Humerus möglich. — **Prognose** wegen geringer Dislokation günstig.

Therapie. Reposition durch Zug bei gebeugtem Vorderarm; Schienenverband.

e) f) **Brüche der Epicondylen**. (Fr. epicondylica.) Dieselben kommen isoliert für sich allein vor oder als Komplikation bei Luxation nach aussen resp. innen. Die **Diagnose** ist aus der Verlagerung und Verschiebbarkeit des Knochenteils leicht zu stellen. Ausserdem zeigt sich bei Bewegungen im Ellbogengelenk, dass dieselben innerhalb mässiger Ausdehnung im Sinne von Beugung und Streckung frei und schmerzlos sind, während sie bei starker Beugung oder starker Streckung, infolge von Spannung der Lig. lateralia und dadurch bewirkter Zerrung an den Bruchflächen, heftigen Schmerz erzeugen. Freilich ist dieses von Hüter angegebene Symptom bei kleinen schreienden Kindern nicht nachzuweisen; es trifft nicht zu, wenn der Epicondylus nicht allein abgebrochen, sondern auch stark disloziert ist.

e) **Bruch des Epicondylus medialis** (Fractura epicondyli int., Fr. Epitrochleae [Bähr]). Eine häufige Verletzung; seltener **direkt** durch Fall, Stoss gegen den Epicondylus; viel häufiger **indirekt durch Abriss** mittels des Lig. laterale med. bei Abduktionsbewegung des Armes, welche zuerst zu dieser Fraktur und bei weiterer Fortsetzung zur Luxation des Vorderarmes nach aussen führt.

Symptome. Der bewegliche Epicondylus findet sich zuweilen nur wenig nach abwärts disloziert, zuweilen stark (bis unter das Niveau der Trochlea) herabgerückt. Umschriebener Bluterguss. Abnorme Abduktion ist möglich.

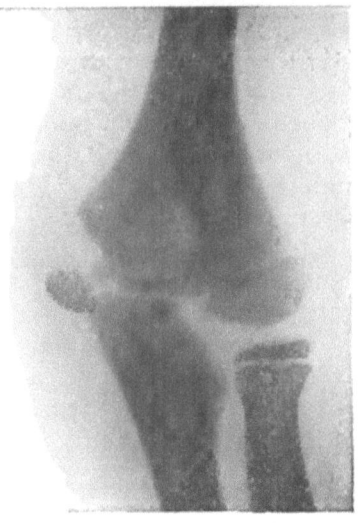

Fig. 104. Absprengung des Epicondylus medialis bei einem 13jährigen Knaben. (Röntgenbild).

Therapie. Kocher empfiehlt bei stärkerer Verschiebung des Knochenstückes die **operative Fixation** mittels Annähens, bei veraltetem Falle die **Excision** desselben. Diese Fraktur ist fast immer ein Rissbruch und gewissermassen als Vorstufe der Luxation nach aussen zu betrachten (vgl. Tab. 39). Ich bin bis jetzt ohne Operation ausgekommen.

f) **Bruch des Epicondylus lateralis** (Fract. epicondyli ext., Fr. Epicapituli [Bähr]). Eine sehr seltene Verletzung. Ich habe sie nach Analogie der vorher beschriebenen bei Luxation des Vorderarms nach innen gesehen. Diagnose und Therapie nach den obigen Angaben.

g) **Intraartikuläre Absprengung des Capitulum humeri** (Fr. capituli hum.), kommt nach Lorenz (Deutsche Zeitschrift f. Chir. Bd. 78, S. 530) in zwei typischen Formen vor und zwar als partielle oder totale.

Die partielle (Fr. capit. hum. partialis) (Fr. rotulare partialis Kocher) ist nur eine Abschälung des Knorpelüberzuges mit anhaftender Knochensubstanz bei jugendlichen Individuen. Sie entsteht durch indirekte Gewalt, z. B. Fall auf die Hand und Uebertragung des Stosses durch den Radius. Sie zeigt nach plötzlichem Schmerz die Erscheinungen einer Distorsion (Erguss spärlich), Bewegungen im Ellbogen frei bis auf eine plötzlich dabei auftretende Behinderung der Streckung (selten auch der Supination) durch Einklemmung des verschobenen Stückes, Druckempfindlichkeit und flache Prominenz oberhalb des Radiusköpfchens (zwischen Olekranon, Radiusköpfchen und Epicond. ext.), denn das Stückchen pflegt nach hinten verschoben zu sein.

Die totale (Fr. cap. hum. totalis) ist durch Absprengung des ganzen Knochenvorsprungs charakterisiert. Sie entsteht durch Fall auf den gebeugten Ellbogen, also durch direkte Gewalt. Sie zeigt Verschiebung des Knochenstückes nach vorn in die Ellenbeuge, wo es durch Callus fixiert werden kann; Gelenk- und Weichteile sind stärker beteiligt.

In beiden Fällen handelt es sich um eine rein intraartikuläre Fraktur; das abgesprengte Knochenstück befindet sich als Corpus mobile (Gelenkmaus) im Gelenk. Die **Therapie** kann nur in der Exzision des Stückchens von einem lateralen Schnitte aus bestehen.

Tab. 38.

Luxation des Vorderarms nach hinten.

Fig. 1. **Anatomisches Präparat** einer Luxation nach hinten, an der Leiche künstlich hergestellt; rechter Arm. Man sieht den Humerusschaft und sein unteres Gelenkende; unter demselben und nach hinten disloziert das Radiusköpfchen und die Gelenkgrube (Incisura semilunaris) am oberen Ulnarende. Sehr interessant ist die hier ganz nach der Natur gegebene Darstellung des äusseren Seitenbandes und des Lig. annulare. An der Vorderseite des Humerus ist der M. biceps brachii mit seiner Sehne, unter ihm der M. brachialis internus zu sehen; hinter dem Humerus ist der Triceps mit seinem Ansatz an der Spitze der Olekranon erkennbar.

Fig. 2. **Dieselbe Luxationsform am Lebenden**, rechter Arm. Der Arm steht stumpfwinkelig gebeugt, die Gegend der Olekranonspitze prominiert in abnormer Weise; daneben ist der rundliche Vorsprung des Capitulum radii. Die Längsachse des Humerus trifft nicht das Ende des Vorderarmes, sondern teilt den letzteren in einen kurzen hinteren und langen vorderen Abschnitt.

---

h) **Längsbruch am unteren Humerusende** (Fract. intercondylica [Hüter]). Vergl. Tab. 36, Fig. 2.

T-Bruch (Fract. condylo-intercondylica). Vergl. Tab. 36, Fig. 3.

Y- und V-Bruch (doppelter Schrägbruch).

Diese schweren Frakturen sind häufig nicht allein mit Fraktur am oberen Gelenkende der Vorderarmknochen (vergl. Tab. 36, Fig. 1b), sondern auch durch Weichteilwunden kompliziert. Zu Längsbrüchen erscheint das untere Humerusende ganz besonders disponiert, wie auch das von einer Schussverletzung der Diaphyse stammende Präparat (Tab. 36, Fig. 2) zeigt. Die **Diagnose** ist nicht unmöglich: jeder seitliche Teil des unteren Humerusendes ist gegen den andern und gegen den Humerus selbst verschiebbar. **Therapie**: Antiseptische Behandlung etwa vorhandener Wunden. Anfangs Zugverband in Streckstellung.

Tab. 58

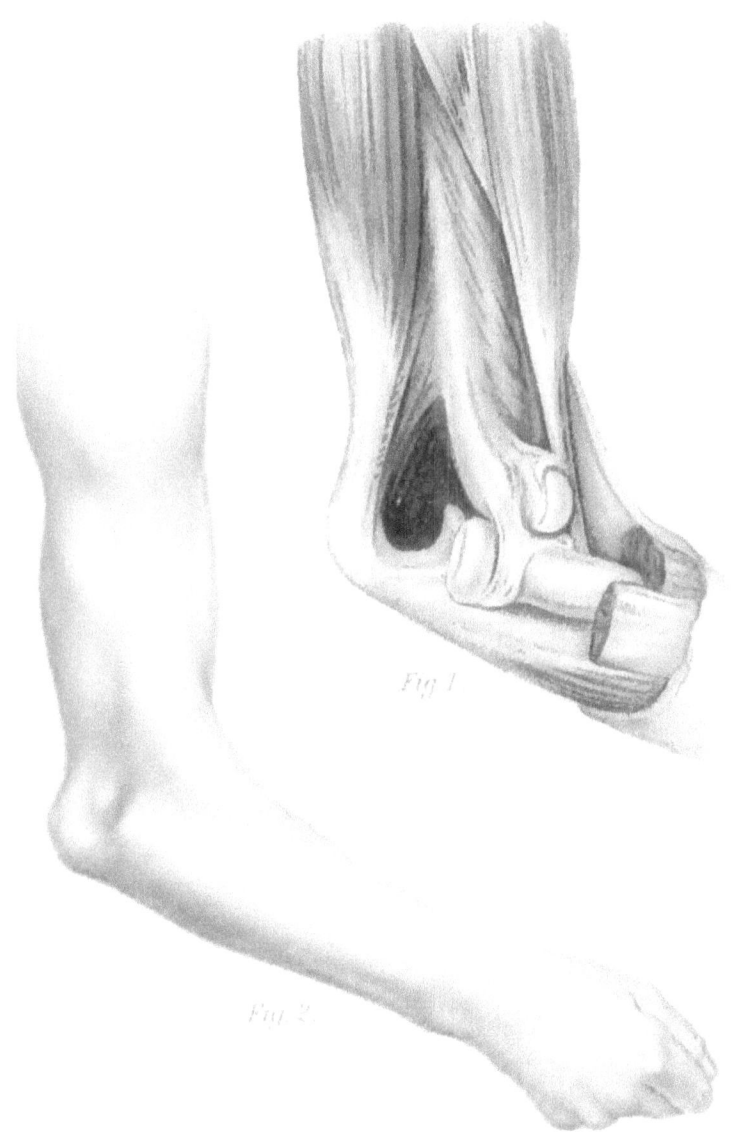

Fig. 1

Fig. 2

5. Ellbogen.

A. Luxationen.

Für die Untersuchung der Luxationen im Ellbogengelenk ist eine genaue Kenntnis der Konturen des normalen Gelenkes unerlässlich. Man fühlt die Epikondylen, das Olekranon, die gegenseitige Lage derselben bei verschiedenen Stellungen des Gelenkes, unter dem Epicondylus externus das Capitulum radii, besonders deutlich, wenn der Vorderarm proniert und supiniert wird. Bei Luxationsstellung sind die Gelenkenden selbst oft sehr deutlich abzugreifen, so das Capitulum radii mit seiner zentralen Delle, das Capitulum humeri, die Trochlea, das obere Ende der Ulna. Es gehört zur exakten Untersuchung, dass man nicht nur einen und den andern Knochenvorsprung zu erkennen glaubt, sondern dass man die Lage aller Knochenpunkte nachweist, auch in ihrem gegenseitigen Verhältnis zueinander, und dass man ihre Lage kennt, auch wenn sie zum Teil vielleicht nicht direkt palpiert werden können. Man nehme ein Armskelett zur Hand bei dem Studium dieser Verletzungen!

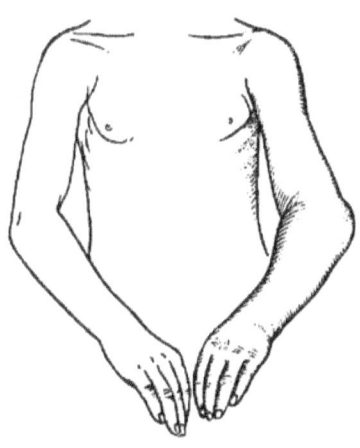

Fig. 105. Frische Luxation des linken Vorderarmes nach hinten; 14jähriger Knabe (Krüger, 1896). Man erkennt die Schwellung, Prominenz des Olecranon, Verkürzung des Vorderarmes. Reposition, Heilung.

Man unterscheidet die Luxation der beiden

Tab. 39.

Luxation des Vorderarmes nach aussen mit Abriss des Epicondylus medialis.

Fig. 1. **Anatomisches Präparat** dieser Luxation, rechter Arm, von vorn. Die laterale Verschiebung der Vorderarmknochen ist sehr deutlich; die Gelenkfläche der Ulna artikuliert auf dem lateralen Teile der Trochlea und des Capitulum humeri; das Capitulum radii steht frei hervor. Durch das Lig. laterale internum ist der abgerissene Epicondylus medialis noch in Verbindung mit der Ulna.

Fig. 2. **Dieselbe Luxation am Lebenden**, rechter Arm, von aussen. Die vordere und hintere Konturlinie des Armes ist wenig verändert; doch springt das Capitulum radii auf der Aussenseite sehr stark vor. Durch die Palpation ist dieser Befund leicht sicher zu stellen (besonders bei Vornahme von Pronations- und Supinationsbewegung).

Fig. 3. **Knochenpräparat** derselben Luxation in gleicher Stellung wie in Fig. 2, **seitlich von aussen gesehen**; rechter Arm. Die Abbildung dient zur Erläuterung von Fig. 2.

Vorderarmknochen (Luxatio antebrachii) und die Luxation eines Knochens allein (Luxatio radii, Lux. ulnae).

a) Luxatio antebrachii posterior. Tafel 38.

Keine Verrenkung ist an der Leiche leichter herzustellen als diese. Durch Ueberstreckung kommt es zu einem Einriss der Gelenkkapsel an ihrer Vorderseite, das Olekranon stemmt sich dabei in die Fossa supratrochlearis posterior; wird nach genügender Auseinanderhebelung der Knochen am Vorderarm ein Rückstoss nach hinten ausgeführt und im Ellbogen gebeugt, so ist die Luxation fertig. Der Arm steht dabei im Ellbogen stumpfwinklig flektiert. Weiterer Flexion steht als Hindernis der Druck des Proc. coronoideus gegen den Gelenkkörper des Humerus resp. die Spannung des Triceps entgegen.

Auch am Lebenden ist die Luxation häufig und kommt oft durch den gleichen Mechanismus zustande; doch soll auch durch Hyperflexion und durch forcierte Seitenbewegung, oder durch eine das untere Humerus-

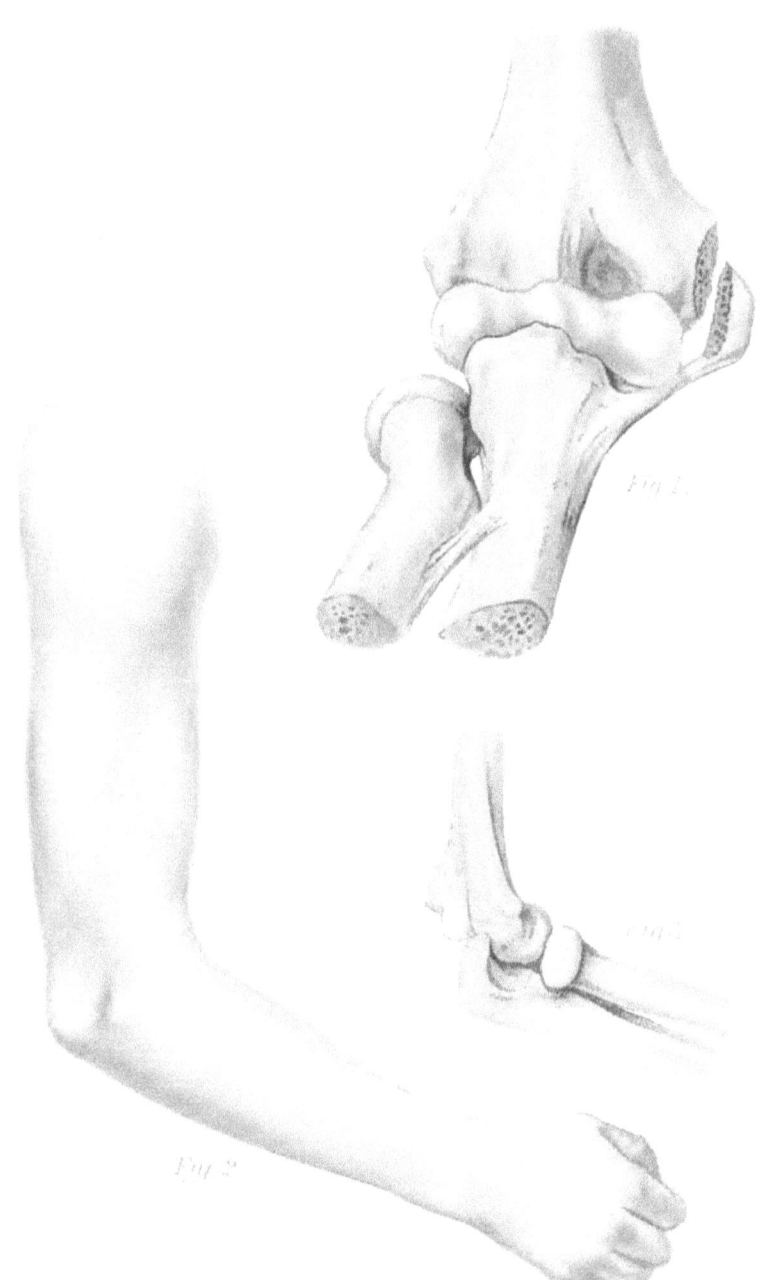

ende direkt von hinten treffende Gewalt die Luxation entstehen können.

Die **Symptome** sind leicht verständlich; der Vorsprung des Olekranon ist sofort sichtbar. Das untere Humerusende ist unter den Weichteilen der Ellenbeuge versteckt, aber etwas deutlicher zu fühlen, wenn die Luxation frisch und die Schwellung geringer ist. Nur bei ausgedehnter Zerreissung dieser Weichteile (M. brachialis int., Nerven, Gefässe) ist dasselbe dicht unter der Haut zu fühlen, es kann aber auch (bei

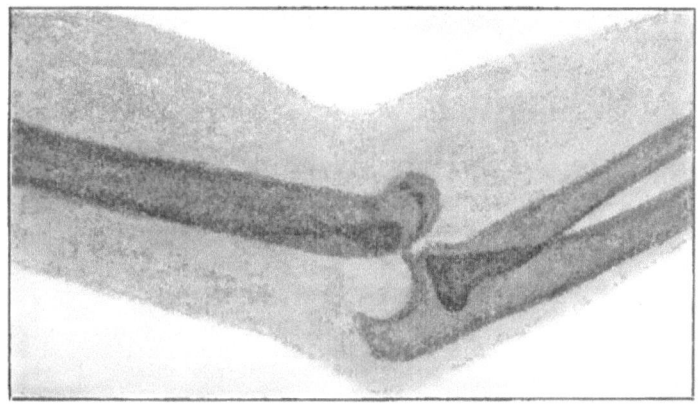

Fig. 106. Luxatio antebrachii posterior, Röntgenbild. Veraltete Luxation bei einem 25jährigen Mann. A. Prengschart; Reposition. Gute Heilung.

komplizierten Luxationen) in einem Schlitz der Haut sichtbar sein. Die Längsachse des Humerus trifft den Vorderarm nicht an seinem Ende, wie normal, sondern so, dass ein kleiner Teil desselben nach hinten hervorsteht. Olekranon und capitulum radii sind der direkten Palpation zugänglich und bei geringen Bewegungen des Vorderarmes deutlich zu kontrollieren. Die Epikondylen finden sich in abnormer Entfernung von dem Olecranon: das untere Humerusende gestattet keine abnorme Beweglichkeit wie bei der Fractura supracondylica. Der Humerus ist unverkürzt. Ein Zug an dem Vorderarm nach vorn bringt die Dislokation nicht zum Verschwinden.

Repositionsverfahren bei der Luxation des Vorderarms nach hinten.

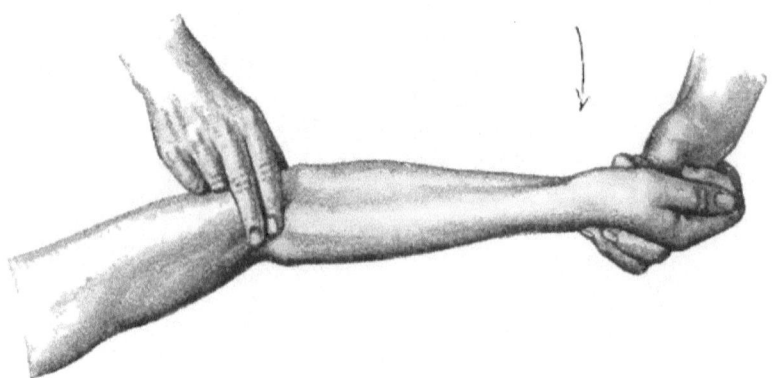

Fig. 107. Ueberstreckung im Ellbogen als erster Akt des Repositionsmanövers.

Fig. 108, 109, 110.
Darstellung des Repositionsmanövers am skelettierten Arm.

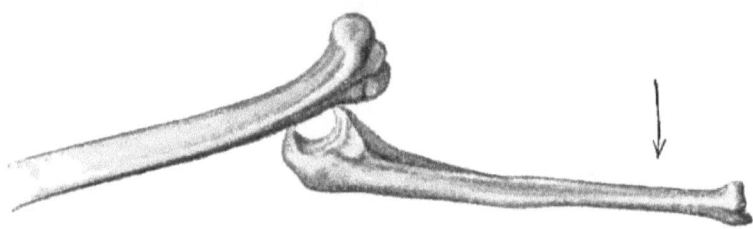

Fig. 108. Ausführung der Ueberstreckung.

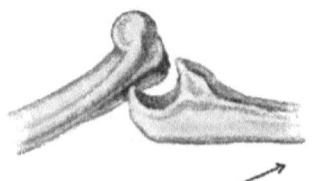

Fig. 109. Zug am Vorderarm.

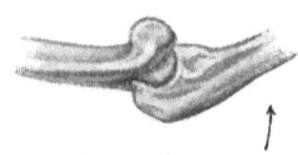

Fig. 110. Flexionsbewegung.

Etwas schwieriger kann die **Diagnose** sein, wenn komplizierende Verletzungen, wie z. B. Fraktur des Proc. coronoideus vorliegen; auch gleichzeitige Fract. humeri supracondylica ist beobachtet, und Fraktur des Olecranon. Bei Fraktur der Trochlea kann der Vorderarm mit diesem Bruchstück nach hinten disloziert werden unter Luxation des Capitulum radii.

Die **Prognose** kann durch Komplikationen ungünstig werden, sonst muss nach der Reposition die volle passive und aktive Beweglichkeit wieder erlangt werden.

Therapie. Der Modus der Reposition ist in Fig. 107—110 dargestellt. Wie bei jedem Scharniergelenk ist die Reposition durch einfachen, wenn auch noch so kräftigen Zug nicht zu erreichen. Die Einrichtung muss ohne jede Gewalt, sozusagen spielend vor sich gehen, in der Regel in Narkose. Man bringt den supiniert gehaltenen Vorderarm zuerst wieder in Ueberstreckung, um die Verhakung des Proc. coronoideus in der Fossa supratrochlearis posterior zu lösen. Dann bringt ein mässiger Zug am Vorderarm denselben nach vorn, während die andere Hand die kranke Ellbogengegend seitlich umfasst und die Stellung kontrolliert; auch kann die andere Hand die Reposition sehr fördern, indem sie mit dem Daumen vorn auf das untere Humerusende, mit den übrigen Fingern (besonders mit 2. und 3. Finger) hinten auf Radiusköpfchen und Olecranon im Sinne der Reposition einen direkten Druck ausübt. Bei nun folgender Flexion ist dieselbe frei und ohne Hindernis ausführbar; die Dislokation ist verschwunden, der normale Kontakt des Gelenkes ist wiederhergestellt.

Nachbehandlung typisch; 14tägige Fixation mit wiederholtem Verbandwechsel und Massage; dann Mobilisation.

b) Luxatio antebrachii lateralis. Tafel 39.

Auch seitliche Luxationen im Ellbogengelenk sind

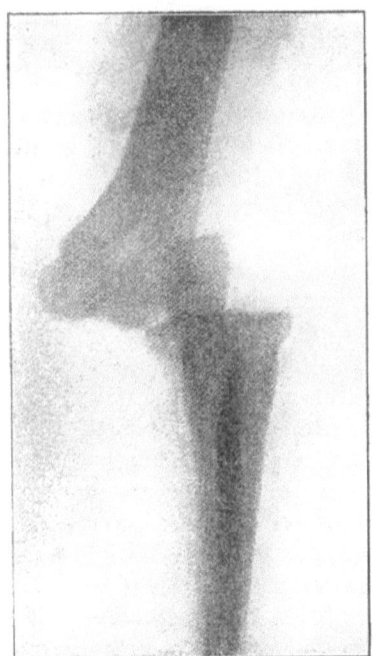 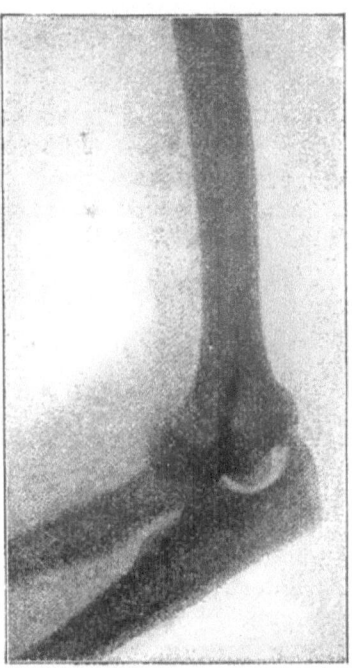

Fig. 111. Fig. 112.

Fig. 111, 112. Seitliche Luxation des Vorderarms nach aussen im Röntgenbild. 47jähr. Mann (Basserfuhr). Keine Absprengung des Epicondylus medial. Bei Fig. 111 ist die Aufnahme bei möglichst gestrecktem Ellbogen von hinten her, sodass die laterale Verschiebung der Vorderarmknochen, besonders das freie Herausragen des Capitulum radii sehr deutlich ist. Bei Fig. 112 ist die Aufnahme seitlich; man erkennt, dass die Gelenkenden nicht aufeinanderpassen, sondern eine Spalte zwischen sich haben. Die rotatorische Verschiebung ist in beiden Figuren deutlich zu erkennen.
Die Reposition war leicht; gute Heilung.

nicht selten; die nach aussen ist häufiger als die nach innen, meistens mit einer Fraktur des Epicondylus med. verbunden. Diese Fraktur ist die Folge einer direkten Abquetschung bei dem zur Luxation führenden Fall oder wohl häufiger eine Rissfraktur durch den Zug des Seitenbandes, und betrifft denjenigen Epicondylus, von welchem der Vorderarm weiter entfernt wird; also Lux. nach aussen mit Fraktur des Epicond. internus und umgekehrt.

Der Vorderarm bleibt dabei meistens noch in einem, wenn auch abnormen Kontakt mit dem Humerus, so die Ulna mit der Eminentia capitata bei der Luxation nach aussen; das Capitulum radii steht dann frei nach aussen vor. In der Regel ist der Vorderarm gleichzeitig auch nach hinten verschoben, sodass also eine Kombination von Luxation nach der Seite und nach hinten vorliegt (Luxatio posterior ext. oder postero-lateralis). Während die Luxation nach hinten bei intakten Seitenbändern geschehen kann (wenn auch freilich das 'Lig. intern. meistens dabei zerrissen ist), ist die Luxation nach der Seite in der Regel mit stärkerer Bandzerreissung oder mit Fraktur eines Epicondylus (wie erwähnt) verbunden.

Die geschilderte Form wird auch unvollständige Luxation genannt im Gegensatz zu der vollständigen Verschiebung der Knochen, wobei kein Teil der einen Gelenkfläche mehr mit einem Teil der andern im Kontakt steht.

Zum Zustandekommen der seitlichen Luxationen gehört immer eine seitliche Abknickung im Ellbogen im Sinne einer Ab- oder Adduktionsbewegung. Die Kapsel ist dabei in grosser Ausdehnung, auch seitlich, eingerissen.

Die **Symptome** einer vollständigen Luxation nach der Seite, etwa nach aussen, sind unverkennbar und bedürfen keiner Auseinandersetzung.

Bei der unvollständigen Luxation nach aussen (Tafel 39) ist die Prominenz des Capitulum radii für das Auge, wie für den palpierenden Finger deutlich. An der inneren Seite ist die Trochlea z. T. abzugreifen, der Epicondylus int. abgesprengt zu fühlen, oder als starker Vorsprung kenntlich. Bei leisen Bewegungen (Untersuchung in Narkose) ist alles deutlich.

Bei der unvollständigen Luxation nach innen (L. postero-medialis) steht der Epicondylus externus stark vor oder ist abgebrochen; innen prominiert die Ulna, deren Gelenkfläche zu palpieren ist, das Radiusköpfchen steht an der Trochlea; das Capitulum humeri ist teilweise abzutasten.

Prognose von den Komplikationen abhängig.

Therapie. Am schonendsten gelingt die Reposition in Narkose bei Hyperextension und direktem seitlichem Druck mit der anderen Hand, mit folgendem Zug und Flexion. Ist eine Interposition vorhanden, so sind ausgiebige seitliche Bewegungen (Hyperextension mit Abduktion etc.) zuweilen nützlich. Gelingt die Reposition nicht, so ist das Hindernis frühzeitig mit dem Schnitt (Arthrotomie, am besten bilateral) zu entfernen; auf diese Weise können vorzügliche Resultate erzielt werden.

c) **Luxatio antebrachii anterior**, wobei der Vorderarm nach vorn verschoben ist. Eine sehr seltene Verletzung, deren Vorkommen ohne gleichzeitigen Bruch des Olekranon überhaupt früher geleugnet wurde. Diese Luxation kann durch Stoss oder Fall auf das Olekranon bei maximaler Flexion im Ellbogen entstehen.

Symptome. Der Vorsprung des Olekranon fehlt an normaler Stelle, und die Form des unteren Humerusendes ist an seiner Rückseite abzutasten. Steht das Olekranon mit seiner Aussenseite noch im Kontakt mit der Trochlea (der Arm in fast gerader Stellung) so ist es eine unvollständige Luxation; bei der vollständigen Luxation findet sich der Höcker des Olekranon vor der Gelenkfläche des unteren Humerusendes (der Arm spitzwinklig gebeugt). Reposition durch direkten Druck bei mässiger Extension.

d) **Luxatio antebrachii divergens** so, dass die Ulna nach hinten, der Radius nach vorn luxiert ist und der Humerus so keilförmig zwischen Ulna und Radius eingetrieben erscheint. Diese Verletzung ist sehr selten. Die einzelnen Knochen-

187

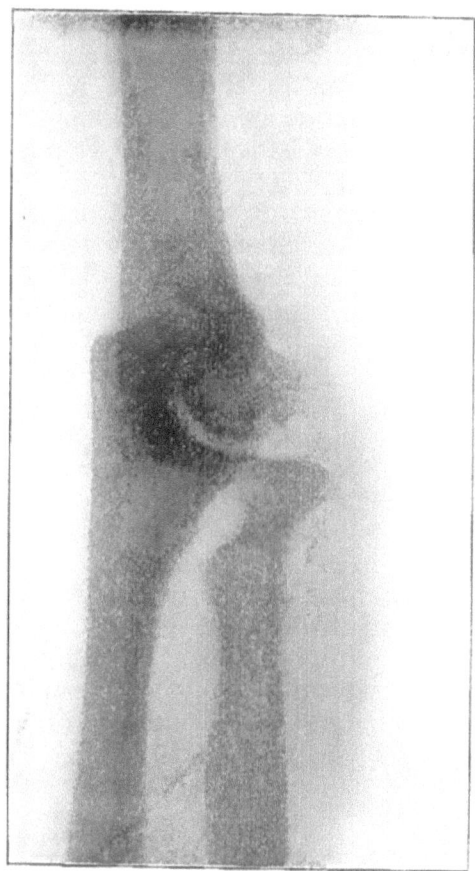

Fig. 113. Luxation des Radiusköpfchens nach vorn im Röntgenbild. 38jähriger Mann (Wilh. Mordhorst), Reposition; Heilung.

teile sind dabei direkt durchzupalpieren in ihrer abnormen Stellung. Bei der Reposition ist jeder Knochen für sich zu behandeln, die Ulna durch Ueberstreckung und Zug und dann der Radius durch direkten Druck.

e) **Isolierte Luxation der Ulna**, sehr selten beobachtet, entsteht durch einen Fall auf die Hand bei Ueberstreckung und Pronation des Vorderarms. Symptome wie bei einer Lux. antibrach. posterior, nur dass das Radiusköpfchen sich nicht disloziert findet; der Ellbogen zeigt Varusstellung, die ulnare Seite des Vorderarms ist verkürzt. Reposition durch Ueberstreckung und Zug.

f) Isolierte Luxation des Radius, eine weniger seltene Verletzung, welche in verschiedener Form vorkommt. Als Nebenverletzung ist Läsion des N. radialis beobachtet worden. Das Capitulum radii kann nach vorn, nach hinten oder nach aussen luxiert werden:

Nach aussen sehr selten in reiner Form, öfter kompliziert mit Fraktur der Ulna im oberen Drittel; vergl. Tab. 43; das Köpfchen ist am Aussenrande des Condylus externus zu fühlen, die radiale Seite des Vorderarms ist verkürzt, Ellbogen also in Valgusstellung. Reposition durch direkten Druck, eventuell bei Herstellung einer Varusstellung im Ellbogen.

Nach hinten überhaupt sehr selten; durch die Palpation des Capitul. radii leicht erkennbar. Ellbogen steht halb proniert; Streckung und Supination sind aktiv unmöglich. Reposition durch direkten Druck bei kräftigem Zug und Varusstellung des Vorderarms.

Nach vorn häufiger, direkt durch Schlag gegen das Capitul. radii von hinten her, oder durch Fall auf die Hand bei Pronation. Das Radiusköpfchen steht vorn oberhalb des Capit. humeri und erzeugt eine Vorwölbung im Gebiet der Supinatoren. Der Unterarm leicht flektiert und proniert; Supination ist aktiv unmöglich; Flexion nur bis zu etwa einem rechten Winkel ausführbar. Die Radialseite des Vorderarms verkürzt, wenn nicht die Fraktur der Ulna im oberen Drittel als wichtige Komplikation vorliegt (vergl. diese). Die Reposition geschieht am besten durch kräftigen Zug bei gebeugtem Ellbogen und gleichzeitiger Supination.

In allen diesen Fällen von isolierter Radiusluxation ist das Lig. annulare abgerissen oder das Capitulum ist aus demselben herausgeschlüpft. Nicht selten, besonders bei der Luxation nach vorn, ist die Reposition infolge der Interposition von Kapselteilen sehr schwer oder unmöglich. Im letzteren Falle ist Arthrotomie auszuführen und die Reposition nach Lösung der Interposition zu erzwingen. Dasselbe gilt für veraltete Fälle; als Operationsmethode ist ein radialer Längsschnitt über das Gelenk indiziert. Das Eingehen von vorn führt sehr leicht zur Durchschneidung des N. radialis. Nur in den schwersten Fällen ist statt der Arthrotomie die Resektion indiziert.

Die Nachbehandlung aller dieser Luxationen geschieht nach allgemeinen Prinzipien.

B. Intraartikuläre Verletzungen.

Unter dem Namen Dérangement interne kann man verschiedene intraartikuläre Verletzungen zusammenfassen. Ein Beispiel einer solchen haben wir als Absprengung des Capitulum humeri schon kennen gelernt. Eine andere Verletzung verdient hier noch besondere Erwähnung, welche in ihrer Aetiologie und dem Symptomenkomplex wohl gekannt ist, aber deren anatomische Details noch immer Gegenstand der Kontroverse bilden. Die Affektion betrifft kleine Kinder und entsteht durch heftigen Zug am Aermchen seiten der Begleitperson, sei es nun bei einem drohenden Fall des Kindes oder wenn dasselbe vom Schoss herunterruscht etc. Die Symptome bestehen darin, dass das Kind den schmerzenden Ellbogen ruhig stellt und in Pronationsstellung herabhängen lässt; eine nachweisbare Deformität fehlt. Der Versuch einer Supinationsbewegung ist sehr schmerzhaft, doch führt die Supination bei gleichzeitigem Zug und dann Flexion zum Verschwinden der pathologischen Erscheinungen. Die Kinder können dann das Aermchen wieder gebrauchen, doch ist es besser, dasselbe noch einige Tage durch eine Mitella ruhig zu stellen. Dieser Symptomenkomplex, welcher in typischer Form immer wiederkehrt, wird von einigen Chirurgen als die Folge einer unvollständigen Luxatio radii nach vorn, von anderen als die Folge einer Einklemmung der unverletzten Gelenkkapsel (an ihrer Hinterseite) zwischen Radiusköpfchen und Humerus aufgefasst.

6. Vorderarm.

Der Vorderarm ist sehr häufig der Sitz von Frakturen, was wegen seiner Funktion bei der Verrichtung von Arbeiten und zum Schutz (vorgestrekt) bei Verletzungen erklärlich ist. Man unterscheidet die Frakturen des Vorderarms d. i. beider Knochen desselben von isolierten Knochenbrüchen der Ulna und des Radius allein.

A. Fraktur beider Vorderarmknochen.

(Fractura antebrachii.)

Dieselbe entsteht meistens direkt durch Fall oder Schlag und betrifft in der Regel den mittleren oder unteren Teil der Vorderarmknochen. Am oberen Ende sind isolierte Frakturen nur des einen Vorderarmknochens häufiger; eine Fraktur beider Knochen am oberen Ende ist wohl nur durch eine schwere direkte Gewalteinwirkung (auch Schuss) möglich. Ueber die typische Fraktur der Ulna oben mit Lux. capituli radii siehe unten! — Bei Kindern sind Infraktionen mit Verbiegung des Vorderarms nicht selten.

Symptome. Meistens macht die Dislokation (ad axin) sofort auf das Vorhandensein der Fraktur aufmerksam; bei genauer Untersuchung findet sich dann abnorme Beweglichkeit und Crepitation. Da die Brüche mit Vorliebe im mittleren Drittel des Vorderarms sich finden, so sind diese Erscheinungen meistens leicht und sicher nachzuweisen. Die Brüche des Vorderarms nahe dem Handende werden bei dem

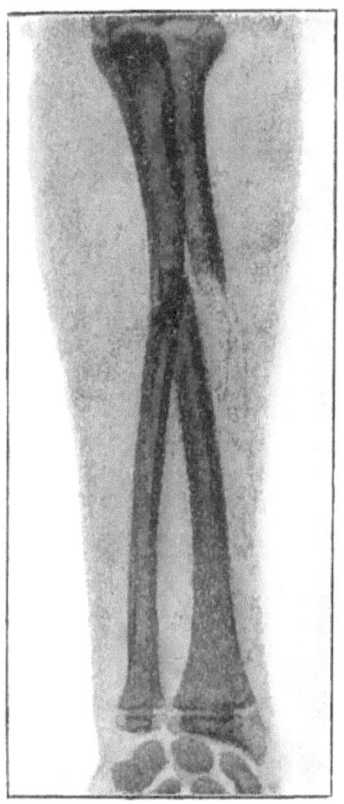 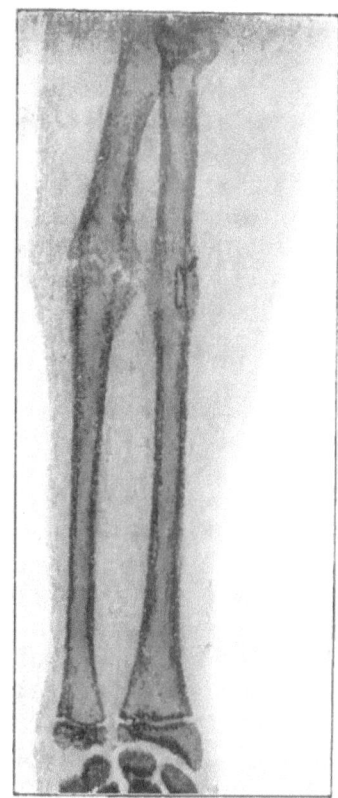

Fig. 114. Fig. 115.

Fig. 114, 115. Vorderarmbruch mit schwerer Deformität, blutige Reposition und Knochennaht. Röntgenbild. Der 17j. J. Schmidt fiel vom Rad auf den l. Arm. Fract. antibrachii mit starker Dislokation, besonders des unteren Radiusbruchstückes; dasselbe war ganz über den Schatten der an der Bruchstelle kaum dislozierten Ulna verschoben (Fig. 114). Die Reposition erwies sich auch in Narkose als unmöglich; daher operative Freilegung der Radiusfragmente und Reposition mit Fixierung durch Silberdraht. Gute Heilung (Fig. 115).

typischen Epiphysenbruch des Radius noch genauer besprochen. Sind beide Knochen in gleicher Höhe gebrochen, so ist die Dislokation in der Regel stärker, als wenn die Fraktur des einen und die des andern Knochens weiter voneinander entfernt sind. Dieser Umstand ist auch für die **Prognose** nicht unwichtig. Im gleichen Sinne verdient es Beachtung, ob die Dislokation zur Annäherung der Knochen seitlich gegeneinander und zu ausgedehnter Verletzung des Lig. interosseum geführt hat. Da hiernach narbige Verkürzung und partielle Verknöcherung dieses Ligamentes eintreten kann, da ferner die Knochen seitlich in Kontakt miteinander geraten können, sei es nun durch knöcherne Verwachsung oder durch eine Art zapfenförmiger Artikulation (Tafel 40, Fig. 3), so ist es begreiflich, dass die Funktion des Vorderarms im Sinne von Pronation und Supination schwer leiden kann. Für den Unterschenkel sind solche Komplikationen völlig gleichgültig, am Vorderarm können sie zu dauernder schwerer Beeinträchtigung der Arbeitsfähigkeit führen.

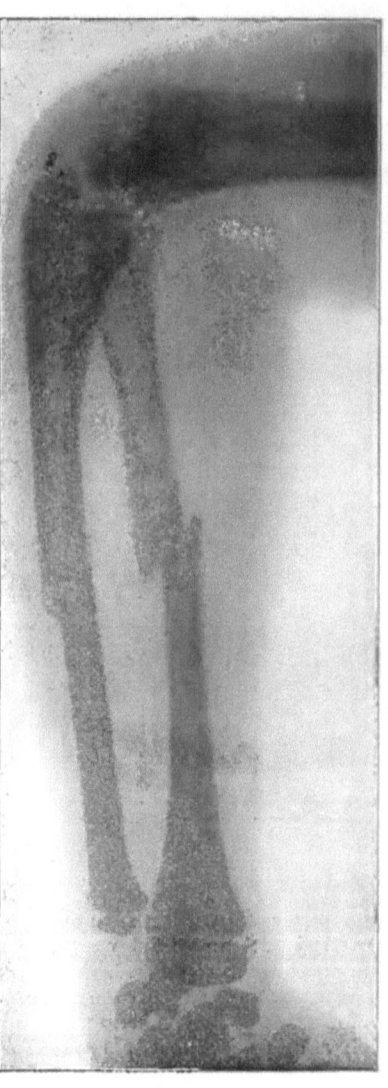

Fig 116. Fraktur der Vorderarmknochen in der Mitte bei einem 4jährigen Knaben, Röntgenbild. Man erkennt deutlich die Bruchstellen und die Epiphysen am Capitulum radii, sowie an dem unteren Ende der beiden Knochen.

Fractura antebrachii supracondylica. Eine besondere Erwähnung verdient die **Fraktur beider Diaphysen nahe dem unteren Ende des Vorderarms**, vergleichbar den supramalleolären Brüchen des

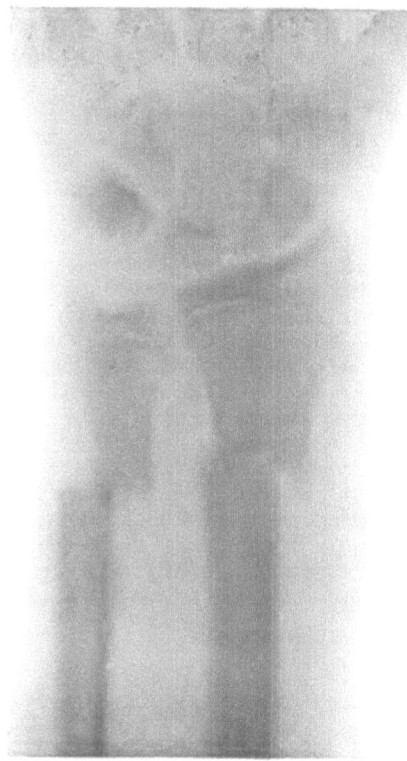

Fig. 117. Fractura antebrachii supracondylica (Röntgenbild) bei einem 15 jährigen Knaben (Otto Daxberger, 26. IX. 05).

Unterschenkels, also etwa **suprakondylär** zu nennen. Diese Fraktur entsteht wie viele typische Radiusepiphysenbrüche durch Fall auf die Hand. Es kommt auch vor, dass nur der eine Knochen suprakondylär, der andere an der Epiphysengrenze gebrochen ist; vgl. Fig. 119. Die **Diagnose** wird selten Schwierigkeiten

Tab. 40.

Frakturen des Vorderarmes in der Mitte.

Fig. 1. Dislokation der Fragmente bei Fractura antebrachii, rechter Arm, typisch. Die Abbildung stammt von einem Knaben, welcher mit diesem Bruche im Zustande frischer knöcherner Vereinigung zur Beobachtung kam. Die Reposition gelang in der Narkose; ein Verband mit sorgfältiger Fixierung des ganzen, im Ellbogen gestreckten Armes mittels einer langen Dorsalschiene führte zu guter Heilung.

Fig. 2. Vorderarmknochen (rechts, von vorn) mit geheilter Fraktur in ähnlicher Stellung der Fragmente wie in Fig. 1. Der Radius ist knöchern fest geheilt, die Ulna zeigt eine Pseudarthrose an der Bruchstelle, beide in gleicher Winkelstellung. (Eigene Sammlung.)

Fig. 3. Präparat einer Fraktur der Vorderarmknochen (links), in relativ guter Stellung geheilt; die beiden Knochen sind an der Bruchstelle miteinander verbunden, glücklicherweise nicht durch feste Knochenmasse, sondern in Form einer Nearthrose. An jedem Knochen geht von der Gegend der Crista interossea ein zapfenförmiger Vorsprung aus, welcher an seiner Spitze eine Art Gelenkfläche trägt, welche mit derjenigen des anderen Knochens artikuliert; am Radius geht dieser Zapfen 1 cm oberhalb der Bruchstelle aus dem Bereiche der kaum veränderten Diaphyse ab. Am Radius ist die Frakturstelle durch einen verheilten Stückbruch ausgezeichnet, an seinem peripheren Bruchstück findet sich noch eine schräg bis ins Handgelenk verlaufende Längsfraktur. Das untere Gelenkende beider Knochen zeigt eine Arthritis deformans mässigen Grades. Pronation und Supinationsbewegung waren jedenfalls auf ein Minimum beschränkt.

---

machen bei stärkerer Dislokation. Die **Therapie** erfordert sorgfältige Reposition und Verband in Mittel- oder Supinationsstellung nach allgemeinen Regeln.

Die **Therapie** der Vorderarmbrüche ist sehr wichtig; Geschick und besondere Aufmerksamkeit sind hier erforderlich. Es kommt darauf an, die knöcherne Heilung der Fragmente in guter Stellung jedes Knochens zu erreichen mit unverminderter Beweglichkeit der beiden anliegenden Gelenke und der beiden Knochen zueinander. Bei Anlegung des Verbandes muss man dafür sorgen, dass er nicht durch zirkuläre Einwicklung die Knochen seitlich aneinander drückt, sodass bei einer reichlichen Callusbildung eine volle

Tab. XV.

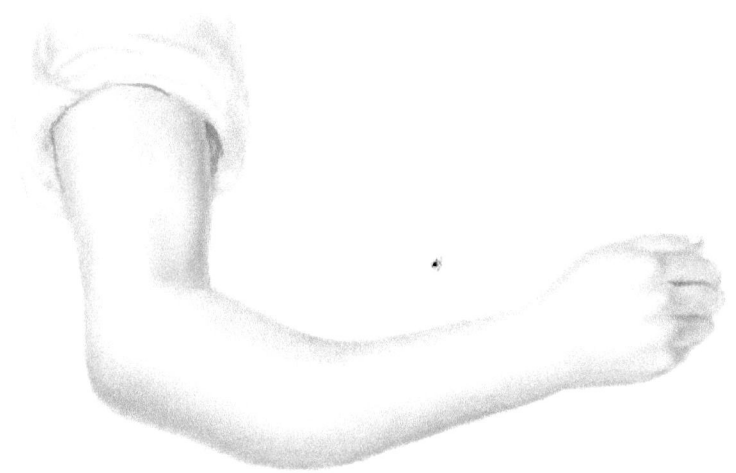

Fig. 1.

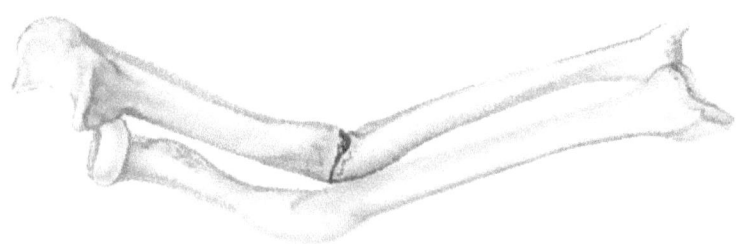

Fig. 2.

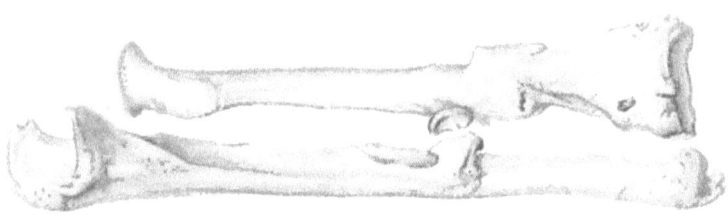

Fig. 3.

195

Verschmelzung der Knochen an der Bruchstelle eintreten könnte (vgl. Tab. 41, Fig. 1). Also keine schmalen Schienen, sondern breitere Schienen (eventuell aus Pappe und kleinen verstärkenden Holzschienen improvisiert), so breit, dass sie den Vorderarm seitlich überragen!

Ein anderer Punkt, welcher auch nach der sorgfältigsten Reposition von grosser Bedeutung ist, liegt

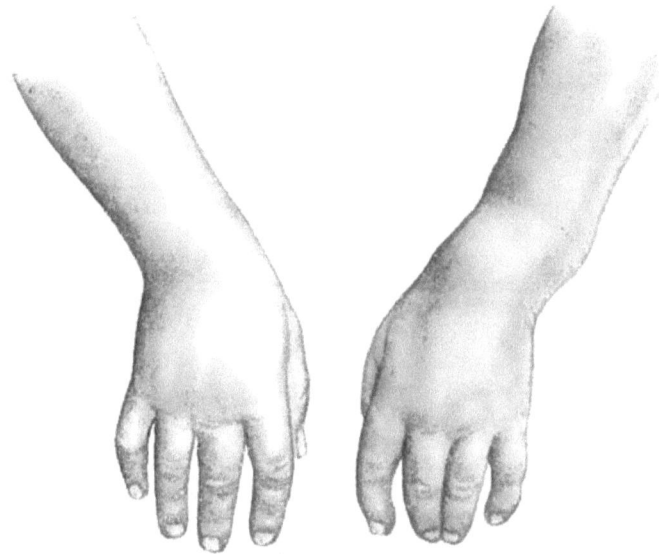

Fig. 118. Suprakondylärer Bruch beider Vorderarmknochen: Minna Houdelet, 60 J. — 1890. (Vgl. Tab. 46 und 47; Fig. 1 und 1 a.)

in der dem Vorderarme im Verbande gegebenen Stellung: natürlich ist der Ellbogen in rechtwinkliger Beugung, das Handgelenk in gestreckter Stellung in den Verband einbegriffen. Aber soll der Vorderarm, resp. die Hand in Pronation oder in Supination stehen? Nach den obigen Bemerkungen ist eine Stellung, bei welcher die beiden Knochen, Ulna und Radius sich kreuzen, unbedingt zu vermeiden; in dieser Hinsicht ist die parallele Stellung der Knochen, also

13*

Tab. 41.
Verschiedene Frakturen am Vorderarm und normale Epiphysenlinien.

Fig. 1. **Präparat einer Fraktur der Vorderarmknochen (rechts) Verschmelzung des Callus beider Knochen an der Bruchstelle.** Dieser fatale Befund ist durch reichlichen Callus, namentlich aber dadurch bedingt, dass die beiden Knochen jedes Bruchstückes zur Bruchstelle hin konvergieren. Man erkennt an der Abbildung deutlich diese abnorme Richtung der 4 Knochen. Hier wird die immobilisierende Schiene nicht breit genug gewesen sein, und die Knochen wurden durch die Bindeneinwicklung direkt zusammengedrückt.

Fig. 2. **Isolierte Fraktur des Radius oberhalb seiner Mitte und die Einwirkung des Biceps auf die Stellung des oberen Bruchstückes.** In dieser genau nach der Natur (künstliches Präparat) gemachten Abbildung sieht man den Vorderarm mit der Hand und einem Stück des Oberarms. Der Vorderarm steht proniert. Das obere Fragment des Radius ist aber unter dem Einfluss des M. biceps supiniert, indem dieser Muskel bekanntlich Supination und Flexion des supinierten Vorderarms ausführt. Man erkennt die Supination dieses oberen Bruchstückes an der Stellung der Tuberositas radii (der Ansatzstelle des Biceps), und namentlich bei genauerem Zusehen an der Bruchlinie der Frakturstelle: an dem unteren Fragment zeigt sich an der Bruchfläche unten ein kleiner Defekt, welcher durch Bildung einer kleinen Zacke entsteht, die dem oberen Bruchstück angehört: Zacke und Defekt stehen sich nicht gegenüber, sondern die Zacke hat durch Drehung des oberen Bruchstückes nach aussen, d. h. durch Supination desselben eine Verschiebung um fast 180° erlitten. — Es ergibt sich aus alledem, dass auch bei isolierter Fractura radii in **Supinationsstellung des Armes zu verbinden ist!**

Fig. 3. **Knorplige Epiphyse** (mit verschiedenen Knochenkernen) der im Ellbogen zusammenstossenden Knochen, frontaler Durchschnitt, rechts, hintere Sägefläche von vorn. Man sieht den Knochenkern des Capitulum humeri und Epicondylus medialis einerseits und das Capitulum radii andererseits.

Fig. 3a. **Sagittalschnitt durch das obere Ende einer jugendlichen Ulna.**

Fig. 4. **Unteres Epiphysenende der Vorderarmknochen.**

---

fast völlige Supination, das beste. Ferner kommt hier noch die Beeinflussung der Fragmente durch Muskelzug in Betracht. Auf Taf. 41, Fig. 2 ist der Einfluss des M. biceps brachii auf das obere

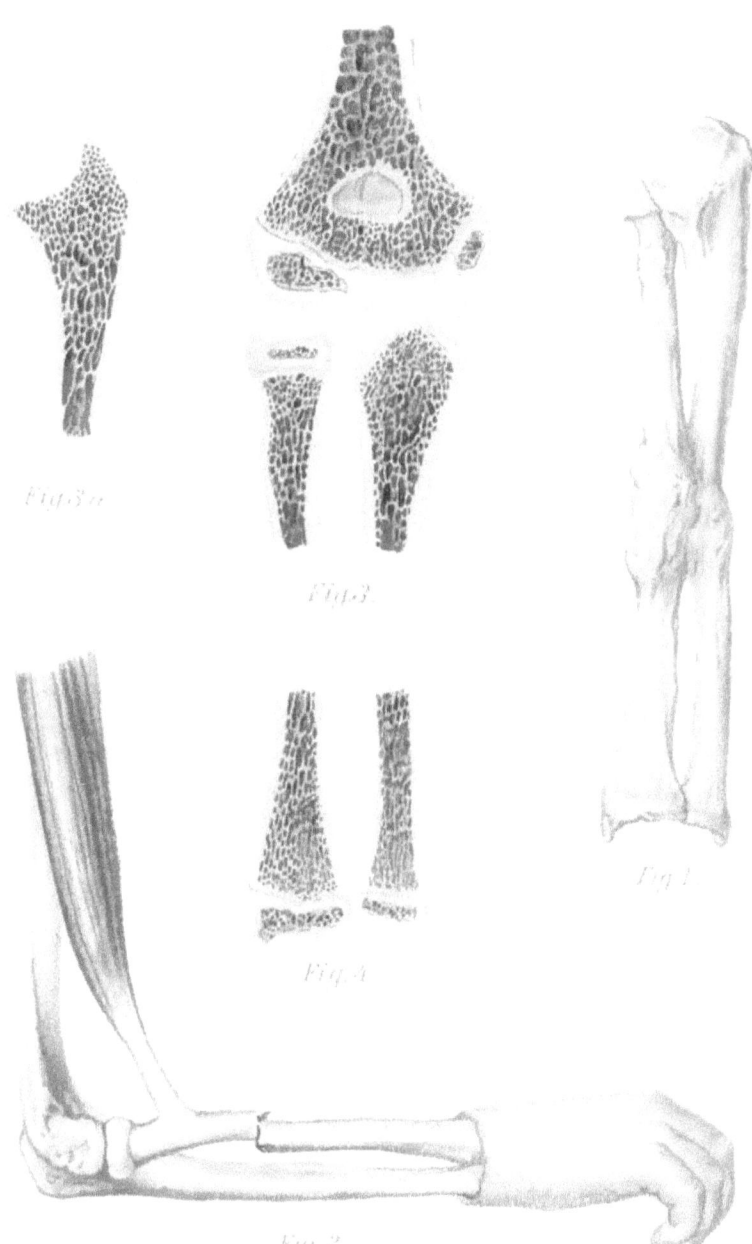

Radiusfragment in Erinnerung gebracht; dieser Muskel
supiniert den Knochen. Würde also der Verband
in Pronation der Hand angelegt, das obere Radiusfragment aber im Verband in Supination stehen, so

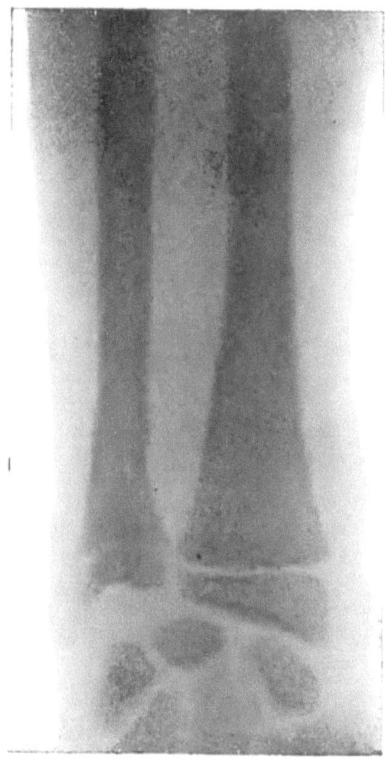

Fig. 119. Fraktur des Vorderarms am unteren Ende bei einem
15jährigen Knaben, Röntgenbild. Am Radius ist eine traumat.
Epiphysentrennung, an der Ulna eine suprakondyläre Fraktur vorhanden. An beiden Stellen geringe Verschiebung erkennbar.

würde eine sehr fehlerhafte Heilung und Einbusse der
Supinationsbewegung später die Folge sein.
    Jede Winkelstellung des Radius an seiner Bruch-
stelle kann ferner die Bewegung resp. Entfaltung des

Lig. interosseum und dadurch die normale Exkursionsgrösse im Sinne der Supination beeinträchtigen.
Somit ist nach sorgfältiger R e p o s i t i o n der Fragmente der V e r b a n d in S u p i n a t i o n s s t e l l u n g mit Hilfe einer n i c h t zu s c h m a l e n Schiene

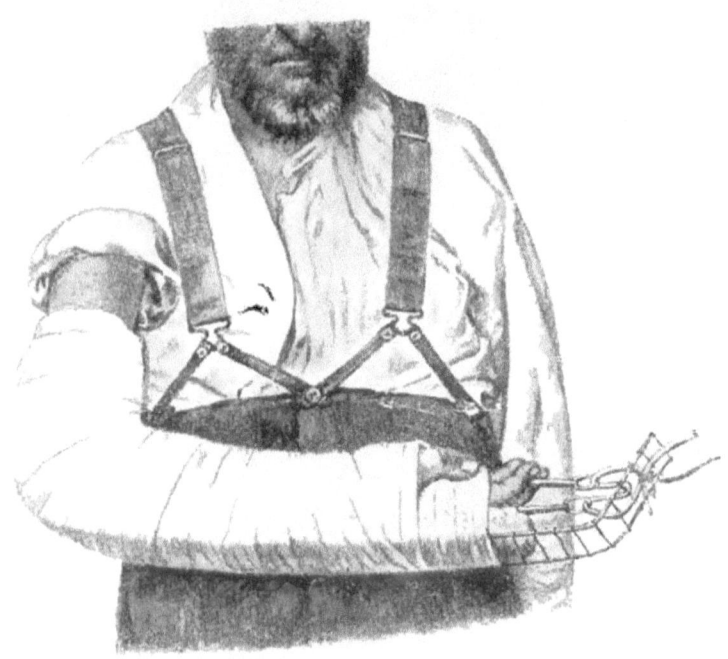

Fig. 120. Improvisierter und ambulanter Extensions-Verband bei einer Vorderarmfraktur mit Neigung zu winkeliger Dislokation der Fragmente. Die Zugwirkung erfolgt durch den eingeschalteten Gummischlauch und das Federn der Schiene.

anzulegen. Die Schiene kann an der Dorsal- oder der Volarseite angelegt werden, sehr zweckmässig an beiden Seiten unter Benützung einer längeren und einer kürzeren Schiene. Gerade für diese Brüche gilt es, den Verband gut zu polstern, nicht zu fest anzulegen, die Hand und Finger zu kontrollieren (Entfernung der etwa getragenen Ringe vor Anschwellung der

Finger!), denn gerade in solchen Fällen sind infolge eines zu festen Verbandes, besonders eines frisch nach der Verletzung angelegten zirkulären Gipsverbandes, Gangrän und ischämische Muskelkontrakturen (siehe den allgemeinen Teil!) beobachtet worden. Auch der Wechsel des Verbandes nach etwa 8 Tagen und die genaue Untersuchung der Stellung der Fragmente zu diesem Zeitpunkt sind sehr wichtig. Eine drohende Winkelstellung mit dem Vorsprung an der Streckseite lässt sich eventuell durch eine geeignete Schiene an der Streckseite und in der Streckstellung des Ellbogens erfolgreich bekämpfen; in manchen Fällen kann auch ein Extensionsverband durch eine Cramersche Schiene improvisiert werden (Fig. 120). Frühzeitig schon sind vorsichtige passive Bewegungen und Massage am Platze. Unregelmässigkeiten im Verlauf, verlangsamte Callusbildung, Pseudarthrosenbildung kommen zuweilen vor und sind nach den allgemeinen Grundsätzen zu behandeln.

B. Brüche der Ulna.

a) Fractura olecrani. Tafel 36 und 42.

Dieselbe entsteht meistens durch Fall auf den Ellbogen, also durch direkte Gewalt, sehr selten durch Muskelzug (Rissbruch durch den M. triceps) oder bei Ueberstreckung durch Anstemmen an der hinteren Humerusfläche.

Die **Symptome** sind einfach, da es sich fast immer um einen Querbruch mitten durch das Olekranon handelt, und da zwischen den Fragmenten eine deutliche Diastase zu bestehen pflegt; das obere Fragment ist durch den Triceps in die Höhe gezogen. Da das Olekranon oberflächlich liegt, so ist dies leicht durchzufühlen. Das Gelenk und die übrigen Knochenvorsprünge der Gelenkgegend sind intakt; nur ist natürlich der durch die Fraktur erzeugte Bluterguss auch im Gelenk. Aktive Streckung des gebeugten Armes

Tab. 42.
Fraktur des Olekranon und des Processus coronoideus.

Fig. 1. **Anatomisches Präparat** einer Fractura olecrani (künstlich), rechter Arm von aussen hinten. Man sieht das abgebrochene Knochenstück, durch den Zug des M. triceps nach oben disloziert, daher und zumal bei Beugestellung des Vorderarmes die hochgradige Diastase der Fragmente. Durch die Fractura olecrani ist, wie immer, das Ellbogengelenk breit eröffnet, die überknorpelte Gelenkfläche des unteren Humerusendes liegt frei. Daneben ist das Capitulum radii und das Ligamentum laterale ext. zu sehen.

Fig. 2. **Aelteres Knochenpräparat** einer Fractura olecrani, welche nicht knöchern, sondern nur durch Bindegewebe vereinigt ist. Spuren von Arthritis deformans. (Eigene Sammlung.)

Fig. 3. **Durchschnitt** einer **ligamentös** geheilten Fractura olecrani.

Fig. 4. **Fraktur des Processus coronoideus** mit dem M. brachialis internus, welcher imstande ist, das obere Bruchstück, d. h. den Proc. coron. zu dislozieren. Linker Arm von innen.

---

ist unmöglich. Meistens kann man das obere Fragment soweit herabdrängen, dass bei seitlicher Bewegung Crepitation entsteht. Sind die Fragmente überhaupt in Kontakt geblieben (wenn der periostale Ueberzug und die seitlich verlaufenden sehnigen Fasern erhalten sind), so ist die **Prognose** günstig, und feste knöcherne Heilung zu erwarten. Bei Diastase der Fragmente ist knöcherne Heilung nicht sicher, es tritt vielmehr meistens nur Heilung durch Bindegewebe ein. Das hat zum Teil seinen Grund auch darin, dass die Fragmente auf der dem Gelenk zugewandten Seite kein Periost, sondern einen dicken Knorpelüberzug haben und auf der Aussenseite ein straffes Faserlager (Ansatz der Tricepssehne); infolge davon ist die Callusproduktion eine relativ geringe.

Therapie. Die erste Aufgabe besteht darin, diejenigen Momente, welche die Diastase bedingen, zu berücksichtigen: Der Arm ist in **völlig gestreckter Stellung** zu verbinden, weil dabei das untere Fragment dem oberen, durch den Triceps hinaufgezogenen,

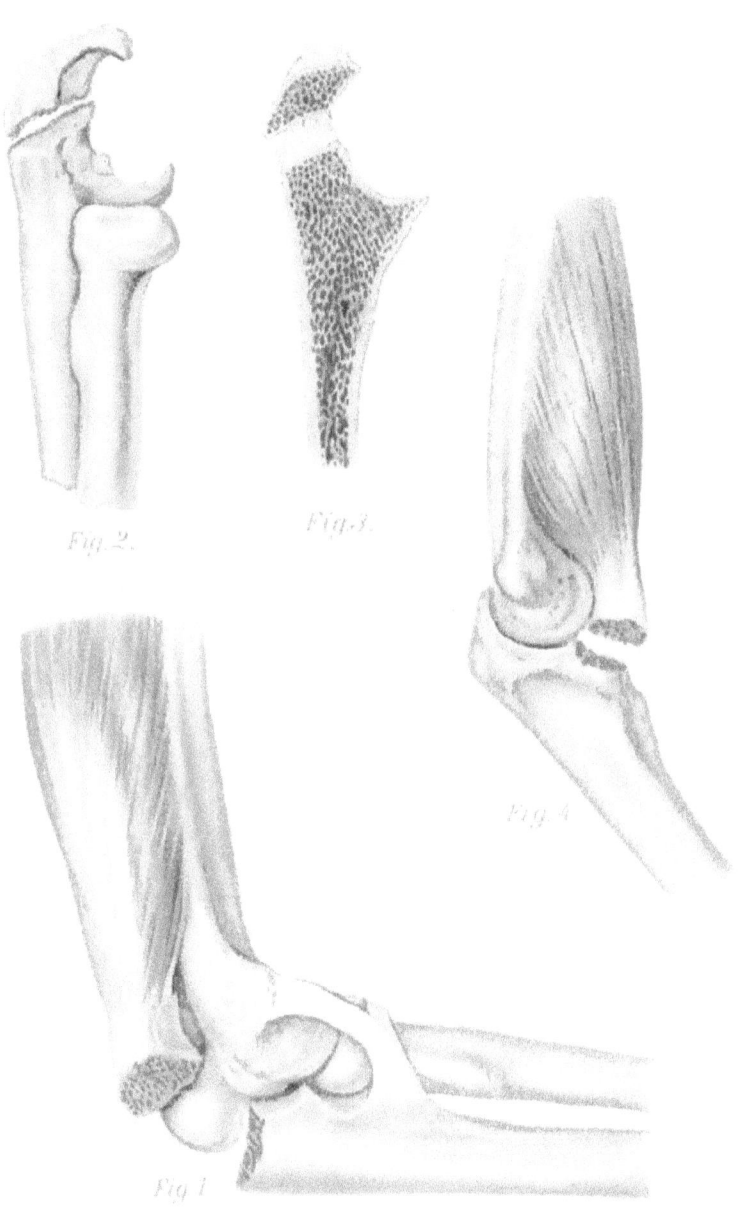

Tab. 42.

Fig. 2. Fig. 3. Fig. 4.

Fig. 1.

möglichst genähert wird. Ferner ist es zuweilen nützlich, den Bluterguss aus dem Gelenk durch Punktion zu entfernen, wenn derselbe nämlich durch seine Grösse und Spannung zur Diastase der Fragmente beiträgt. Ausserdem muss das obere Fragment möglichst nach dem Vorderarm zu fixiert werden, soweit es durch manuelle Fixation möglich ist; das gelingt durch einen oder mehrere schmale Heftpflasterstreifen, welche die Spitze des Olekranon oben schlingenförmig

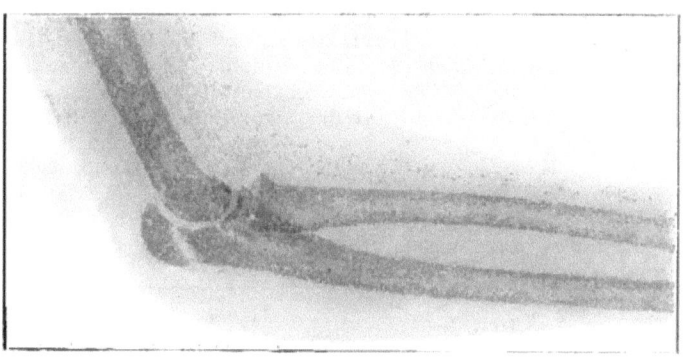

Fig 121. Fractura olecrani im Röntgenbild. Der 18jähr. Schieferdecker Reuter fiel auf den Ellbogen. Klinisch fanden sich die Symptome einer Olekranonfraktur; im Röntgenbild findet sich ausser dieser Fraktur noch eine Fissur im oberen Gelenkende der Ulna, durch welche die Basis des Proc. coronoideus abgetrennt ist. Gute Heilung.

umgreifen und nach abwärts jederseits gegen die Beugeseite des Vorderarms verlaufen. Die primäre Knochennaht der Fragmente kann im Vertrauen auf aseptisches Gelingen dieser Operation unter gewissen Verhältnissen ausgeführt werden, eignet sich aber nicht als allgemein einzuführende Methode.

Dass der Bruch im übrigen als Gelenkbruch behandelt werden muss, ist selbstverständlich. Daher frühzeitiger Beginn mit Massage des Triceps! In neuerer Zeit hat auch die reine Massagebehandlung

Tab. 43.

Isolierte Luxation des capitulum radii bei Fraktur der Ulna im oberen Drittel mit starker Dislokation der Fragmente.

Fig. 1. Anatomisches Präparat dieser typischen Verletzung; linker Arm, von aussen gesehen. Die Ulna zeigt starke Dislokation an der Bruchstelle. Oberhalb des Olekranon ist das Capitulum radii freigelegt; zwischen diesen beiden Knochen verläuft der M. anconaeus (dem oberen Bruchstück der Ulna vorn anliegend). Nach vorn von dem unteren Bruchstück der Ulna ist der M. ulnaris ext. frei präpariert; unter demselben sind die Mm. flexor. digitorum comm. prof. und ulnaris internus zu sehen.

Fig. 2. Dieselbe Verletzung am Lebenden, linker Arm, nach aussen; nach der Photographie eines Erwachsenen (eigene Beobachtung). Die winkelige Knickung der Ulna an der Frakturstelle und die Prominenz des Capitulum radii fallen sofort in das Auge.

Fig. 3. Knochenpräparat derselben Verletzung, ebenfalls linker Arm von aussen, in gleicher Stellung und zur Erläuterung von Fig. 2. Nur ist hier das Capit. radii mehr nach vorn luxiert, in Fig. 2 mehr nach aussen.

---

der Olekranonbrüche, ähnlich wie bei den Patellarfrakturen durchgeführt, gute Resultate ergeben.

b) Fraktur des Processus coronoideus. (Taf. 42.)

Dieser Knochenbruch ist selten und wird am häufigsten bei gleichzeitiger Luxation des Vorderarms nach hinten beobachtet. Nur wenn der Proc. coronoideus an seiner Basis abbricht, steht das abgebrochene Knochenstück unter dem Einfluss des M. brachialis internus; denn dieser Muskel setzt sich nicht an die Spitze, sondern erheblich unterhalb derselben an. Die Fraktur in reiner Form entsteht besonders durch eine Gewalt, welche das untere Humerusende gegen die Vorderseite der Ulna, also gegen den Proc. coronoideus bewegt.

Symptome einer schweren Gelenkverletzung. Direktes Durchfühlen der Fragmente ist wegen der Weichteile an der Vorderseite des Gelenkes unmöglich.

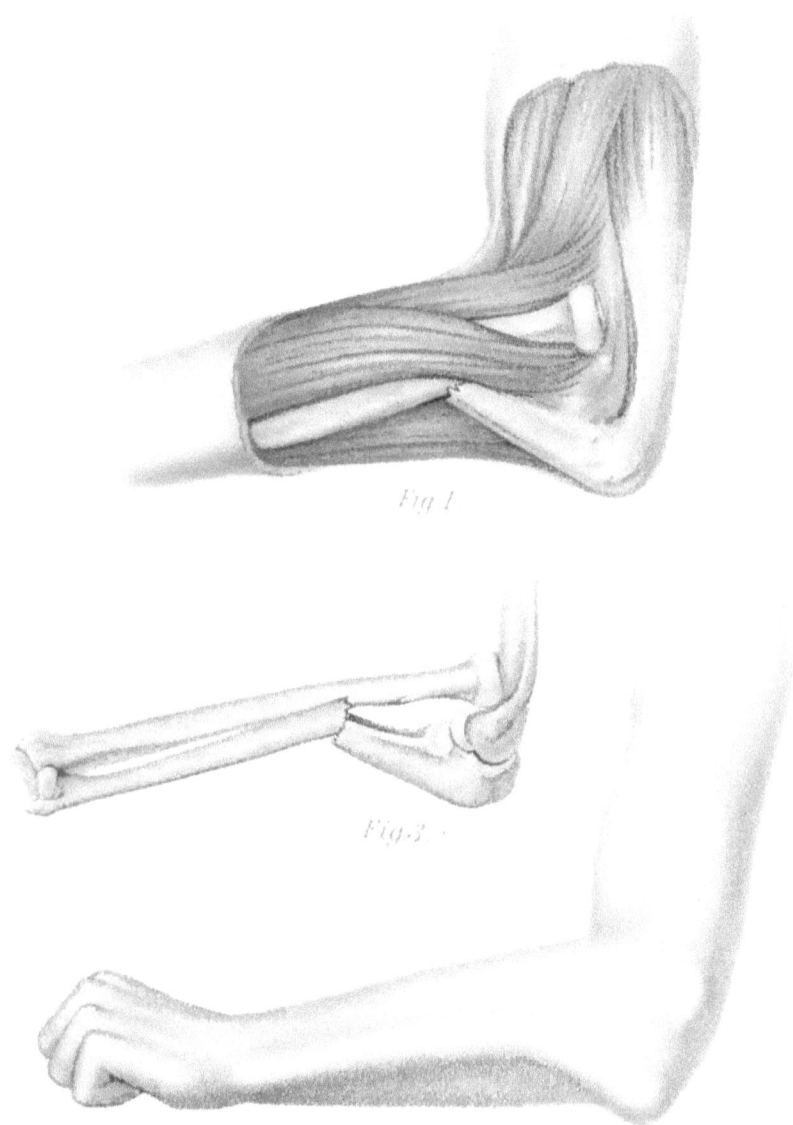

203

Genaue Palpation ergibt, dass die Knochenvorsprünge intakt sind, nur das Olekranon springt manchmal ein wenig nach hinten vor (Subluxation), kann aber durch Zug am Vorderarm sofort reponiert werden. Bei stumpfwinkeliger Stellung des Ellbogens kann diese Verschiebung des Olekranon durch einen Druck des Vorderarms nach hinten sofort erzeugt und darauf wieder reponiert werden, dabei ist Crepitation vorhanden.

Die **Behandlung** erfordert völlige Reposition durch Zug am Vorderarm nach vorn, sodann Fixation in spitzwinkeliger Flexion; Verfahren wie bei Gelenkfrakturen im allgemeinen.

c) **Fraktur der Ulna im oberen Drittel mit Luxation des Capitulum radii.** Tafel 43.

An den Gliedabschnitten, welche zwei Knochen enthalten, Vorderarm und Unterschenkel, sind gewisse Befunde typisch und auch leicht erklärlich. Sind nämlich b e i d e K n o c h e n gebrochen, so kann die Fraktur mit geringer oder starker Dislokation verbunden sein; der eine Knochen wird sich verhalten wie der andere. Ist aber nur d e r e i n e Knochen gebrochen, so ist der andere eine Art Schiene für denselben und zweifellos imstande, eine stärkere Dislokation zu verhindern. Findet sich demnach eine Fraktur des einen Knochens mit starker Dislokation der Bruchstücke, so muss der andere unbedingt auch gebrochen sein oder eine andere

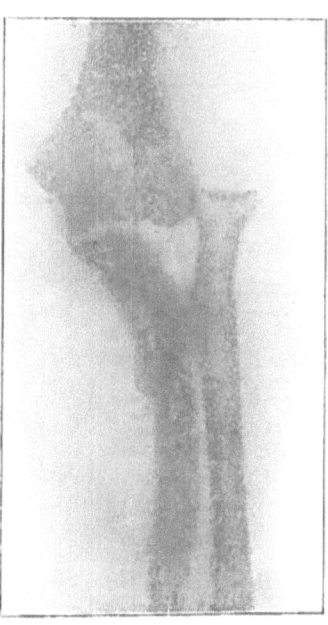

Fig. 122. Fractura ulnae im oberen Drittel, deform geheilt, mit Luxatio capit. radii. Aeltere Verletzung; Fraktur schon durch Callusbildung geheilt. (23jähr. Mann, Claus Ehlers.)

Verschiebung, eine Luxation erlitten haben.
Dem aufmerksamen Arzt wird es in praxi nicht entgehen, dass solche Frakturen der Ulna, wenn erhebliche Dislokation vorliegt, mit Luxation des Capitulum radii, Frakturen der Tibia ebenso mit Luxation des Capitulum fibulae verbunden sind.

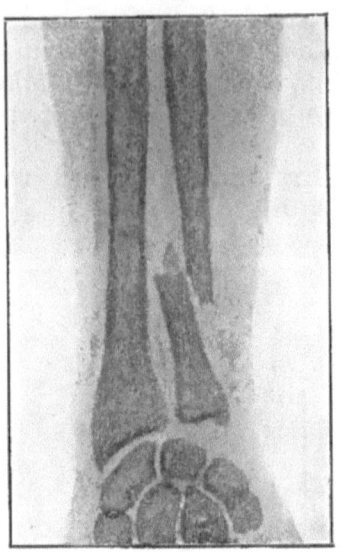 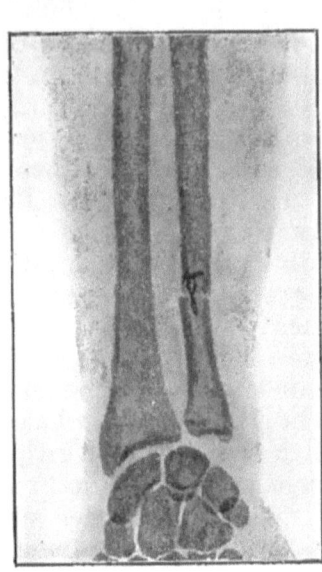

Fig. 123.   Fig. 124.

Fractura ulnae (blutige Reposition), Knochennaht. Röntgenbild. Späthmann, 49 J., vom Wagen gefallen und überfahren. Fraktur der Ulna in der unteren Hälfte mit starker Dislokation der Fragmente. Vergeblicher Versuch der Reposition in Narkose; die Dislokation bleibt (Fig. 123), daher operative Freilegung, Reposition, Knochennaht (Fig. 124). Gute Heilung.

Die Fraktur der Ulna im oberen Drittel mit erheblicher Dislocatio ad axin und dadurch bedingter Verkürzung des Knochens verbunden mit Luxation des Radiusköpfchens (meistens nach vorn) ist eine typische Verletzung. Die Abbildungen auf Tafel 43 sind sehr charakteristisch und entsprechen vollkommen dem Befund, welchen ich mehrmals am Lebenden beobachtet habe. Die Erscheinungen der Fraktur sind sehr deutlich; dieselben machen niemals Schwierigkeiten für die **Diagnose.** Dagegen wird die Verletzung im Ellbogengelenk, die Luxatio radii, häufig übersehen. Wer die einleitenden Bemerkungen beachtet, wird in diesen Irrtum nicht verfallen. Die Dislokation der Bruchstücke ist so erheblich, die dadurch bedingte Verkürzung der Ulna in ihrer Längsrichtung so bedeutend, dass der Radius unbedingt mit gebrochen oder luxiert sein muss. Wer nun das Ellbogengelenk untersucht, der vermisst das Radiusköpfchen an seiner normalen Stelle und findet es am Epicondylus externus oder an der Vorderseite des Gelenkes in luxierter Stellung. Die **Prognose** ist günstig, wenn die richtige Diagnose frühzeitig gestellt wird. Denn die **Reposition** ist in der Regel nicht mit besonderer Schwierigkeit verbunden, wenn sie in Narkose vorgenommen wird. Ein kräftiger Zug am Vorderarm muss die Korrektur der Frakturstellung erreichen, während bei Flexion des Vorderarms ein direkter Druck auf das Radiusköpfchen im Sinne der Reposition ausgeübt wird. Das Radiusköpfchen hat manchmal eine Neigung zu erneuter Luxation resp. Subluxation nach vorn; deshalb wird der Verband zweckmässig in mindestens rechtwinkliger Flexion bei supiniertem Vorderarm so angelegt, dass durch einen weichen Bausch in der Ellenbeuge ein gelinder Druck gegen das Radiusköpfchen ausgeübt wird.

In veralteten Fällen dieser Art ist die Osteotomie an der Bruchstelle und die Arthrotomie zur Reposition des Radiusköpfchens oder die Resektion desselben erforderlich.

d) Fraktur der Ulnadiaphyse.

Wenn jemand fällt und den Arm vorstreckt, sodass bei gebeugtem Ellbogen der Vorderarm aufschlägt, oder wenn jemand mit dem Arm einen Schlag abzuwehren sucht, so wird hauptsächlich die Ulna getroffen und kann dadurch gebrochen werden. Das sind direkte Brüche und man kann sie mit Recht Parierfrakturen nennen. Durch indirekte Gewalt entstehen diese Brüche sehr selten.

Die **Diagnose** ist leicht zu stellen, da bei der oberflächlichen Lage der Ulna der Nachweis der abnormen Beweglichkeit und Crepitation sicher gelingt. Die **Behandlung** ist wie bei den Frakturen beider Vorderarmknochen durchzuführen; stärkere Dislokationen können bei intaktem Radius kaum vorkommen.

e) Fraktur des Processus styloideus der Ulna.

Dieselbe kommt für sich allein sehr selten vor und ist dann durch genaue Palpation nachzuweisen. Die Heilung führt leicht zur Bildung einer Pseudarthrose.

Das weitere über diesen Knochenbruch ist in dem Abschnitt über die typische Fraktur der unteren Radiusepiphyse nachzusehen.

C. Brüche des Radius.

a) Fraktur des Capitulum und Collum radii.

Die Fraktur des **Radiusköpfchens** zeigt natürlich die Erscheinungen einer Gelenkverletzung und wird gewiss nicht selten als einfache Kontusion oder Distorsion des Gelenkes angesehen. Die Fraktur ist eine völlig intraartikuläre; sie kann eine **vollständige** oder **unvollständige** (Fissur, Infraktion) sein. Im letzteren Falle ist die **Diagnose** natürlich schwer und unsicher. Die vollständigen Brüche sind zu erkennen, wenn das Capitulum für sich und unter Crepitation abnorm beweglich ist, doch ist das nicht immer der Fall. Namentlich ist die Mitbewegung des Capitulum bei Pro- und Supination oft ungestört. Der Schmerz ist natürlich auf die Gegend des Radiusköpfchens lokalisiert.

Der Bruch entsteht zuweilen **direkt**, häufiger indirekt durch Fall auf die Hand bei gestrecktem oder gebeugtem Ellbogen, wobei ein Randstück des Capitulum an der Eminentia capitata abgequetscht wird (sog. Meisselfraktur).

Therapie. Da man keinen direkten Einfluss auf das abgebrochene Bruchstück hat, kommt es häufig zur Heilung mit erheblicher Dislokation. Natürlich ist ein Verband mit Ruhigstellung des Ellbogen- und Handgelenkes, eventuell mit direktem Druck gegen die Gegend des Radiusköpfchens indiziert. Jedoch bleibt nicht selten und trotz Anwendung der für eine Gelenkfraktur indizierten Hilfsmittel eine erhebliche

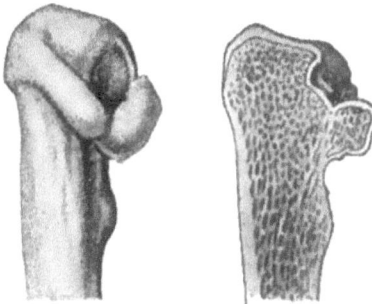

Fig. 125. Absprengungsfraktur am Capitulum radii. 28 jähr. Frau, Fall auf die ausgestreckte Hand; Gelenk stumpfwinkelig, proniert steif. Radiusköpfchen springt vor. Resektion, Heilung (1889). — Das abgesprengte Bruchstück ist in dislozierter Stellung angeheilt.

Steifigkeit im Ellbogengelenk zurück, welche später zur Resektion des Capitulum Veranlassung gibt.

Als Nebenverletzung ist zuweilen eine Läsion des Nervus radialis beobachtet.

Frakturen des Radiushalses, d. h. unterhalb des Köpfchens sind sehr selten. Die Mitbewegung des Capitulum fehlt dann bei Pronation und Supination der Hand; es kann auch eine Knochenprominenz an der Bruchstelle vorhanden sein. Therapie wie vorher.

Traumatische Epiphysentrennungen am oberen Ende des Radius sind sehr selten und kommen natürlich nur bei Kindern vor. Vgl. Tafel 41, Fig. 3.

Tab. 44.
Typische Fraktur der unteren Radiusepiphyse.

Fig. 1. Anatomisches Präparat (Längsdurchschnitt) eines Radius mit obiger Fraktur (linke Hand). Die Sägelinie geht längs durch den Radius und die Handwurzel, den Metacarpus III und die Phalangen des 3. Fingers. Hier zeigt sich die typische Dislokation der Bruchstücke; eine Art Bajonettstellung entsteht, indem die Längsachse des Radius und der Hand durch das kleine, schiefgestellte Bruchstück unterbrochen resp. geknickt ist. Das Schaftende prominiert an der Volarseite der Bruchstelle; dorsal findet sich hier ein einspringender Winkel.

Fig. 2. Dieselbe Fraktur am Lebenden nach einer Photographie; linker Arm von innen. Die typische Dislokation ist deutlich zu erkennen: Vorsprung an der Volarseite des Handendes der Vorderarmknochen.

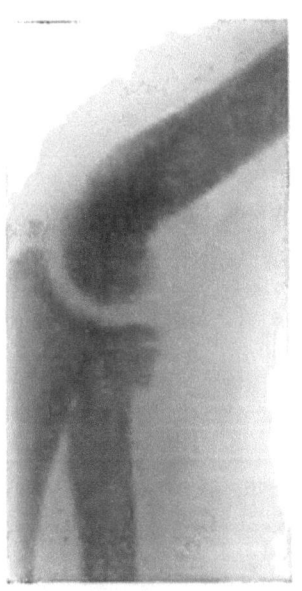

Fig. 126. Fract. capituli radii bei einem 14 jährig. Knaben im Röntgenbild; Epiphysenlinie am Radiusköpfchen gut sichtbar.

b) Fraktur der Radiusdiaphyse.

So häufig die Brüche des Ulnaschaftes sind, so selten sind diejenigen des Radiusschaftes. Sie können direkt und indirekt entstehen. Die Diagnose ist nach den deutlichen Erscheinungen leicht zu stellen. Bezüglich der Dislokation und der Therapie vergleiche den Abschnitt „Vorderarmbrüche".

c) Fraktur der unteren Radiusepiphyse.

Tafel 44, 45, 46, 47.

Dieser Knochenbruch ist sehr häufig und praktisch von der allergrössten Wichtigkeit; man nennt ihn mit Recht einen typischen, weil seine Erschei-

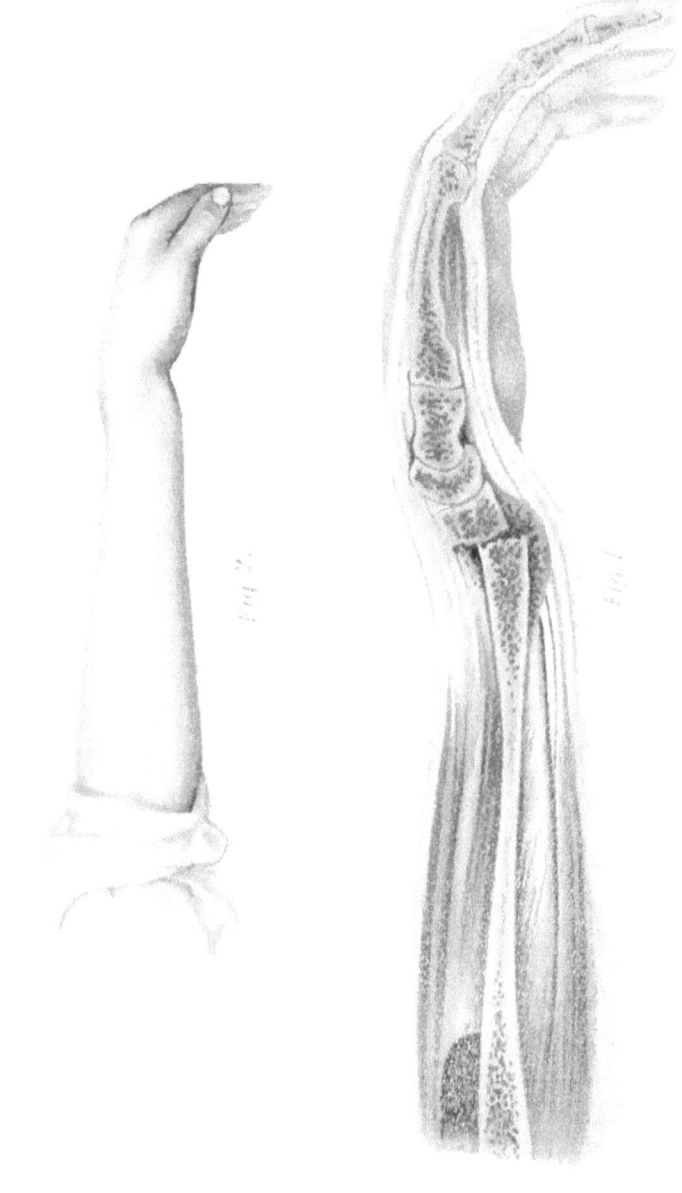

209

nungen ausserordentlich charakteristische sind und trotz kleiner Verschiedenheiten fast in jedem Falle dieser Art beobachtet werden. Unsere Kenntnis der einschlägigen Verhältnisse ist neuerdings besonders durch die Hilfe der Röntgenstrahlen bereichert worden.

Zu den Frakturen am unteren Ende des Radius gehören:

1. wahre Epiphysentrennungen; vergleiche unter d.

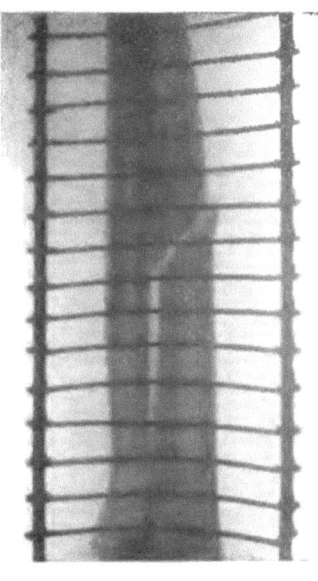

Fig. 127. Isolierte Fraktur der Radiusdiaphyse bei einem jungen Mann. Das Röntgenbild ist vor Abnahme des Verbandes hergestellt, daher die Cramer'sche Schiene zu sehen. Die Stellung der Bruchstücke ist befriedigend.

2. unvollständige Brüche, Fissuren, sog. typische Kontusionen, diese sind jedoch in reiner Weise selten, meistens mit Fraktur kombiniert.

3. vollständige Brüche, und zwar Querbrüche oder Schrägbrüche. Der Querbruch geht durch die ganze Dicke und Breite des Knochens, gehört also in die Gruppe der suprakondylären Frakturen, d. h. die Bruchlinie hat meistens ihren Sitz etwa $1^1/_2 - 2$ cm oberhalb der unteren Gelenkfläche, da, wo die Compacta der Diaphyse in die starke

spongiöse Ausladung des Gelenkendes übergeht; an der Grenze dieser beiden Stücke kommt es aus anatomischen und mechanischen Gründen leichter zur

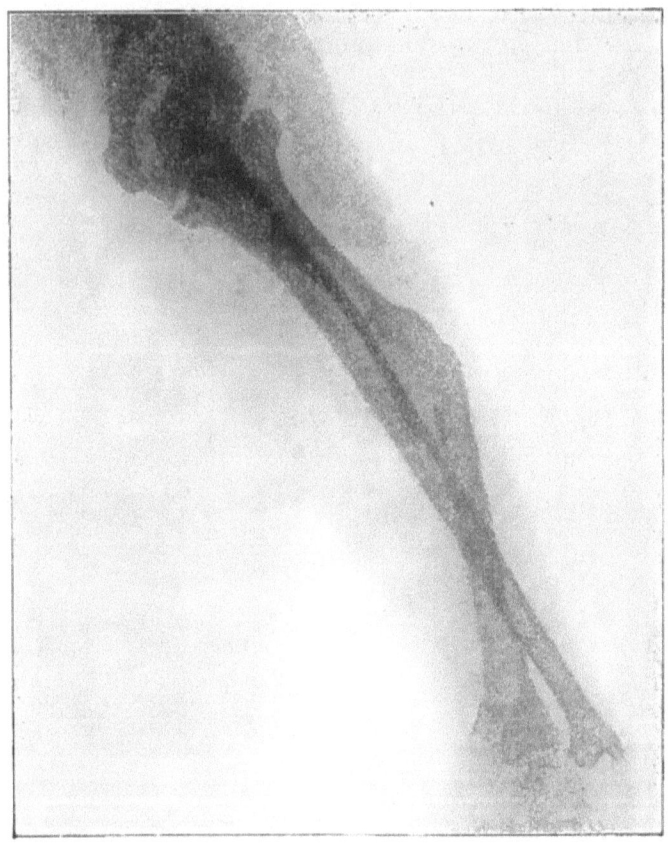

Fig. 128. Deform geheilte Fractura radii mit Luxation der Ulna an ihrem unteren Ende (nach vorn); 40jähr. Frau (Joh. Pape). Röntgenbild. Man erkennt sehr gut die Veränderungen. Natürlich bestand schwerste Beeinträchtigung der Pronations- und Supinationsbewegung.

Fraktur. Die Grösse des abgesprengten Epiphysenstückes schwankt zwischen 5 und 40 mm Höhe; die Bruchlinie ist meistens an einer Seite der Gelenkfläche näher, als an der anderen; dabei ist die Entstehung der Fraktur von Einfluss. **Mehrfache Brüche** sind hier häufiger, als früher angenommen wurde, besonders in Form eines Y-bruches bis ins Gelenk verlaufend.

Ausser diesen quer oder etwas schräg verlaufenden Querbrüchen unterscheidet man **Schräg-**

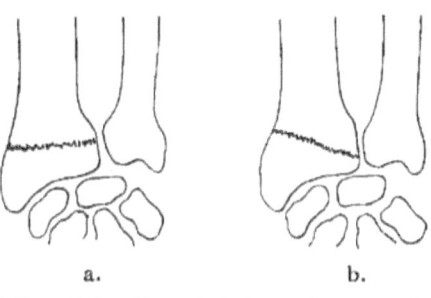
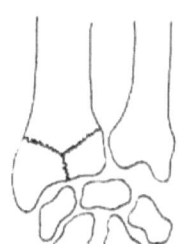

a.   b.

Fig. 129. Gewöhnlichere Formen des vollständigen Quer- oder Schrägbruches.

Fig. 130. Mehrfacher Bruch (Y-Fraktur), wie er relativ häufig vorkommt.

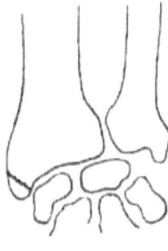
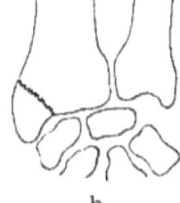
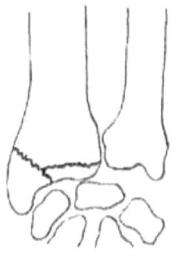

a.   b.   c.

Fig. 131. Absprengungen am unteren Gelenkende des Radius.

brüche, welche den Knochen nicht in ganzer Breite und Dicke durchsetzen, vielmehr den Abbruch eines mehr oder weniger grossen Stückes vom Processus styloideus radii, zuweilen mit gleichzeitigem Abbruch des dorsalen Randes der Gelenkfläche darstellen; diese Absprengungen sind seltener, als man früher annahm.

Auch Schrägbrüche, von dorsal oben in die Gelenkfläche verlaufend, kommen vor und geben wegen ihrer

Tab. 45.
Typische Fraktur der unteren Radiusepiphyse.

Fig. 1. Präparat (Durchschnitt eines alten typ. Radiusepiphysenbruches, mit erheblicher Dislokation geheilt). Linker Radius von der Radialseite der pronierten Hand gesehen Vgl. Tab. 44. Man sieht den auf der Volarseite vorspringenden, auf der Dorsalseite einspringenden Winkel an der Bruchstelle. Neue Anordnung der Spongiosabälkchen, die alte Rinde (dorsal) ist nur noch andeutungsweise innerhalb der Spongiosa zu sehen. Die untere Gelenkfläche steht schräg zur Längsachse des Radiusschaftes (infolge der Dislokation).

Fig. 2. Ein ganz analoges Präparat, wie Fig. 1; ebenfalls Durchschnitt, l. Radius; nur ist die Dislokation etwas geringer und offenbar im Laufe von Jahren oder Jahrzehnten durch Resorption der mechanisch unnötigen Vorsprünge fast ganz ausgeglichen. Der Rest der alten Compacta ist als spongiöser Zug zu erkennen. Die Gelenkfläche steht auffallend schief zur Längsachse. Das Präparat ist ein sagittaler Durchschnitt des Radius von Fig. 5 dieser Tafel.

Fig. 3. Hier ist obiger Bruch künstlich hergestellt, dann präpariert. Rechte Hand von der Dorsalseite. Man erkennt die radialwärts erfolgte Verschiebung des unteren (epiphysären) Bruchstückes mit der ganzen Hand; der Proc. styloideus ulnae springt deshalb abnorm stark vor.

Fig. 4. Dieselbe Fraktur am Lebenden, Rückenfläche der rechten Hand. Die radialwärts erfolgte Verschiebung der Hand und der Vorsprung des Proc. styloid. ulnae sind gut zu sehen.

Fig. 5. Zusammengehörige Vorderarmknochen (links) von der Volarseite gesehen (proniert). Typischer Radiusbruch; vgl. den Durchschnitt dieses Radius in Fig. 2 dieser Tafel. Die Ulna zeigt einen hohen Grad von Arthritis deformans (Knochenwulst z. T. mit eburneierter Schlifffläche) an der Circumferentia articularis (unteres Radio-Ulnar-Gelenk); vielleicht war die Ulna hier auch lädiert.

---

hartnäckigen Neigung zur Dislokation und wegen der direkten Läsion des Gelenkes eine weniger günstige Prognose. Neuerdings sind aus dem Krankenhaus von Prof. Oberst durch Dr. Kahleyss Untersuchungen veröffentlicht (Deutsche Zeitschr. f. Chir. Bd. 45, S. 531), welche namentlich die Resultate sorgfältiger Röntgenuntersuchungen verwerten und dadurch wichtig sind. In Fig. 129 bis 131 sind die Bruchformen dargestellt, welche K. unter 60 Fällen am häufigsten beobachtete.

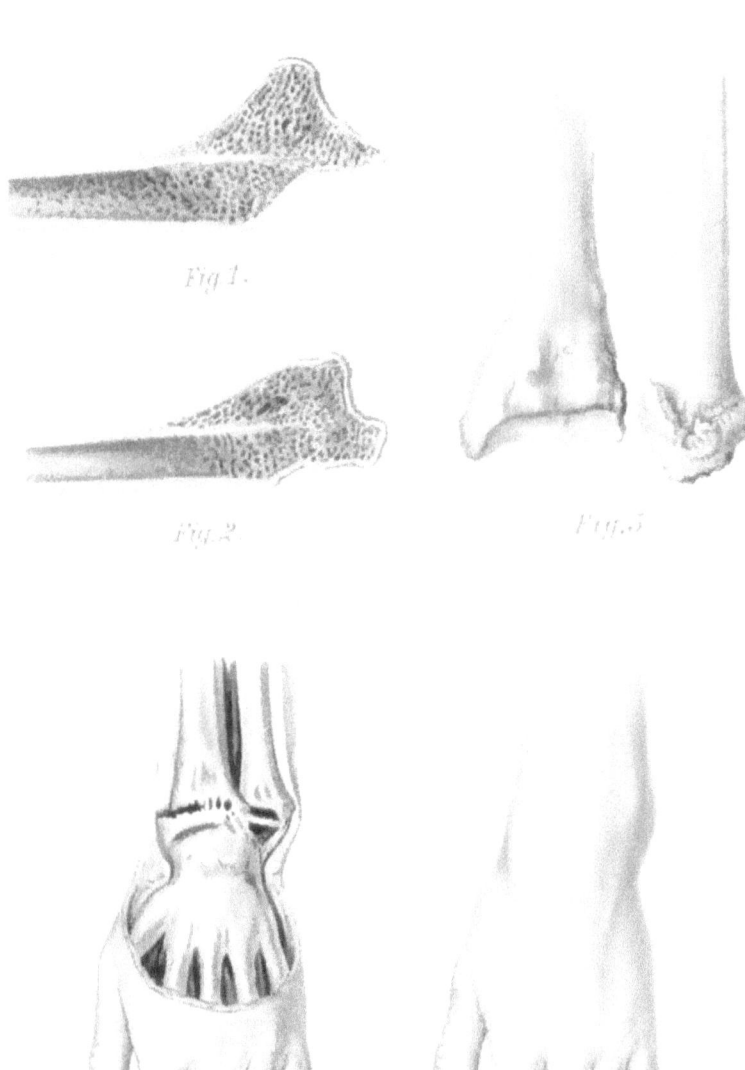

Tab. 4.

Fig. 1.

Fig. 2.

Fig. 3.

Fig. 3.

Fig. 4.

Das untere Ende der Ulna wird auffallend häufig in Mitleidenschaft gezogen. Die **Fraktur des Proc. styloid. ulnae** ist die häufigste Komplikation des typischen Radiusepiphysenbruches; Kahleyss fand sie unter 60 Fällen 47 mal, also in 78 % seiner Fälle. Es muss als Regel gelten, dass bei den Radiusbrüchen mit stärkerer Dislokation die Fraktur des Griffelfortsatzes der Ulna selten fehlt. Zuweilen findet sich nur ein Einriss des Fortsatzes, an der freien ulnaren Seite klaffend, radialwärts noch festhaftend.

Die **Ursache** der Frakturen am unteren Radiusende ist fast immer ein Fall auf die Hand und zwar auf ihre Volarseite. Hierbei erfolgt zunächst eine Ueberstreckung (Dorsalflexion), welche durch die starke Bandmasse an der Beugeseite des Handgelenkes (Lig. carpi volare) gehemmt wird; bei stärkerer Gewalt und Fortsetzung der Bewegung kommt es aber nicht zur Zerreissung dieses Bandes, sondern durch seine Einwirkung auf das untere Radiusende zur Fraktur an der erwähnten Stelle. Diese Erklärung erweist also den Bruch als einen **Rissbruch**. Gleichzeitig kommt aber auch ein direkter Stoss durch den fallenden Körper und ein Gegenstoss von dem Erdboden gegen das Radiusende zustande und bei der Dorsalflexion der Hand ein Anstemmen der oberen Carpalreihe an den dorsalen Vorsprung des unteren Radiusendes: so erfolgt die Fraktur auch durch **Abknickung**. Mag nun aber ein Riss oder ein direkter Stoss, in der Regel sicherlich beides zusammen die Fraktur herbeiführen, immer verursacht die einwirkende Gewalt auch eine Verschiebung des abgesprengten unteren Bruchstückes dorsalwärts.

Kommt die Fraktur durch Fall auf den Handrücken zustande, was ebenfalls, wenn auch viel seltener beobachtet wird, so ist das periphere Bruchstück in der Regel nicht dorsalwärts, sondern volarwärts verschoben.

Die **Symptome** dieser Fraktur müssen durch genaue **Untersuchung** festgestellt werden, und zwar ist zunächst eine sehr sorgfältige **Inspektion** vor-

Tab. 46 und 47.
Zur Differential-Diagnose der Frakturen und Luxationen am Handgelenk.

Fig. 1 und 1a. Infraktion beider Vorderarmknochen im unteren Abschnitt; starke dorsale Abknickung der peripheren Bruchstücke. (Hans Müller, 5. J., Greifswald 1894.)

Fig. 2 und 2a. Fraktur der unteren Radiusepiphyse von der Seite, typische Dislokation. (Frau Langhof, Greifswald 1897.) Vergl. Tab. 44, Fig. 2.

Fig. 3 und 3a. Dorsale Luxation der Hand im Radiocarpal-Gelenk, künstlich.

Fig. 4 und 4a. Dorsale Luxation der Hand in den Carpo-Metacarpal-Gelenken der 4 Finger, von der dorsal-ulnaren Seite, künstlich.

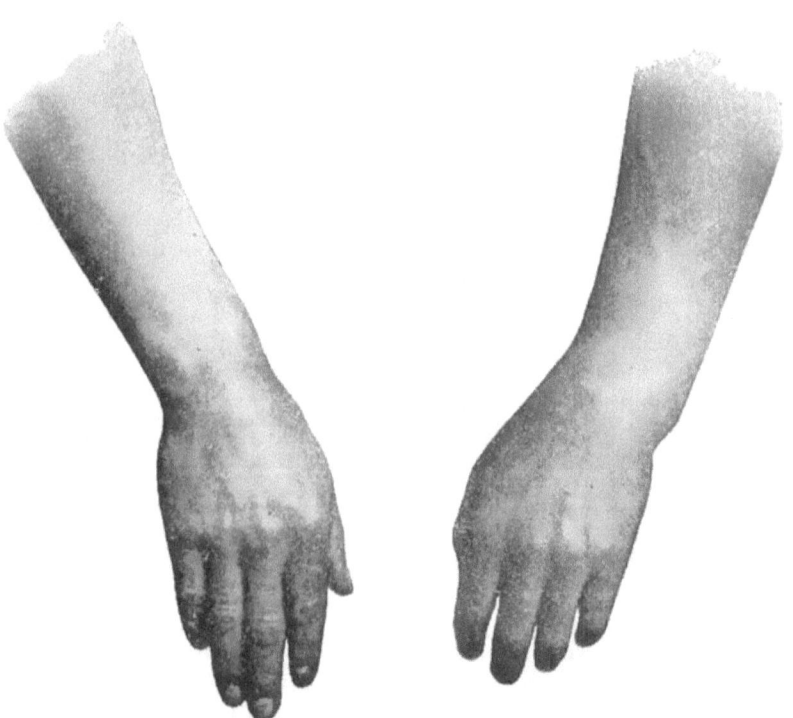

Fig. 132. Typischer Radiusbruch bei einem 25jähr. Mann.

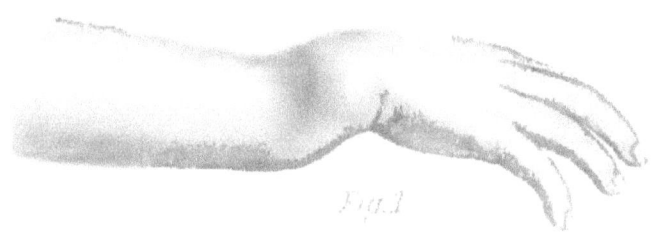

Fig. 1.

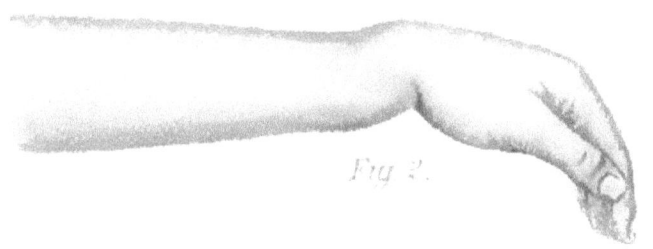

Fig. 2.

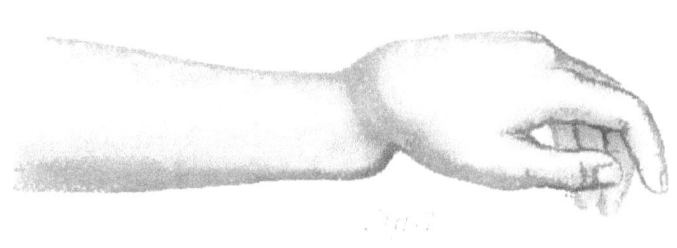

Fig. 3.

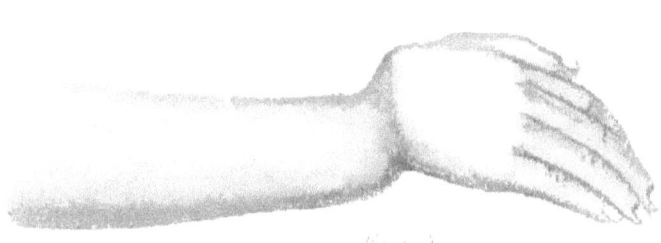

Fig. 4.

Tab. 47.

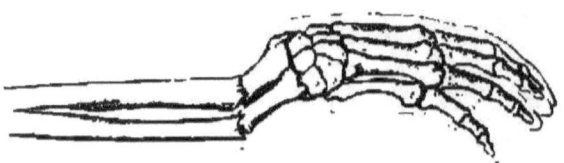

Fig. 1a.

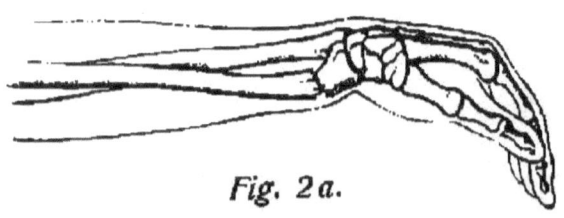

Fig. 2a.

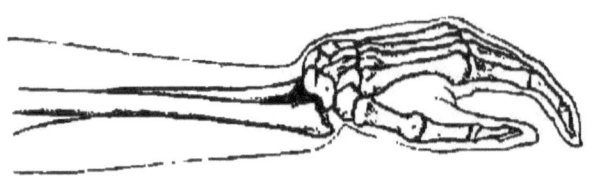

Fig. 3a.

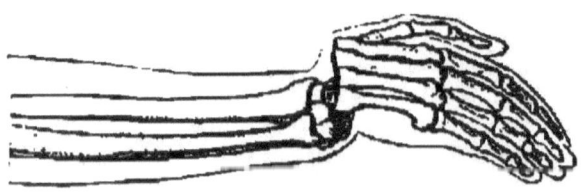

Fig. 4a.

zunehmen. Der Arzt sitzt am besten dem Verletzten gerade gegenüber und der letztere legt seine beiden Hände mit entblössten Vorderarmen so nebeneinander, dass sie sich in **symmetrischer Stellung** befinden.

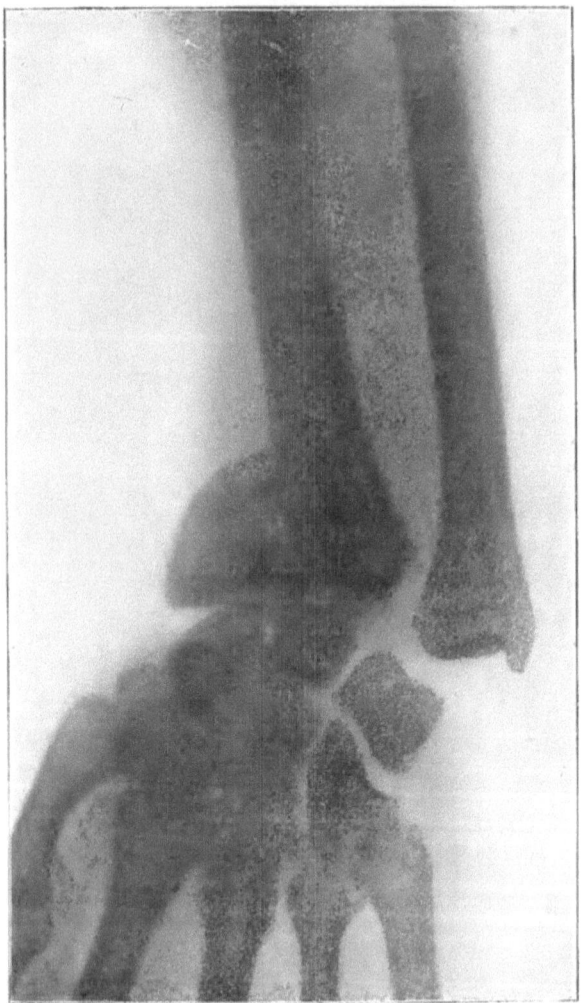

Fig. 133. Schwere Radiusfraktur mit starker typischer Dislokation. Röntgenbild. H. Dietrich, 21 Jahre.

Beim Vorhandensein einer Fraktur ergibt nun die Inspektion von vorn folgenden Befund: Die Gegend des verletzten Handgelenkes ist derart verändert, dass der Proc. styloideus ulnae hier stärker vorspringt als auf der gesunden Seite (vgl. Taf. 44, Fig. 1 und 2); die Hand ist in der Gegend des Handgelenkes radialwärts verschoben: wenn man die Längsachse in der Mitte des Vorderarms auf jeder Seite symmetrisch zeichnet, so trifft diese Linie auf der gesunden Seite ungefähr die Mitte des Mittelfingers, auf der verletzten Seite aber lateralwärts (ulnarwärts) von demselben. Die Gegend der Proc. styloidei erscheint verbreitert. Alle diese Symptome resultieren daraus, dass das periphere Bruchstück radialwärts verschoben ist.

Sodann muss die Inspektion von der Seite, am besten von der radialen Seite her vorgenommen werden. Bei einem gesunden Arm ist das untere Ende des pronierten Vorderarms derart gestaltet, dass am Radius eine leichtgeschweifte Linie, dorsalwärts konvex und volarwärts konkav, zu sehen ist. An dem gebrochenen Arm ist diese Linie verändert und meistens in gerade umgekehrter Weise vorhanden; denn dann findet sich an der Beugeseite ein abnormer Vorsprung und an der Dorsalseite ein ein leicht einspringender Winkel. Wenn man die Längsachse des Vorderarms, etwa mit einem Blaustift auf der Haut andeutet, so verläuft diese Linie auf der gesunden Seite bei gerader Richtung über die Handgelenksgegend. Auf der verletzten Seite aber zeigt sich dieselbe unterbrochen, indem der Radiusepiphyse entsprechend die Linie nach oben (dorsal) abgeknickt ist; so entsteht bei gerade gestreckter Hand eine bajonettförmige Knickung dieser Linie, welche für unsere Fraktur charakteristisch ist. Diese Art der Dislokation erklärt sich am einfachsten aus der bei der Verletzung fortwirkenden Gewalt. Sobald der Bruch entstanden ist, muss das Gewicht des fallenden Körpers weiterwirken, bis das Diaphysenende des Radius den Boden erreicht. Es mag auch Muskelwirkung mitspielen bei

der Erzeugung dieser typischen Dislokation, aber die
Hauptsache liegt in der Gewalteinwirkung selbst. Dabei
erfährt das Epiphysenstück eine Verschiebung nach
aufwärts, es kommt gewissermassen in eine leichte

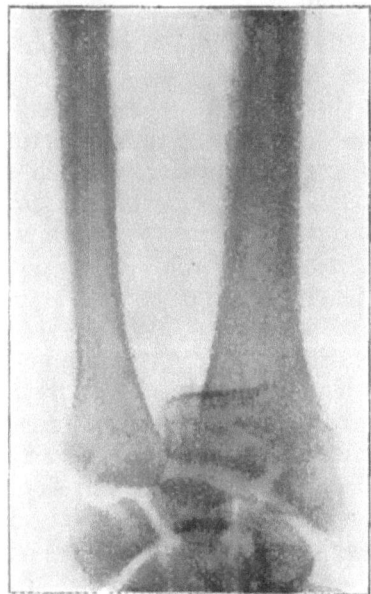

Fig. 134.

Fig. 134 u. 135.
Schwerer typischer Radiusbruch bei einem 34 j. Mann im Röntgenbild; Fig. 134 von vorn, Fig. 135 von der Seite. Die ungewöhnlich starke Dislokation (förmliche Luxationsstellung) ist gut sichtbar.

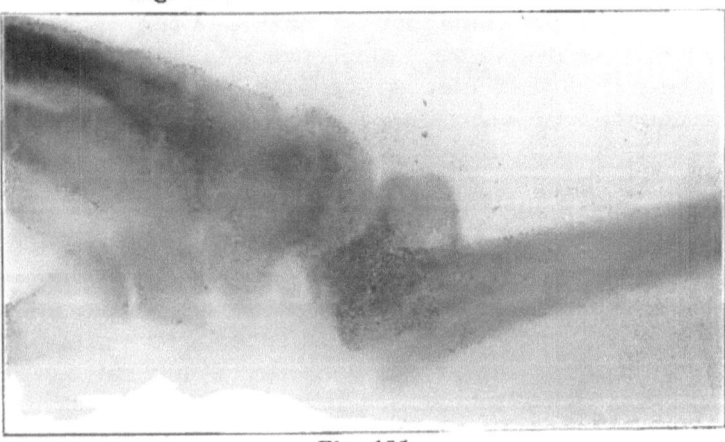

Fig. 135.

Supination, während der Radiusschaft eine Pronation erfährt. Hiebei ist natürlich die Verbindung des unteren Radiusendes mit der Ulna von Wichtigkeit: Die Verschiebung geschieht so, dass das untere Ende der Ulna annähernd das Zentrum für die Bewegung des Radius abgibt, solange die ligamentöse Verbindung zwischen den beiden Knochenenden unverletzt

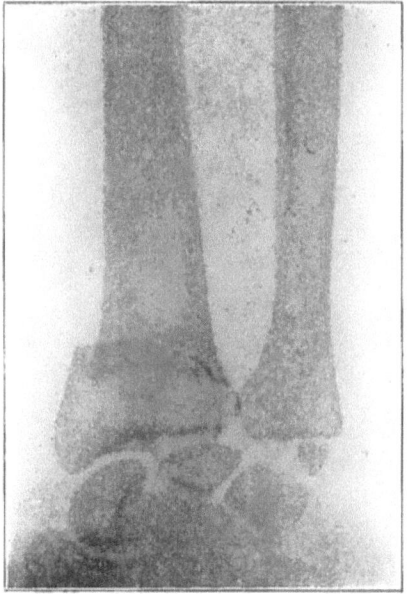

Fig. 136.

Fig. 136 u. 137.
Typischer Radiusbruch von vorn und seitlich in Röntgenbild; 81 j. Frau. Die typische Dislokation ist in beiden Röntgenbildern gut sichtbar.

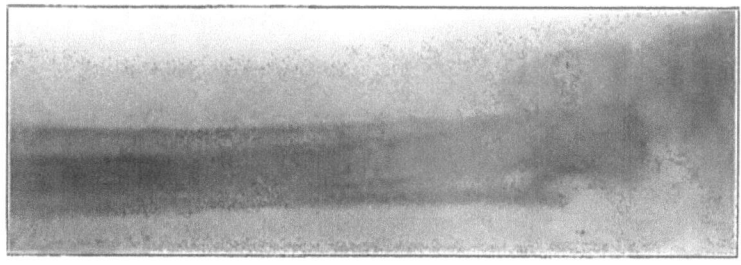

Fig. 137.

bleibt; wir haben aber schon erwähnt, dass der Proc. styl. der Ulna recht häufig abgebrochen ist und zwar offenbar durch eine besonders radialwärts reissende Gewalt.

Die anderen Erscheinungen einer Fraktur sind

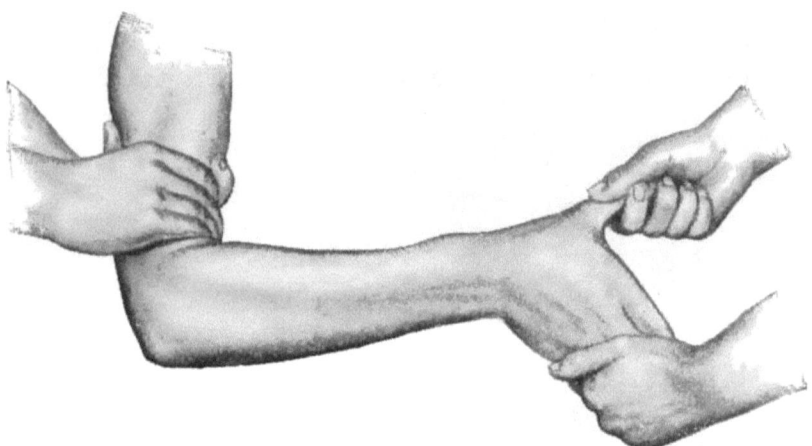

Fig. 138. Assistenz beim Verbande einer typischen Radiusepiphysenfraktur. Vergl. Fig. 139.

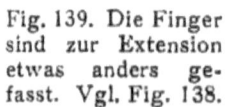

Fig. 139. Die Finger sind zur Extension etwas anders gefasst. Vgl. Fig. 138.

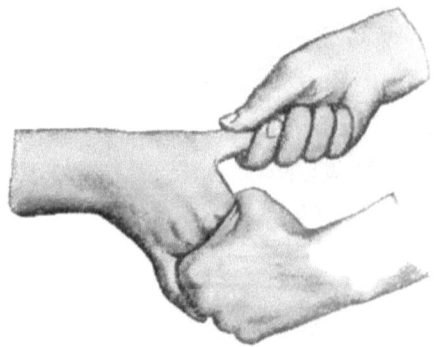

nicht immer ausgesprochen. Die abnorme Beweglichkeit ist meistens nicht leicht nachzuweisen; der Untersuchende muss dazu das Epiphysenstück sehr fest fixieren und dem verletzten Arm durch Anlegen an den eigenen Körper einen gewissen Halt geben.

Es ist aber auch nicht nötig, den Nachweis dieses Symptomes zu erzwingen. Aehnlich steht es mit der Crepitation, doch ist ein charakteristisches Knacken und Reiben häufiger zu fühlen. Wichtiger ist der Nachweis des Schmerzpunktes: wenn man an der Radialseite die Gelenkgegend palpiert, so ist bei dem Querbruch die Gegend der Gelenklinie und auch der Proc. styloideus radii schmerzlos, während 1—2 cm oberhalb der typische Bruchschmerz sich findet. Bei

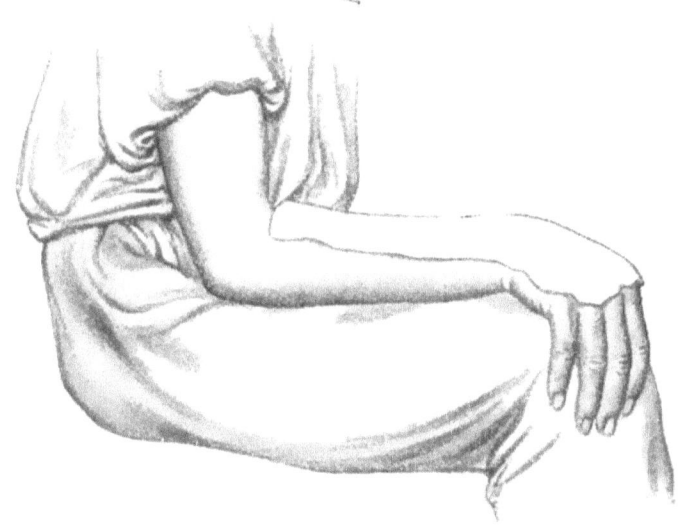

Fig. 140. Anlegung einer Gipshandschiene. Der eigene Oberschenkel dient als Unterlage nach vollzogener Reposition; das Handgelenk über die Kniegegend entsprechend gebeugt.

dieser Palpation ergibt sich dann die Bestätigung des durch die Inspektion gewonnenen Resultates. Man fühlt namentlich die abnorme knöcherne Prominenz an der Bruchstelle auf der Volarseite und den einspringenden Winkel des Radius an der Dorsalseite.

Die **Diagnose** ist in der Regel schon durch eine genaue Inspektion und Vergleichung mit der gesunden Seite zu stellen. Differentialdiagnostisch ist wichtig, dass die Lage der Proc. styloidei zur schmerzhaftesten Stelle resp. zur Abknickungsstelle bestimmt wird. Die Unterscheidung der Fraktur von den enorm seltenen Luxationen der Hand kann niemals Schwierigkeiten machen. Dagegen kann es bei erheblicher Schwellung und Schmerzhaftigkeit schwierig sein, eine Infraktion oder eine eingekeilte Fraktur von einer sog. „typischen Kontusion" der unteren Radiusepiphyse zu unterscheiden. Die Untersuchung

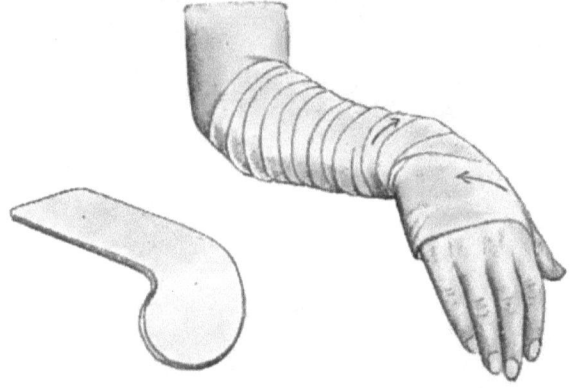

Fig. 141. Lagerung der Hand auf einer volaren Schiene nach Schede, daneben die Schiene selbst. An den beiden Bindentouren ist durch Pfeile die Richtung angegeben, in welcher dieselben zweckmässig geführt werden.

mittels Röntgenstrahlen liefert in zweifelhaften Fällen die Entscheidung. Vergl. die Bem. über „unvollständige Infraktion" resp. Faltung der Corticalis S. 3.

Die **Prognose** der Fraktur ist in der Hauptsache abhängig von der Behandlung. Wird letztere in korrekter Weise durchgeführt, so ist eine Restitutio ad integrum möglich. Ich besitze das Präparat einer frisch geheilten Fraktur von einer älteren Frau, die bald nach der Heilung an Pneumonie starb; an diesem Präparat ist bei knöcherner Vereinigung nicht die geringste Dislokation zu entdecken.

Therapie. Die Reposition geschieht durch

direkten Druck in forcierter Beugung (Volarflexion) der Hand (forcierte Faustbildung) und durch Zug, eventuell in Narkose. Zwei Gehilfen sind erwünscht, bei dem nun folgenden Anlegen des Verbandes. Hierzu fasst der eine den Daumen und die übrigen Finger mit je einer Hand in der hier abgebildeten Weise (Fig. 138). Dann ist es gut möglich, einen richtigen Verband anzulegen. Wer die Kleinfingerseite ganz besonders vor dem Druck des Ver-

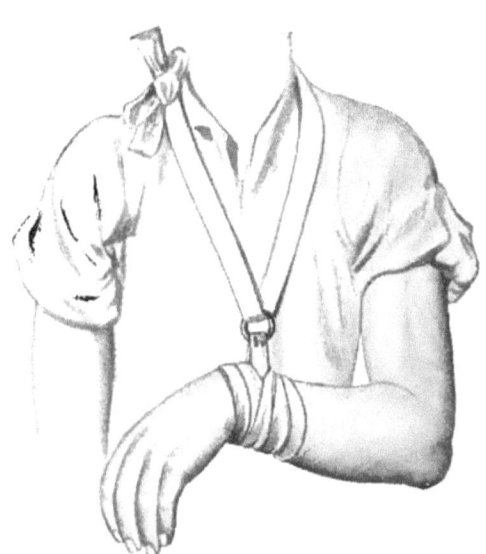

Fig. 142. Verband des typ. Radiusepiphysenbruches mit der Suspensions-Manschette.

bandes schützen will, kann wie in Fig. 139 den kleinen Finger frei lassen, damit der Verband hier nicht zu eng wird. — Nach gut vollzogener Reposition besteht in der Regel keine Neigung zu erneuter stärkerer Dislokation.

Der Verband soll eine Ausdehnung haben, dass der ganze Vorderarm, das Handgelenk und die Mittelhand eingeschlossen ist. Das Ellbogengelenk braucht nicht und die Finger sollen nicht mit fixiert werden; denn die Ruhigstellung der Finger führt bei manchen Personen leicht zu sehr fataler Steifigkeit, welche dann eine schmerzhafte Behandlung (Massage und Mobilisation) erheischt und manchmal nicht völlig wieder zu heben ist.

Um dem unteren Bruchstück die richtige Lage zu erhalten, muss der Hand eine gewisse Stellung gegeben werden, weil nur so ein Einfluss auf das kurze Fragment auszuüben ist. **Die Hand muss entschieden volarwärts und zugleich ein wenig ulnarwärts flektiert stehen;** dadurch wird die Wiederkehr der Dislokation verhindert. Nicht zu vergessen ist bei der Reposition und dem Verbande, dass die Hand (mit dem Bruchstück) in toto

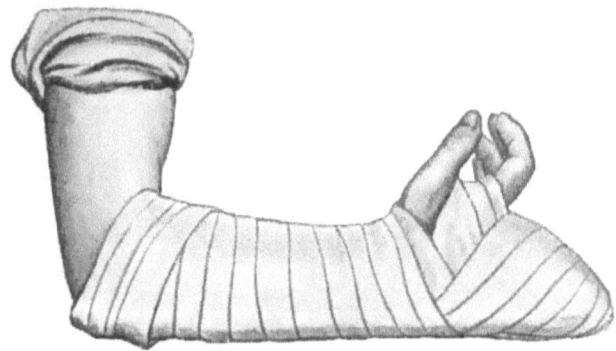

Fig. 143. Schienenverband nach Roser, in voller Supination. Der Pat. sieht in seine Hohlhand hinein.

ulnarwärts verschoben werden muss, weil sonst ein unschöner Vorsprung des Proc. styloideus ulnae zurückbleibt.

Ob man nun diese Aufgabe bei der Anlegung des Verbandes auf diese oder jene Weise löst, ist nicht wesentlich. Sehr zweckmässig ist die Herstellung einer Beelyschen Gipsschiene (Fig. 140) oder die Benützung einer kleinen gebogenen Schiene, nach Schede, welche die erwünschte Stellung der Hand fixiert (Fig. 141). Muss einmal eine Schiene aus einem Stück Pappe oder aus einem Brettchen improvisiert werden, so kann man nur die Ulnarflexion durch die

Form der Schiene erreichen (Pistolenschiene); dann ist es nützlich, unter das Diaphysenende des Radius einen weichen Bindenkopf so zu legen, dass dasselbe etwas in die Höhe gehalten wird, während das nicht unterstützte Epiphysenstück etwas herabsinkt. Andere ähnliche Verbandmethoden verfolgen den gleichen Zweck in etwas verschiedener Weise (von Braatz, Kölliker u. a.). Petersen hat empfohlen, die Behandlung dieser Brüche ohne Verband durchzuführen, die Hand nur in eine Mitella zu lagern und freieste Beweglichkeit von Anfang an zu ermöglichen. Es ist sicher, dass viele Fälle unserer Fraktur auf diese Weise zu guter Heilung gebracht werden können. Wer dieses Prinzip durchführen, aber von einem Verbande nicht völlig absehen will, kann das von Storp angegebene Verfahren benützen; ich möchte es als den Verband mit der Suspensionsmanschette bezeichnen (Fig. 142). Nach völliger Reposition (ev. in Narkose) wird die Hand in extreme ulnar-volare Flexion gebracht; mit einem ca. 10 cm breiten Heftpflasterstreifen umgibt man mehrfach das untere Ende des Vorderarms bis an die Proc. styloidei heran. Ein zweiter Streifen bildet über den ersten eine lose dorsale Falte, an welcher die Binde als Mitella parva befestigt wird. Ich bilde diese Falte zur Suspension etwa der Mitte der Radiusbreite dorsal entsprechend, sodass die so suspendierte Hand nun wirklich ulnar- und volarwärts herabhängt. Storp hat dieses Verfahren an 108 Fällen verwendet und es nur 4 mal nicht

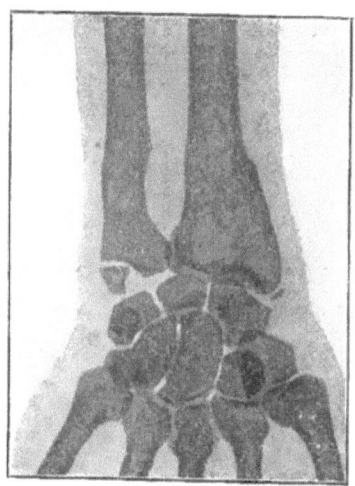

Fig. 144. Typischer Radiusbruch (ohne Deformität geheilt), mit Fraktur des Proc. styloideus ulnae. Röntgenbild.

brauchbar gefunden, weil die Dislokation wiederkehrte: hier ist dann eine Schiene unentbehrlich. Auch mir hat sich das Verfahren gelegentlich gut bewährt.

In schwierigen Fällen ist es nützlich, den Vorderarm in Supinationsstellung zu verbinden. Hierzu eignet sich am besten der Rosersche Verband,

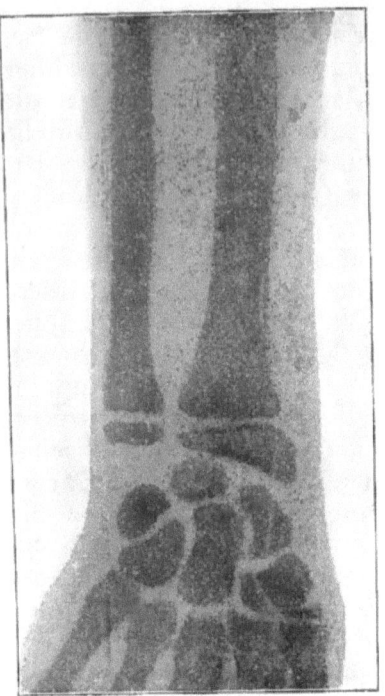 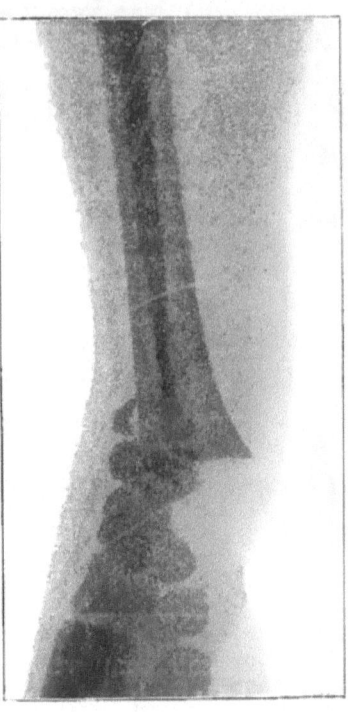

Fig. 145. Fig. 146.

Traumatische Epiphysentrennung am unteren Radiusende. Die typische Dislokation ist nur in Fig. 146 erkennbar, aber hier sehr deutlich. Max Hausgard, 14 Jahre. Reposition; gute Heilung.

welcher mir für die meisten Fälle unserer Fraktur, welche gut in Pronation verbunden werden können, etwas umständlich und voluminös erscheint. Die Schiene ist so gepolstert, dass Handgelenk und Radiusepiphyse (das Bruchstück) volarwärts flektiert sind (Fig. 143).

Helferich, Frakturen und Luxationen. 7. Aufl.

Tab. 47 a.
Normales Handgelenk eines Erwachsenen im Röntgenbild von vorn.

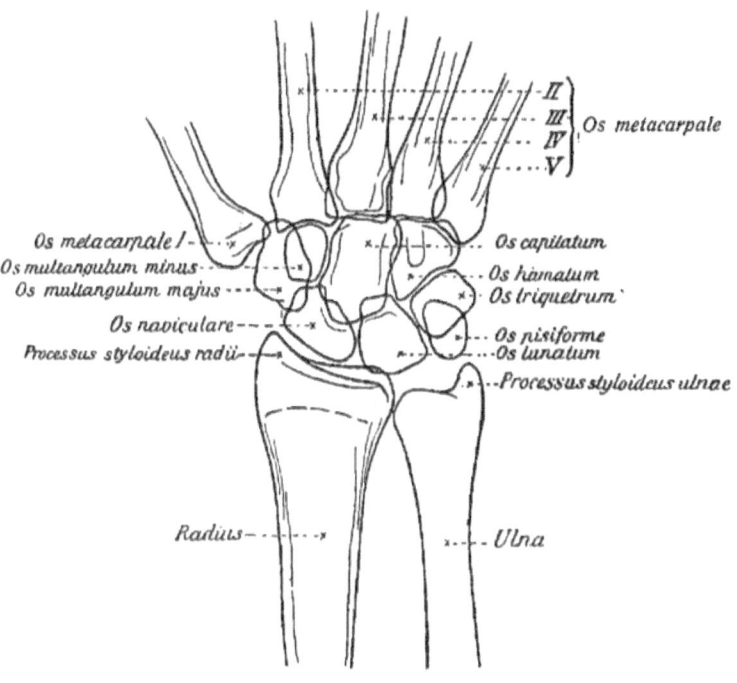

Nie soll man vergessen, dass wir es mit einem Gelenkbruch zu tun haben, also häufiger Verbandwechsel (wenn ein Verband angelegt wurde), frühzeitige Massage, aktive Bewegungen etc. erforderlich sind. Gewiss ist es besser, wenn die Fraktur mit einiger Verschiebung aber mit guter Beweglichkeit heilt, als ohne Verschiebung mit schwer geschädigter Funktion des Handgelenkes!

Wenn der Bruch mit einer Fraktur des Proc. styloideus der Ulna verbunden ist, wenn also eine Fraktur beider Vorderarmknochen an ihrem unteren Ende vorliegt

Tab. 47a

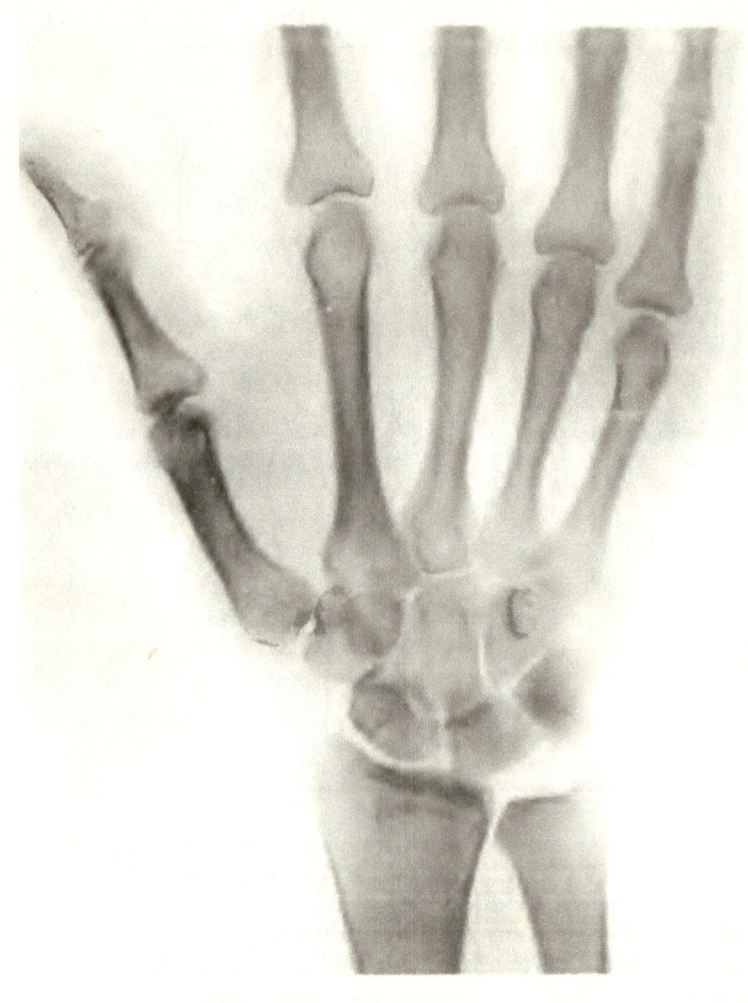

(Fig. 144), so wird das untere Radioulnar-Gelenk und das Handgelenk besonders leicht in Mitleidenschaft gezogen.

Vergl. die Arthritis deformans auf Tafel 55, Fig. 5. Im allgemeinen ist dieser Bruch nach gleichen Prinzipien zu behandeln; in einigen Fällen hat sich die Resektion des Proc. styloideus ulnae als notwendig erwiesen, um die Mobilität zu bessern.

d) Die wahre Epiphysentrennung am unteren Radiusende ist bei jugendlichen Individuen ziemlich

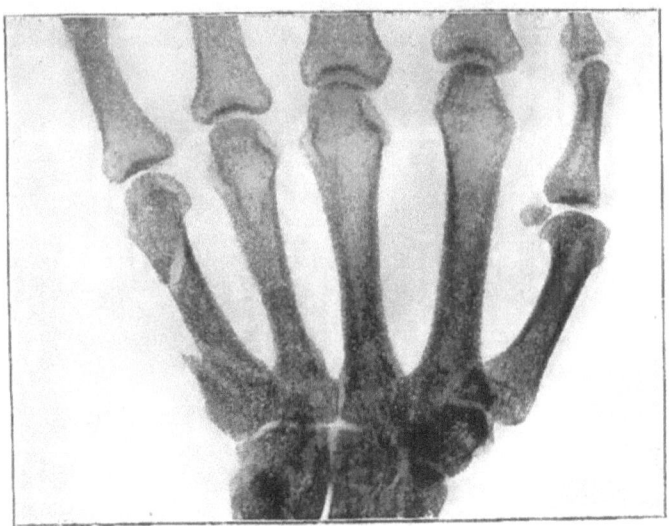

Fig. 147. Doppelter Knochenbruch des Metacarpus V
Wilh. Erdmann, 43 Jahre alt.

häufig. Erscheinung und Behandlung sind genau wie diejenigen des typ. Epiphysenbruches der Erwachsenen. Vergl. Tafel 51, Fig. 5.

D. Luxation im unteren Ulnargelenk.

Diese Luxation ist trotz des schwachen Bandapparates und trotz der häufig auf diese Region erfolgenden Gewalteinwirkung sehr selten. Das untere

Gelenkende der Ulna kann dorsal (direkt durch Fall oder durch übermässige Pronation) oder volar (direkt oder durch übermässige Supination) luxiert werden. Die Symptome ergeben sich durch genaue Palpation. Bei Wäscherinnen kommt eine Subluxation in diesem

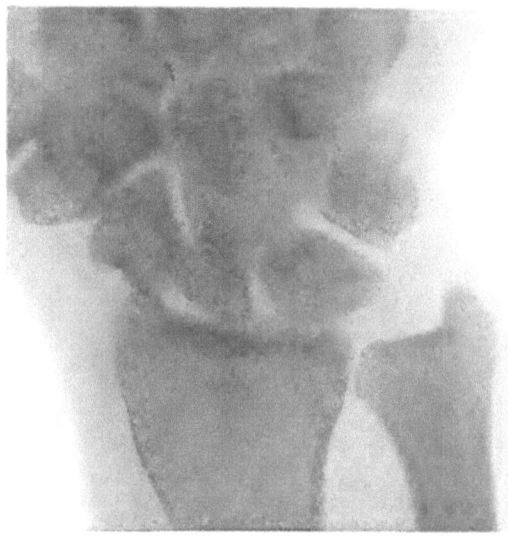

Fig. 148. Fractura des Os naviculare (Röntgenbild) bei einem 27 jährigen Mann. Man erkennt vor dem Handgelenksende des Radius an der ulnaren Seite des Os lunatum daneben radialwärts das in zwei ungefähr gleich grosse Hälften gebrochene Kahnbein; die Bruchstücke sind etwas verschoben.

Gelenke vor, welche durch das Auswringen der Wäsche entsteht. Die Behandlung geschieht nach allgemeinen Regeln.

7. Handgelenk.

Die Luxation der Hand im Radio-carpal-Gelenk ist ausserordentlich selten. Wenn früher diese Diagnose häufig gestellt wurde, so ist jetzt anerkannt, dass es sich in der grossen Mehrzahl der Fälle um den typischen Radiusepiphysenbruch handelte. Die Fälle von wahrer Luxation, welche sicher konstatiert sind, lassen sich zählen (etwa 30) und sind, obendrein zum Teil noch mit Fraktur des Proc. styloideus radii kompliziert. Vgl. Taf. 46 und 47, Fig. 3.

Die Luxation kann eine dorsale oder eine volare sein; der Carpus steht dabei auf der dorsalen oder volaren Seite der Gelenkenden der Vorderarmknochen. Die Verletzung entsteht durch Fall auf die vorgestreckte Hand bei starker Dorsal- (die dorsale) oder Volarflexion (die volare Luxation). Die Diagnose ergibt sich durch genaue Palpation, die Reposition durch Zug und direkten Druck.

8. Hand und Finger.

A. Frakturen.

Brüche der Carpalknochen sind selten und meistens in Verbindung mit schweren Zerreissungen oder Quetschwunden der bedeckenden Weichteile beobachtet. Der Grad der Verletzung wird dann durch diese komplizierende Läsion gegeben. Immerhin sind solche Frakturen, wie mit Hilfe des Röntgenbildes festgestellt wurde, häufiger als man früher annahm, indem man früher nur Contusio oder Distorsio diagnostizierte. Vgl. Fig. 148.

Brüche der Metacarpalknochen sind nicht so selten und entstehen direkt durch Aufschlagen des Handrückens oder durch Schlag etc. Meistens ist abnorme Beweglichkeit und Crepitation nachweisbar, zugleich ein lebhafter Bruchschmerz an der Bruchstelle. Dislokation fehlt in der Regel; die Knochen sind ja einer am andern gewissermassen geschient. Auch die Therapie ist deshalb einfach. Wenn nicht einfache Bindeneinwicklung und Mitella genügt, so kann gelegentlich ein direkter Druck (einfach oder

Tab. 47 b.

Normales Handgelenk eines Erwachsenen im Röntgenbild von der Seite.

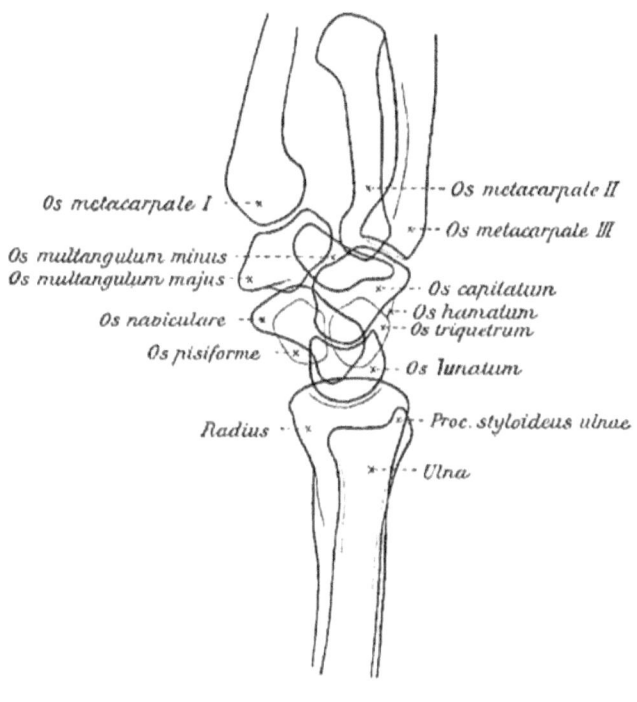

doppelseitig neben dem betreffenden Metacarpus als kleine Längsschiene, etwa durch elastische Gummiröhren hergestellt) zur Retention der Bruchstücke nützlich sein. Bei komplizierten Frakturen durch schwere Gewalteinwirkung ist zuweilen ein operativer Eingriff erforderlich. Vgl. Fig. 147. Frühzeitige Massage und Uebung der Finger ist nützlich.

Brüche der Phalangen, meistens durch direkte Gewalt, können auch indirekt durch eine in der Längsrichtung der Phalangen auftretende Gewalt zustande kommen (infolge davon kommen Längsbrüche vor);

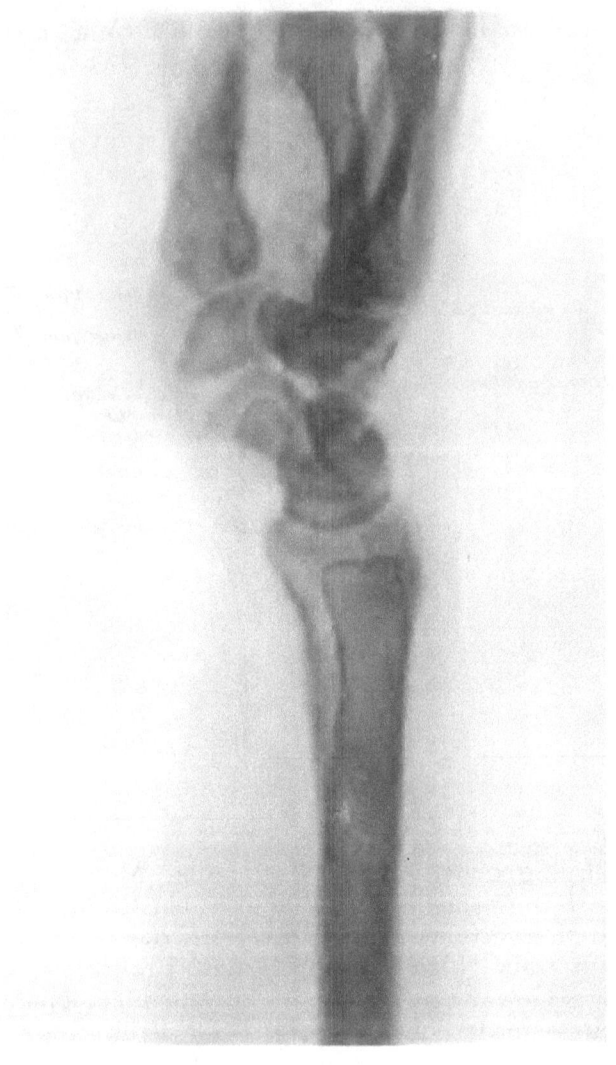

Tab. 47 b

sie sollen an der Nagelphalanx sogar durch den Zug
der Strecksehne bei forcierter Flexion (Rissfraktur)
entstehen können. Die Erkennung (das Röntgenbild

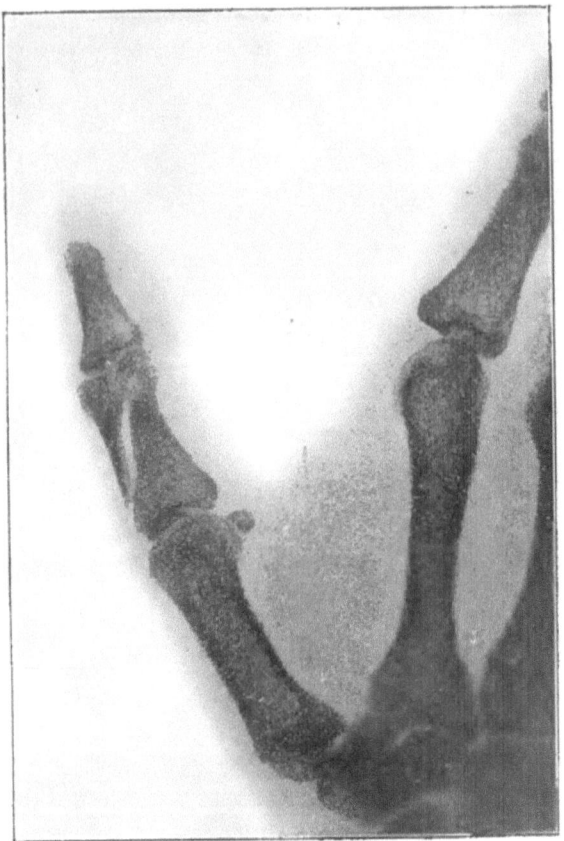

Fig. 149. Fraktur des Daumens; fast Längsbruch. Röntgenbild.
Junger Mann.

ist leicht zu deuten) wie die Behandlung (kleine gepolsterte Schiene) dieser Verletzungen ist bei der
offenen Lage der Teile sehr einfach.

Tab. 48.
Typische Luxation des Daumens.

Fig. 1. Anatomisches Präparat, rechte Hand von der Volarseite. Die Basis der Phalanx I auf die Dolarseite des Capitulum des Metacarpus I luxiert. Das letztere Capitulum springt stark vor, die Gelenkkapsel ist an der Beugeseite abgerissen und mit der Phalanx I dorsalwärts disloziert. Wenn wir die beiden Seiten des Metacarpusköpfchens als eine radiale und eine ulnare bezeichnen, so liegt auf der ulnaren Seite (gewissermassen um den Hals des Metacarpusköpfchens sich schlingend) der M. adductor pollicis und die Sehne des Flexor pollicis longus, während auf der radialen Seite zunächst der M. flexor pollicis brevis, dann der Abductor pollicis brevis sich finden. Zwischen diesen Muskeln ist das Capitulum wie durch einen Schlitz herausgetreten; die Sehne des Flex. poll. long. liegt dem Halse des Metacarpus bebesonders dicht an und ist (in unserer Abbildung) hinter dem Capitulum desselben versteckt, um dann an der Volarseite der Phalanx I wieder sichtbar zu sein.

Fig. 2. Dieselbe Luxation am Lebenden, rechte Hand von der Volarseite. Die Fig. 1 dient zur Erklärung der charakteristischen Deformität, welche hier abgebildet ist.

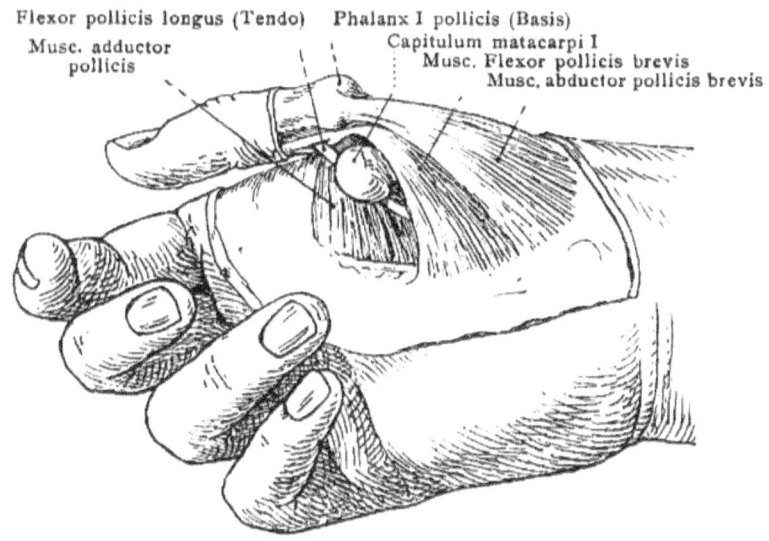

Fig. 150.

Tab. 48.

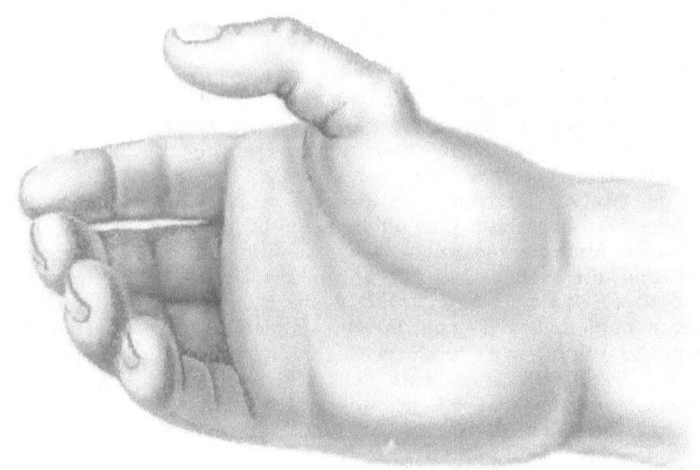

Fig. 2.

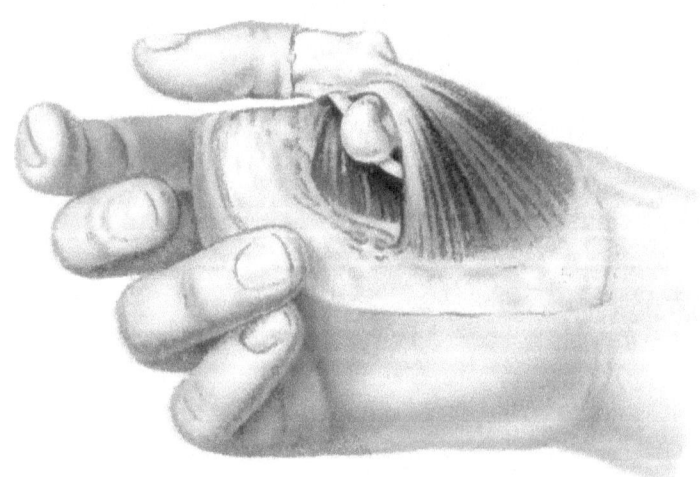

Fig. 1.

B. Luxationen.

a) Luxation im Intercarpalgelenke, sodass die beiden Reihen der Carpalknochen zueinander verschoben werden, ist ganz ausserordentlich selten. Die Luxation einzelner Carpalknochen ist etwas weniger selten. Dabei bildet der luxierte Knochen natürlich eine Hervorragung, welche durch ihre Lage und Form die Diagnose ermöglichen kann.

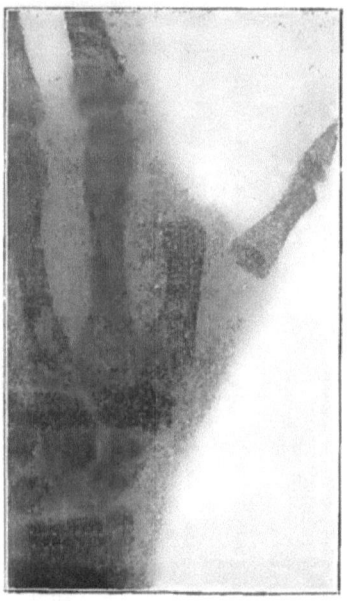

Fig. 151. Röntgenbild der typischen Daumenluxation bei einem jugendlichen Individuum. (Epiphysenlinien sichtbar.) Ich verdanke dasselbe Herrn Geheimrat Trendelenburg in Leipzig.

b) Luxation in den Carpometacarpalgelenken ist ebenfalls sehr selten beobachtet, am häufigsten noch im Carpometacarpalgelenk des Daumens. Hier kommt eine dorsale, seltener eine volare und eine radiale Verrenkung des Metacarpus I vor. Der abnorme Vorsprung, die Richtung des Metacarpusschaftes sichern die Diagnose, die Reposition geschieht durch Zug und direkten Druck. (Vgl. Tafel 46 und 47, Fig. 4.)

c) **Luxation in den Metacarpo-Phalangealgelenken** ist am 2. bis 5. Finger selten, aber am Daumen häufiger und praktisch sehr wichtig.

Die **Luxatio pollicis** als typische Verletzung ist immer eine d o r s a l e, d. h. die Basis der ersten Phalanx ist auf die Dorsalseite über das Capitulum des Metacarpus I getreten. Je nachdem die beiden Gelenkflächen sich noch berühren oder völlig ausser Kontakt stehen, spricht man von einer u n v o l l s t ä n d i g e n oder v o l l s t ä n d i g e n L u x a t i o n d e s D a u m e n s.

Man kann diese Luxation künstlich an der Leiche leicht erzeugen durch Ueberstreckung (maximale Dorsalflexion) und einen kräftigen Rückstoss der so dislozierten 1. Phalange gegen das Handgelenk zu. Wenn nun der Daumen durch eine kleine Beugebewegung wieder in eine mehr gerade Stellung gebracht wird, so sind alle charakteristischen Erscheinungen der typischen Luxatio pollicis vorhanden. Ich habe sogar Interposition und Unmöglichkeit der Reposition hierbei beobachtet, wovon später die Rede sein soll.

Das Wesentliche bei den künstlichen wie bei den an Lebenden beobachteten Daumenluxationen ist F i x a t i o n des luxierten Daumens. Dieselbe resultiert aus dem Zug der zum Gelenk gehörigen und dasselbe umgebenden Weichteile. Die Seitenbänder sind häufig unzerrissen, und eine Anzahl kräftiger Muskeln und Sehnen wirken fixierend, indem sie gleichzeitig das Köpfchen des Metacarpus I eng umschlingen. Hierdurch wird eine Art R e p o s i t i o n s h i n d e r n i s erzeugt, wenn der fehlerhafte Versuch gemacht wird, durch einfachen Zug die Reposition zu erreichen; je stärker der Zug, um so enger und näher umschliessen die Sehnen und Muskeln den Hals des Capitulum und bereiten gerade dadurch Schwierigkeiten (sog. Knopflochmechanismus. Vergl. Tab. 48, Fig. 1 und Fig. 152).

Symptome. Die bajonettartige Richtung des Daumens in Verbindung mit dem Metacarpus I, dazu die starke Prominenz des Capitulum Metacarpi I an der Volarseite, der Nachweis der abnormen Richtung der 1. Phalanx, dazu die eigentümlich starre Fixation dieser Haltung — alles dieses führt zu der richtigen Diagnose.

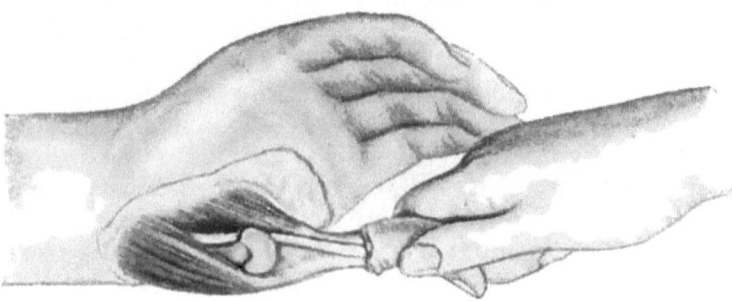

Fig. 152. Fehlerhaftes Manöver der Reposition durch einfachen Zug. Jeder Zug erschwert die Reposition (Knopflochmechanismus).

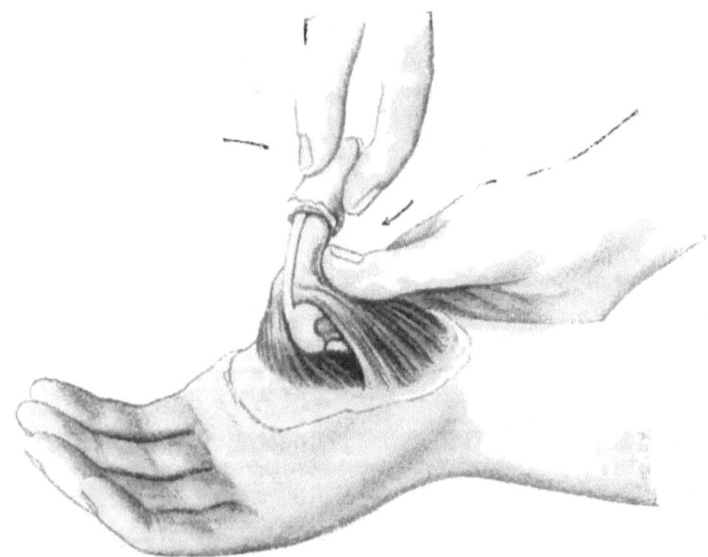

Fig. 153. Richtiges Verfahren bei der Reposition; der Daumen wird in hyperextendierter Stellung nach vorn geschoben.

Das Verfahren der **Reposition** muss wie bei allen Scharniergelenken, ohne Anwendung von Gewalt vor sich gehen. Zunächst wird Ueberstreckung des Daumens herbeigeführt und dann durch direkten Druck gegen die Basis der Phalanx I der Daumen nach vorn geschoben. Sobald ein grösserer Teil der beiden Gelenkflächen in normalen Kontakt geraten ist, gelingt die Beugung und die Reposition ist vollendet.

Auf die korrekte Ausführung dieses Manövers ist Gewicht zu legen; und trotz desselben kann die Reposition misslingen.

Ein häufiges **Repositionshindernis** liegt in der Interposition der Kapsel, zuweilen auch der Sesambeinchen. In anderen Fällen habe ich ein eigen-

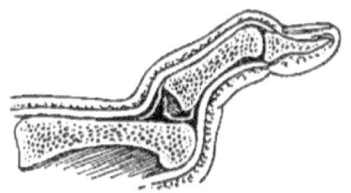

Fig. 154. Die interponierte Kapsel als Repositionshindernis.

tümliches Verhalten der Sehne des Flexor pollicis longus als Repositionshindernis gefunden, und zwar sowohl am Lebenden wie bei künstlicher Herstellung der Luxation an der Leiche. Die Sehne umschlingt den Hals des Metacarpus I; wenn nun die Gelenkfläche des Capitulum an der ulnaren Seite mit einem starken Wulst endigt, wie es zuweilen vorkommt, so kann hinter diesem die Sehne förmlich verhakt und die Reposition unmöglich sein. Dieser Befund ist zuweilen an einer leichten Drehung und einer Neigung des Daumens nach der ulnaren Seite hin zu erkennen; manchmal lässt sich die Verhakung der Sehne durch stärkere Neigung nach dieser Seite hin lösen, aber keineswegs immer.

Ausnahmsweise kann es bei der Reposition, namentlich wenn sie in unrichtiger Weise durch Zug am Daumen ausgeführt wird, passieren, dass die Kappsel und das äussere Sesambein umgeklappt und in umgekehrter Richtung zwischen die Gelenkenden interponiert werden (Luxatio complexa).

Ist die Reposition misslungen, so ist sofort die Arthrotomie auszuführen. Es ist mir in allen Fällen dieser Art gelungen, durch einen Schnitt über das an der Volarseite prominierende Capitulum praeparando das Repositionshindernis aufzufinden, die Reposition vorzunehmen und ein bewegliches Gelenk

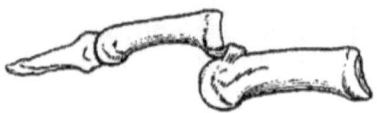

Fig. 155. Die interponierten Sesambeinchen als Repositionshindernis.

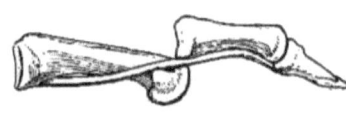

Fig. 156. Die an dem Capitulum des Metacarpus I fixierte Sehne des Flex. poll. long. als Repositionshindernis.

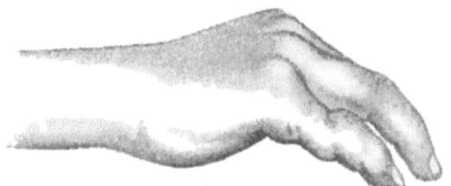

Fig. 157. Dorsale Luxation der II. Phalanx des 5. Fingers bei einem 15.j. Burschen, (Binschuss 1896). Reposition. Heilung.

zu erzielen. In ganz veralteten Fällen könnte auch die Resektion des Capitulum nötig werden.

Nach diesen Bemerkungen und einer gründlichen Beachtung der Tafel 48 ist bezüglich der Erscheinungen und der Therapie der viel selteneren volaren Daumenluxation nichts weiteres zu sagen. Die Diagnose und die Therapie wird kaum Schwierigkeiten machen können.

Die Luxation in den Metacarpo-phalangeal-Gelenken des 2. bis 5. Fingers ist meistens eine dorsale, wie beim Daumen. Auch hier kommt Interposition der Kapsel vor; zuweilen zeigt der luxierte Finger gleichzeitig eine laterale Winkelstellung. Häufig sind diese Luxationen komplizierte. Reposition durch Ueberstreckung und Vorschieben der Phalanx.

Fig. 158 Mittelfinger mit Dorsaluxation der 2. Phalanx im Durchschnitt.

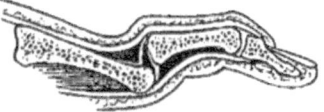

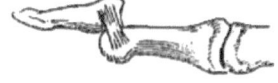
Fig. 159.

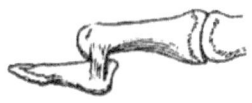
Fig. 160.

Fig. 159, 160. Dorsale und volare Luxation der Nagelphalanx.

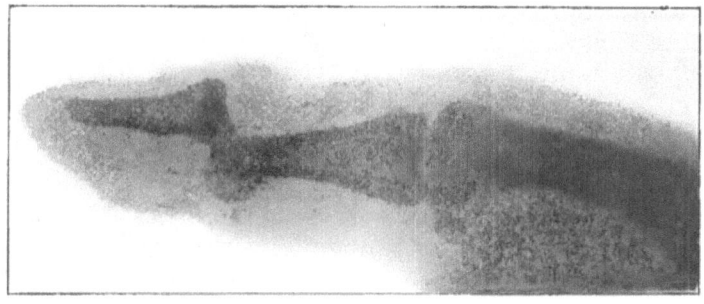

Fig. 161. Luxation der Nagelphalanx des linken Daumens, frisch, mit Weichteilwunde kompliziert. 42jähr. Mann. Reposition; gute Heilung.

d) Luxation in den Interphalangeal-Gelenken der Finger ist nicht so selten und wird oft vom Verletzten selbst reponiert. Die Luxation ist eine dorsale oder volare, oder eine seitliche (nach Zereissung der Seitenbänder). Sie kann in jedem Gelenk vorkommen. Diagnose und Reposition machen kaum Schwierigkeiten.

VII. Frakturen und Luxationen der unteren Extremität.

Die Verletzungen der unteren Extremität sind insofern von grösserer Bedeutung, als sie nicht allein die korrekte Besorgung der speziellen Verletzung erheischen, sondern auch eine besondere Berücksichtigung des Gesamtbefindens. Bei älteren Leuten und schwachen, abgearbeiteten Personen ist es wichtig, dass sie nicht zu lange im Bett liegen (hypostatische Pneumonie), vielmehr mit gut sitzendem Verbande möglichst bald wieder mobil werden.

1. Becken. Tafel 49.

Zu einer Kontinuitätstrennung am Becken kommt es in der Regel durch grobe Gewalt. Die Bedeutung der hiebei erfolgenden Verletzungen liegt einerseits in der Beschädigung dieser für die Mechanik des Skelets so wichtigen Körperteiles, andrerseits in den dabei häufig vorkommenden Nebenverletzungen vor allem der Harnröhre und der Harnblase. Die Mechanik der Beckenfrakturen ist durch klinisch-anatomische (z. B. Malgaigne) und experimentelle (Kusmin) Studien gefördert; in neuester Zeit hat Stolper (Deutsche Zeitschrift f. Chir. Bd. 77) diesen Gegenstand auf Grund eigener grosser Erfahrung bearbeitet.

Man spricht auch von „Beckenluxationen" und versteht darunter Trennungen des Beckens im Bereich der Symphysen. Mehr theoretisch als praktisch war die Aufstellung verschiedener Luxationsformen, so einer Luxation des Darmbeins bei Trennung der Symph. pubis und der Artic. sacro-iliaca, einer Luxation des Kreuzbeins bei Trennung beider Artic. sacro-iliacae. Neuerdings soll nur die „Verrenkung einer Beckenhälfte" (bei Trennung der Kreuzdarmbein- und der Schoosfuge) und die „Verrenkung des

Tab. 49.
Beckenbrüche.

Fig. 1. Schwerer Beckenringbruch, sog. doppelter vertikaler Bruch Malgaignes; durch Ueberfahren eines auf dem Rücken liegenden Erwachsenen entstanden. Vorn ist das Becken beiderseits neben der Symphysis pubis im Bereich der die For. obturat. umgrenzenden Knochenteile gebrochen. Das vordere Mittelstück ist also ausgebrochen. Hinten findet sich eine zweite Bruchlinie (daher der Ausdruck: „doppelter vertikaler Bruch"), an der Basis der Darmbeinschaufel, dicht an der Artic. sacro-iliaca.

Fig. 2. Schwerer Beckenringbruch durch die Pfanne; 14jähr. Knabe (W. Kohn, 1889; cf. Erklärung zu Taf. 1, Fig. 1), durch die Kammräder einer Dreschmaschine verletzt. Die Fraktur betraf das linke Scham- und Sitzbein und hatte in der Pfanne zu einer breiten Diastase der Yförmigen Knorpelfuge geführt. — An Nebenverletzungen fand sich eine grosse Lappenwunde der linken Leistengegend, in deren Grunde die Schenkelgefässe wie frei präpariert lagen, und welche in eine grosse zwischen den Abduktoren liegende Wundhöhle führte; in dieser letzteren war der Knochenrand des For. obt. frakturiert zu fühlen. Der linke Oberschenkel stand etwas adduziert, der Penis völlig geschunden, die Harnröhre unverletzt; der Katheter entleerte normalen Urin. — Pat. erlag der schweren Verletzung.

Fig. 3. Fraktur der Darmbeinschaufel (Beckenrandbruch.)

Kreuzbeins" (bei Lösung beider Symph. sacro-iliacae mit oder ohne Trennung der Symphysis pubis anerkannt bleiben (Linser). Dagegen betont Stolper, dass solche Luxationen niemals ohne zahlreiche Abrissfragmente und Fissuren beobachtet wurden, dass es sich also mehr um „Luxationsfrakturen" handelt.

Die Knochenbrüche am Becken sind klinisch zu unterscheiden, je nachdem einzelne Teile des Beckens frakturiert, besser „abgebrochen" sind, — die sog. Beckenrandbrüche, — oder die Kontinuität des aus den einzelnen Knochen gebildeten Beckenringes, als eines nach Form und Mechanik einheitlichen Gebildes, unterbrochen ist, — die sog. Beckenringbrüche (Rose).

Das Zustandekommen der einen oder anderen Bruchform liegt in der Art der Verletzung begründet. Die Randbrüche entstehen durch direkte Gewalt, die Ringbrüche mehr indirekt durch Pressung des Beckenringes in beliebiger Richtung, wobei der Ring schliess-

Tab. 49.

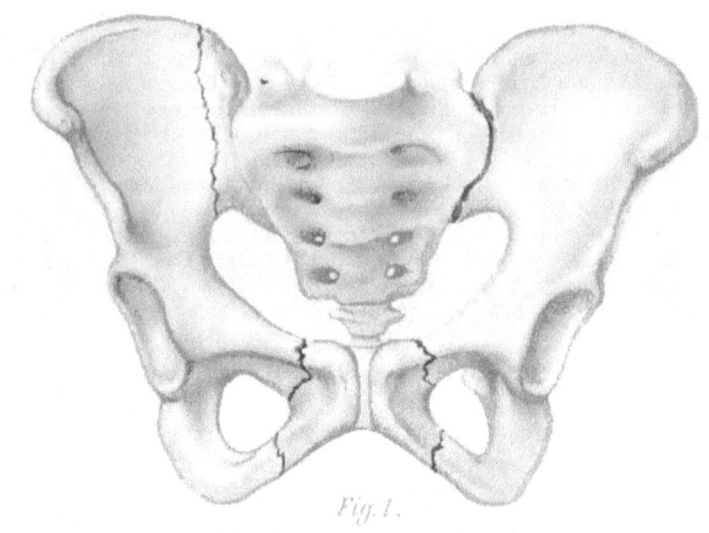

Fig. 1.

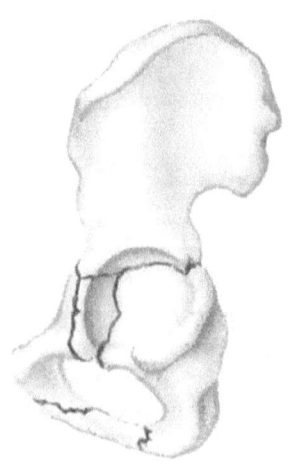

Fig. 2.

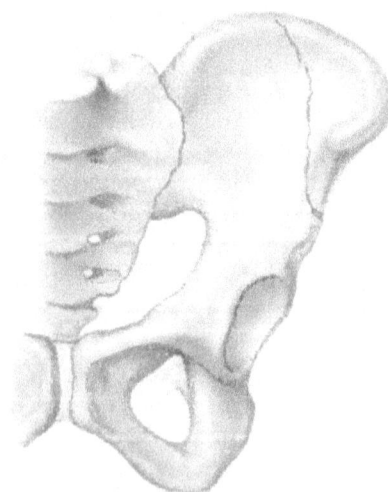

Fig. 3.

lich einbricht wie ein Gewölbeteil, meistens an mehreren Stellen.

Von den **Beckenrandbrüchen,** welche also durch direkte Gewalt (Hufschlag, Fall aus der Höhe, umfallender Baumstamm, Wagenrad beim Ueberfahren) entstehen, können nach Stolper folgende unterschieden werden:
1. isolierte Fraktur der Darmbeinschaufel, z. B. durch Hufschlag;
2. Querfrakturen des Kreuz-Steissbeins durch Fall aus der Höhe auf das Gesäss;
3. einfache oder doppelte Fraktur am Schambogen, also an einem oder beiden Schenkeln des Schambeins, durch Fall, sodass der Patient rittlings auf einen harten, schmalen Gegenstand (Stange, einzelne Eisenschiene, Zaun, Brettkante) zu sitzen kommt, — meistens mit schwerer Quetschung der Harnröhre dabei.

Als Besonderheit wären noch Rissbrüche der Crista ilei durch Muskelzug zu erwähnen.

Bei den **Beckenringbrüchen** ist gegenüber Fällen mit regellosem Verlauf der Bruchlinien als die häufigste ätiologisch und anatomisch wohl charakterisierte typische Form der Beckenring-Biegungsbruch zu nennen (Stolper). Derselbe entsteht durch seitliche Zusammenpressung des Beckenrings in frontaler oder sagittaler oder auch schräger Richtung, also durch indirekte Gewalt; in dem Augenblick stärkster Biegung kommt es zu mehrfachen Bruchlinien an den Stellen der höchsten Biegungsspannung und zwar meistens an bestimmten Lieblingsstellen des Beckens. So entstehen die Beckenbrüche mit mehreren, meist weit voneinander, etwa vorn und hinten liegenden Bruchlinien; sodass also ein Stück des Beckenringes herausgebrochen ist. Hierher gehört auch der schon von Malgaigne beschriebene „doppelte Vertikalbruch". Die Lage der Bruchlinien und Fissuren ist etwas verschieden, je nach dem Druck und Gegendruck in frontaler oder sagittaler etc. Richtung, rein äquatorial oder in einem kürzeren Durchmesser den Beckenring beanspruchen, analog den experimentell erzeugten (Kusmin) Beckenbrüchen. Natürlich kommt hier wie am Schädel die ungleiche Widerstandsfähigkeit der einzelnen Beckenteile in Betracht; so die geringere Festigkeit des vorderen Ringabschnittes in der Umgebung der Schossfuge, welche sich in dem häufigen Zustandekommen von Fissuren an den Schambogenschenkeln und im horizontalen Ast des Schambeins — mag die Zusammenpressung des Beckens in frontaler oder sagittaler Richtung erfolgen — äussert.

Unter Berücksichtigung dieser Verhältnisse ist es verständlich, dass die Schambeine bei den Ringbrüchen selten frei von Bruchlinien sind, und dass nicht selten an der Innenseite dieser Gegend dünne spitze Fragmente abgesplittert sind, welche, in das Beckeninnere vorragend, eine **Verletzung der Harnblase** herbeiführen könnten.

Als eine Teilerscheinung des Beckenringbiegungsbruches liegt zuweilen eine Verletzung der Hüftgelenkspfanne vor. (Vergl. Fig. 2 auf Tafel 49.) Es können hier nach Stolper (l. c. S. 546) sechs verschiedene Möglichkeiten berücksichtigt werden.

Eine Kombination von Rand- und Ringbrüchen durch direkte und indirekte Gewalt ist nicht selten.

Untersuchung und Diagnose der Beckenbrüche.

Nach schweren Gewalteinwirkungen in der Beckengegend ist stets auf das Vorhandensein einer Fraktur zu prüfen, wobei Beschädigungen der Haut durch Hufschlag, Puffer, Fusstritte etc. für die richtige Diagnose wichtig sein können. In leichteren Fällen wird der Bruch häufig übersehen, und erst wenn der Patient das Bett verlassen hat und geheilt sein soll, entsteht die Frage, ob es sich um eine Fraktur gehandelt hat.

In frischen Fällen ist die genaue Abtastung der Beckenknochen (mit Prüfung auf Druckschmerz) allen der Palpation zugänglichen Teile (Tuber ischii, aufsteigender Sitzbein-, absteigender Schambeinast etc.) notwendig. Ein vorsichtiger Versuch, das Becken mittels der seitlich auf die Cristae ilei aufgelegten Hände zusammenzudrücken, ist oft nützlich; man erzeugt dabei eventuell einen heftigen Schmerz an der Bruchstelle, zuweilen ist sogar (besonders bei Randbrüchen) abnorme Beweglichkeit und Crepitation wahrzunehmen.

Die **Prognose** ist in der Hauptsache von Nebenverletzungen abhängig; wo solche fehlen, ist die Prognose sehr günstig. Als Nebenverletzungen kommen in Betracht:

Decollement traumatique mit traum. meist blutigem Lymphextravasat durch tangential einwirkende Gewalt (besonders beim Ueberfahren).

Blutungen in die Muskulatur innerhalb des Beckens.

Fettembolie der Lungen.

Zerreissung von Beckenvenen (langsame Verblutung, Thrombose).

Verletzung von Arterien und Nerven selten.

Verletzungen der Harnröhre, wenn der Fall rittlings geschah (s. oben). Man unterscheidet penetrierende (wenn Blut aus der Harnröhre zum Vorschein kommt) und nicht penetrierende. Dringt Blut aus der Harnröhre und ist es dem Urin beigemengt, so ist der Fall immer ernst zu nehmen, denn die Verletzung der Harnröhre kann zu den schwersten tötlichen Komplikationen führen. Dieser Komplikation gegenüber wird neuerdings eine abwartende Behandlung verworfen. Richtig ist, dass die Gefahr der Harninfiltration des Zellgewebes in der Umgebung der Rissstelle in der Harnröhre nicht von der Grösse der letzteren abhängt; bei den kleinsten Einrissen, wie bei totalen Durchtrennungen der Harnröhre, kann die Harninfiltration zustande kommen. Im allgemeinen ist deshalb die Behandlung dieser Komplikation sehr ernst zu nehmen und sehr aktiv durchzuführen: Ausgiebige Inzision am Damm bis in den Bereich des gequetschten, blutigen Zellgewebes, womöglich mit Freilegung der Rissstelle. Also Aufnahme des Verletzten ins Krankenhaus mit chirurgischen Hilfsmitteln; dort kann dann vor der event. Operation die Einführung eines Katheters versucht

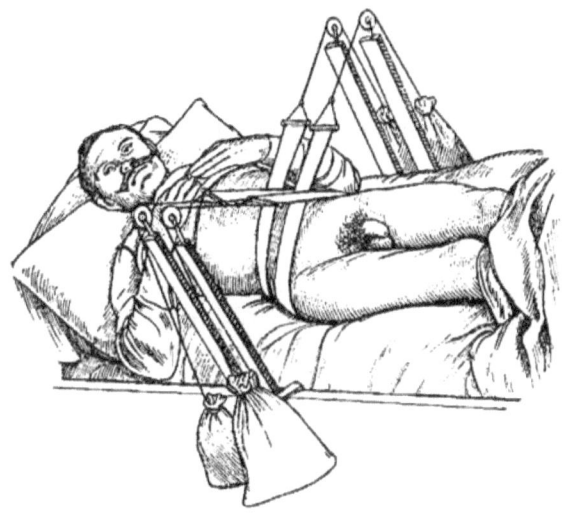

Fig. 162. Lagerung eines Mannes mit Beckenbruch (Kurek 1895) mit gürtelförmigem Zugverband. — K. erlitt am 14. 5. 95 eine schwere Verletzung durch Einbruch einer mit ca. 500 Ztr. Hafer belasteten Scheunendecke, deren Balkenteile etc. seine l. Seite trafen. Starker Bluterguss der l. Hüft- und Beckengegend. Druckschmerz in seitlicher Richtung vorhanden (wobei undeutliche Crepitation und abnorme Beweglichkeit), besonders schmerzhaft hinten die Gegend der l. Artic. sacro-iliaca. Urin spontan entleert, ohne blutige Beimischung; Scrotum stark blutig suffundiert. — Unter dem abgebildeten Zugverband erfolgt Heilung. Entlassung am 19. 7. 95; die linke Beckenschaufel steht ca. 2 cm höher als r. Gegend der Sp. il. post. sup. ist osteoplastisch verdickt und noch druckempfindlich. Ab mit gürtelartigem Gipsverband.

werden und, wenn sie gelingt (Verweilkatheter), zunächst abgewartet werden, ob die Operation nötig wird.

Verletzungen der Harnblase durch spitze Fragmente besonders von den Schambeinen aus oder durch die verletzende Gewalt selbst; auch „Berstung" der **vollen** Blase ohne jede Fraktur kann vorkommen. Hier ist die Einführung eines weichen Nelaton-Katheters angezeigt und die Harnentleerung vorzunehmen, Blutbeimengung zu konstatieren und durch Verringerung einer genau gemessenen Flüssigkeitsmenge (z. B. Borwasser) festzustellen, dass die Differenz durch einen Blasenriss ihren Austritt erlangt haben muss. Hier ist die Untersuchung und die sofortige operative Therapie nach den Regeln der speziellen Chirurgie vorzunehmen.

Die **Untersuchung und Begutachtnng** älterer, geheilter Beckenbrüche erfordert viel Umsicht. Hier kann auch die Röntgenaufnahme wertvoll sein. Klinisch ist die genaue Abtastung (s. oben) der Beckenteile, die funktionelle Prüfung (Bewegungsfähigkeit der Beine, Muskelatrophie, Behinderung der Ad- oder Abduktion etc.), genaue Inspektion (Asymmetrie des Beckens, scheinbare Verkürzung oder Verlängerung eines Beines, Konturveränderung an der Rückseite des Beckens, z. B. Lage der meist an einer kleinen Delle erkennbaren Spina post sup. ilei) vorzunehmen.

Therapie. Bei frischen Beckenringbrüchen mit Längsverschiebung einer Beckenhälfte nach aufwärts, soll ein starker Zug an dem betreffenden Bein die Reposition zuweilen in verblüffend einfacher Weise zustande bringen.

Für gewöhnlich ist zweckmässige Lagerung (Wasserbett, Hirsespreukissen) die Hauptsache, zuweilen auf einer Art Heberahmen wie bei Wirbelbruch, um Bewegungen des Kranken zum Zweck der Defäkation zu vermeiden. Ein gürtelförmiger Verband ums Becken ist häufig nützlich, namentlich subjektiv angenehm. Nebenstehende Figur zeigt einen Zugverband, welcher sich mir öfters nützlich erwies. Bei Fraktur durch die Pfanne ist möglichst frühzeitig während der Behandlung vorsichtige Mobilisation des Hüftgelenkes erforderlich.

Bei schweren Komplikationen an den Weichteilen (Wunden, Dekubitus etc.) leistet das permanente Wasserbad meistens vorzügliche Dienste.

2. Hüftgelenk.

Luxationen im Hüftgelenk sind seltenere Verletzungen, es gehört eine grosse Gewalt dazu, sie hervorzubringen. Die Gewalt wirkt indirekt auf Rumpf oder Schenkel (Verschüttung, Ueberfahrenwerden, Fall aus beträchtlicher Höhe etc.), gewiss nur in den seltensten Fällen direkt auf die Hüftgegend. Die wichtigsten Formen der Luxatio coxae sind diejenigen nach hinten und die nach vorn, andere sind viel seltener. Als massgebend für den Mechanismus und die Fixation des luxierten Knochens gilt seit den Untersuchungen von Bigelow in Boston das Ligamentum ileo-femorale s. Bertini, welches bei allen regelmässigen Luxationen erhalten ist; nur wenn dasselbe zerrissen ist, ist eine unregelmässige Verrenkung ohne charakteristische Symptome möglich.

A. Luxation nach hinten. L. postica s. retrocotyloidea.

Tafel 50, 51, 52.

Wird an der Leiche der Oberschenkel in flektierter und etwas abduzierter Stellung einwärts rotiert, so wird die Gelenkkapsel an ihrer Hinterseite stark gespannt; bei Fortführung der Bewegung stemmt sich das Collum femoris am Pfannenrand vorn an, es bildet sich hier ein Hypomochlion, welches mittels des langen Hebelarmes (Femurschaft) eine enorme Kraftanwendung auf den kurzen Hebelarm (Oberschenkelkopf) gestattet: der Kopf drängt gegen die Kapsel, die Kapsel zerreisst an ihrer Hinterseite, der Kopf tritt aus seiner Gelenkverbindung heraus (Lig. teres zerrissen) und die Luxation nach hinten ist fertig.

Man unterscheidet die Lux. iliaca und Lux. ischiadica. Bei der ersteren steht der Kopf auf dem Darmbein, bei der letzteren tiefer, auf dem oberen Abschnitt des Sitzbeines. Ein wichtiger anatomischer Unterschied besteht in der Lage der Sehne des Musc.

obturator internus zum Caput femoris; bei der
L. iliaca steht der Femurkopf oberhalb, bei der L.
ischiadica unterhalb dieser Sehne. Experimentell wird
die L. ischiadica durch Einwärtsrotation des stark flektierten Schenkels, die L. iliaca durch Einwärtsrotation
des weniger flektierten Schenkels hervorgebracht.

Am Lebenden entsteht die Verrenkung nach hinten
auf gleiche Weise durch eine Bewegung des Beines
(seltener) oder eine solche des Rumpfes resp. Beckens
bei fixiertem Bein (häufiger), indem der Kopf direkt
an die betr. Stelle oberhalb oder unterhalb des M. obturator int. tritt; er kann jedoch auch zunächst hinten
unten die Pfanne verlassen und durch sekundäre Verschiebung in die Position der L. iliaca kommen, bis das
Lig. Bertini und die Auswärtsroller (wenn sie nicht zerrissen sind) die Verschiebung hemmen. Im letzteren
Falle kann der Schenkelkopf hinter dem M. obturator
int. liegen, d. h. dieser Muskel und die Gemelli liegen
dann zwischen dem Kopf und der Pfanne, eventuell ein
wichtiges Repositionshindernis bildend.

Symptome. Bei den Luxationen nach hinten
steht das Bein einwärts rotiert und in mehr oder
weniger starker Flexion und Adduktion federnd fixiert.
An dem in Rückenlage befindlichen Verletzten erkennt
man diese Stellung und eine Verkürzung des Beines,
welche bei der L. iliaca grösser, bei der L. ischiadica
geringer ist. Die Verkürzung ist auch messbar, wenn
von der Spina ant. sup. bis zu einem Punkte des
Kniegelenkes (etwa Unterrand der Patella oder Knielinie) bei symmetrischer Stellung der Beine zum Becken
gemessen wird. Sehr deutlich ergibt sich die Verkürzung im Groben, wenn die beiden Oberschenkel
in rechtwinkliger Flexion symmetrisch zum Becken
gestellt und miteinander verglichen werden; das
Becken muss dabei völlig horizontal, beide Spinae
ant. sup., in gleicher Höhe stehen. Bei Luxation nach
hinten stehen nun die Kniee nicht in gleicher Höhe,
sondern das Knie der verletzten Seite steht beträchtlich
tiefer, weil der betreffende Oberschenkelknochen am

Tab. 50.
Luxation des Oberschenkels nach hinten.

Fig. 1. **Luxatio ischiadica**, an der Leiche künstlich hergestellt. Der Glut. max. ist in seinem Faserverlauf gespalten, und jeder Teil ist durch Muskelhaken weggezogen, sodass der Schenkelkopf und die tieferen Weichgebilde frei liegen. Zwischen Kopf und oberem Teil des Glut. max. ist unter letzterem zunächst ein Streifen des Glut. min., unter diesem der M. pyriformis gut zu sehen. Der M. obturat. int. liegt auch noch oberhalb des Kopfes, aber mehr in der Tiefe, sodass wenig von ihm zu sehen ist. Unter dem Kopf, denselben halsbandartig umschlingend, erscheint zunächst der M. obturator ext. und unter diesem der M. quadratus femoris, dessen Fasern zum Teil eingerissen sind. Medial vom Schenkelkopf verläuft der Nerv. ischiadicus; zwischen diesem und dem Rande des unteren Glut. max.-Teiles liegt der Tuber ischii und die von ihm entspringende Sehne des M. biceps fem.

Fig. 2. Anatomisches Präparat der Hüftgelenkgegend an der Hinterseite; normale Verhältnisse. Zur Erläuterung diene folgende Abbildung (163):

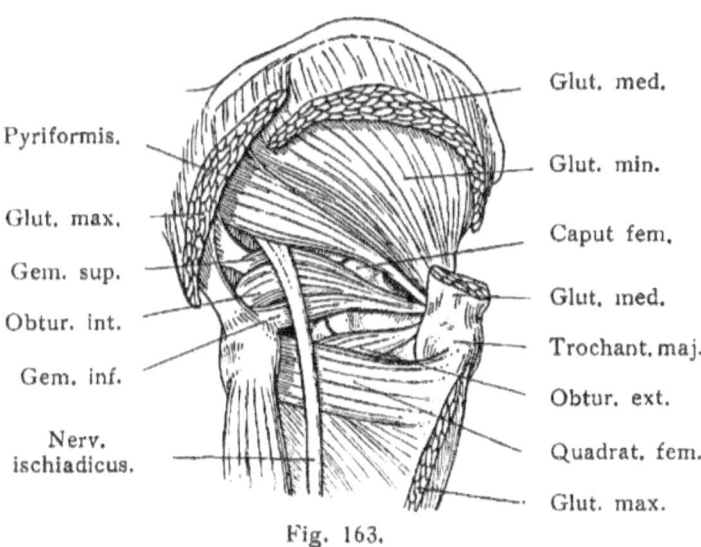

Fig. 163.

Fig. 3. **Luxatio iliaca**, an dem anatomischen Präparat (vgl. Fig. 2) hergestellt. Der Schenkelkopf steht oberhalb des M. obturator internus.

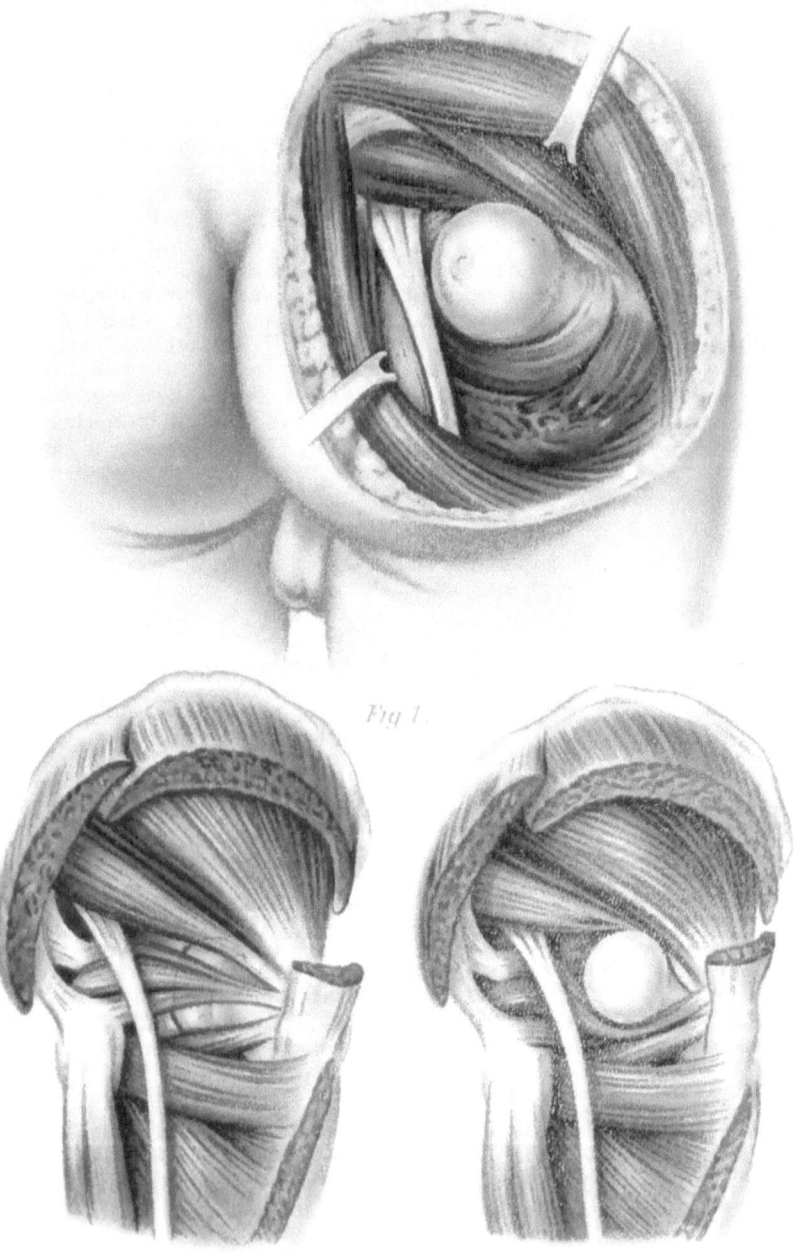

Tab. 50.

Fig. 1.

Fig. 2.　　Fig. 3.

Becken nach hinten disloziert ist. Dieses Verfahren ist besonders in Narkose ausführbar.

Auch die Verschiebung in der Hüftgegend selbst lässt eine genauere Messung zu. Unter normalen Verhältnissen schneidet nämlich eine Verbindungslinie, von der Spina ant. sup. zum Tuber ischii, über die Glutealgegend hinweggeführt (z. B. mit einem Band), bei flektiertem Oberschenkel gerade die Spitze des Trochanter major. Man nennt diese Linie die Roser-Nélaton'sche Linie. Bei der Luxation nach hinten ist das obere Femurende aufwärts disloziert, und dadurch auch der Trochanter über diese Linie hinauf verschoben; man findet ihn bei Vornahme dieser Untersuchung, welche in Seitenlage des Patienten auf der gesunden Seite geschehen muss, mehr oder weniger höherstehend, und ist imstande, dadurch auf die Lage des Caput femoris, sofern dasselbe unverletzt mit dem Hals und Schaft des Femur zusammenhängt, einen Rückschluss zu machen.

Die Einwärtsrotation kommt bei dieser Untersuchung insofern zum Ausdruck, als unter normalen Verhältnissen und bei einer Mittelstellung zwischen Aus- und Einwärtsrotation die Trochanterspitze ungefähr in der Mitte der Roser-Nélaton'schen Linie steht. Der Stand des Trochanter vorn von der Mitte der Linie weist auf die Einwärtsrotation des Beins, welche bei den regelmässigen Luxationen nach hinten niemals fehlt,*) hin und da-

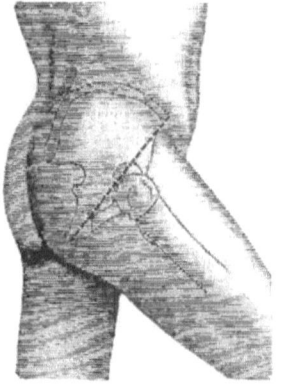

Fig. 164. Darstellung der Roser-Nélaton'schen Linie bei gebeugtem Hüftgelenk.

---

*) Es gibt eine Luxation nach hinten mit Auswärtsrotation des Beins; dieselbe ist selten und nur dann möglich, wenn eine Zerreissung mindestens des äusseren Schenkels des Lig. Bertini und eine ausgedehnte Zerreissung der Gelenkkapsel vorhanden sind.

durch auf die Lage des Schenkelkopfes hinter der
Pfanne.
Eine Art Taxierung der betreffenden Verschiebung ist auch auf einfachere Weise möglich, wenn
der Arzt bei Rückenlage des Verletzten und bei möglichst symmetrischer Stellung seine Daumen auf die
Spinae a. s. legt und von da mit den Zeigefingern
die Lage der Trochanterspitze jederseits bestimmt;
er kann dabei manchmal die Entfernung beider
Knochenpunkte durch die Anzahl der Finger, welche

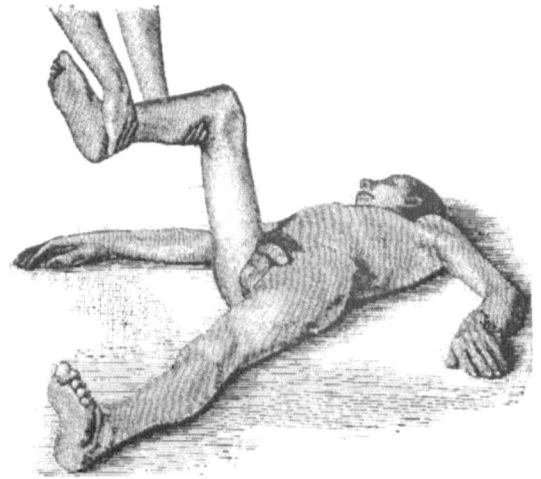

Fig. 165. Repositionsversuch bei einer Hüftgelenk-Luxation an
dem (in tiefer Narkose) auf dem Boden liegenden Patienten, bei
rechtwinkeliger Beugung des verletzten Beines.

zwischen denselben Platz finden, annähernd messen
und im Groben die Lage der Trochanterspitze am
Becken bestimmen.
Der Nachweis des Femurkopfes an seiner
abnormen Stelle unter der massigen Glutealmuskulatur
gelingt nicht immer deutlich, namentlich nicht bei
starker Schwellung und ohne Narkose.
Aktive Bewegungen sind völlig aufgehoben.
Passiv ist Flexion und eine geringe Steigerung der

perversen Stellung im Sinne von Adduktion und Einwärtsrotation möglich, jedoch nur unter grossen Schmerzen; beim Versuch, das Bein zu abduzieren und auswärts zu rotieren, findet sich der charakteristische federnde Widerstand, welcher hier besonders durch die Spannung des Lig. Bertini erzeugt wird. Je grösser die passiv ausführbare Beweglichkeit und je geringer die einwärtsrotierte Stellung des luxierten Beins, um so grösser ist sicher der Kapselriss und die Zerreissung der Muskulatur. Die federnde Fixation ist um so deutlicher, je kleiner der Kapselriss und je intakter die Muskulatur.

Therapie: Es ist schon bemerkt, dass zur Untersuchung die Narkose nicht wohl zu entbehren ist; natürlich schliesst sich nach Sicherstellung der Diagnose die Reposition gleich an. Hierzu ist es in allen Fällen erwünscht, dass der Verletzte in tiefer Narkose auf den Erdboden gelegt wird (auf eine Decke oder Matratze). Nun wird das kranke Bein gehoben, so dass der Oberschenkel senkrecht steht, und die Manipulationen werden bei rechtwinklig gebeugtem Knie am Unterschenkel vorgenommen. Das Becken wird durch einen am Boden knieenden Gehilfen fixiert; im Notfalle kann der Operateur sich selber helfen durch Anstemmen seines Fusses (natürlich ohne Stiefel) gegen die Symphysengegend. (NB. Vermeidung von Druck auf die Harnröhre!) Jetzt genügt zuweilen ein einfacher Zug nach oben zur Reposition, natürlich nur dann, wenn der Kopf nahe dem hinteren Pfannenrande steht. Ist der Schenkelkopf weiter disloziert, so kann er sich beim einfachen Zug an dem Pfannenrande anstemmen und es ist leicht begreiflich, dass das durch dieses Anstemmen gegebene Hindernis bei gleichzeitiger Abduktionsstellung des Schenkels, welche a priori zur Reposition sehr nützlich erscheint, noch wächst. So ist es zu verstehen, wenn geraten wird, dass der Zug in Adduktionsstellung des Beines erfolgen soll, weil der Kopf leichter über den Pfannenrand hinweggleitet. Also: Zug in der Adduktionsstellung

Tab. 51 und 52.
Verschiedene typische Luxationsformen des Oberschenkels am Präparat und am Lebenden.

Die Figuren der beiden Tafeln entsprechen sich jeweilig. An den abgebildeten Präparaten auf Tafel 51 ist das Lig. Bertini (Lig. ileo-femorale) erhalten.

Fig. 1 und 1a. Luxatio ischiadica.
Fig. 2 und 2a. Luxatio iliaca.
Fig. 3 und 3a. Luxatio obturatoria.
Fig. 4 und 4a. Luxatio infra-pubica.

mit etwas Rotation nach innen. Misslingt dies, so muss auch der Zug in Abduktionsstellung mit Auswärtsrotation versucht werden; hierbei kann übrigens der Schenkelkopf auch so ausweichen, dass er um den Pfannenrand herum an die Vorderseite des Gelenkes gleitet (sog. Circumduktion). Da solche sekundäre Bewegungen des Caput femoris also nicht ausgeschlossen sind, kann auf die Art des Kapselrisses aus der Stellung des Kopfes nicht immer geschlossen werden. Die Kapsel, welche durch einen Längsschlitz oder quer eingerissen sein kann, muss zuweilen durch ausgiebige Bewegungen noch weiter eingerissen werden; manchmal bildet sie ein wirkliches Repositionshindernis, welches nur durch Inzision (blutige Reposition) gehoben werden kann. Ich habe wiederholt eine Wochen oder mehrere Monate alte Luxation nach hinten blutig reponiert und volle Beweglickheit erhalten. In ganz veralteten Fällen kann eine Resectio coxae oder mit Verzicht auf eine Mobilisation des luxierten Kopfes eine Osteotomia subtrochanterica zur Verbesserung der perversen Stellung gemacht werden.

B. Luxation nach vorn. L. antica s. praecotyloidea.
Tafel 51, 52.

Die Luxationen nach vorn sind seltener als die nach hinten; mit Hinweis auf die Darstellung der L. postica kann ich mich hierzu kürzer fassen.

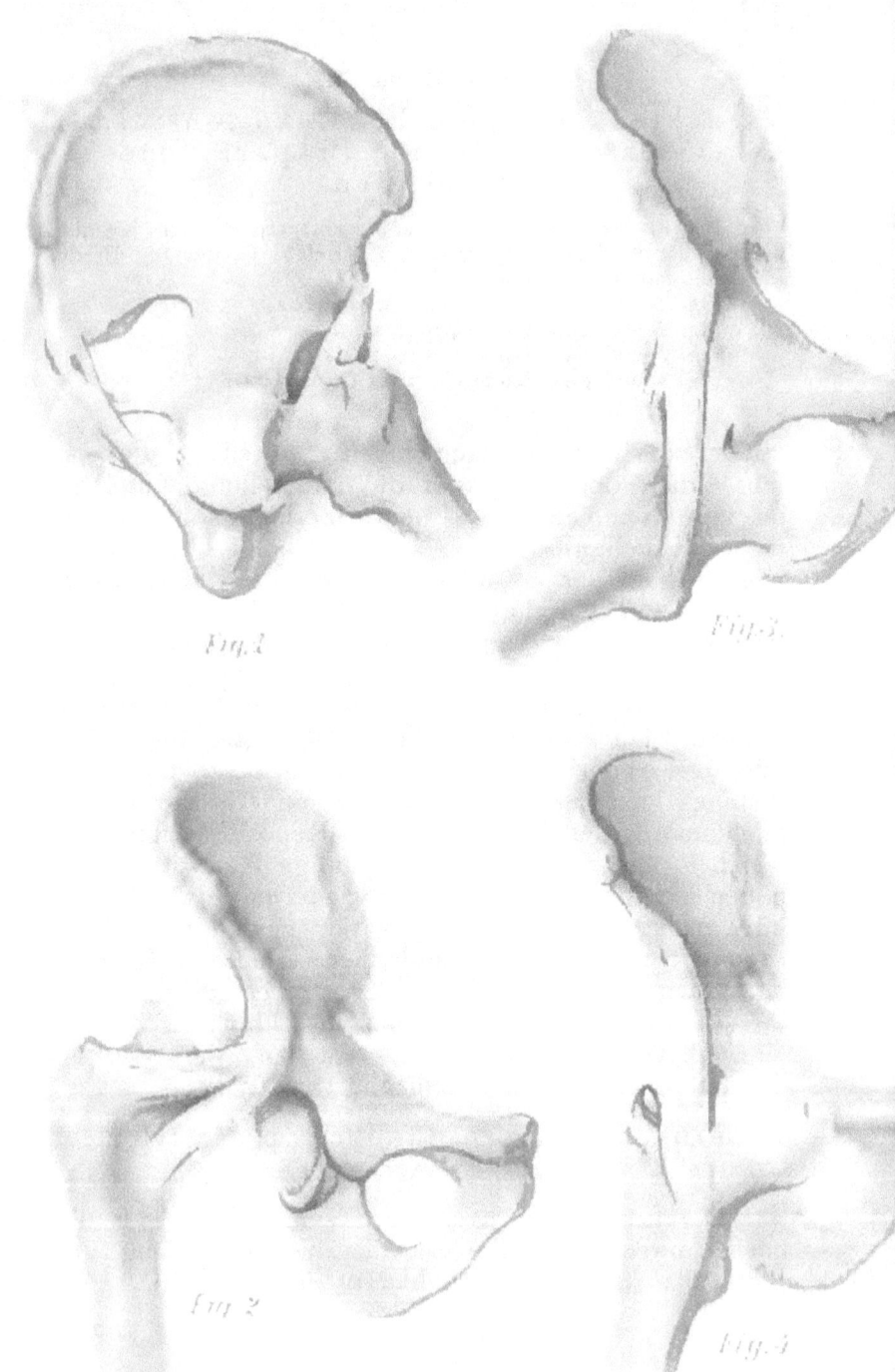

Fig. 1. Fig. 3.

Fig. 2. Fig. 4.

Tab. 52.

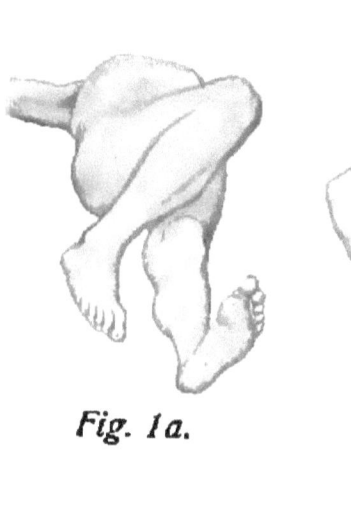

Fig. 1a.

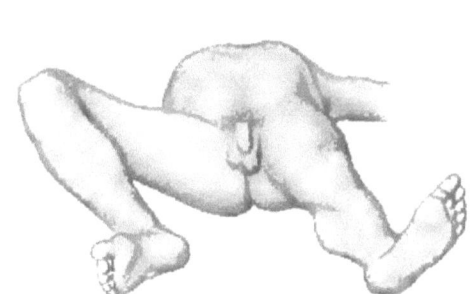

Fig. 3a.

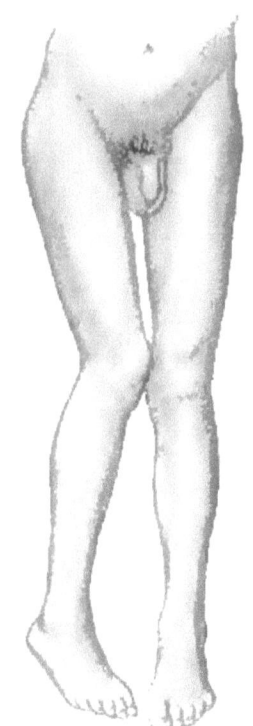

Fig. 2a.

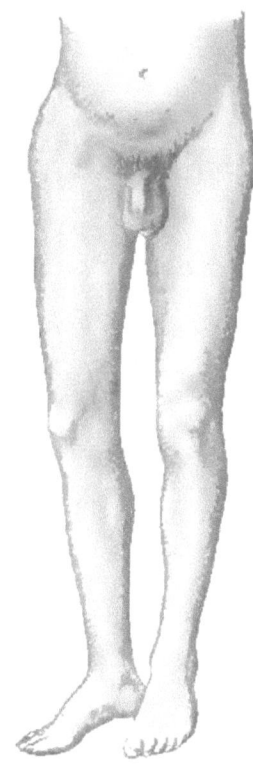

Fig. 4a.

Die künstliche Herstellung einer L. antica gelingt durch Auswärtsrotation und Abduktion. Die Kapsel reisst an ihrer Vorderseite und zwar mehr oben und es entsteht eine L. suprapubica, wenn das Bein gleichzeitig gestreckt ist (Ueberstreckung); der Kapselriss erfolgt vorn unten und es entsteht eine L. infrapubica, wenn der Schenkel flektiert steht.

Am Lebenden entsteht die L. antica auf gleiche Weise oder durch eine entsprechende Verschiebung des Beckens bei fixiertem Bein.

Die untere Extremität steht bei allen Luxationen nach vorn in deutlicher Auswärtsrotation*) und Abduktion. Der Grad der Flexion ist verschieden: bei der L. suprapubica ist sie gering, zuweilen sogar Streckung vorhanden, bei der L. infrapubica fehlt die Flexion nicht und ist um so hochgradiger, je weiter die Verschiebung des Schenkelkopfes nach einwärts erfolgt ist (eine Folge der Spannung des Lig. Bertini).

Bei der L. suprapubica ist der Kopf in der Inguinalgegend direkt fühlbar; er steht noch dicht am Pfannenrand (L. ileopectinea mit sehr geringer Abduktion) oder auf dem Schambein (L. pubica) oder unter der sp. a. inf. (L. subspinosa, L. ileopubica). Die A. femoralis ist manchmal durch den Schenkelkopf abgehoben; Schmerzen im Gebiet des N. cruralis. Der Patient kann sich zuweilen noch auf das verletzte Bein stützen.

Handelt es sich um eine L. infrapubica, so wird neben der Auswärtsrotation eine stärkere Abduktion und Flexion nicht vermisst. Man unterscheidet die L. obturatoria, wenn der Kopf in der Gegend des Foramen obturatorium steht und die sehr seltene L. perinealis, wenn der Kopf bis zum aufsteigenden Sitzbeinast verschoben ist. Bei der L. obturatoria liegt der Kopf in der Tiefe versteckt und ist nicht

---

*) Nur wenn der Schenkelkopf nach vorn oben bis in das Becken hinein verschoben war, wurde eine Rotation nach innen beobachtet; das ist enorm selten.

gut zu fühlen, der Trochantervorsprung fehlt, das Bein ist in seiner perversen Stellung federnd fixiert.

Bei der **Diagnose** ist eine Schenkelhalsfraktur dadurch auszuschliessen, dass das Bein bei dieser zwar auch verkürzt und auswärts rotiert ist, dass aber die für die Luxationen so charakteristische federnde Fixation fehlt; man kann das Bein ohne jede Schwierigkeit gerade stellen, es fällt nun wieder in die Auswärtsrotation zurück; andere Bewegungen sind nicht ausgeschlossen wie bei der Luxation.

Zur **Reposition** kann bei der L. suprapubica zunächst ein Zug in Ueberstreckung nötig werden, um den Schenkelkopf der Pfanne zu nähern; dabei muss der Patient auf einem Tisch zweckmässig gelagert sein. Sonst gilt für die L. antica die Regel, wie für die L. postica, die Reposition in tiefer Narkose an dem am Boden liegenden Patienten mittels Bewegungen an dem mehr oder weniger flektierten Bein vorzunehmen. Rotation nach innen und eine folgende Abduktionsbewegung führt in der Regel zum Ziele. Eine Circumduktion des Kopfes um den Pfannenrand (s. oben) kann durch gleichzeitigen Zug am Schenkel verhindert werden. Riedel hat kürzlich die Reposition durch Ruck nach aussen empfohlen.

C. Seltene Luxation im Hüftgelenk.

Die Luxation nach unten (L. infracotyloidea) ist sehr selten; der Schenkelkopf steht am unteren Pfannenrand, das Bein ist verlängert; starke Flexion fehlt niemals dabei, geringe Abduktion ist meistens vorhanden; Rotation unwesentlich. In mehreren Fällen konnte der Patient noch auftreten und etwas gehen; dabei bildete der untere Pfannenrand den Stützpunkt für den Schenkelkopf. Entstehuug durch forcierte Abduktion möglich. Reposition durch Zug am gebeugten Schenkel.

Die Luxation nach oben (L. supra-cotyloidea) ebenfalls sehr selten. Der Kopf steht an der Spina ant. inf., direkt als kugelige Prominenz fühlbar. Das

Bein gestreckt, etwas auswärts rotiert und adduziert, dazu erheblich verkürzt. Reposition durch Flexion und Rotation nach Innen.

Zu den unregelmässigen Luxationen im Hüftgelenk sind auch diejenigen zu rechnen, bei welchen die Luxation mit Fraktur des Femur (Collum, Trochantergegend) oder des Beckens (Pfannenrand, Pfanne) kompliziert ist.

Mit dem Namen L. centralis bezeichnet man das enorm seltene Vorkommnis einer Luxation des Schenkelkopfes durch die zertrümmerte Pfanne in das Becken hinein. Diese Beobachtung ist wegen ihrer Analogie mit dem Schädel (Fraktur der Schädelbasis durch den Unterkiefer) von Interesse.

3. Oberschenkel.
A. Frakturen am oberen Ende.

Man unterscheidet am oberen Femurende bekanntlich den Kopf, den Hals und die Trochantergegend. Der Hals (Collum femoris) liegt zwischen dem Knorpelrande des Kopfes und den Trochanteren (genauer: den die beiden Trochanteren vorn und hinten verbindenden Knochenleisten; also vorn: der Linea intertrochanterica, hinten: der Crista intertrochanterica nach der neueren anat. Nomenklatur). Die Hüftgelenkkapsel umfasst normalerweise nicht allein den Schenkelkopf, sondern auch einen erheblichen Teil des Schenkelhalses: sie reicht vorn bis zur Linea intertroch., hinten bis etwas über die Mitte der Entfernung vom Gelenkkopf zur Crista intertrochanterica.

Zum oberen Femurende ist ferner die Trochantergegend und das obere Schaftstück unterhalb der Trochantergegend zu rechnen.

Frakturen am oberen Femurende können in verschiedener Weise zustande kommen. Auf den Kopf und Hals können (von schweren perforierenden Verletzungen z. B. Schussfrakturen abgesehen) nur indirekte Gewalten einwirken. Die Trochantergegend

Tab. 52a.

Normales Hüftgelenk eines 17jährigen im Röntgenbild von vorn.

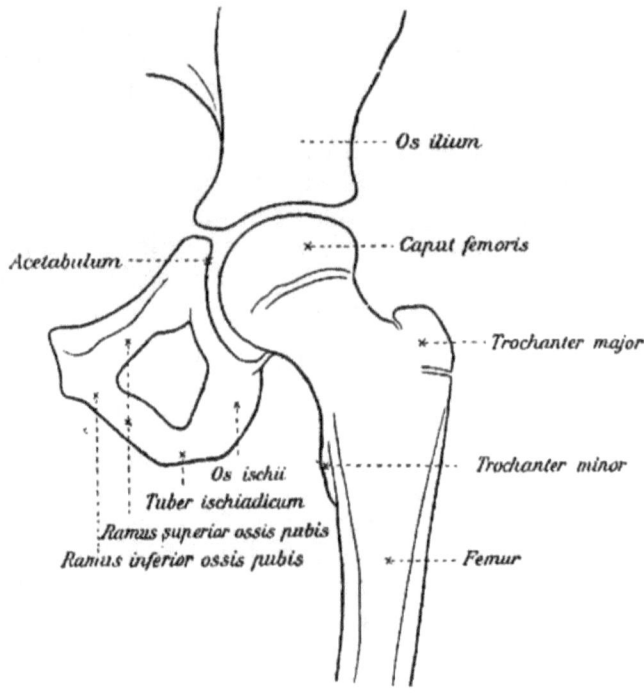

Fig. 166. Skizze zur Erklärung der Tafel 52a.

und die infratrochantere Region des Femurschaftes können direkt durch Biegung, Torsion, Kompression, indirekt durch übermässige Bewegungen im Hüftgelenk z. B. Ad- oder Abduktion, Ueberstreckung, Rotàtion eine Fraktur erleiden. Letzteres ist demjenigen leicht verständlich, welcher öfter sich bemüht hat, Luxationen im Hüftgelenk künstlich an der Leiche herzustellen; denn bei den dabei ausgeführten, forcierten Bewegungen des Oberschenkels gegen das fixierte Becken bricht nicht selten der Oberschenkel an seinem oberen Ende, bevor eine Luxation entsteht.

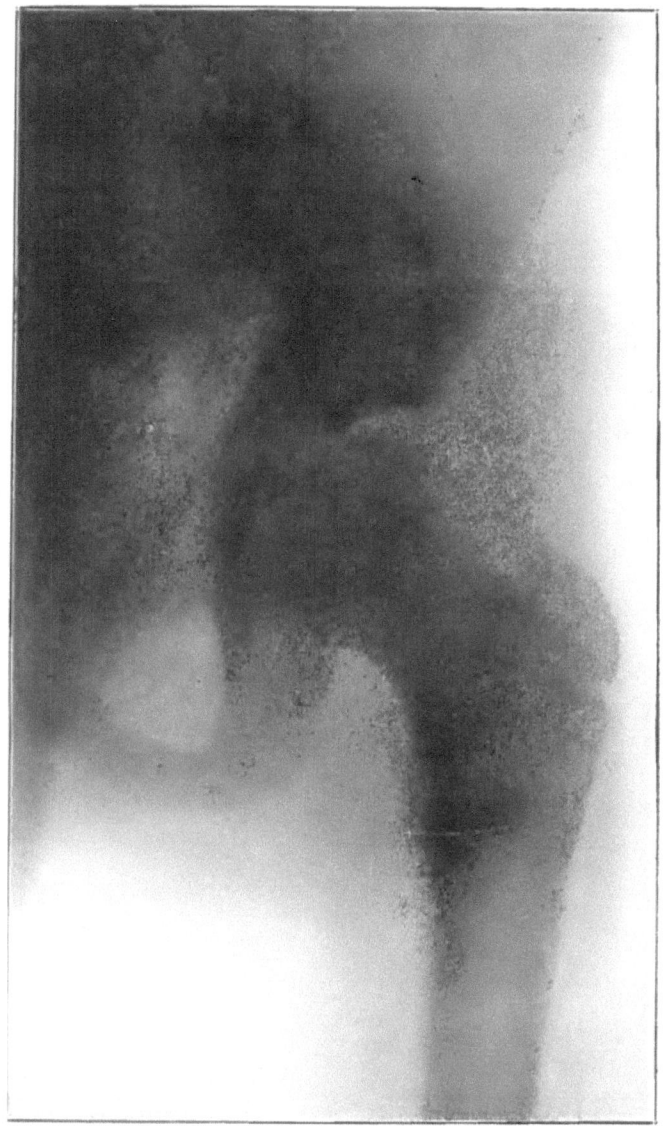

Tab 52 a.

Hiebei ist neben Kapsel- und Muskelansätzen namentlich das Ligamentum ileofemorale s. Bertini von grosser Bedeutung.

Vom anatomischen Standpunkt kann man unterscheiden:
1. Traumatische Epiphysentrennung am oberen Femurende. (Epiphysen-Fraktur.)
2. Intrakapsulärer Schenkelhalsbruch: die Bruchlinie verläuft am Kopfende des Collum.
3. Extrakapsulärer Schenkelhalsbruch; die Bruchlinie verläuft durch den Schenkelhals nahe am Trochanter.
4. Fraktur des Oberschenkels im Trochantergebiet. (Fract. trochanterica.)
5. Isolierte Fraktur des Trochanter major. (Apophysen-Fraktur.)
6. Fraktur des Oberschenkels im Bereiche seines Schaftes, dicht unterhalb der Trochanteren.

Vom praktischen Standpunkte aus unterscheiden wir:

a) **Die Schenkelhalsbrüche** (Fract. coll. femoris). Dieselben sind relativ häufig. Die vom theoretischen Standpunkt richtige Einteilung in intrakapsuläre und extrakapsuläre bedarf einer Einschränkung. Denn die Bruchlinien sind nicht immer rein quere, und die Beziehung zur Gelenkkapsel ist weder gleichartig, noch von entscheidender Wichtigkeit; die sogenannten extrakapsulären Brüche verlaufen mit ihrer Bruchlinie sehr oft noch intrakapsulär, schon deshalb, weil (wie oben erwähnt) die Gelenkkapsel an der Vorderseite bis an die Trochanterlinie reicht. Die „extrakapsulären" Brüche der Autoren sind also meistens „gemischte", d. h. sie liegen zum Teil intra-, zum Teil extrakapsulär.

Um dennoch eine anatomische Bezeichnung festzuhalten, könnte man vielleicht von

medialen (oder proximalen) und
lateralen (oder distalen) Schenkelhalsbrüchen
reden.

Tab. 53.
Intrakapsuläre (mediale) Schenkelhalsbrüche.
(Fractura colli femoris medialis).

Fig. 1a und 1b. Pseudarthrose an Stelle der intrakapsulären Fraktur; der Schenkelhals ist durch Abschleifung allmählich völlig verloren gegangen. Der Kopf sitzt durch neue abnorme Adhäsionen in der Pfanne fixiert; die Trochantergegend berührt in Form einer wahren Nearthrose, innerhalb der alten Gelenkkapsel die Bruchfläche des Kopffragmentes. Beide Bruchflächen sind glatt und an manchen Stellen förmlich poliert, wie bei Arthritis deformans. Auch finden sich charakteristische Knochenauflagerungen sowohl am Rande der Pfanne wie am oberen Ende des Oberschenkels; das letztere ist durch die mächtige Knochenneubildung fast keulenförmig verdickt. Die Pseudarthrose hat ein Auf- und Niedergleiten der Bruchflächen aneinander gestattet und zeigt selbst die Spuren dieser Verschiebung, wie angedeutet. (Eigene Sammlung).

Fig. 2a und 2b. Einkeilung der intrakapsulären Fraktur. Präparat von einer 82jähr. Frau (Glöwe). In Fig. 2a ist das obere Femurende von der Seite dargestellt und die wahrscheinlich normale Form eingezeichnet. Man erkennt den durch die Fraktur bedingten Höherstand des Troch. maj. Der Schenkelhals ist infolge der Einkeilung kürzer geworden. — Fig. 2b, Durchschnittszeichnung (frontal): die Einkeilung ist gelöst und das Kopffragment so gelagert, wie es der vorherigen Einkeilung entspricht; das Schaftstück des Oberschenkels befindet sich in Adduktionsstellung zum Caput femoris resp. Becken. (Eigene Sammlung.)

Die medialen Schenkelhalsbrüche liegen im medialen Abschnitte des Collum femoris nahe dem Rande des Schenkelkopfes, zum grösseren Teil, oft völlig intrakapsulär. Die Bruchstücke bestehen aus dem Femur mit dem Halse einerseits, und aus dem abgesprengten Kopfe andrerseits. Der Schenkelkopf ist der durch das Periost und vom Schenkelhalse her ihm zukommenden arteriellen Blutversorgung mehr oder weniger, eventuell völlig verlustig gegangen; ohne das noch vorhandene Ligamentum teres, dessen Gefässe aber namentlich bei alten Leuten sehr spärlich sind, wäre er oft ausser aller Ernährung, würde sich wie ein völlig abgesprengtes Knochenstück verhalten und nur regressiven Veränderungen unterliegen,

Tab.53.

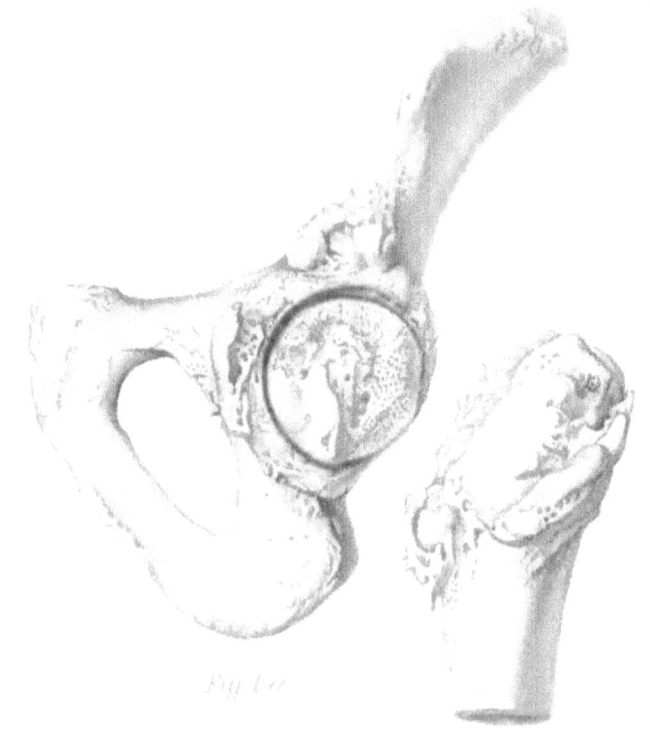

Fig.1.a

Fig.1.b

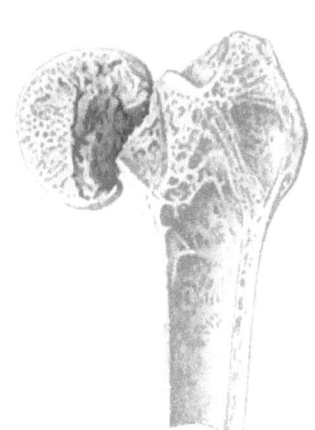

Fig.2.b

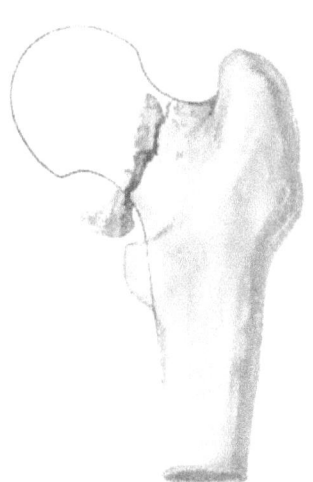

Fig.2.a

analog denen bei der Bildung traumatischer „Gelenkmäuse".

Die lateralen Schenkelhalsbrüche liegen im lateralen Abschnitt des Collum femoris, nahe den Trochanteren, zuweilen extrakapsulär, in der Regel „gemischt", d. i. mit einer inner- und ausserhalb der Gelenkkapsel verlaufenden Bruchlinie. Das obere Bruchstück besteht aus Kopf und Hals und ist durch die erhaltenen Kapsel- und Periostteile aufs beste mit arteriellem Blute versorgt.

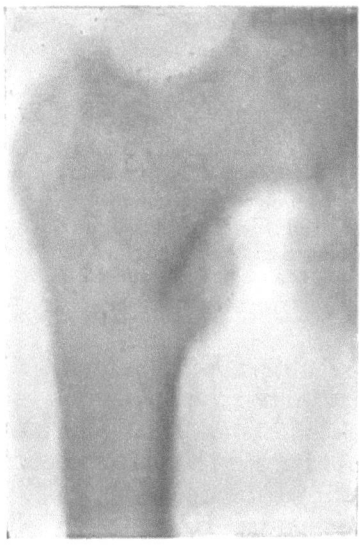

Fig 167. Lateraler Schenkelhalsbruch (eingekeilt) im Röntgenbild.
60 jährige Frau,
Fall auf den Trochanter.

Diese Einteilung hat demnach mancherlei für sich.
Aetiologie. Die gewöhnlichen Schenkelhalsbrüche entstehen, wie schon oben bemerkt, nur auf indirekte Weise. Es sind namentlich zweierlei Gewalten, welche hier in Frage kommen:

Entweder ein Fall auf das Knie (seltener den Fuss bei gestrecktem Bein), wodurch ein Stoss in der Richtung des Femurschaftes auf den Schenkelhals übertragen wird. Da der Kopf in der Pfanne fixiert

Tab. 54.

Extrakapsuläre (laterale) Schenkelhalsbrüche. (Fract. colli fem. lateralis s. trochanterica).

Fig. 1a und 1b. Extrakapsuläre Fraktur des Schenkelhalses mit Einkeilung; ziemlich frisch, von einer alten Frau. Die Fraktur ist exquisit extrakapsulär und betrifft sogar noch den Trochanter. Das Präparat ist von seiner äusseren Oberfläche (Fig. 1 a) und im Frontal-Durchschnitt (Fig. 1 b) dargestellt. Die Einkeilung ist sehr deutlich: das Halsfragment ist in die Trochanterregion hineingetrieben. Der Schenkelhals ist also verkürzt, steht ferner fast rechtwinklig zum Femurschaft. In Fig. 1 b ist die Form der zugehörigen gesunden Seite schwarz eingezeichnet, sodass die Totalverkürzung des frakturierten Oberschenkels und der relative Höherstand des Troch. an demselben zu sehen ist. (Eigene Sammlung.)

Fig. 2a und 2b. Aeltere extrakapsuläre Fraktur des Schenkelhalses mit Einkeilung knöchern geheilt. Das Präparat stammt von einer 82 jähr. Frau (Glöwe) an deren anderem Schenkelhals sich ein intrakapsulärer Bruch fand (vgl. Tafel 53, Fig. 2). Die hier dargestellte Fraktur war im November 1888 entstanden, nach dem Tode (März 1893) ergab die Autopsie das abgebildete Präparat. (Eigene Sammlung.)

---

ist, resultiert bei genügender Gewalt ein Schenkelhalsbruch, und zwar meistens ein medialer. Das wäre also ein Abquetschungsbruch (Biegungsbruch).

Oder Fall auf den Trochanter major d. h. auf die Seite des Körpers. Indem hier das Gewicht des fallenden Körpers auf den Boden (Steinpflaster, Zimmerboden) auftrifft, erfährt der Schenkelhals eine Kompression in seiner Längsrichtung zwischen Kopf und Trochantergegend. Diese Kompression führt (analog gleicher Gewalteinwirkung an den langen Röhrenknochen (z. B. am oberen Ende des Humerus) zu einem Bruch da, wo der kompaktere und dünnere Schenkelhals in das voluminösere und spongiöse Knochengewebe der Nachbarschaft übergeht: es kommt zur Fraktur an der Grenze von Hals und Kopf oder an der Grenze von Hals und Trochantergegend. Mit anderen Worten, es entsteht ein medialer oder —

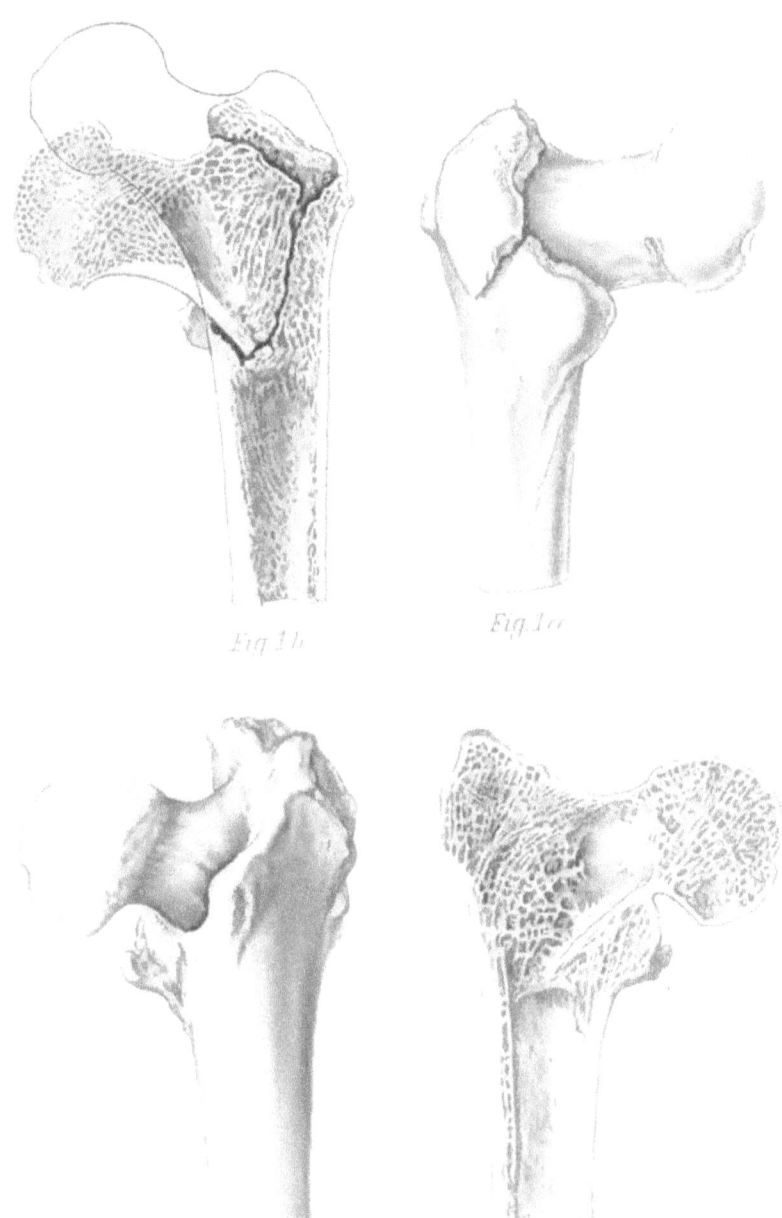

Fig.1b. Fig.1a.

Fig.2a. Fig.2b.

und das ist die Regel — ein lateraler Schenkelhalsbruch. Die so entstehenden Brüche sind also Kompressionsbrüche („Zertrümmerungsbrüche") und wie andere dieser Art ausgezeichnet durch die häufige Einkeilung der Fragmente.

Mit dieser Erklärung ist natürlich nicht allen Vorkommnissen Rechnung getragen. Es soll z. B. nicht geleugnet werden, dass der Schenkelhals auch einmal durch Biegung von der Trochantergegend abbrechen kann. Bei den lateralen Schenkelhalsbrüchen reichen die Bruchlinien in das Trochantergebiet hinein. In umgekehrter Weise können bei forcierter Drehung durch Vermittlung der Bänder (bes. des Lig. Bertini) Frakturen im oberen Teil des Trochantergebietes erfolgen, welche in den anliegenden Teil des Schenkelhalses hineinreichen; praktisch sind diese Brüche nicht wohl von den lateralen Schenkelhalsbrüchen zu unterscheiden (Trochanterbrüche).

Das häufige Vorkommen dieser Knochenbrüche bei alten Leuten hat seine Ursache in der Knochenbrüchigkeit, welche gerade am oberen Femurende oft recht ausgesprochen ist. Unter normalen Verhältnissen ist dasselbe bekanntlich sehr fest und der Aufgabe, den Körper zu tragen, völlig gewachsen. Man kennt die Bedeutung der Architektur der Knochenbälkchen, welche den höchsten mathematischen resp. mechanischen Anforderungen entspricht und mit dem geringsten Material an Knochensubstanz die höchste Tragfähigkeit verbindet. Im Alter werden die Knochenbälkchen spärlicher, die fetthaltigen Hohlräume dazwischen grösser, der Knochen selbst erleidet eine Einbusse an organischer Substanz; so entsteht eine Osteoporose, welche übrigens bei Frauen früher einzutreten pflegt, als bei Männern. Dadurch wird das häufigere Vorkommen der Schenkelhalsbrüche bei Frauen erklärt.

Ferner ist der Winkel, welchen Schenkelhals und Schaft bilden, nicht immer der gleiche.

Tab. 55.
Auswärts-Rotation des Oberschenkels bei intrakapsulärer (medialer) Fraktur des Schenkelhalses.

Fig. 1. Ansicht des linken oberen Femurendes. Vorderansicht.

Fig. 2. Rückansicht desselben Präparates.

Fig. 3. Horizontal-Durchschnitt (ein wenig schräg, aufwärts gegen den Schenkelkopf, in der Richtung des Schenkelhalses) durch den Schenkelhals und Kopf desselben Präparates.

Fig. 4. Hier ist in demselben Horizontal-Durchschnitt des Fraktur-Präparates die gleiche Durchschnittslinie des zugehörigen normalen Schenkelhalses etc. eingezeichnet. Man sieht dadurch aufs schönste den hohen Grad von rotatorischer Dislokation der Fragmente. Mehr den wirklichen Verhältnissen entspricht es, wenn nicht der Trochanter als sich deckend gedacht wird, sondern der Kopf, d. h. der feste Punkt. Dies ist nun in der nebenstehenden Skizze zum Ausdruck gebracht, in welcher der Querschnitt des normalen Knochens mit punktierter Linie eingezeichnet ist. Man erkennt hier die enorme Auswärtsdrehung des Trochanters, resp. Schaftstückes aufs beste. Ich verdanke diese Anregung Herrn Dr. Landau.

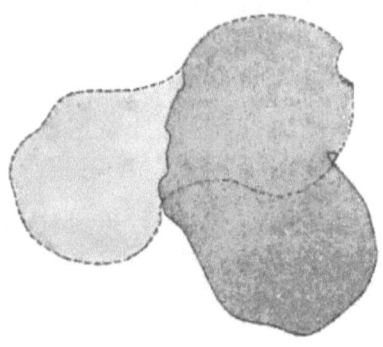

Fig. 168.

Fig. 5. Frontaldurchschnitt durch das normale obere Femurende nebst Pfanne eines 8 jähr. Kindes. Man sieht die Epiphysenlinie, welche zwischen Caput und Collum femoris verläuft. Die Epiphyse wird nur durch den Oberschenkelkopf gebildet. Der Trochanter major besitzt seine eigene Knochenanlage (Apophyse).

Wenn er einem rechten Winkel näher kommt, werden von unten, in der Richtung des Femurschaftes einwirkende Gewalten leichter eine Fraktur herbeiführen können. Da dieser Winkel bei alten Leuten angeblich kleiner wird (also dem rechten Winkel näher kommt), so wäre auch hierin eine Erklärung für die Praedisposition des höheren Alters

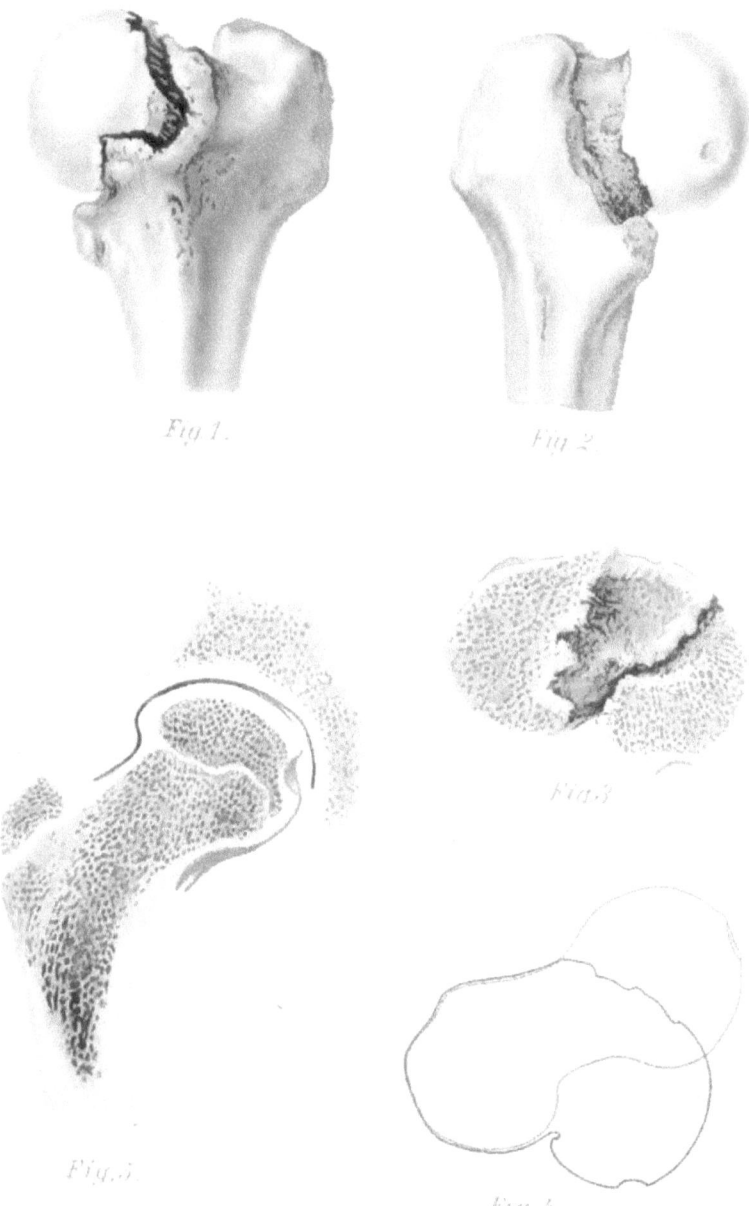

Tab. 55.

Fig. 1. Fig. 2.

Fig. 3.

Fig. 5. Fig. 4.

gegeben. Es wäre aber falsch, wolte man sich vorstellen, dass etwa nur ältere Leute Schenkelhalsbrüche erleiden; auch im kräftigsten Mannesalter, sogar im jugendlichen Alter werden sie, wenn auch erheblich seltener, beobachtet.

Pathologische Anatomie. Unter Hinweis auf die Tafeln 53, 54, 55 und die zugehörige Erklärung kann auf das ausserordentlich Typische dieser Frakturen hingewiesen werden.

Die medialen Schenkelhalsbrüche sind seltener; sie können lose oder eingekeilt sein, die Einkeilung ist aber wohl fast niemals eine dauernde. Eine knöcherne Heilung dieser Fraktur ist selten und gilt nur als möglich, (Präparate!) wenn das Kopffragment noch durch Periost ernährt ist. In der Regel bildet sich eine Pseudarthrose heraus, indem bei der späteren Benutzung des Beines (Auftreten) ein Auf- und Niedergleiten, eine Art Schleifgelenk entsteht, bei welchem in seiner höchsten Ausbildung nach Verlust (Abschliff) des Schenkelhalses, eine glatte Fläche der Trochantergegend auf der geglätteten Bruchfläche des Kopffragmentes artikuliert. Der Kopf selbst ist dabei in der Regel durch fibröse oder knöcherne Adhäsionen in der Pfanne fixiert.

Die lateralen Schenkelhalsbrüche sind viel häufiger; sie sind meistens eingekeilt. Die knöcherne Heilung ist die Regel, sogar dann, wenn eine ärztliche Behandlung nicht stattfindet; die Callusbildung am äusseren Schenkelhals und besonders im ganzen Trochantergebiet pflegt reichlich zu sein. Die Einkeilung kann zur Lösung kommen, namentlich dann, wenn der Verletzte sein Bein zu früh in Gebrauch nimmt und ohne Schutzvorrichtung auftritt: eine anfangs geringe Dislokation kann so nachher sehr an Grösse zunehmen.

Fast immer ist an den Schenkelhalsfrakturen ausser der vertikalen Verschiebung eine Auswärtsrotation des Schaftstückes zu bemerken, auch bei vorhandener Einkeilung, zuweilen als hervorstechendes Symptom. Diese Auswärtsrotation des Beines wurde meistens als die Folge eines einfachen Umfallens (nach aussen) des Beines aufgefasst. Richtiger mag die neuerdings aufgestellte Ansicht sein, dass die hintere Partie des Schenkelhalses schwächer sei, und dass deshalb eine den Trochanter von aussen treffende Gewalt den Schenkelhals an seiner Rückseite stärker einbreche als an den übrigen Teilen (Kocher). (Vgl. Fig. 168.)

Dasselbe gilt für die **unvollständigen Schenkelhalsbrüche** (Infraktionen), welche im medialen wie im lateralen Teil vorkommen können und nur eine Einbiegung einer Seite des Schenkelhalses (oben und besonders hinten) aufweisen, meistens mit partieller Einkeilung. Der Schenkelhals kann dadurch eine sehr veränderte Richtung (Winkel) zum Femurschaft enthalten.

Symptome. An einen Schenkelhalsbruch muss immer gedacht werden, wenn eine ältere Person infolge eines Falles auf das Knie oder (namentlich) auf die Seite nicht auftreten kann und wenn das verletzte Bein **Verkürzung** und **Auswärtsrotation** zeigt. Differentialdiagnostisch kommen Distorsionen, Kontusionen, Hüftgelenksluxation und Beckenfraktur in Frage. Eine Verwechslung mit Luxation (bei der Auswärtsrotation würde nur eine Luxation nach vorn in Frage kommen) ist kaum denkbar. Im Bett ist Pat. ausser stande, das verletzte Bein zu heben, also eine aktive Flexion im Hüftgelenk auszuführen, das Bein liegt meistens in gestreckter Ruhelage, ohne Ad- oder Abduktion.

Eine direkte Palpation der Frakturgegend ist nur möglich, wenn der Trochanter mitbetroffen ist, und dann auch nur in geringem Grade. Wenn auch unter normalen Verhältnissen der grosse Rollhügel vorn, aussen und hinten zu betasten ist, so ist das doch nach einer Verletzung dieser Gegend sehr eingeschränkt; selten wird deshalb etwa eine Bruchkante an dem Troch. major zu fühlen sein.

Durch eine Schenkelhalsfraktur, auch durch eine unvollständige oder eine eingekeilte, ist die Gesamtlänge des Femur natürlich reell verkürzt. Nichts läge

265

näher, als diese Verkürzung durch Messung festzustellen und für die Diagnose zu benützen. Allein es ist ja bekannt, dass die Messung des Oberschenkels vom Becken zum Knie nur mit Kautelen ausgeführt und verwendet werden kann (Messpunkte: Spina ant. sup. und Knielinie oder unterer Patellarrand), und bei diesen Fällen von Verletzung kommt noch hinzu, dass die Patienten sehr schwer in die erforderliche symmetrische Lage zu bringen sind, weil der Oberschenkel

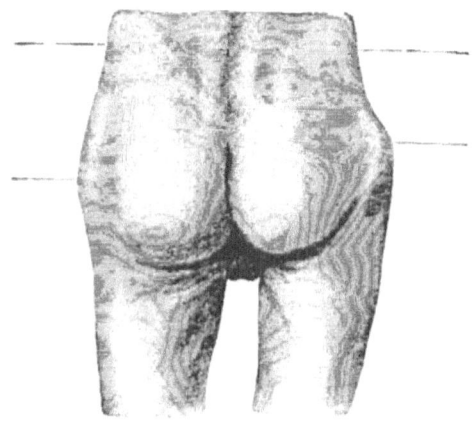

Fig. 169. Verschiebung des Trochanters bei Schenkelhalsbruch. Ansicht von hinten. Rechterseits ist die Aufwärts-Verschiebung des Troch. sehr deutlich, besonders gegen die durch einen Strich bezeichnete Spina ant. sup. Linkerseits finden sich normale Verhältnisse.

meistens im Hüftgelenk gebeugt, und das Becken nach einer Seite geneigt ist. Immerhin wird Messband und Augenmass eine Verkürzung des Oberschenkels ergeben.

Von besonderer Wichtigkeit ist in dieser Hinsicht der Höherstand des Trochanter, welcher auf gleiche Art nachzuweisen ist, wie es bei der Luxation im Hüftgelenk nach hinten geschildert wurde. Der Nachweis, dass die Trochanterspitze um den Betrag dieser Verkürzung über der Roser-Nélaton'schen Linie steht, deutet darauf hin, dass das Femur übrigens intakt und dass die Ursache der Verkürzung im Schenkelhals oder im Hüftgelenk zu suchen ist. Zur Kontrolle dient, dass die Entfernung von der Trochanterspitze zum Knie, symmetrisch gemessen, gleich ist. Die Verkürzung ist hier die Folge der Verschiebung der Fragmente, welche gleich bei Entstehung der Fraktur zustande kommt, und des Muskelzuges, welcher dann auf den Femurschaft (inkl. Trochanter) einwirkt. (Vergl. Tab. 53 u. 54.)

Die Trochantergegend ist bei den Schenkelhalsbrüchen der Mittellinie näher gerückt, infolge der Verkürzung des Schenkelhalses; leider ist die Messung dieses Unterschiedes gegenüber der gesunden Seite so schwierig und ungenau, dass ihr Resultat nur selten verwertet werden kann.

Bewegungen des verletzten Schenkels können, wenn auch nicht ohne Schmerz, nach allen Richtungen vorgenommen werden. Dabei tritt Crepitation ein, wenn die Bruchstücke nicht zu stark verschoben sind, sondern noch in Kontakt stehen. Bei der Rotation des gestreckten Beines um seine Längsachse ist zuweilen ein Merkmal sehr deutlich, dessen Erklärung a priori gegeben ist; bei den medialen Brüchen dreht sich dabei der Femurschaft um einen Radius, dessen Länge dem erhaltenen und mit dem Femur in Verbindung gebliebenen Halsstück entspricht; bei den lateralen aber dreht sich der Femurschaft nur um die eigene Längsachse — natürlich nur dann, wenn keine Einkeilung vorliegt.

Die eingekeilten Schenkelhalsbrüche sind fast immer sicher zu erkennen. Es findet sich immer Verkürzung und Auswärtsrotation des Beines, doch in der Regel beide in geringerem Grade als bei den losen Schenkelhalsbrüchen; dazu ist zuweilen eine geringere Adduktion vorhanden — alles natürlich die Folge der Verschiebung und Wiederbefestigung (Einkeilung) der Fragmente zueinander. Die Crepitation fehlt bei den eingekeilten Brüchen, während sie oft eine ganz erhebliche Beweglichkeit im Hüftgelenk zulassen; und die Rotationsbewegung des Beins (um seine Längsachse) im Hüftgelenk geht so vonstatten, dass dabei der durch die Länge des Collum femoris gebildete Radius zur Geltung kommt.

Sehr charakteristisch ist die Krankengeschichte, wenn ein Schenkelhalsbruch zunächst eingekeilt ist, und wenn sich in der Folge bei mangelnder oder ungeeigneter Behandlung die Einkeilung wieder löst. Kürzlich beobachtete ich folgenden Fall: Eine 74 jähr. Frau (Lange) war am 17. Mai 1896 im Zimmer von einer Stufe herab auf die Hüfte gefallen; sie konnte, wenn auch unter Schmerzen auftreten und sich bewegen. Anfangs August traten plötzlich grössere Schmerzen auf, angeblich nachdem sich Pat. auf den Bettrand gesetzt hatte; Pat. wurde nun bettlägerig und erhielt einen Extensionsverband. In diesem Falle war Pat. mit ihrem eingekeilten Schenkelhalsbruch ca. 2^1/$_2$ Monate umhergegangen; dann trat unter der Erscheinung bedeutender Verschlimmerung die Lösung der Einkeilung ein.

Unvollständige Schenkelhalsbrüche, Infraktionen des Halses sind von den eingekeilten Brüchen nicht sicher zu unterscheiden. Auch bei diesen ist ein Höherstand des Trochanter vorhanden, und ein gewisser Grad von Auswärtsrotation die Folge davon, dass die hintere Wand des Collum leichter und stärker einbricht. Die mit dem Namen Coxa vara bezeichnete Veränderung kann durch verschiedene Läsionen des oberen Femurendes zustande kommen; neben den medialen Schenkelhalsbrüchen und den Epiphysentrennungen (s. diese) können auch die lateralen Schenkelhalsbrüche und die Trochanterbrüche die Veranlassung dazu geben, wie neuerdings namentlich aus der König'schen Klinik von Dr. Pels-Leusden hervorgehoben ist.

Therapie. Da es sich meistens um ältere Leute handelt, ist die Gesamtpflege, Erhaltung resp. Besserung des Kräftezustandes sehr wichtig. Der Eintritt einer schlaffen hypostatischen Pneumonie ist nur zu

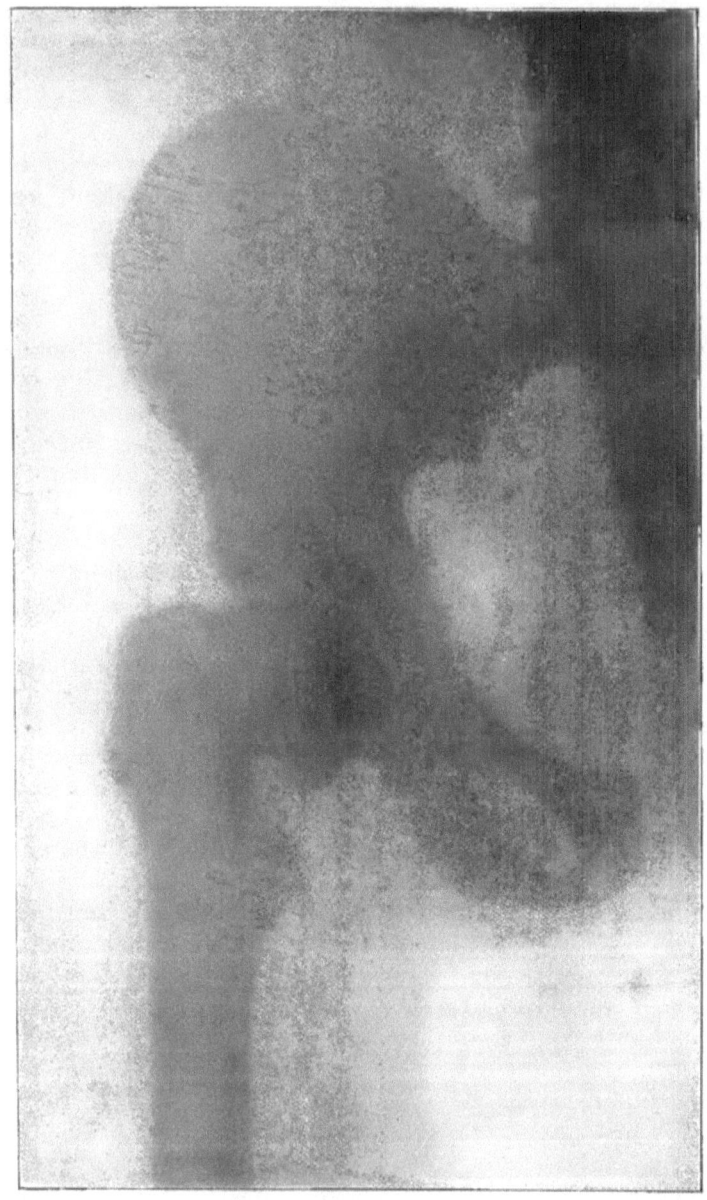

Fig. 170. Coxa vara nach früherer Schenkelhalsfraktur bei einem 14jährigen Knaben. Röntgenbild. Der Vergleich mit normalem Befund ist durch Besichtigung der Fig. 5 Tab. 55 und der Tab. 52a zu gewinnen.

oft verhängnisvoll; daher ist, ausser zweckmässiger Ernährung, häufiger Lagewechsel (soviel als möglich), zeitweises Aufsitzen und tiefes Atemholen angebracht; ein frühzeitiges Aufstehen mit Hilfe einer „Gehschiene" ist gerade hier sehr nützlich.

Die lateralen Brüche heilen in der Regel durch reichlichen Callus, wie denn überhaupt die Knochenbildung bei Frakturen (oder Osteotomie) in der Trochantergegend sehr voluminös zu sein pflegt. Die medialen Brüche heilen nur selten knöchern. Oft kommt es zu einer wahren Pseudarthrose, indem der in der Pfanne fixierte Kopf und der auf- und abgleitende Halsrest sich gegenseitig so abschleifen, dass annähernd kongruente Flächen im Kontakt stehen. Eine knöcherne Heilung wird überhaupt nur beobachtet, wenn das Kopffragment ausser dem Lig. teres noch andere durch Kapselteile gebildete Ernährungsbahnen besitzt.

Konnte eine **Einkeilung** oder eine nur **unvollständige Fraktur** diagnostiziert werden, so handelt es sich um Ruhigstellung und Schonung des Gliedes so lange, bis die zur Funktion des Beines erforderliche Festigkeit erreicht ist. Noch Wochen lang nach der Verletzung kann eine Lösung der Einkeilung und stärkere Verschiebung der Fragmente eintreten, was nicht erwünscht wäre; deshalb ist in solchen Fällen mit grosser Vorsicht zu verfahren. Doch kann auch hier schon frühzeitig mit der Benutzung von Gehschienen begonnen werden.

Bei den gewöhnlichen Fällen von Schenkelhalsfraktur ist eine möglichst exakte Reposition der Fragmente (Extension und Einwärtsrotation) notwendig. Dann wird am besten ein korrekter Extensionsverband mit permanenter Gewichtsextension angelegt, nach den Regeln der Verbandstechnik; der Fuss wird auf einem schleifenden Fussbrett (Volkmann'scher Schlitten) weich gelagert, so dass hierdurch auch die Auswärtsrotation des Beines gehoben wird. Durch Belastung mit 12 bis 15 Pfund wird in der Regel eine günstige Lage der

Fragmente erhalten. Von Vorteil ist, dass dieser Verband den Patienten eine relativ grosse Beweglichkeit gestattet; halbe Seitenlage im Bett, sogar ein gewisses Aufsitzen sind ohne Schaden und ohne Schmerz ausführbar. Eine weitere Schiene ist dabei unnötig. — Dass man auch Gips- und Schienenverbände benutzen kann, ist selbstverständlich. Gerade für diese Fälle können die neuen Gehschienen (von Thomas, Liermann, Bruns u. a.) brauchbar sein; dabei bildet das Tuber ischii den festen Punkt, und es ist sogar eine permanente Extension durch Gummizug möglich, welche nachts wieder durch Gewichtsbelastung erzielt wird.

Ein Versuch, die Fragmente operativ (z. B. Einbohren eines Bohrers von aussen oder durch Annageln) zu fixieren, ist nur in besonderen Fällen angezeigt. Für die rein intrakapsulären (medialen) Fälle hat neuerdings Kocher prinzipiell die frühzeitige Resektion des Kopffragmentes als bestes Heilmittel empfohlen; sollte dieser Eingriff wegen hohen Alters, Schwäche etc. nicht ausführbar sein, so muss baldigst mit Massage und Mobilisation begonnen werden.

Das Endresultat ist meistens kein glänzendes. Wenn es sich um alte, gebrechliche Leute handelt, kann man zufrieden sein, wenn sie wieder gehen lernen und später mit Hilfe eines Stockes gehen können. Bei kräftigeren Personen sind die Resultate weit besser und bei glücklicher Behandlung häufig recht günstig, sowohl betreffs der Wiederherstellung annähernd normaler Form wie auch bezüglich der Funktion. (Vergl. die statistische Notiz auf S. 37.)

b) Traumatische Epiphysentrennung am oberen Femurende. Vergl. Taf. 55, Fig. 5.

Eine seltene Verletzung, natürlich nur bei jugendlichen Individuen. Hier besteht also ein Unterschied zwischen Femur und Humerus; denn am oberen Humerusende sind Epiphysentrennungen relativ häufig.

Die Erklärung liegt in der Kleinheit und versteckten Lage der Epiphyse am oberen Femurende und ganz besonders darin, dass dieselbe rein intraartikulär liegt, dass also nicht einmal ein Kapselstück, viel weniger ein Kapselband sich an der Epiphyse ansetzt. Entstehung und Erscheinungen wie bei einem medialen Schenkelhalsbruch. Behandlung nach Analogie der Schenkelhalsfraktur.

Die traumatische Epiphysenlösung ist neuerdings mehrfach anatomisch untersucht und als Ursache des unter dem Namen Coxa vara bekannten klinischen Bildes nachgewiesen (Sprengel, Kredel, Stieda u. a.).

c) Fraktur des Oberschenkels im Trochantergebiet.

Die das Trochantergebiet betreffenden Bruchlinien sind meistens von lateralen Schenkelhalsbrüchen oder (wie wir sehen werden) von infratrochanteren Femurbrüchen fortgeleitet. Uebrigens ist auch bezüglich der Erscheinungen und der Therapie hier wenig Besonderes zu bemerken.

Von praktischer und theoretischer Bedeutung ist **die isolierte Fraktur des Trochanter major.**

Eine sehr seltene Verletzung durch direkte Gewalt, ausgezeichnet durch die leicht begreifliche Dislokation der abgebrochenen Prominenz (ad longitud. cum distractione). Das durch die Glutaei nach hinten oben dislozierte Fragment ist direkt zu fühlen, zwischen demselben und dem Femur besteht eine breite Diastase. Die einfachste Therapie ist die Annagelung des Fragments nach einer möglichst vollkommenen Reposition desselben, welche durch Abduktion des Beines erleichtert wird.

d) Fraktur des Femurschaftes unterhalb des Trochanters (Fractura femoris infratrochanterica).
(Tafel 56.)

Es handelt sich hier um die Fraktur am oberen Ende des Femurschaftes, und dieselbe bietet ebenso

Tab. 56.
Verschiedene Frakturen des Oberschenkels.

Fig. 1. Schrägbruch des linken Oberschenkels unterhalb des Troch., Rückansicht. (Fractura femoris infratrochanterica). Mit Verschiebung durch starke Callusmasse geheilt. Wahrscheinlich durch Hyperextension entstanden. (Pathol. Inst. Greifswald.)

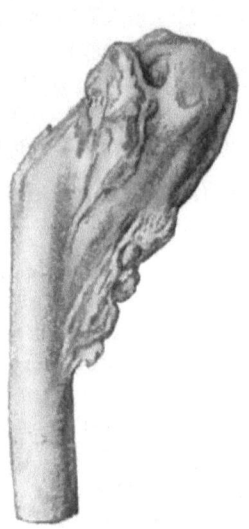

Fig. 171. Dasselbe Präparat, welches auf Tafel 56, Fig. 1 dargestellt ist; hier von aussen gesehen. Das obere Bruchstück steht in Flexion: das Schaftstück ist nach vorn und oben disloziert.

Fig. 2. Schrägbruch in der oberen Femurhälfte, Torsionsfraktur, ohne Verschiebung, mit reichlicher Callusbildung. Die Bruchlinie reicht bis in den Troch. maj. (Pathol. Inst. München.)

Fig. 3. Schrägbruch in der unteren Hälfte des Oberschenkels; mit seitlicher Verschiebung und Verkürzung durch mässig entwickelten Callus geheilt. (Eigene Sammlung.)

Fig. 4. Querbruch in der unteren Femurhälfte, mit starker Dislokation durch reichlichen Callus geheilt. Die Dislokation entspricht derjenigen, welche für die suprakondylären Brüche typisch ist. (Vgl. Tafel 58.) (Pathol. Inst. Greifswald.)

viel Besonderes, wie diejenige am unteren Ende oberhalb der Kondylen (Fract. supracondylica).

Entstehung als Biegungs- oder Abknickungsbruch durch **direkte** Läsion (Schlag, Fall auf unebenem Boden auf die betr. Stelle), wodurch ein

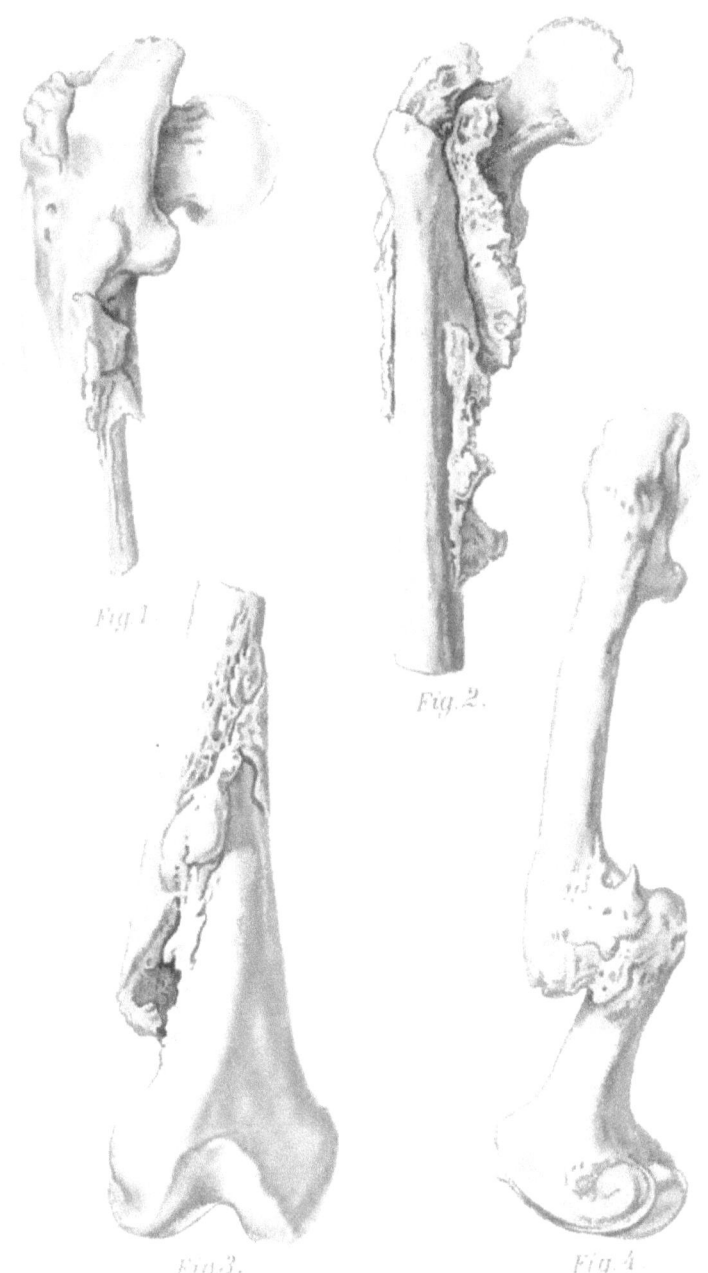

Tab. 56.

Fig. 1.

Fig. 2.

Fig. 3.

Fig. 4.

Querbruch resultiert, — oder indirekt durch Torsion bei Fall auf die Füsse oder bei Drehung des Körpers (Verschüttung etc.) in Form eines Spiralbruches mit sehr schräg, fast längs verlaufender Bruchlinie. Gerade von letzterer Art sind relativ zahlreiche Exemplare in Sammlungen zu sehen.

Dieser Bruch findet sich zuweilen bei Erwachsenen, welche schwere Arbeit, die mit Unfällen verbunden sein kann, leisten; das höhere Alter zeigt hier keine Prädisposition.

Symptome. Ausser den allgemeinen Bruchsymptomen, welche meist vollständig vorhanden sein werden, sind die Erscheinungen meistens dadurch charakterisiert, dass das obere Bruchstück unter dem Einflusse der Muskulatur (M. ileopsoas, Mm. glutaei) die Neigung hat, sich in starke, oft rechtwinklige Flexion zu stellen. Bei der Untersuchung findet sich abnorme Beweglichkeit etc. unterhalb des Trochanters; bei Bewegungsversuchen, besonders bei Rotation mit dem Oberschenkel, geht der Trochanter nicht mit. Wenn man diese Fraktur erst einige Wochen nach der Verletzung zu sehen bekommt, so findet sich in der Regel eine typische Dislokation der Bruchstücke und sehr reichliche Callusbildung.

Therapie. Möglichste Reposition, eventuell in Narkose. Dann Zugverband mit permanenter, sehr starker Gewichtsbelastung, während der Oberschenkel in mehr oder weniger hochgradige Flexion gestellt ist. Im übrigen Beachtung der allgemeinen Prinzipien, welche für die Behandlung der nicht eingekeilten Schenkelhalsbrüche und der Femurschaftfrakturen gelten.

B. Frakturen der Femurdiaphyse.
Tafel 56, 57, 58.

Bezüglich der Frakturen am oberen Diaphysenstück vergl. den vorigen Abschnitt.

Die Brüche im mittleren Teil der Diaphyse sind häufig, besonders solche etwas oberhalb der Mitte. Während ein grosser Teil der Diaphysenbrüche durch

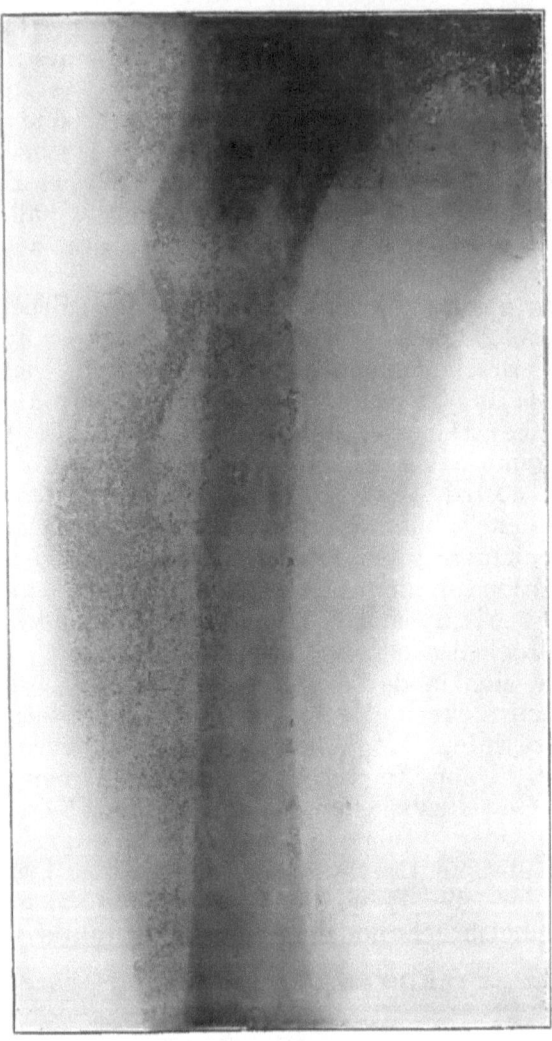

Fig. 172. Fractura infratrochanterica mit Splitterung der Trochantergegend, Röntgenbild. Es handelt sich um einen Torsionsbruch bei einem Erwachsenen, vor der Reposition. Durch Zugverband mit starker Gewichtsbelastung wurde Geradstellung der Bruchstücke erzielt; doch blieb ein gewisses Klaffen der beiden Trochanterenstücke bestehen.

Torsion entsteht (Schräg- und Längsbrüche), ist ein Teil derselben das Produkt einer Biegung durch direkte Gewalt (z. B. durch Ueberfahren, wodurch übrigens auch ein Stück-Längsbruch der Diaphyse entstehen kann, C. Brunner).

Diese Frakturen kommen auch bei Kindern häufig vor und sind hier nicht selten dadurch relativ günstig, dass es sich häufig um Querbrüche handelt und das dicke Periost erhalten ist, welches eine nennenswerte Dislokation der Fragmente verhindert. Bei Erwachsenen ist die Verschiebung der Bruchstücke in der Regel sehr beträchtlich; die Bruchlinie verläuft meistens schräg, sodass eine Verschiebung leicht ein-

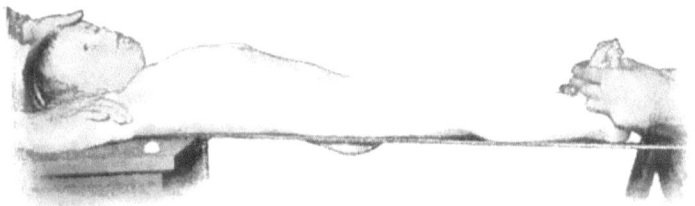

Fig. 173. Darstellung der „Dittel'schen Stangen", welche für alle, das Becken mit dem Oberschenkel umfassenden Verbände von grossem Vorteil sind. Zwei flache eiserne Stangen von gehöriger Festigkeit sind zwischen zwei Tischen aufgelegt, sodass sie (oben gekreuzt, unten divergierend) der Rückseite der Teile (Bein, Becken, Rücken) anliegen. Der Verband wird nun um den Körper mitsamt den Stangen umgelegt; die Stangen werden herausgezogen, wenn der Gipsverband erstarrt ist.

tritt unter dem Zug der enormen Muskelmasse, welche hauptsächlich in der Längsrichtung wirkt. Der Nachweis der abnormen Beweglichkeit ist in der Regel leicht. Die Crepitation ist meistens sehr deutlich, und es ist Gewicht darauf zu legen, dass dieses Symptom wirklich konstatiert wird; denn, wenn die Crepitation fehlt, so ist voraussichtlich eine starke Verschiebung der Bruchstücke oder eine Interposition von Weichteilen vorhanden; der Nachweis der Crepi-

Tab. 57.

Typische Dislokation bei Fraktur des Oberschenkels in der Mitte.

Fig. 1. Muskelpräparat zur Erklärung der Flexionsstellung des oberen Femurbruchstückes. Man sieht den am Troch. minor sich ansetzenden M. ileo-psoas. Von der Glutaealmuskulatur konnte bei dieser Stellung des Präparates (genau nach der Natur) nur der M. glutaeus med. zur Darstellung kommen, weil nur dieser am Becken so weit nach vorn reicht, dass er sichtbar ist.

Fig. 2. Fraktur des rechten Oberschenkels in der Mitte bei dem 12jähr. Hermann Binder (1893), deform geheilt. Man erkennt die Verkürzung des rechten Oberschenkels, die rechte Beckenhälfte steht tiefer, die rechte Leistengrube weniger schräg gerichtet. Am Oberschenkel dicht oberhalb der Mitte ein nach vorn und aussen vorspringender Winkel.

Fig. 2a. Zustand bei der Entlassung aus der klinischen Behandlung einige Wochen später. Der Oberschenkel wurde an der verheilten Bruchstelle wieder gebrochen (Osteoklasis); die Deformität wurde dann mittelst Heftpflasterzugverbandes und stärkster Belastung (in Abduktion und mässiger Flexion des Beines) gehoben und ihre Wiederentstehung während der neuen Heilungsperiode verhindert. Der Oberschenkel gerade und weniger verkürzt.

---

tation muss erbracht werden, um die notwendige Berührung der Bruchflächen und korrekte Heilung zu garantieren. Die durch die Längsverschiebung der Bruchstücke bedingte **Verkürzung** ist immer leicht zu konstatieren. Messung vom Knie (unterer Patellarrand oder Knielinie) zum Trochanter oder zur Spina ant. sup. bei völlig symmetrischer Lagerung der Beine.

Die Brüche oberbalb der Mitte sind in der Regel durch eine **typische Dislokation** ausgezeichnet, und leider findet sich dieselbe nur allzu oft noch bei geheilten Fällen, welche wegen der Winkelstellung von neuem ärztlicher, speziell chirurgischer Hilfe bedürfen. **Ein deform geheilter Bruch der Femurdiaphyse oberhalb der Mitte zeigt an der Bruchstelle einen winkligen Vorsprung nach aussen und vorn.** Mit anderen Worten, das obere Bruchstück steht unter dem Einfluss der am Trochanter major und minor sich an-

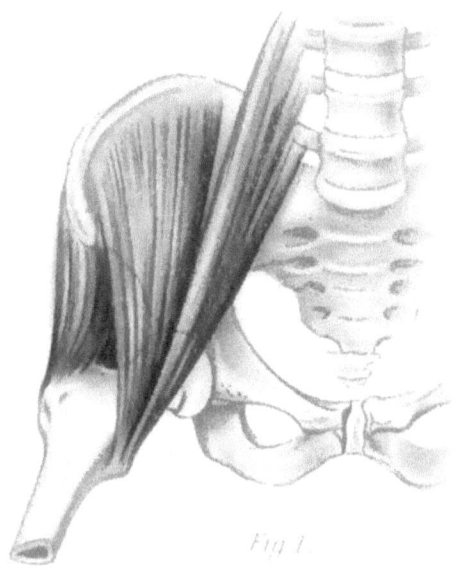

Fig. 1.

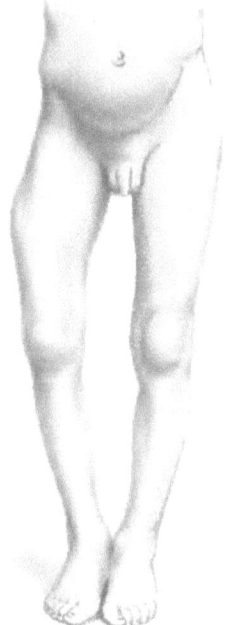

Fig. 2.

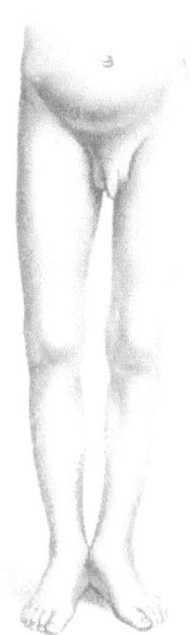

Fig. 2.a

setzenden Muskeln in Flexion (durch den Ileopsoas)
und in Abduktion (durch die Glutaei). Das untere

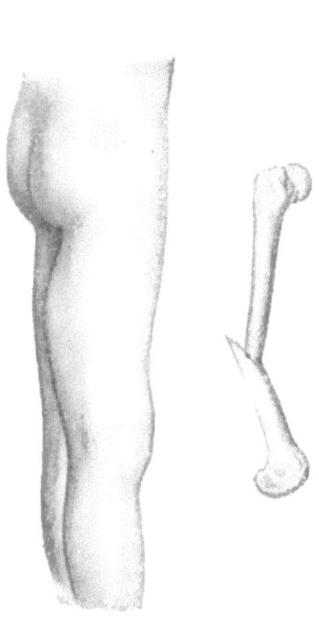

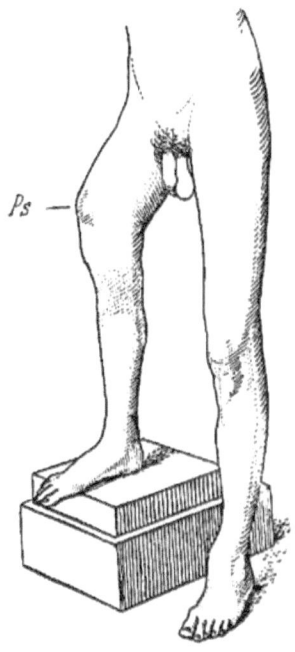

Fig. 174. Knochenbruch in der Mitte des Oberschenkels bei 30 j. Mann, in rekurvierter Stellung geheilt. Daneben eine Knochenskizze zur Erläuterung.

Fig. 175. Pseudarthrose des Oberschenkels nach Fraktur etwas unterhalb der Mitte. Man sieht in dieser Stellung den Vorsprung des oberen Bruchstückes oberhalb des Kniegelenkes. Ungewöhnlich hochgradige Dislocatio ad longitudinem — Operation mit Resektion der Knochenenden und möglichster Verlängerung des Oberschenkels. Feste Heilung.

Fragment ist dem oberen an der Bruchstelle genähert (reitet), während der untere Teil des Schaftes noch durch die 'Adduktoren beeinflusst wird. So

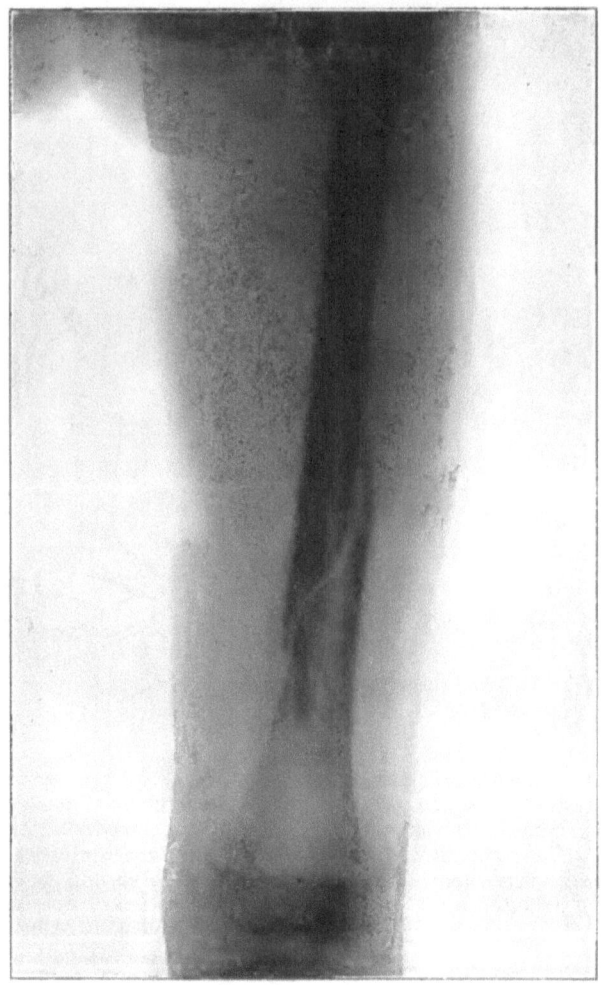

Fig. 176. Exquisite Spiralfraktur (Torsionsbruch) der Diaphyse im Röntgenbild. Man erkennt deutlich den Verlauf der spitzen Zacken der Fragmente und die entsprechende Lücke im oberen wie im unteren Bruchstück. Auch das durchlöcherte Heftpflaster, welches zum Zugverband benützt wurde, ist gut kenntlich. Jugendliches Individ., wie an den Epiphysenlinien kenntlich.

kommt es zu der vorerwähnten Winkelstellung. Seltener entsteht eine rekurvierte Stellung an

der Frakturstelle (vergl. Fig. 143); durch korrekte Behandlung wird das unschwer zu vermeiden sein.
Relativ häufig kommt es in Fällen mit hochgradiger Dislokation, namentlich bei gleichzeitiger

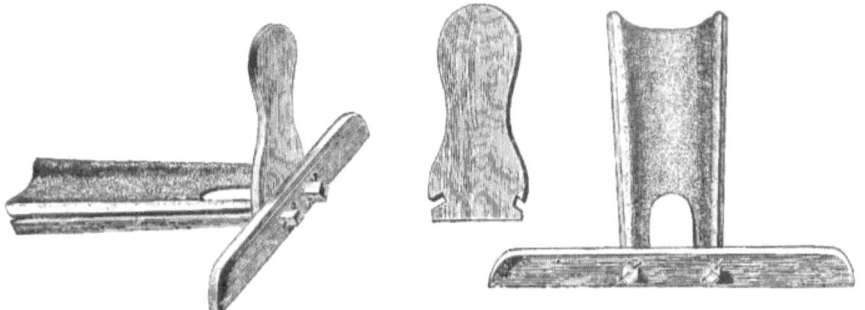

Fig. 177. Einfacher „Schlitten", d. h. schleifendes Fussbrett; besteht aus drei Stücken, welche leicht zusammenzusetzen und leicht zu improvisieren sind.

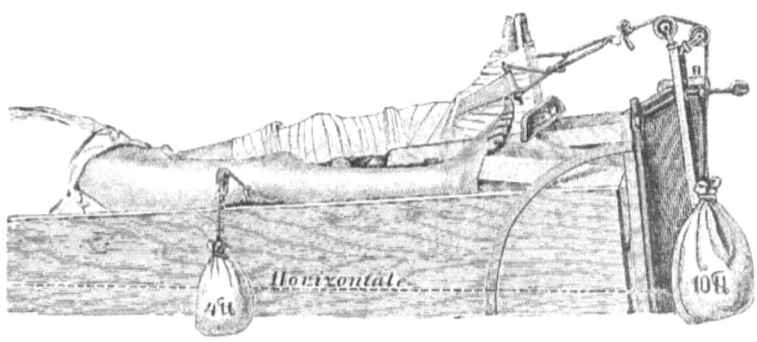

Fig. 178. Oberschenkelbruch mit Streckverband (permanente Gewichtsbelastung) und seitlichem Zug (unter dem gesunden Bein hindurch).

Interposition von Weichteilen, zur Bildung einer Pseudarthrose. (Fig. 175.)

Therapie. Die Behandlung der Diaphysenbrüche ist sehr einfach geworden, seitdem man die Benutzung des Extensionsverbandes und permanenter Gewichtsextension übt. Es gelingt hierdurch, dem Muskelzug entgegenzuwirken und störende Dislokationen zu vermeiden. Doch irrt derjenige, welcher diese Behandlung für eine mühelose hält: zunächst muss der Verband sehr korrekt angelegt werden, er darf nirgends drücken, muss breit anliegen, stark genug sein, um die Belastung von 20 bis 25 Pfund zu ermöglichen. Man nimmt dazu Heftpflasterstreifen

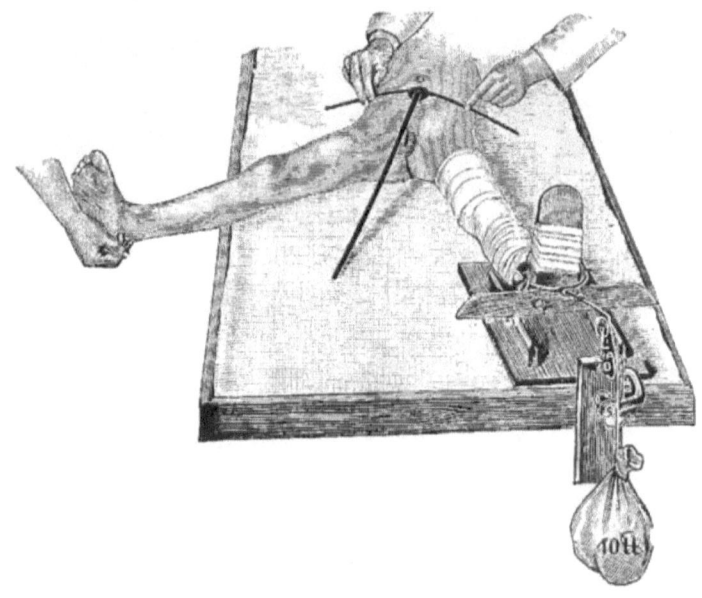

Fig. 179. Richtige Stellung zur Vornahme der vergleichenden Längenmessung bei Oberschenkelfraktur. Das gesunde Bein ist in die symmetrische Stellung (Abduktion und Flexion) gebracht, wie das im Streckverband befindliche verletzte Bein.

aus starkem Segeltuch oder Heusner'sche Streifen (cf. S. 51). Um die Reibung des Beines auf der Matraze zu vermeiden, benutzt man ein schleifendes Fussbrett (Volkmann'scher Schlitten), welches zugleich gestattet, den Fuss in einer bestimmten Stellung, wenn nötig etwas einwärts rotiert, zu erhalten. Die Kontraextension wird am besten dadurch erreicht, dass das Bett an seinem Fussende etwas höher gestellt wird (auf Klötze oder Ziegelsteine) und dass dem gesunden Fuss durch einen ins Bett gestellten Klotz ein fester Stützpunkt zum Anstemmen verschafft wird. Fig. 178.

Ist der Verletzte auf die angegebene Weise gelagert, so erwächst dem Arzt die Aufgabe, die Bruchstelle zu kontrollieren; erleichtert wird das dadurch, dass sie freiliegt und jeder Zeit untersucht werden kann. Aber die Dislokation ist nicht immer gut fühlbar unter der mächtigen Muskulatur; da ist

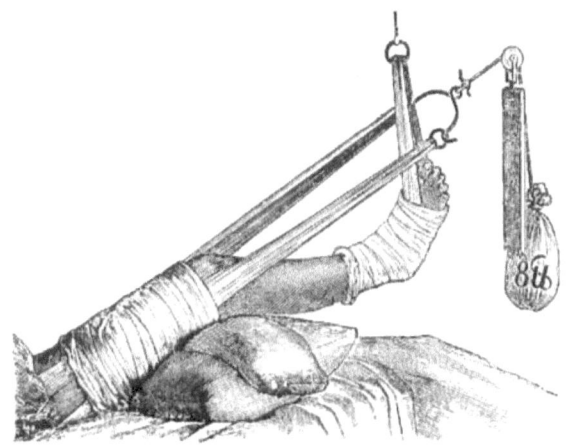

Fig. 180. Streckverband bei Oberschenkelfraktur, wenn das Kniegelenk eine Flexions-Kontraktur aufweist und der Unterschenkel nicht zur Extension benutzt werden kann.

von Zeit zu Zeit eine genaue Messung der Beinlänge und der Vergleich mit der gesunden Seite erforderlich. Die Messung des verletzten Oberschenkels etwa vom unteren Patellarrand (durch den Verband hindurch) zur Spin. ant. sup. ist nicht schwierig. Die Messung des gesunden Beines muss aber in genau symmetrischer Stellung vorgenommen werden. Hierzu wird zunächst die horizontale Beckenachse, die Verbindungslinie beider Spinae ant. sup. bestimmt; eine senkrecht auf ihre Mitte gesetzte und nach abwärts verlängerte Linie (z. B. mit einer Schnur oder einem Messband) gestattet, den Grad der Abduktion des verletzten, natürlich unverrückt im Verband liegenden Beines zu taxieren und das gesunde Bein durch einen Gehilfen in die gleiche Abduktion und Flexion bringen zu lassen. Nun erst kann die Messung zwischen den gleichen Endpunkten vorgenommen und das Resultat mit demjenigen der verletzten Seite verglichen werden. Fig. 179.

So umständlich die Beschreibung klingt, so einfach ist die Ausführung für den Geübteren und so wichtig für die Erlangung eines günstigen Resultates.

Nicht selten ergibt diese Untersuchung, dass die einfache Extension selbst mit bedeutender Belastung nicht ausreicht. Die alte Regel, das untere Bruchstück in dieselbe Stellung zu bringen, in welcher das obere sich befindet, ist in solchen schweren Fällen zu beachten: man bringt das verletzte Bein in Abduktion und Flexion mässigen Grades und verwendet zugleich die Gewichtsextension und zwar sowohl zum Zug in der Längsrichtung wie zu seitlichem Zug, welcher die Abduktion des oberen Bruchstückes beschränken soll.

An meiner Klinik benützen wir seit Jahren zur Unterstützung des permanenten Zuges ein täglich ev. mehrmals ausgeübtes „Ausrecken" durch stetigen, aber sehr starken Zug, welcher vom Arzt mittelst der am Fusse des Verletzten angesetzten Hände mit aller Kraft ausgeübt wird, während ein Gehilfe die Kontraextension besorgt. Diese Traktionen werden in der Regel zweimal täglich bei der Morgen- und Abendvisite ausgeführt.

Bei Kindern ist die vertikale Extension ein vorzügliches Verfahren; sie kann mehrere Wochen lang (3 Wochen werden meistens genügen) unausgesetzt bestehen. Die Besorgnis, dass durch die vertikale Erhebung des Beines Anämie und ungenügende Entwicklung des Callus bedingt werde, ist sicher nur in den allerseltensten Fällen begründet; ich habe es nie erlebt; durch eine zentralwärts von der Frakturstelle um den Oberschenkel gelegte, schwach komprimierende Binde (Gummibinde, vergl. S. 32) liesse sich dem leicht begegnen.

Bei Neugeborenen und ganz kleinen Kindern ist die Fixation des Oberschenkels in stärkster Flexion auf dem Bauche mittels eines breiten, vom Rücken über den Leib und den ihm anliegenden Oberschenkel laufenden Heftpflasterstreifens die einfachste und beste [Behandlungsmethode. Auch Gipsschienen

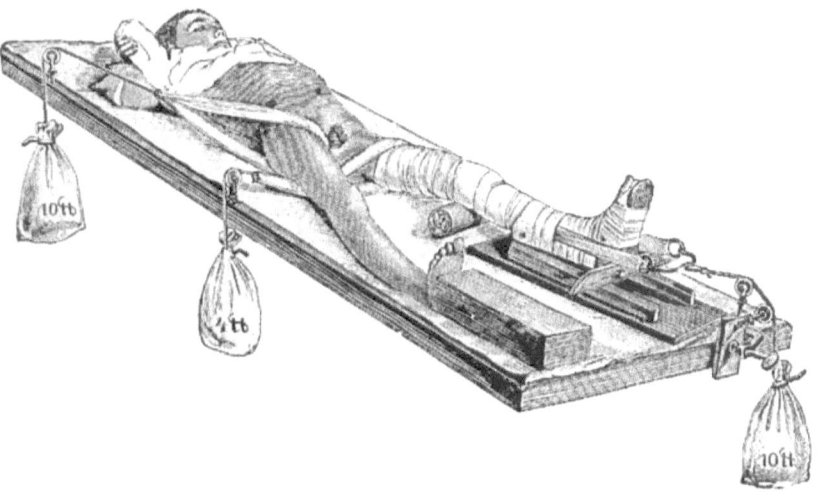

Fig 181. Extensionsverband bei Fraktur des linken Oberschenkels mit Kontraextension an der gesunden Seite und Seitenzug am oberen Fragment (im Sinne einer Abduktion).

können zur Immobilisation des Beinchens, welches in Hüfte und Knie annähernd rechtwinklig gebeugt wird, benützt werden. (Dollinger: Deutsche Zeit. f. Chir. Bd. 65, S. 570.)

Der Gipsverband ist gelegentlich zum Transport solcher Patienten, oder wenn etwa Delirium tremens eintritt, nicht zu entbehren; neuerdings findet er Verwendung, um die Verletzten bald gehfähig zu machen und die Behandlung ambulando durchzuführen.

Das Prinzip dieser ambulanten Behandlung der Oberschenkelbrüche beruht darauf, dass der betreffende

Verband den Tuber ischii unterstützt; so ist das Becken
getragen, das Bein hängt frei herab, ja es kann sogar
gegen das Fussende des Schienenverbandes (welcher
dazu länger sein muss, als das Bein), mit Hilfe von
Schnallen und elastischen Gurten gezogen werden. Abgesehen von den sehr kunstvollen Hessingschen Verbänden dieser Art, finden dieselben ihr einfachstes

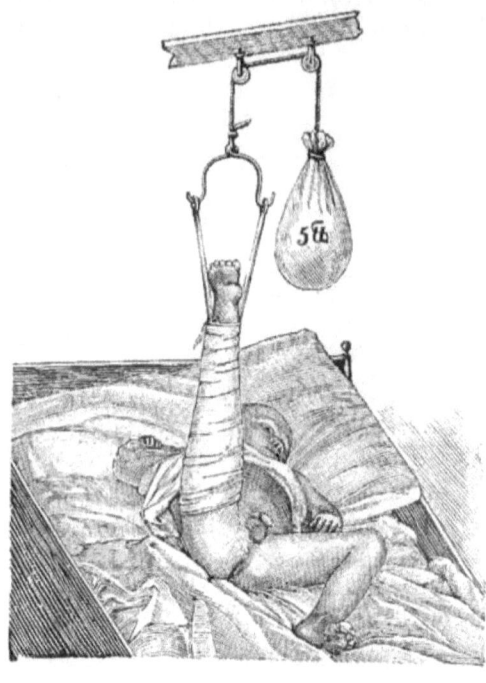

Fig. 182. Vertikale Suspension bei Oberschenkelbruch eines Kindes. Durch den Zug kommt auch eine Abduktion des verletzten Beines zustande. was an der Schiefstellung des Beckens zu erkennen ist.

Modell in der längst bekannten, für viele Fälle anderer
Art (Knieleiden etc.) sehr nützlichen Schiene des Liverpooler Arztes H. O. Thomas. Ich habe dieselbe in
ihrer einfachsten Form (von jedem Schlosser oder
Schmied gefertigt) seit Jahren benutzt, um Femurbrüche
in der 3. oder 4. Woche im Umhergehen weiter zu
behandeln. (Fig. 184.) Modifikationen dieser Schiene
von Bruns und ähnliche kompliziertere Apparate (Liermann, Roth), leisten kaum mehr.

Auch Gipsverbände können zu diesem

Zwecke benützt werden, wie Albers, Dollinger und andere gezeigt haben; jedoch ist die Technik derselben etwas schwieriger und die Entstehung von Decubitus ist sorgfältigst zu vermeiden. Zweckmässig ist das von Albers ausgebildete Verfahren, bei welchem ohne Unterlagspolster direkt auf die eingefettete Haut a) ein Fuss, Unterschenkel und Kniegegend umfassender Verband, dann b) ein breiter Gipsring oben am Oberschenkel, gegen den Sitzknorren anstossend angelegt werden; erst darnach

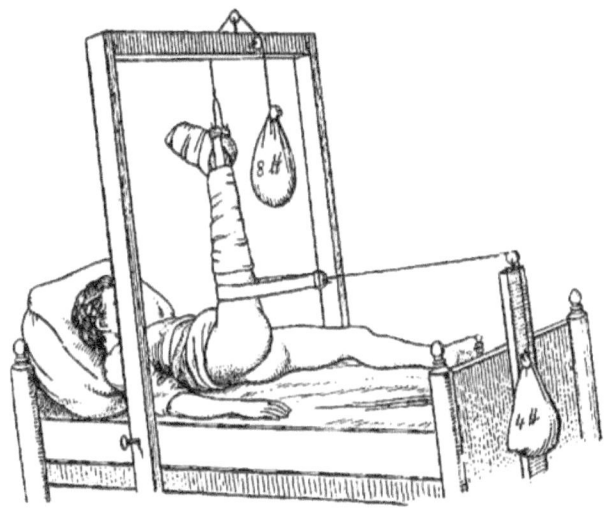

Fig. 183. Zugverband in vertikaler Richtung mit seitlichem Zug, um der starken Flexion des oberen Bruchstückes entgegenzuwirken. — 5j. Kind, Else Hoffmann, 1896; Heilung ohne Dislokation.

wird, unter energischer Extension am Fuss, der Oberschenkelteil des Verbandes angelegt und mit den beiden schon erhärteten Stücken a und b in feste Verbindung gebracht. Vergl. Fig. 185 und 186.

Es unterliegt keinem Zweifel, dass eine grosse Anzahl der Oberschenkelbrüche*) so ohne Schaden

---

*) Eine solche ambulante Behandlung der Frakturen, welche die obere Hälfte des Schaftes betreffen, ist unbedingt zu verwerfen wegen der drohenden Flexionsstellung des oberen Bruchstückes.

für die Heilung und zum Vorteil des Gesamtbefindens des Verletzten von Anfang an ambulant behandelt werden können. Dazu raten kann man meiner Meinung nach nur in besonderen Fällen, in welchen eine 2—3 wöchentliche Bettlage trotz aller Vorsicht und Pflege Gefahren bringt. Die Technik dieser Behandlung ist schwieriger, sie bietet grössere Neigung zur Dislokation und sie erfordert eine Kontrolle, welche seitens des praktischen Arztes nicht immer geleistet werden kann; das Verfahren eignet sich zurzeit noch nicht für die allgemeine Praxis.

Ist ein Bruch in starker Dislokation geheilt, so muss die Bruchstelle wieder getrennt (Osteoklasis, Osteotomie) und die Extensionsbehandlung exakt durchgeführt werden. Hierbei ist es nicht selten möglich, eine vorher vorhandene starke Verkürzung teilweise noch auszugleichen, freilich unter Verwendung sehr bedeutender Gewichtsbelastung (bis zu 20—25 Pfund). Ist eine Pseudarthrose vorhanden, so kann nur durch sachgemässe Operation Heilung erzielt werden.

C. Frakturen am unteren Femurende.

Tafel 58, 59, 63, Fig. 1.

Die Epiphysenlinie verläuft am unteren Femurende dicht oberhalb der vorspringenden Punkte der Kondylen (Tafel 59). Man kann hier zweckmässig unterscheiden:

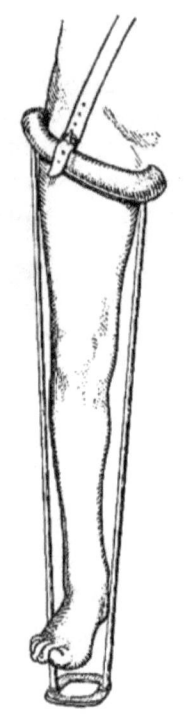

Fig. 184. Beinschiene von H. O. Thomas; das Körpergewicht wird am Tuber ischii getragen, das Bein hängt frei im Verband. Auch kann das Bein durch eine über den Knöcheln befestigte Lederschlinge gegen das Fussende der Schiene (event. elastisch) gezogen werden. Sonst Fixation des Beines durch Bindeneinwicklung.

a) Frakturen des Femur oberhalb der Kondylen, d. h. suprakondyläre Brüche, meistens Querbrüche.
b) wahre Epiphysentrennungen bei jugendlichen Individuen.

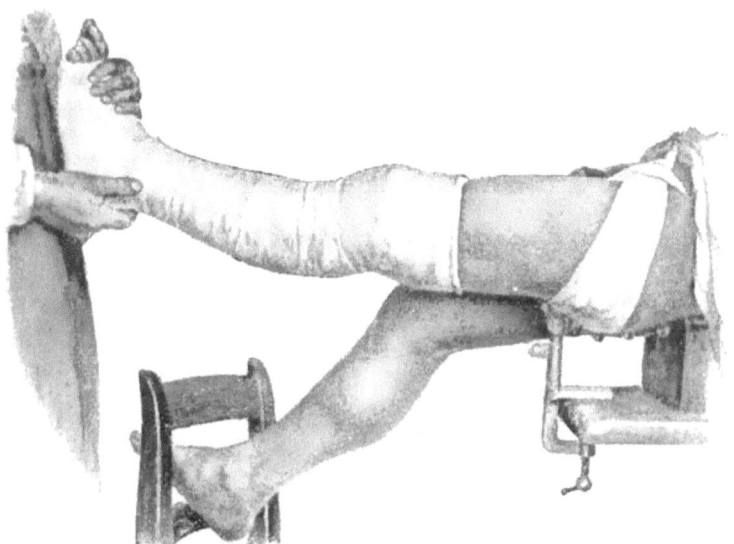

Fig. 185. Anlegung eines „Gehgipsverbandes" bei Fractura femoris. Der bis über das Knie reichende und den Fuss mitfassende Unterschenkelteil des Verbandes ist fertig. Ebenso der obere „Sitzring", welcher durch eine Anzahl zusammengelegter Gipsbinden hergestellt wird und gegen den Sitzknorren anstösst. In der Figur ist das verletzte Bein dargestellt. Der Patient ruht auf einer Beckenstütze und ein Gehilfe übt starken Zug an dem untern, schon erhärteten Teil des Verbandes aus. Nunmehr wird das noch fehlende Mittelstück des Gipsverbandes angelegt.

c) Schrägbrüche und T-Brüche der Kondylen.
d) Absprengungen am Gelenkende.

Die Zahl der am unteren Femurende vorkommenden Knochenbrüche ist sehr viel geringer als diejenige der im Bereiche des eigentlichen Schaftes beobachteten.

Tab. 58.
Typische Dislokation der Bruchstücke bei Fractura femoris supracondylica.

Fig. 1. Abbildung eines künstlich hergestellten Leichenpräparates von Fractura supracondylica; Ansicht von innen und ein wenig rückwärts.
Fig. 1 a. Skeletpräparat in gleicher Stellung wie in Fig. 1. Man erkennt die Dislokation an der Bruchstelle; das untere Bruchstück ist stärker flektiert im Kniegelenk durch die Wadenmuskulatur. In Fig. 1 sind auch die Gefässe dargestellt, wie sie auf der vorspringenden Kante des unteren Bruchstückes förmlich reiten (Gefahr der Gangrän). Daneben der Nervus ischiadicus.

---

a) Die suprakondylären Femurbrüche. Fractura supracondylica.

In der Regel handelt es sich um **Querbrüche**, doch kommen auch sehr spitze **Schrägbrüche** und sogar Längsbrüche infolge von Torsionsfrakturen im unteren Teile des Femurschaftes vor (Tafel 56, Fig. 3).

Die suprakondylären Querbrüche bieten typische Verhältnisse sowohl bezüglich der Lage der Bruchstelle, wie hinsichtlich der **Dislokation der Bruckstücke**: da das untere Bruchstück unter dem Einfluss der mächtigen Wadenmuskulatur steht, wird dasselbe in Flexion gestellt, und die beiden Bruchstücke reiten aufeinander (Tafel 58). Dabei wirkt der Zug der gesamten Oberschenkelmuskulatur im Sinne einer Verkürzung um so mehr mit, je stärker die Verschiebung und Beugestellung des unteren Bruchstückes ist.

Die **Untersuchung** ergibt schon bei der **Inspektion** Verkürzung des Oberschenkels und Schwellung, Schmerz bei Bewegung an der Bruchstelle. Dazu bei der **Palpation**: abnorme Beweglichkeit am unteren Femurende etwas oberhalb der Kondylen, besonders in querer seitlicher Richtung; dabei Crepitation, wenn sich die Bruchflächen berühren. Auch sind die Bruchenden, das **untere** oberhalb der Kniekehle hinten, das **obere** vorn, oft direkt zu fühlen. Das Kniegelenk

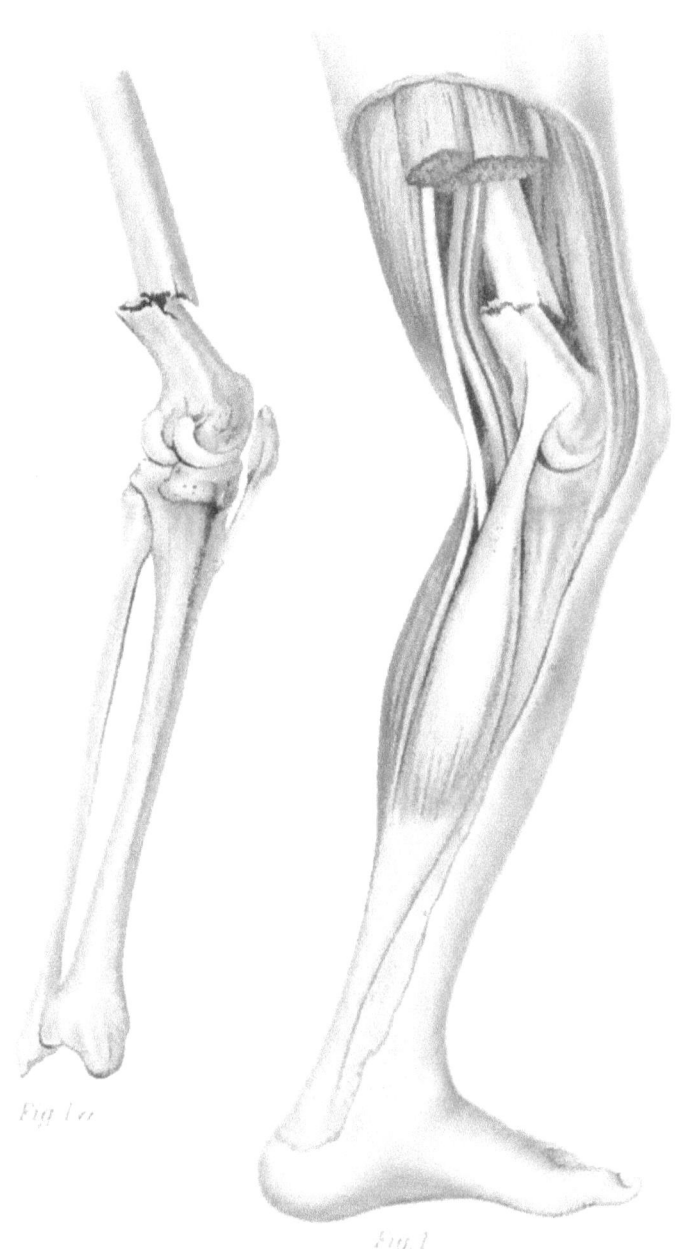

Tab.58.

Fig.1a.

Fig.1.

kann durch die verletzende Gewalt mit betroffen sein. Narkose ist zur genauen Untersuchung, wie zur sorgfältigen Reposition nützlich.

Zur **Behandlung** ist die permanente Extension mit Gewichtszug zweckmässig, eventuell mit einem weichen Druck (Bindenkopf oder zweite gegen die Zimmerdecke aufwärts gerichtete Extensionsschlinge) hinten an der Bruchstelle gegen das untere Fragment, um dasselbe in Streckstellung zu erhalten. Es ist aber nicht zu vergessen, dass die erwähnte Dislokation des unteren Fragments durch Druck auf die grossen Gefässe und den Ischiadicus sehr fatale Erscheinungen (ev. Gangrän des Unterschenkels) hervorbringen kann.

Wegen der Neigung des unteren Bruchstückes, Beugestellung einzunehmen (infolge Spannung der Wadenmuskulatur), muss man zuweilen nach vollendeter Reposition mit gebeugtem Knie verbinden, am besten wohl mittels Gipsverbandes oder doppelt geneigter

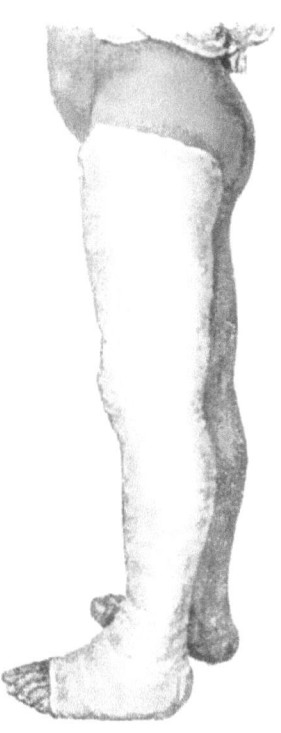

Fig. 186. „Gehgipsverband", bei Fractura femoris in der Mitte oder in der unteren Hälfte des Oberschenkels verwendbar.

Ebene (Planum bis inclinatum); man kann dann bei jedem Verbandwechsel die Beugestellung etwas vermindern.

b) Die traumatische Epiphysentrennung am unteren Femurende.

Diese Verletzung wird nicht allzu selten beobachtet; da die in der Epiphysenlinie zusammenstossenden Knochen-Knorpelflächen in sehr breiter

Berührung stehen, bei der geringen Länge (Höhe) des unteren Bruchstückes gehört aber eine **grosse Gewalt** zum Zustandekommen dieser Verletzung; aus demselben Grunde ist die **Verschiebung an der Bruchstelle** in der Regel gering, zumal, da auch die Periosthülle daselbst z. T. erhalten sein kann. Die **Dislokation** ist meistens derjenigen der typischen suprakondylären Querbrüche gleichgerichtet, zuweilen auch (Tafel 59, Fig. 3 und 4) entgegengesetzt; das wird hier wesentlich von der Art und Richtung der verletzenden Gewalt abhängen. Das Kniegelenk ist selten unverletzt (Bluterguss).

Die **Untersuchung** ergibt Verdickung und Druckschmerz an der Epiphysenlinie, zuweilen fühlbare Dislokation, Crepitation von weichem Charakter, abnorme Beweglichkeit, besonders bei abhebelnder Bewegung (Ab-, Adduktion) des Unterschenkels. Die Diagnose ist oft recht schwer, aber im Röntgenbilde leicht zu stellen.

Therapie. Sorgfältige Reposition (Narkose). Zugverband oder Schienenverband. Zuweilen ist die operative Freilegung der Fraktur nötig; die völlige Reposition muss immer erstrebt werden, weil die Deformität die Beweglichkeit des Kniegelenkes hemmt und Wachstumsstörungen drohen.

c) Schrägbruch und T-Bruch der Kondylen.
Fractura condyli, Fractura supracondylo-intercondylica.

Eine extra- und intraartikuläre Verletzung. Es kann der **inneren** oder **äussere** Condylus schräg abgebrochen sein; in noch selteneren Fällen ist — analog den T-Brüchen am unteren Humerusende — ein T-Bruch (Fr. supracondylo-intercondylica) beobachtet worden.

— **Diagnose:** Verbreiterung und Druckschmerz der Kondylengegend, seitliche Wackelbewegungen am Knie, dabei Crepitation, event. fühlbare Fragmentspitzen. Bluterguss im Gelenk. — **Behandlung:** Da eine Varus- resp. Valgusstellung im Kniegelenk eintreten kann, ist eine sehr sorgfältige Behandlung notwendig, am besten Zugverband, Kompression (event. Punktion des Haemarthros) des Gelenkes, frühzeitiger Beginn mit medicomechanischer Behandlung.

d) Absprengungen am Gelenkende.

Ausser **Abreissungen dünner Rindenstücke** am Ansatze der Seitenbänder bei schwerer Distorsion des Gelenkes, handelt es sich namentlich um **Absprengung von Stücken aus dem überknorpelten Gelenkende** des Oberschenkels. Dies sind rein intra-artikuläre Verletzungen, welche später besprochen werden.

4. Kniegelenk.

A. Luxation im Kniegelenk.

Intra-artikuläre Verletzungen an dem Bandapparat des Kniegelenkes sind nicht so selten, wie eigentliche Luxationen des Gelenkes. Die eigentlichen **Luxationen im Gelenk** sind sehr selten (ca. 1% aller Luxationen). Der **Unterschenkel** kann

nach vorn (Luxatio genu antica) luxiert werden durch Hyperextension nach Zerreissung der Seitenbänder und der Kreuzbänder,

nach hinten (Luxatio genu postica), d. i. mehr eine Luxation der Femurkondylen nach vorn,

seitlich (Luxatio genu lateralis), wodurch der Unterschenkel in Ab- resp. Adduktion gestellt wird.

Ausserdem kommen unvollständige Luxationen in verschiedenen Varietäten vor.

In allen Fällen sind die Femurkondylen mehr oder weniger deutlich an ihrer abnormen Stelle zu palpieren. Da zur Entstehung dieser Luxationen eine enorme Gewalt gehört, ist es begreiflich, dass es sich dabei häufig um komplizierte Verletzungen handelt, bei welchen durch das Hervortreten des Knochens und die Eröffnung des Kniegelenkes der Infektion der Weg

Tab. 59.

Fig. 1 und 2. Normaler Verlauf der Epiphysenlinien am unteren Femurende und am oberen Ende von Tibia und Fibula in frontalem und in sagittalem Durchschnitt, von einem 7 jähr. Kinde.

Fig. 3 und 4. Traumatische Epiphysentrennung am unteren Femurende mit Dislokation des Schaftstückes nach hinten (nach einem Präparat im Coll. of surg. in London). Zum Verständnis daneben (Fig. 3) die normale Konfiguration.

Fig. 5. Schrägbruch durch das untere Femurende mit Absprengung des Condylus internus (nach Anger).

---

gewiesen wird. Primäre Läsion der Popliteagefässe und längeres Bestehen der Luxation (mit Kompression der Popliteagefässe) können auch zur Gangrän führen. Die Reposition gilt als leicht, durch Zug und direkten Druck; in einem Falle von kompleter seitlicher

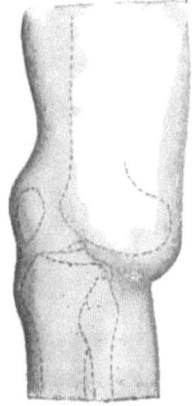
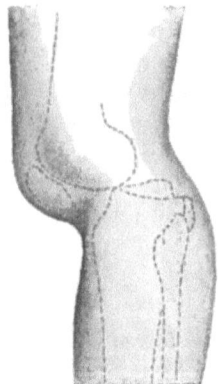

Fig. 187. Luxation des Unterschenkels nach vorn.

Fig. 188. Luxation des Unterschenkels nach hinten.

Luxation habe ich die Reposition ohne Narkose vollenden können.

B. Luxationen der Patella. Tafel 60.

Verrenkungen der Kniescheibe gehören zu den seltenen Verletzungen. Die Befestigung der Knie-

Tab. 59.

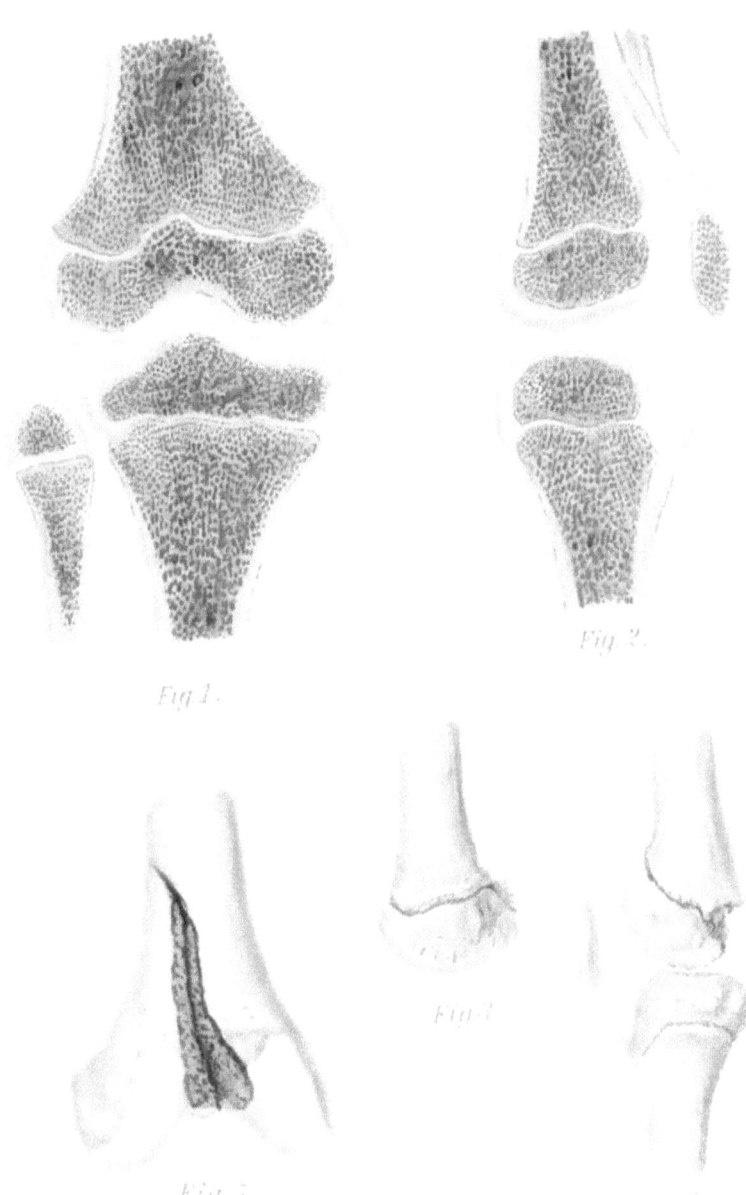

Fig. 1.

Fig. 2.

Fig. 3.

Fig. 4.

scheibe ist keine sehr starke; sie verhält sich wie ein Sesambein, welches, zwischen das Lig. patellae und den Quadriceps eingesetzt, seitlich nur lose fixiert ist.

a) **Eine Verschiebung der Patella nach aussen** ist die häufigste Form der Luxation; dies wird begünstigt durch die Lage der Patella, indem sie immer etwas mehr über dem äusseren Condylus liegt, als über dem inneren, und ganz besonders durch eine vorhandene Valgusstellung im Knie. Die Luxation ist unvollständig, wenn die Gelenkflächen noch in einigem Kontakt stehen, vollständig, wenn die Kniescheibe ganz auf die Seitenfläche des Condylus ext. gerückt ist. Die Verletzung kann bei gestrecktem und bei gebeugtem Knie entstehen; im ersteren Fall weicht die Patella direkt über die vordere Fläche des unteren Femurrandes nach aussen (kann durch Muskelwirkung des Quadriceps bei gestrecktem Knie entstehen), im anderen Falle erfolgt die Verschiebung in der Rinne zwischen dem Condylus ext. und der Tibia, nicht selten durch eine direkt von vorn innen einwirkende Gewalt, z. B. durch direkten Stoss gegen das Knie eines Reiters. Die Diagnose dieser Luxation ist leicht, da die Kniescheibe an normaler Stelle fehlt und an annormaler Stelle zu fühlen ist. Reposition durch direkten Druck bei gestrecktem Knie und gebeugter Hüfte, wobei der Quadriceps erschlafft ist.

b) **Eine vertikale Luxation der Kniescheibe** liegt vor, wenn die Patella um 90^0 so gedreht ist, dass sie mit ihrer Kante in der Grube zwischen den beiden Femurkondylen aufliegt. Man spricht von einer inneren oder äusseren vertikalen Luxation, je nachdem die knorpelige Gelenkfläche der Kniescheibe nach innen oder nach aussen gerichtet ist. Die innere vertikale Luxation ist wohl etwas häufiger. Diese Verletzung entsteht durch direkte von vorn und seitlich wirkende Gewalt; sie soll aber auch durch reine Muskelaktion entstehen können (?). Die Lage

Tab. 60.

Luxation der Kniescheibe.

Fig. 1. Präparat einer Luxation der Patella nach aussen; die Knorpelfläche der Patella liegt der Seitenfläche des Condylus externus an. Ansicht von vorn.

Fig. 2. Präparat einer inneren vertikalen Luxation der Patella; die Knorpelfläche der Patella ist nach innen (medianwärts) gerichtet. Ansicht des rechten Beines von innen her.

Fig. 3. Präparat einer vollständigen Umdrehungs-Luxation der Patella, durch weitere Drehung der unter Fig. 2 abgebildeten Luxation entstanden. Ansicht des rechten Kniegelenkes von vorn.

Fig. 4. Luxation der rechten Patella nach aussen bei einem 29 jähr. Mann (1880). Man sieht Unterschenkel- und Kniegegend (in starker Flexion) von vorn. Die Prominenz der Patella seitlich vom Condylus ext. ist sehr deutlich.

---

der Patella an dem gestreckten Bein ist leicht zu erkennen.

c) **Die vollständige Umdrehung der Kniescheibe** ist eine Drehung um 180°, also eine Steigerung der vorher erwähnten vertikalen Luxation. Dabei sieht die Gelenkfläche der Patella nach vorn. Die Verletzung ist enorm selten. Diagnose schwierig, wenn nicht eine sehr genaue Palpation möglich und die Torsion des Quadriceps und des Lig. patellare zu erkennen ist.

C. Frakturen der Patella. Tafel 61, 62.

Die Knochenbrüche der Kniescheibe sind viel häufiger als die Luxationen dieses Knochens. Sie kommen am meisten bei Erwachsenen (Männern) unter 50 Jahren zur Beobachtung.

Die Patella ist, wie die Kniegegend überhaupt, Verletzungen sehr ausgesetzt. Durch direkte Gewalt können Frakturen entstehen durch Fall auf das Knie oder durch einen dasselbe treffenden Körper. Die direkten Frakturen haben manchmal die Form der sog. Sternbrüche, d. h. die Patella ist in einer breiten Weise getroffen und in mehrere Fragmente (mehr oder weniger radienartige Bruchlinien)

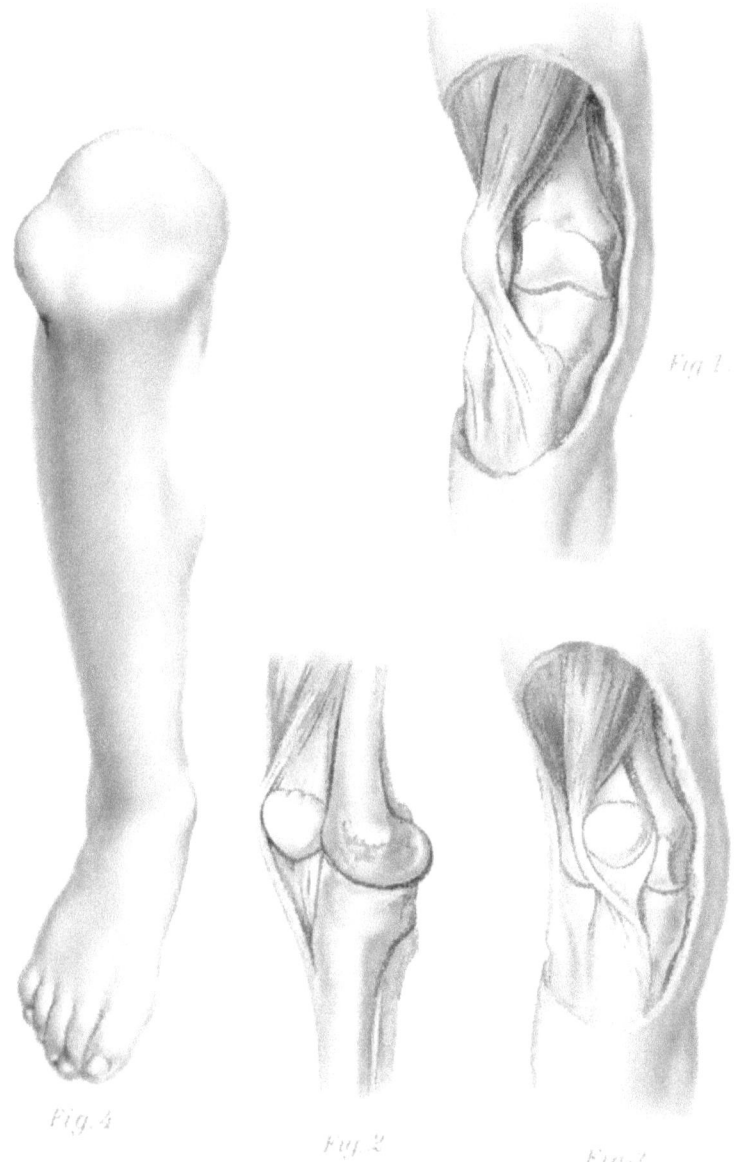

zersplittert, wobei diese Fragmente in der Regel in guter Berührung bleiben. Ebenso können aber durch direkte Gewalt auch Schräg-, Längs- und Querbrüche entstehen (Fall auf den Boden, auf eine Steinkante, Gossenrand etc.).

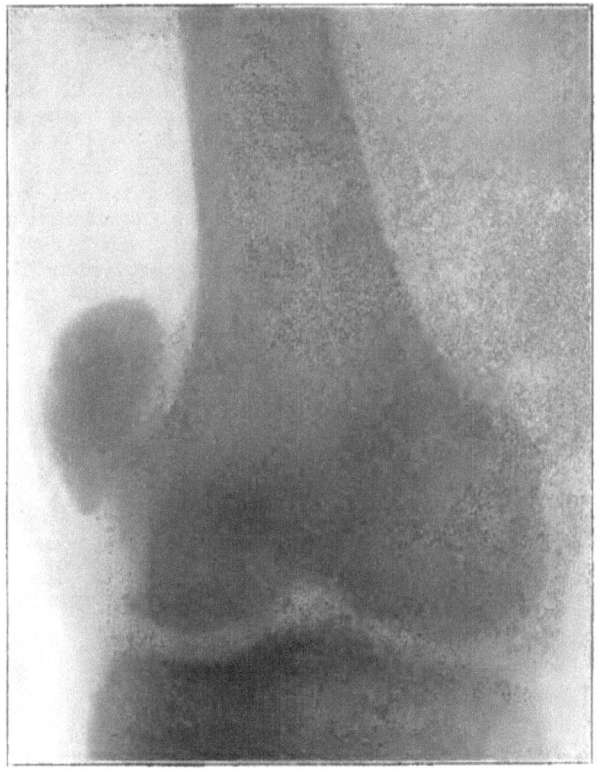

Fig. 189. Luxation der Patella nach aussen im Röntgenbild. Beobachtung von Herrn Stabsarzt A. Wiemuth an einem Soldaten.

Die indirekten Frakturen entstehen unter Beteiligung von Muskelkontraktionen. Bekanntlich sagt der Volkswitz, dass ein Betrunkener beim Fallen sich selten oder nie einen Knochenbruch zuziehe In der Tat: er fällt wie ein Sack zu Boden.

Tab. 61.
Fraktur der Kniescheibe.

Fig. 1. Präparat eines typischen Querbruches der Patella mit ausgedehnter Zerreissung der aponeurotischen Lagen neben der Patella. Starke Dislokation der Bruchstücke, wodurch das Kniegelenk breit geöffnet ist und das untere Femurende frei liegt. An den Bruchflächen der Patellarfragmente sind (in Form einer „Ponyfrisur" überragend) die Fasern des von der Quadricepssehne gebildeten sehnigen Ueberzuges der Patella kenntlich.

Fig. 2. Präparat eines Querbruches der Patella allein, ohne Zerreissung der seitlichen aponeurotischen Lagen. Es findet sich keine Dislokation der Fragmente trotz der fast rechtwinkligen Flexionsstellung im Kniegelenk.

Fig. 3. Dasselbe Präparat wie in Fig. 2, von innen d. h. vom Kniegelenk aus gesehen. Man erkennt unten die knorplige Gelenkfläche der Tibia, darüber das Lig. patellare und die Knorpelfläche der Patella. An letzterer mitten durch einen Querbruch, an dem der mit scharfer Kante durchgebrochene Knorpelrand zu sehen ist. Keine Dislokation, denn die seitlichen aponeurotischen Lagen sind unverletzt.

Dagegen macht jeder andere bewusst oder (fast immer) unbewusst (reflektorisch) Abwehrbewegungen gegen den Fall, sobald er strauchelt; eine plötzliche Kontraktion des Quadriceps fixiert die Patella und vermag zur Fraktur zu führen, zumal wenn das Kniegelenk gleichzeitig einknickt, wenn also durch die Flexion im Kniegelenk die auf die Patella (mittels des Lig. patellare) wirkende Zugspannung (bei Fixation der Patella durch den Quadriceps) noch vermehrt wird. So entsteht ein Rissbruch in der Regel quer durch die Mitte oder etwas unterhalb derselben, ungefähr an der Stelle, wo der Körper der Kniescheibe in den Apex (unten) übergeht. Nach Bähr ist das auch diejenige Stelle, an welcher der unterstützte (d. i. dem Femurende aufliegende) Teil an den nicht unterstützten angrenzt.

Für das Zustandekommen und bei der Untersuchung einer Patellarfraktur ist auch die Form und Grösse der Patella, welche recht variabel sein kann, von Wichtigkeit (Vergleich der gesunden Seite!);

Tab. 61.

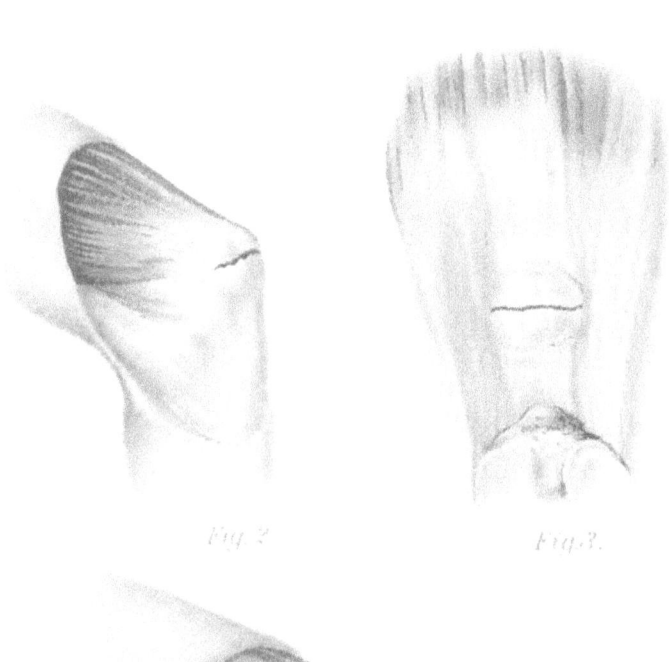

Fig. 2.   Fig. 3.

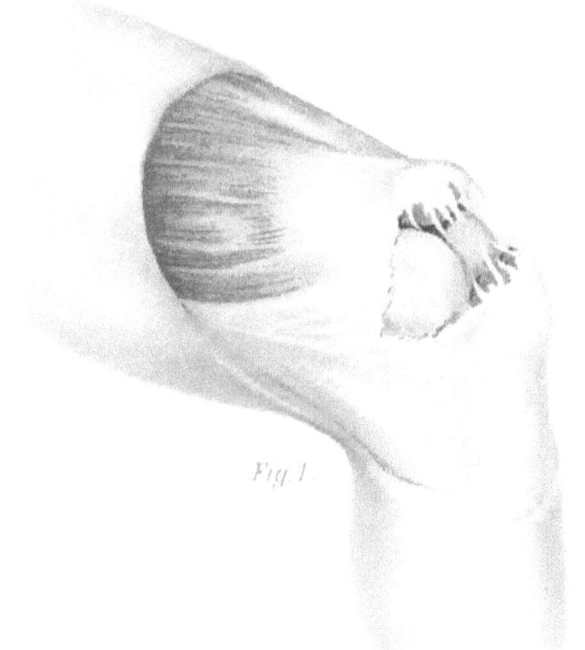

Fig. 1.

ebenso mag die Festigkeit der Kniescheibe individuell verschieden sein.
Von allergrösster Bedeutung ist es beim Zustandekommen der Patellarfrakturen, wie sich die neben der Kniescheibe längsverlaufenden starken aponeurotischen Lagen verhalten. Im allgemeinen sind dieselben bei den indirekten Frakturen meistens stärker beteiligt (eingerissen) als bei den direkten. Doch kann auch bei den direkten Brüchen der Einriss dieser seitlichen Aponeurose dann recht

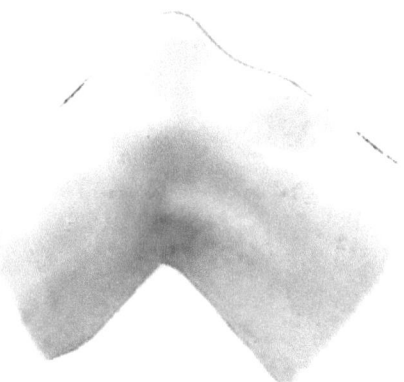

Fig. 190. Profilansicht einer Ruptur der Quadricepssehne (65jähr. Mann, 'Heinrich Mahrt. 17. IX. 05) zum Vergleich; es wurde durch Operation volle Heilung erzielt.

bedeutend werden, wenn das Kniegelenk nach der Fraktur noch stärker einknickt, wenn also durch weitere und schliesslich stärkste Kniebeugung die dehnende und zerreissende Gewalt ad maximum zur Geltung kommt.
Der Einriss dieser seitlichen Lagen ist deshalb von so grosser Wichtigkeit, weil davon der Grad der Dislokation, d. h. das Klaffen der Patellarfragmente abhängig ist; bei einfachem Querbruch der Kniescheibe ist dieses Klaffen ganz minimal, bei ausgedehnter Zerreissung der seitlichen aponeurotischen

Tab. 62.
Fraktur der Kniescheibe.

Fig. 1. Rechtes Bein eines älteren Mannes mit alter durch breite Bandmasse verheilter Querfraktur der Patella. Die beiden Bruchstücke sind durch eine breite querverlaufende Grube getrennt.

Fig. 2. Junger Mann (Gutsch, 1896) mit doppelseitiger Patellarfraktur. Patient verunglückte durch Fall auf beide Knie. Etwa 8 Wochen nach der Verletzung wurde mit Massagebehandlung begonnen, und die Abbildung zeigt, dass Patient darauf imstande war, das rechte Bein aktiv vom Bett zu erheben und kurze Zeit in fast gestreckter Stellung zu halten — trotz der bedeutenden Dislokation der Bruchstücke. Weil mittels der Massage etc. ein befriedigendes Resultat nicht erzielt wurde, führte ich (also sekundär!) die Knochennaht zur Annäherung der Fragmente beiderseits aus, mit günstigem Erfolge.

Fig. 3 und 4. Präparate von durch Bandmasse geheilten Patellarfrakturen im sagittalen Durchschnitt. (Aus dem Museum des Coll. of surgeons in London.)

Fig. 5. Präparate eines geheilten Sternbruches der Patella. Die Fragmente sind ohne Dislokation durch genügenden Callus verbunden.

Lagen kann die Dislokation eine sehr bedeutende werden; Tafel 61 und 62.

Die Häufigkeit der indirekten Brüche ist früher überschätzt worden; es ist richtig, dass die Anamnese für diese Beurteilung nicht immer massgebend ist. Bähr taxiert die Zahl der indirekten Patellarfrakturen nur auf etwa 20 %.

Die indirekt zur Fraktur führende Gewalt beansprucht natürlich in mechanisch gleicher Weise die Quadricepssehne und das Ligamentum patellae, ja sogar die Ansatzfestigkeit der Tuberositas tibiae; die Patellarfraktur ist das weitaus häufigste Resultat einer solchen Gewalteinwirkung.

Die **Symptome** sind sehr einfach, wenn die Fraktur wie gewöhnlich quer durch die Mitte der Patella verläuft und mit einigem Klaffen der Bruchstücke verbunden ist. Da die Patella in die Gelenkkapsel völlig eingeschaltet ist, handelt es sich bei dieser Fraktur

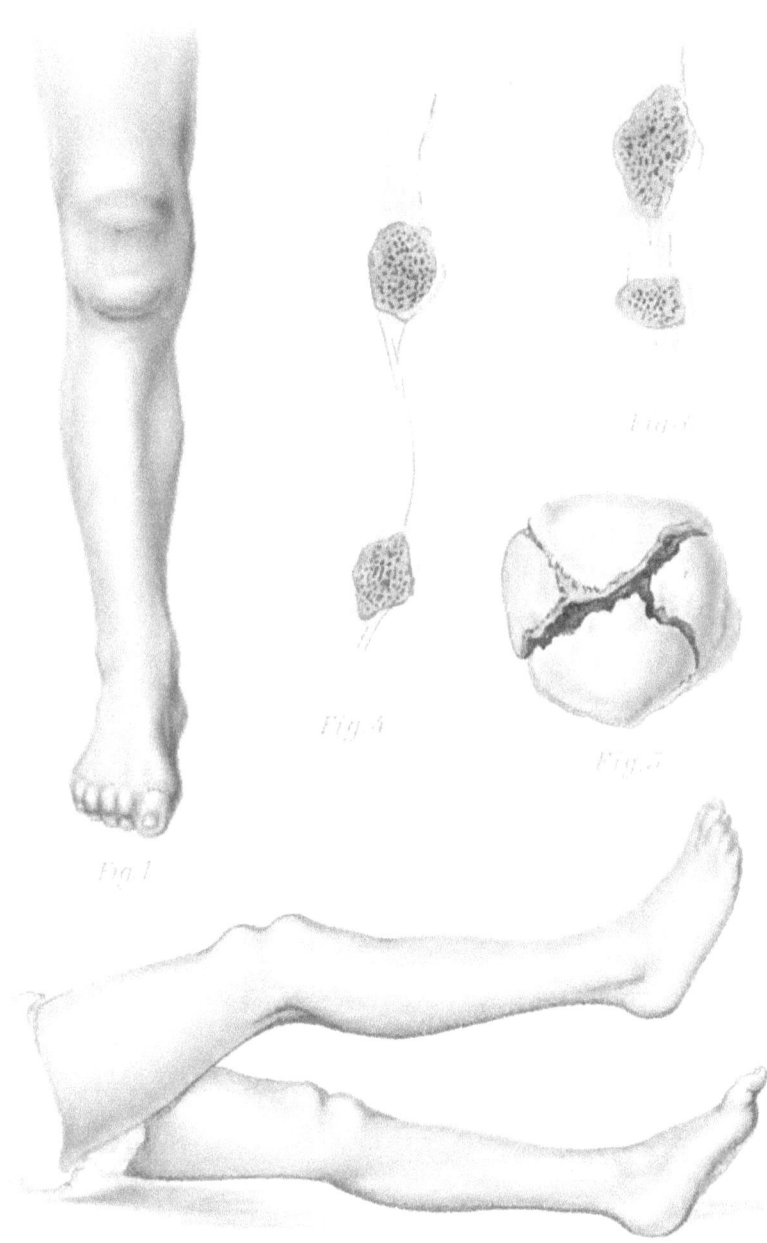

Tab. 62.

Fig. 1. Fig. 2. Fig. 3. Fig. 4. Fig. 5.

um einen reinen Gelenkbruch. Der Bluterguss findet sich in dem Gelenk; er kann recht beträchtlich sein und eine pralle Anfüllung des ganzen Gelenkes bedingen. Bei frischen Fällen gelingt es in der Regel die Fragmente so zusammenzuschieben, dass sie sich berühren und dass dabei eine deutliche Crepitation entsteht. Wenn nur ein kleiner Rand von der Patella abgesprengt ist, und überhaupt bei wohlerhaltenem periostalem Ueberzug der Kniescheibe kann die Diagnose etwas schwieriger sein. Doch ist bei sorgfältiger Untersuchung an frischeren wie an älteren (nicht knöchern geheilten) Fällen eine (namentlich seitliche) Verschiebung der Bruchstücke gegeneinander wohl immer wahrzunehmen.

Prognose. Die Prognose der Patellarbrüche ist vor allem abhängig von der Art und Schwere der Verletzung (Sternbruch, Querbruch ev. mit ausgedehnter Zerreissung des Bandapparates etc.) und von der Art der Behandlung, wobei die Energie und Standhaftigkeit des Patienten selbst auch wichtig ist. Die direkten Brüche (ausser den mit starker Dislokation verbundenen Querbrüchen) geben im ganzen eine bessere Prognose. Da nach einem Patellarbruch die Festigkeit, in geringerem Grade auch die Mobilität des Kniegelenkes oft dauernd beeinträchtigt ist, so kommt es bezüglich der Herabsetzung der Arbeitsfähigkeit sehr auf die Art des Berufes an. Leute mit leichterer Beschäftigung, mit mehr sitzender Lebensweise sind weniger beeinträchtigt; ich kenne auch höhere Offiziere, welche trotz ligamentöser Vereinigung (Massagekur) ihren Dienst ausüben. Arbeiter erleiden infolge einer Patellarfraktur meistens eine schwere Einbusse. Wird auch die Beugung völlig, die Streckfähigkeit ganz oder annähernd wieder erreicht, so bleibt das Kniegelenk und damit das ganze Bein in den meisten Fällen schwächer und unsicher, für das Gehen auf unebenem Boden ungeeignet, sodass neue Verletzungen durch Fall häufig nicht ausbleiben (z. B. Refraktur). Thiem fand unter Zugrundelegung von 283 Fällen (223 unblutig, 60 [darunter 46 frische, 14 alte Fälle] mit Knochennaht behandelt, für beide Methoden keine glänzenden Ergebnisse; immerhin zeigten die 60 genähten Fälle 45 knöcherne Heilungen, die 223 nicht genähten aber nur 32 solche, also 75 Prozent gegen 14 Prozent. — Bähr fand bei der exakten Verwertung von 44 älteren Fällen, dass 42 bis zur Zeit seiner Beobachtung (also noch nicht abgeschlossen) durchschnittlich je über vier Jahre dauerten und ca. 35 Prozent Einbusse ihrer Arbeitsfähigkeit aufwiesen.

Therapie. Bei keinem Knochenbruch wird es häufiger beobachtet, wie bei diesem, dass Fälle, die mit grosser Diastase geheilt sind, trotzdem eine ziemlich befriedigende Funktion zeigen können, und dass Fälle mit guter Lage der Bruchstücke zuweilen eine schwere und dauernde Beeinträchtigung der Funktion des Beines darbieten. Ein hiefür sehr wichtiger Umstand ist das Verhalten des M. quadriceps. Dieser Muskel zeigt in manchen Fällen die Erscheinungen hochgradiger Atrophie, bedingt durch längere Inaktivität und ganz besonders durch reflektorische, vermittelst der Rückenmarkszentren übergeleitete Einflüsse: und diese Atrophie kann manchmal erst später, nach Abschluss der ersten Behandlung, zur Entwicklung kommen, was prognostisch sehr wichtig ist. Speziell gegen die üble Einwirkung der Inaktivität des Quadriceps (durch längere Immobilisation etc.) hat sich in neuerer Zeit ein Verfahren der Behandlung herausgebildet, welches mit Verzicht auf eine direkte Annäherung der Bruchstücke die Pflege des Quadriceps durch Massage (Kneten und Klopfen) zur Hauptaufgabe macht; täglich wird in dieser Weise massiert; dabei werden die Fragmente zueinander hin verschoben, das Bein mit gestrecktem Knie und gebeugter Hüfte auf einer Schiene gelagert, weil bei dieser Lagerung der Quadriceps entspannt ist. So richtig und wertvoll dieses Verfahren ist, so muss es doch als ein etwas einseitiges bezeichnet werden, und es liegt kein Grund vor, daneben auf den Versuch, die Bruchstücke direkt einander zu nähern, zu verzichten.

Die Ursache für die ungünstigen Resultate bei der Heilung von Patellarfrakturen ist zweifellos eine mehrfache. Der Zug des Quadriceps und die dadurch bedingte Diastase der Fragmente ist ein wichtiger Umstand, ebenso die schon erwähnte Atrophie dieses Muskels, welche in manchen Fällen, selbst nur bei leichter Läsion der Patella, sehr hochgradig, sogar irreparabel sein kann. Nicht unwichtig ist zuweilen der in dem Gelenk vorhandene Bluterguss, indem er die Fragmente auseinanderdrängt. Ferner wird der Patella eine weniger reichliche arterielle Blutversorgung und eine geringere Neigung zur Knochenneubildung zugeschrieben: wohl nicht mit Recht, wenn freilich ihre Oberfläche, im Gegensatz zu anderen Knochen, auf der einen Seite von einer dicken Knorpelfläche, auf der anderen Seite von einem fibrösen Faserlager gebildet wird.

Von grosser Wichtigkeit ist eine Art Interposition, indem die durch Dehnung verlängerten, schliesslich zerrissenen Fasern des äusseren Faserlagers (wie bei einer „Ponyfrisur") über die Bruchflächen gelagert, an diesen verhakt und so förmlich interponiert sind. Gerade dieser Umstand befördert die Bildung einer ligamentösen Vereinigung selbst bei guter Aneinanderlagerung der Fragmente (Tab. 61, Fig. 1).

Endlich kann das Resultat trotz guter Heilung der Patella selbst schwer getrübt werden durch eine partielle Verödung des Kniegelenkes oder durch eine feste Adhäsion der Patella, ev. ihres oberen Fragmentes an der vorderen Femurfläche.

Die Behandlung muss natürlich diese Hindernisse möglichst zu überwinden suchen: Das Bein im Knie völlig gestreckt, im Hüftgelenk gebeugt, um den Quadriceps zu entspannen. Das Kniegelenk durch eine hintere Schiene, z. B. aus plastischem Filz, der warm adaptiert wird, fixiert. Die Bruchstücke manuell aneinander gebracht und durch seitliches Reiben von dem zwischengelagerten Gewebe möglichst befreit, dann durch **Heftpflasterstreifen**, welche schlingenförmig angelegt werden und sich an der Hinterseite über der Schiene kreuzen, in guter Lage erhalten. Ein starker Bluterguss kann, solange er nachweisbar ist, durch **Punktion** entfernt werden; hierzu ist ein nicht zu dünner Troikart erforderlich, um auch Blutgerinnseln den Abfluss zu ermöglichen. Der Quadriceps wird täglich ein- oder zweimal **massiert** mittelst Klopfens und Knetens, wobei die Richtung nach abwärts, gewissermassen zu einem Hinabschieben des oberen Fragmentes bevorzugt wird. Um die üblen Folgen der Immobilisation auszugleichen, verwendet man: **Faradisation** der Muskulatur, speziell des Quadriceps (mit schwachen, nicht schmerzenden Strömen), **Massage**, namentlich **Gymnastik** und frühzeitigen **Gebrauch** des Beines ausser Bett. **Jodpinselung** ist wertlos, oft genug geradezu schädlich.

In manchen Fällen hat sich die Anwendung permanenter Extension nützlich erwiesen (Bardenheuer, Lichtenauer). Auch ein **Gipsverband** ist in Fällen mit nur geringer Dislokation der Fragmente brauchbar: Dazu Hyperextension im Knie, starke Beugung in der Hüfte (Pat. am besten am Tischrand sitzend). Ein zuverlässiger Assistent umfasst das obere Fragment von oben, drückt es möglichst nach abwärts, dem unteren, aufwärts geschobenen, entgegen; während er die beste Lage mit den Fingerspitzen erhält, wird dicht um die Finger herum der Gipsverband mit Bindentouren angelegt; die Finger erst nach Erhärtung des Verbandes entfernt. Ein solcher Verband, wenn wohl gelungen, kann mit Nutzen 8—14 Tage liegen, — nicht länger, weil spätestens nach 14 Tagen mit Massage begonnen werden muss; seine hintere Hälfte kann auch dann noch als Rinnenschiene zur Immobilisation dienen.

Bei der **Entlassung** sollte dem Patienten immer eine Kniekapsel (z. B. aus Leder) mitgegeben werden, mit der Weisung, sie monatelang zu tragen und damit täglich bestimmte Uebungen vorzunehmen.

Je vollkommener die Aneinander-Lagerung der Bruchstücke gelingt, umsofester wird die Vereinigung und um so besser die

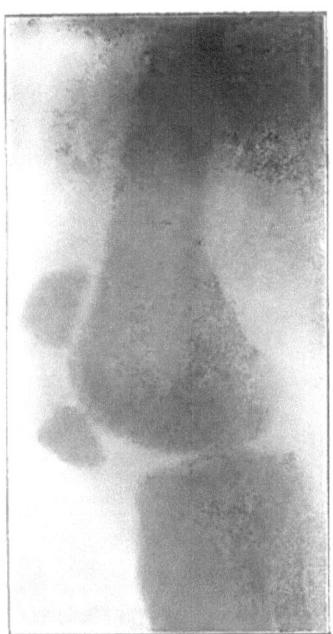 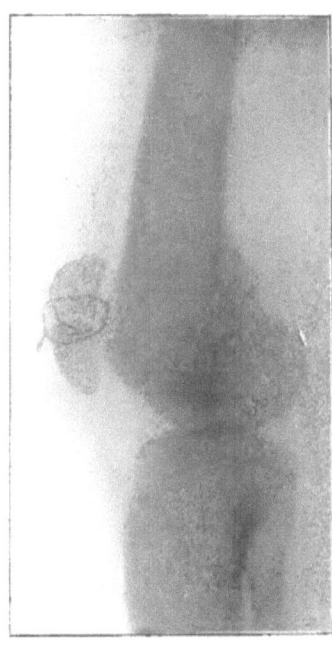

Fig. 191. Querbruch der Patella im Röntgenbild. Im ersten Bild sieht man aufs schönste die Diastase der beiden Fragmente. Im zweiten Bild erkennt man den Zustand der Heilung, die Fragmente liegen dicht aneinander, und zwei Silberdrahtnähte, welche durch Bohrlöcher der Patella gelegt sind, liegen noch (die ungleiche Grösse der beiden Drahtringe kommt von der verschiedenen Lage derselben resp. ihrer verschiedenen Entfernung von Lichtquelle und Platte (Schattenbild!) 50jähr. Mann, Böttcher.

spätere Funktion. Die Heilung der Fragmente durch eine Art prima intentio der Bruchflächen ist die vollkommenste; hierzu ist die Knochenneubildung zweifellos eine völlig hinreichende. Eine nur ligamentös (wenn auch mit nur geringer Diastase) verheilte Patella besitzt nie die normale Festigkeit.

Aus diesem Grunde ist das **operative Verfahren**, welches in schweren Fällen gar nicht zu

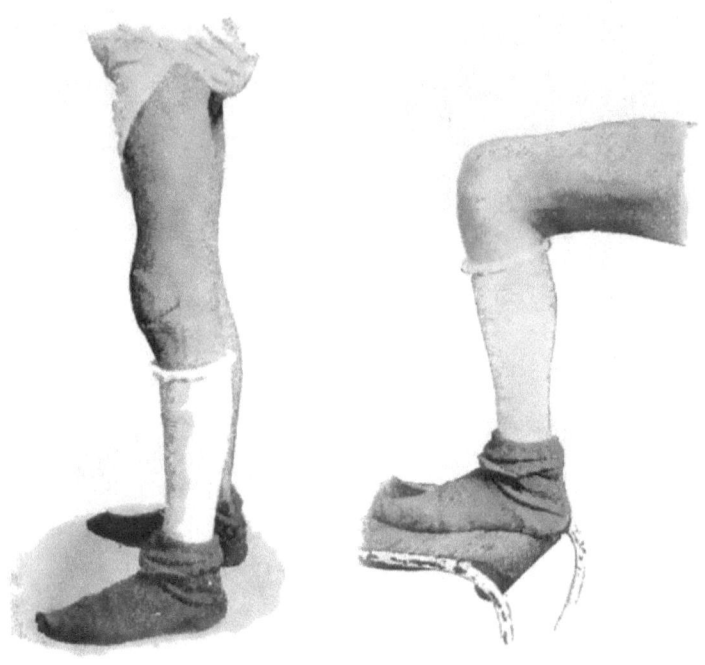

Fig. 192.   Fig. 193.

Fig. 192 und 193. Photographische Aufnahme eines Beines nach gut geheilter Patellarfraktur. Die Verletzung erfolgte am 5. August 1902; die Naht der Patellarfragmente mit Silberdraht am 7. August. Wie das Bild ergibt, war am 2. Oktober 1902 volle Streckung und Beugung bis über rechten Winkel aktiv ausführbar.
54jähr. Mann, Bracker.

entbehren ist, heute bevorzugt. Es stehen verschiedene Verfahren hier zur Verfügung. Man kann „**subkutan**" in verschieden modifizierter Weise die Vereinigung der Fragmente herbeiführen: so extraartikulär durch

305

eine Art von Sehnennähten (quer) der Quadricepssehne und des Lig. patellae dicht an der Patella, welche beide angezogen und über der Patella miteinander verbunden (geknüpft) werden — auch intraartikulär durch einen Silberdraht oder starken Seidenfaden, welcher, die Patella in sagittaler Richtung (vertikal) umfangend und fest verbindend, in Form

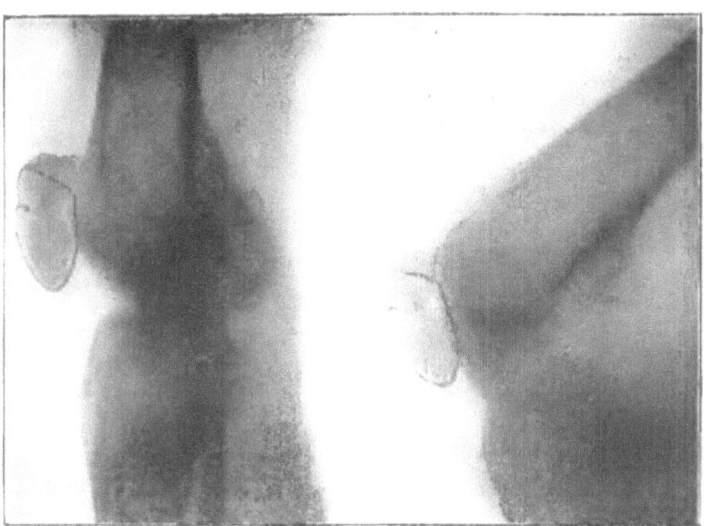

Fig. 194. Querbruch der Patella geheilt, im Röntgenbild; im ersten Bild bei gestrecktem, im zweiten bei gebeugtem Knie. Der Silberdraht ist durch ein Bohrloch des oberen Bruchstückes gelegt und um das untere Bruchstück herumgeführt, weil letzteres mehrfach gesplittert war und sonst keinen Halt bot. Das Bild stammt von demselben 54 jähr. Mann Bracker, dessen Bein in Fig. 192 und 193 dargestellt ist.

einer Naht vereinigt und versenkt wird (Barker). Diese Naht wird mittels einer langen, passend gekrümmten Nadel von zwei kleinen Inzisionen oberhalb und unterhalb der Patella aus angelegt. — Die alte Malgaigne'sche Klammer findet jetzt keine Verwendung mehr. — Die primäre direkte Knochennaht der Fragmente nach Blosslegung der Bruchstelle (Gelenkeröffnung!) wird heute für alle Knieschieben-

Tab. 62 a.
Normales Kniegelenk eines Erwachsenen von vorn, Röntgenbild.

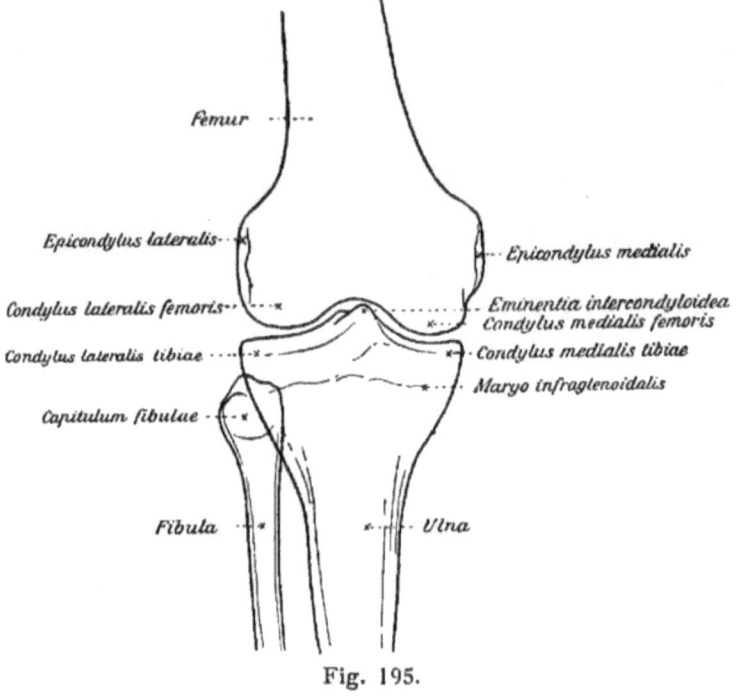

Fig. 195.

brüche mit Strecklähmung oder erheblicher Streckschwäche als das Normalverfahren angesehen. — Sie ist natürlich nur in der Hand geschulter Chirurgen gestattet, hat aber den Vorteil, die Wegschaffung aller die vollkommene Heilung störender Momente und die genaueste Adaption und Fixation der Bruchflächen sicher zu ermöglichen; der Bluterguss wird beseitigt, die an den Bruchflächen adhärenten Fascienfetzen werden entfernt, die Bohrlöcher werden angelegt (mit Schonung der Knorpelfläche), die Drahtfäden durchgezogen uud vereinigt — und das alles am besten nur mittels zuverlässig sterilisierter Instrumente, ohne

Tab. 62 a

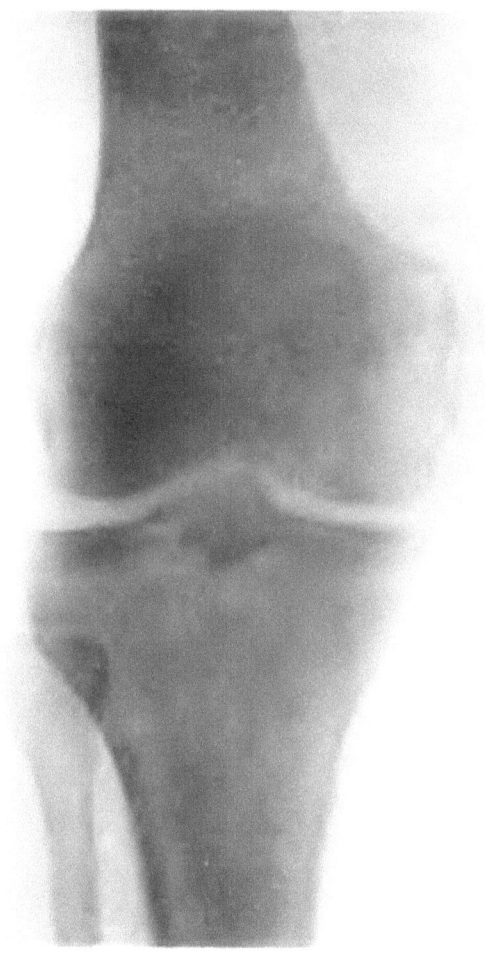

die Hand in Berührung mit der Wunde zu bringen. Manche Chirurgen begnügen sich dabei mit der beiderseitigen Naht der neben der Kniescheibe längs verlaufenden Aponeurosen, soweit dieselben getrennt sind; aber die Knochennaht dazu gibt doch ein sichereres Resultat. Anstatt der Naht durch Bohrlöcher können die Fragmente nach der breiten Freilegung des Bruches und des Gelenkes (bogenförmiger Querschnitt) auch durch eine einzige vertikale, umschlingende Naht mit starkem Silberdraht fixiert werden; der Draht wird event. später wieder entfernt. Der grosse Vorteil der primären operativen Behandlung ist, dass sowohl die Patellarfragmente wie die seitlichen Aponeurosenteile exakt und so solid vereinigt werden können, dass gleich in den ersten Tagen nach der Operation mit Mobilisation des Kniegelenkes und mit Massage der Oberschenkelmuskulatur begonnen werden kann. Die Resultate dieser Behandlung sind ausgezeichnet, vgl. Fig. 193.

Ich habe die Knochennaht auch sekundär verwendet, wenn ein einfacheres Verfahren (Schiene, Heftpflasterzügel, Massage etc.) nicht zum erwünschten Resultat geführt hatte; auch so liessen sich noch befriedigende Erfolge erzielen, wenn nach der Wundheilung und Konsolidation eine medico-mechanische Behandlung vorsichtig und korrekt durchgeführt wurde.

Als **besonders ungünstige Vorkommnisse** nach Patellarfraktur sind zu erwähnen:

Ausbleiben jeder Verbindung zwischen den Bruchstücken.

Verwachsung des oberen Patellar-Bruchstückes an der Vorderfläche des Oberschenkels, ein Befund, welcher bei ältern und veralteten Fällen (wie mir scheint, mehr nach direkten Patellarbrüchen [Sternbruch]) nicht so selten angetroffen wird; jeder Flexionsversuch im Knie bewirkt dann natürlich eine stärkere Diastase der Fragmente und noch mehr verminderte Festigkeit des Knie-

Tab. 62 b.

Normales Kniegelenk eines Erwachsenen von der Seite, Röntgenbild.

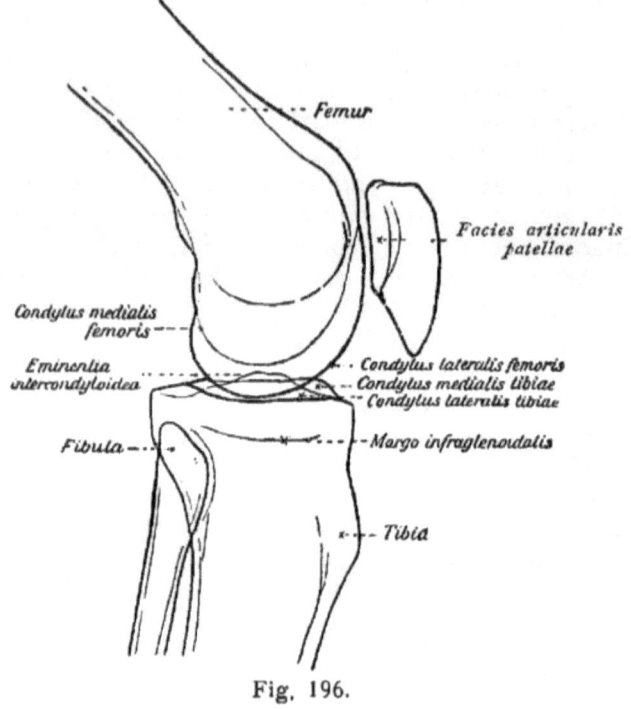

Fig. 196.

gelenkes. Eine definitive Lösung des Knochenstückes bei wirklicher breiter Verwachsung ist wohl selten möglich, event. operative Unterpolsterung eines Muskellappens aus der Umgebung (Helferich) oder Zwischenlagerung einer dünnen Lage von Magnesiumblech (Hübscher). Refrakturen der Patella sind relativ häufig; es handelt sich dabei um Zerreissung der ligamentösen Fragmentverbindung, meistens nicht lange (in den ersten Wochen oder Monaten) nach Heilung der ersten Fraktur, häufig bei den ersten Gehversuchen erfolgend. Eine neue Fraktur des Knochens neben der alten, fibrösen Bruchstelle kommt

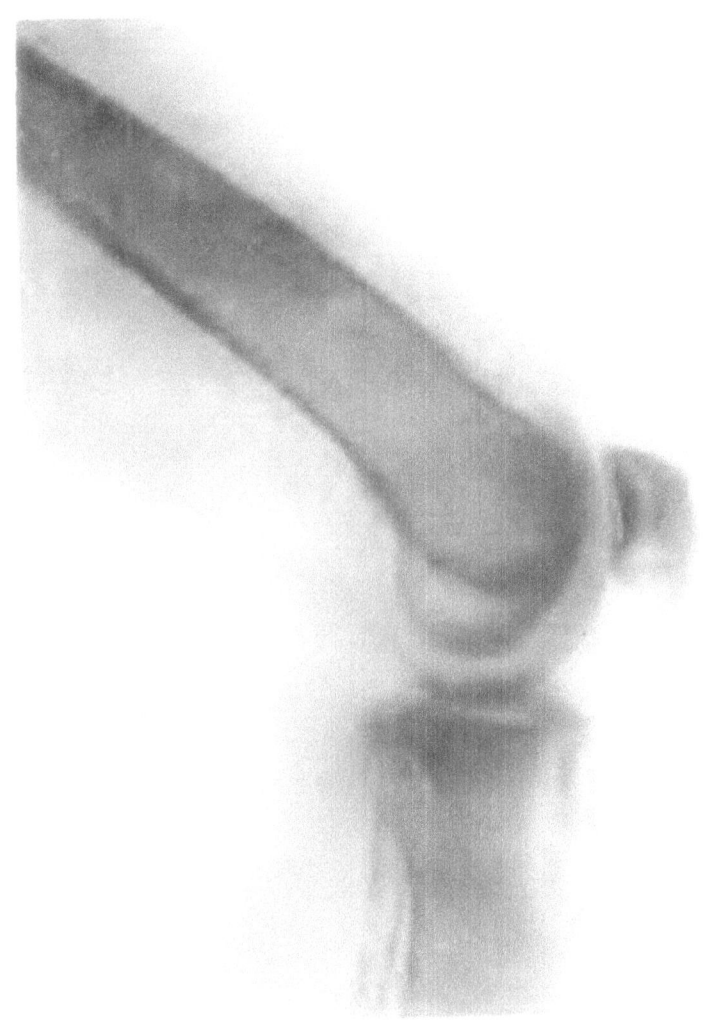

Tab. 62 b

auch vor, aber seltener. — Behandlung wie die einer frischen Verletzung.

D. Andere intraartikuläre Verletzungen im Kniegelenk.

a) Absprengungen vom überknorpelten Femurende. Tab. 63, Fig. 1.

Die Knochenenden, welche im Kniegelenk zusammenstossen, sind bekanntlich nicht nach Art eines reinen Scharniergelenkes eingerichtet; auch ist bekanntlich bei gebeugtem Knie neben einer gewissen Ab- und Adduktionsmöglichkeit ein nicht unerheblicher Grad von Rotation des Unterschenkels ausführbar. Für diesen Mechanismus sind die Ligg. cruciata und die Semilunarknorpel von grösster Wichtigkeit. Wirkt eine Gewalt bei etwas gebeugtem Kniegelenk im Sinne einer Kompression (Aneinanderpressung der im Knie zusammenstossenden Knochen), verbunden mit etwas seitlicher Verschiebung (bezw. Drehung), so kann eine **Aussprengung eines Knorpelstückchens** mit daranhaftender Spongiosa erfolgen. Die verletzende Gewalt ist dabei öfters auffallend gering, nicht selten nur durch eine ungeschickte Bewegung gegeben. Das Knorpelstück springt scharfrandig heraus, indem der Knorpel in seiner ganzen Dicke steil abbricht. Die Grösse und Form des abgesprengten Stückes ist bohnen- bis mandelgross. Man kann diese Verletzung auch experimentell an der Leiche erzeugen (Kragelund). Das abgesprengte Stück kann sofort völlig gelöst, als beweglicher Körper (Corpus mobile, Gelenkmaus) im Kniegelenk sich befinden; wahrscheinlich gibt es auch Fälle, in denen das Stückchen noch mit Fasern oder Lamellen am Knochen leise haftet und erst allmählich durch wiederkehrenden Druck und Verschiebung (bei aktiver Bewegung) völlig gelöst wird, um dann auch als „Gelenkmaus" sich zu verhalten (vergl. den ausgezeichneten Fall von Völker,

Arch. f. klin. Chir., Bd. 37). — Die Gelenkmaus muss natürlich nach bekannten Regeln operativ entfernt werden.

b) **Verletzung der Semilunarknorpel.** Tab. 63. Fig. 2.

Hierher gehört die **Luxation** und die **Zerreissung (Ruptur) der Semilunarknorpel**, welche ohne weitere Nebenverletzungen vorkommen kann. Im J. 1892 kannte man 43 Fälle (Bruns). Dabei ist doppelt so häufig **der innere Semilunarknorpel** betroffen. Eine **komplette Luxation** mit Abreissung beider Insertionen des Knorpels, vorn und hinten und von der Gelenkkapsel kommt nicht vor; wohl aber **partielle Luxation** des einen oder anderen Meniscus infolge von traumatischer Lockerung seiner Haftstelle, vorn, hinten oder seitlich. Der Abriss der **vorderen** Insertion ist am häufigsten. Eine abnorme Beweglichkeit der Menisken durch allmähliche Lockerung ist nur sehr selten beobachtet worden. Eine **Zerreisung des Semilunarknorpels** in seiner Kontinuität ist selten.

Zur **Entstehung** gehört eine kraftvolle Verschiebung (Rotation) des Femurendes bei gebeugtem Knie, durch welche der Meniscus abgequetscht wird. Gesunde Gelenke sind also die Voraussetzung, und so wird die Verletzung am häufigsten in England bei den Turnspielen (Fussball etc.) beobachtet.

Die **Erscheinungen der frischen** Luxation sind leichter oder schwerer, wie die veranlassende Distorsion selbst: immer heftiger Schmerz an der betroffenen Seite der Gelenkspalte, Gelenk steht leicht gebeugt und kann weiter flektiert, nicht aber gestreckt werden; Schwellung durch akuten Erguss, Funktionsstörung verschiedenen Grades. Bei **veralteter** oder **habitueller** Luxation treten Schmerz und Bewegungshemmung namentlich **anfallsweise** auf, offenbar bedingt durch plötzliche Verschiebung und Einklemmung des Meniscus.

Die objektive Untersuchung ergibt dann häufig (bei Abriss der Menisken an ihrem vorderen Ende) in der Gelenkspalte einen beweglichen, flachen Körper, welcher bei Flexion in der Gelenkspalte verschwindet, bei Streckung stärker hervortritt; bei diesem Aus- und Einschnappen spürt Pat. und Arzt oft einen deutlichen Ruck. Seltener ist die betr. Stelle der Gelenkspalte breiter und tiefer und druckempfindlich (wenn das ausgerissene Stück des Semilunarknorpels dauernd in das Innere des Gelenkes verschoben ist). Wenn ein stärkerer Gelenkerguss vorhanden ist, kann diese Untersuchung unmöglich sein. — Differentiel diagnostisch kann die Unterscheidung von einem freien Gelenkkörper sehr schwierig sein.

Behandlung: In frischen Fällen möglichste Reposition, leichter Druckverband, später Gipsverband in gestreckter Stellung auf 6 Wochen und längere Zeit noch Schonung (Kniekappe). In veralteten oder habituellen Fällen kann die operative Fixation durch versenkte Nähte versucht werden; sie ermöglicht bessere, zuweilen ideale Resultate, als die auch geübte, empfohlene Exstirpation des betr. Semilunarknorpels, welche ohne erhebliche Beeinträchtigung der späteren Funktion vielfach gemacht wird. — Bei leichteren Störungen dieser Art habe ich öfters volles Verschwinden der Beschwerden und dauernde Heilung erzielt, indem Jahr und Tag ein Schienenapparat getragen wurde, welcher lediglich die reine Charnierbewegung am Knie gestattete.

5. Unterschenkel.
A. Fraktur des Unterschenkels am oberen Ende.
I. Isolierte Frakturen am oberen Ende der Tibia.

a) **Der Kompressionsbruch der Tibia an ihrem oberen Ende** (Taf. 63, Fig. 3; vergl. auch Tafel 3, Fig. 1).

Diese Fraktur entsteht, wenn das Gelenkende der Tibia einen plötzlichen Druck seitens der gegen-

Tab. 63.

Fig. 1. Aussprengung eines Knorpel-Knochenstückes von der Oberfläche des Condylus int. femoris. Man sieht den Defekt am Femurende und daneben das ausgesprengte Stück.

Fig. 2. Ruptur des inneren Semilunarknorpel im Kniegelenk.

Fig. 3a und 3b. Präparate vom Kompressionsbruch am oberen Ende der Tibia. Ansicht der Gelenkfläche von oben und der Unterschenkelknochen von der Rückseite. Die Fraktur entstand bei einer jungen Frau durch Fall vom beladenen Heuwagen; hierbei fand eine Druckwirkung seitens der Femurkondylen auf die obere Gelenkfläche der Tibia statt. Die Frau starb an akuter Sepsis, ausgehend von einem Torsionsbruch derselben Tibia in ihrer unteren Hälfte. (Vergl. Langenbecks Archiv Bd. 41, S. 357.)

Fig. 4. Aelterer Mann mit Fraktur der linken Tibia, ganz oben (Fract. tibiae infracondylica), mit Deformität (sogenanntes O-bein) geheilt. Die Fraktur war durch Hufschlag entstanden.

überliegenden Femurkondylen oder eines derselben erfährt. Dies kann bei einem Fall auf die Füsse aus bedeutender Höhe geschehen, z. B. im bergmännischen Betrieb, wenn eine Förderschale ohne Halt in die Tiefe schiesst, und die Insassen stehend am Grunde aufstossen, oder bei Sturz vom Heuwagen; ich sah diesen Bruch einmal beim Sprung vom Fahrrad auf die Füsse.

Es handelt sich um den **Einbruch der oberen Tibia-Gelenkfläche**, mit **Impression der Bruchstücke**, dazu können noch Fissuren an der Oberfläche des Knochens sich vorfinden. Dies ist namentlich der Fall, wenn bei komplizierten Verletzungen gleichzeitig durch Vermittlung der Fibula eine drehende Gewalt (**Torsion**) ausgeübt wird. (Vergl. Taf. 63.) In schweren Fällen (vergl. Taf. 3) kann das obere Gelenkende der Tibia in zwei oder mehrere Fragmente **zertrümmert** sein, während der Tibiaschaft in die Spongiosa dieser auseinandergedrängten Fragmente **eingekeilt** ist.

Untersuchung. Man findet die Erscheinungen einer schweren **Distorsion** resp. **Kontusion des**

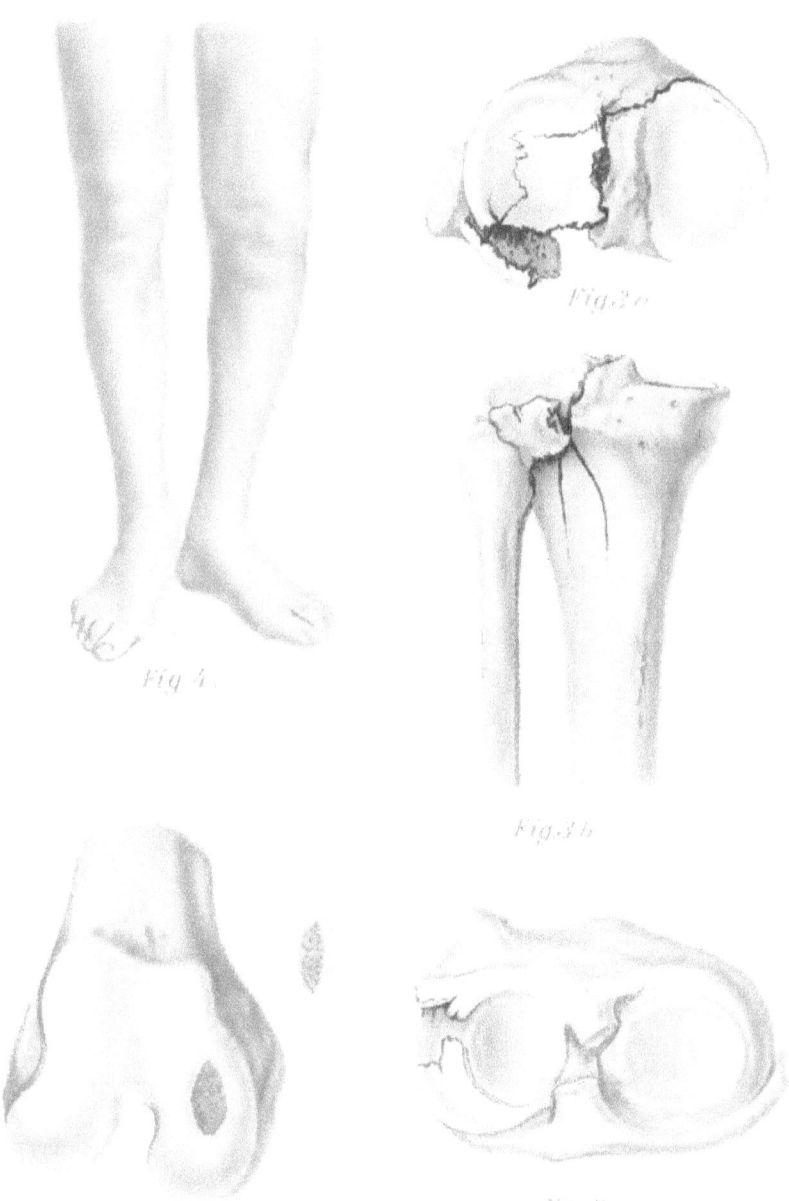

Tab.63.

Fig.1. Fig.2. Fig.2a. Fig.3b. Fig.4.

313

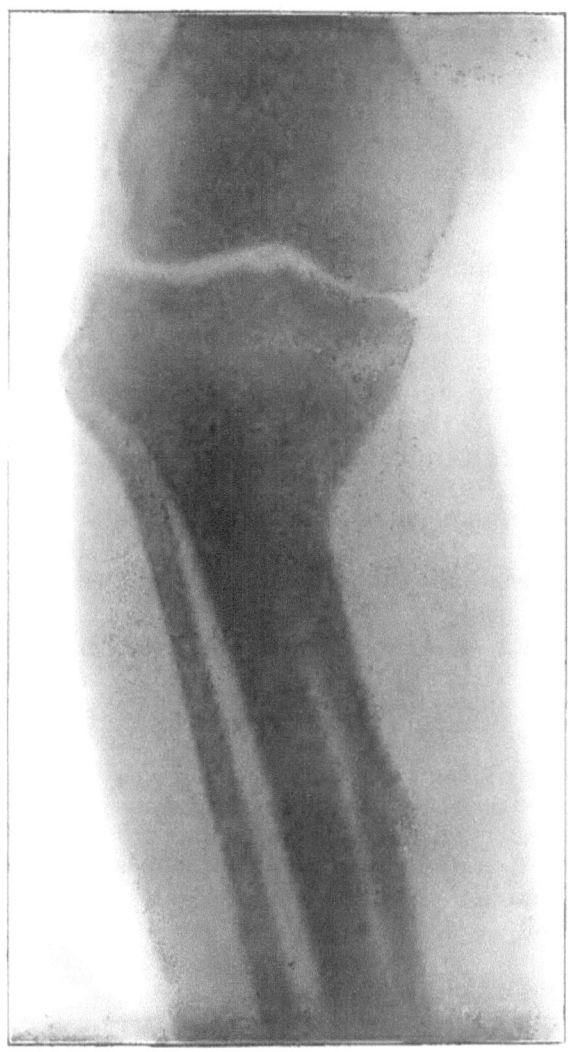

Fig. 197. Fraktur am oberen Ende der Tibia mit Einkeilung und Splitterung der Diaphyse; Röntgenbild. Das Bild stammt von einem 37 jähr. Mann, Busch, welcher 4 Wochen vor der Aufnahme diese Fraktur erlitten hatte infolge von einem direkten Schlag mit schwerem Hammer. Patient war bisher ohne Verband und nicht bettlägerig und so „geheilt"!

Gelenkes, denn die Verletzung ist entweder völlig oder doch zum grossen Teil eine intraartikuläre. Daher **Bluterguss**, später seröser Erguss im Gelenk, Bewegungen des Gelenkes schmerzhaft, abnorme seitliche **Wackelbewegungen** sind meistens möglich; oberes Tibiaende erscheint **verbreitert** und an demselben ist charakteristischer **Druckschmerz**. Wenn die Fraktur nur **eine** Hälfte der Tibiagelenkfläche betrifft, kommt leicht eine **Varus-** oder **Valgusstellung** im Kniegelenk zustande. Da die Infraktion der **inneren** Hälfte (dem Condylus int. femoris gegenüber) häufiger ist, wird leicht eine **Varusstellung** entstehen und zurückbleiben. Auch die Gefahr einer sekundären **Arthritis deformans** ist eine sehr grosse.

Zur **Behandlung** am besten permanente **Gewichtsextension** mit Schleifbrett für den Fuss, eventuell damit verbunden ein seitlicher Zug durch eine Schlinge, welche die drohende Varus- (oder Valgus-) Stellung überkorrigiert. Frühzeitig Massage und Mobilisation.

b) Der Querbruch der Tibia an ihrem oberen Ende. (Fractura tibiae infracondylica.) Taf. 63, Fig. 4.

Dieser Knochenbruch ist selten. Er **entsteht** entweder durch **direkte** Gewalt, z. B. durch Hufschlag, wie in dem abgebildeten Falle, oder (seltener) **indirekt** durch Gewalten, welche unter anderen Umständen zu einer Fraktur am unteren Femurende oder zu einer Luxation im Kniegelenk führen können.

Es handelt sich um einen **Querbruch** am oberen Gelenkteil der Tibia, durch welchen bei mehr **schrägem** Verlaufe der Bruchlinie auch das Gelenk selbst direkt und primär mit betroffen sein kann. Auch beim Querbruch ist das Gelenk meistens beteiligt (Bluterguss).

Die **Diagnose** wird durch die Verbreiterung des Knochens, den Druckschmerz, die abnorme Wackelbewegung etc. am besten in **Narkose** gesichert.

Zur **Behandlung** bevorzuge ich permanente Gewichtsextension bei freiliegender Frakturstelle. An dieser, wie am Gelenk, kann frühzeitig Kompression und Massage ausgeübt werden. Drohende Varus- oder Valgusstellung muss ebenfalls wie beim Kompressionsbruch der Tibia bekämpft werden.

c) **Die traumatische Epiphysenlösung am oberen Ende der Tibia.** (Taf. 59, Fig. 1 und 2.)

Eine seltene Verletzung. Handelt es sich um eine schwere Kontusion am oberen Tibiaende bei einem Kind, so ist an diese Verletzung zu denken. Eine Sicherstellung der Diagnose ist nur in Narkose möglich, wenn abnorme Beweglichkeit und charakteristische Knorpelcrepitation nachgewiesen werden. Vergl. übrigens das unter a und b Gesagte, auch bezüglich der Behandlung, doch sind hier (bei geringer Neigung zur Dislokation) auch Schienenverbände anwendbar.

d) **Abriss der Tuberositas tibiae.**

Eine sehr seltene Verletzung, bei Kindern als Apophysenlösung und bei Erwachsenen beobachtet. Wie bei allen Apophysenfrakturen besteht die

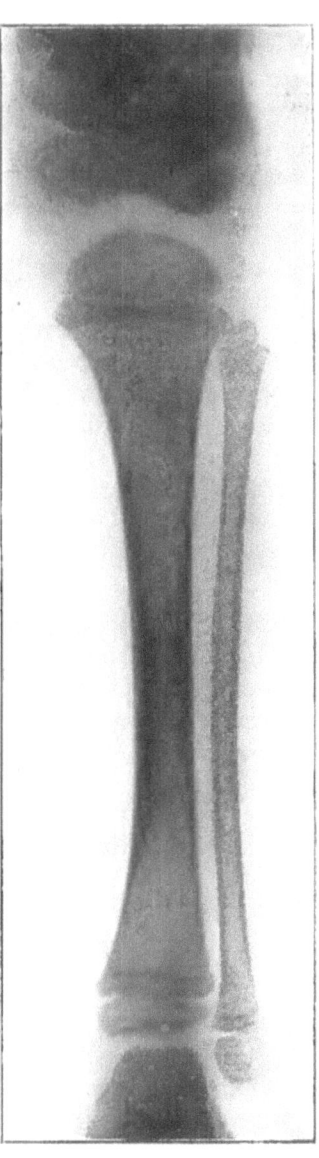

Fig. 198. Röntgenbild eines kindlichen Kniegelenkes und Unterschenkels von einem 3 jähr. Kinde. Die Epiphysen sind gut erkennbar.

Neigung zu erheblicher Dislokation: Das Fragment wird durch den Zug des Quadriceps (vermittelt durch Patella und Lig. patellare) nach oben disloziert. Aktive Streckung des Unterschenkels im Kniegelenk ist unmöglich. Man fühlt das Fragment unter der Haut, nach allen Richtungen leicht beweglich. Die Patella oberhalb intakt; das Kniegelenk muss nicht unbedingt beteiligt sein, enthält aber meistens einen Bluterguss.

Die **Behandlung** kann ähnlich wie diejenige der Kniescheibenbrüche durchgeführt werden; das beste Verfahren ist das Annageln des gut reponierten Fragmentes an die richtige Stelle, was am leichtesten bei Hyperextension gelingen wird.

II. Isolierte Fraktur am oberen Ende der Fibula.

Eine **Fraktur am Capitulum fibulae** kann durch direkte Gewalt (z. B. Hufschlag, Stoss) oder indirekt durch heftigen Zug des M. biceps femoris (Abriss, Rissbruch) erfolgen. Dabei kann der N. peroneus verletzt werden.

Eine Neigung zur Dislokation ist nicht immer beobachtet; ist eine solche vorhanden, so ist blutige Vereinigung der Knochenfragmente durch die Naht (Silberdraht) das sicherste und beste Verfahren. Im übrigen Behandlung nach allgemeinen Prinzipien.

B. Fraktur des Unterschenkels im mittleren Teil (Schaftstück).

I. Fraktur beider Knochen im Bereich der Diaphyse. Tafel 64, 65.

Diese Verletzung ist sehr häufig. Sie entsteht meistens durch direkte Gewalt (Ueberfahren etc.) und betrifft beide Knochen an ungefähr gleicher Stelle. Auf indirekte Weise, besonders durch Torsion des Körpers bei fixiertem Fuss entstehen oft isolierte Schrägbrüche im unteren Teil der

317

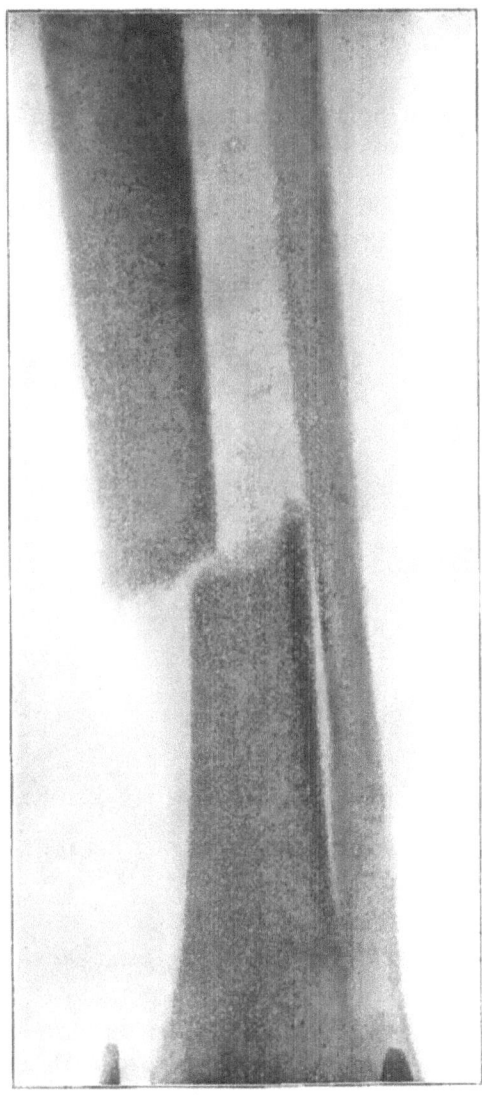

Fig. 199. Querbruch der Tibia mit seitlicher Verschiebung Röntgenbild von vorn. Durch direkte Gewalt entstanden 20jähr. Mann. Fisch, 1902.

Tibia, und die Fibula bricht erst infolge der Belastung des Körpers, den sie nicht allein zu tragen vermag, in der Form eines Biegungsbruches und häufig etwas höher oben am Schaft (vergl. Tafel 65, Fig. 1). Natürlich sind im allgemeinen die Schrägbrüche (durch Biegung oder Torsion) etwas ungünstiger, mehr zur Dislokation der Fragmente geneigt, als Querbrüche. Häufig drängt das spitze, obere Fragment, zumal wenn die Bruchlinie vorn gerade an der Crista tibiae

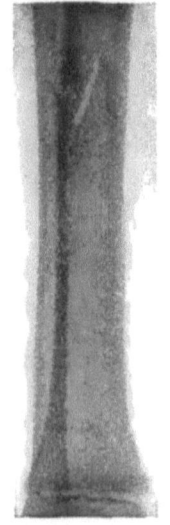 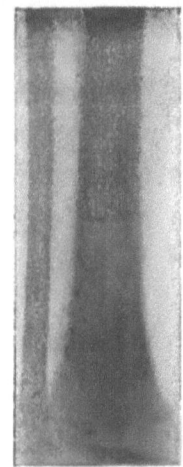

Fig. 200. Spiralfissur der Tibia (Mitte) bei einem 6 jähr. Mädchen (Fr. Schnelzer, 21. IX. 1903).

Fig. 201. Fissur der Tibia (untere Hälfte) bei einem 5 jähr. Mädchen (Emmi Tamm, 29. X. 1904).

ausläuft (mit der Form eines Flötenmundstücks), vorn gegen die Haut und vermag dieselbe zu perforieren.

Die **Diagnose** der Fraktur ist meistens sehr leicht, weil der Nachweis der abnormen Beweglichkeit, der Crepitation und der Dislokation leicht gelingt; eine vorhandene Drehung des unteren Bruchstückes ist bei Beachtung der Lage der Patella und des Fusses (im Vergleich zur gesunden Seite) zu erkennen und

319

durch genaues Abtasten der Crista tibiae von oben und von unten bis zur Bruchstelle leicht zu kontrollieren. Der Nachweis der Frakturstelle an der Fibula ist

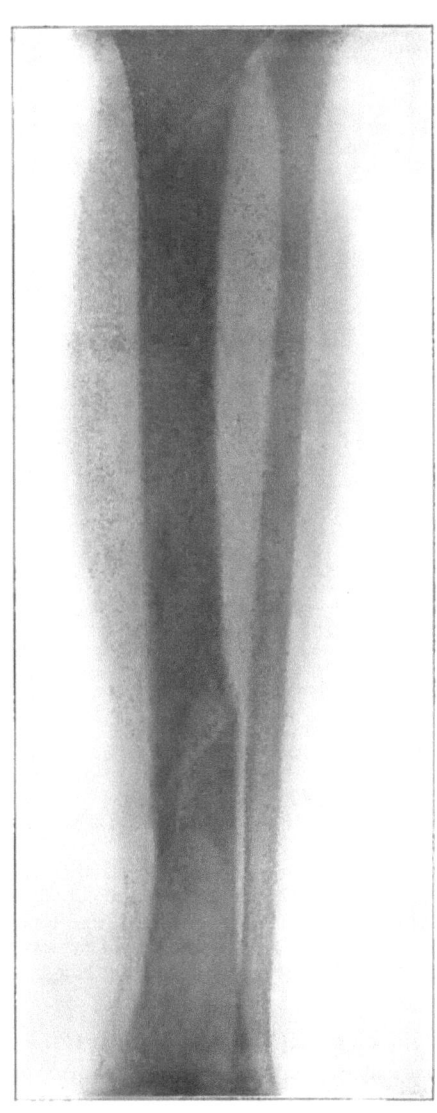

Fig 202. Spiralbruch (durch Torsion) der Tibia bei einem 16 jährigen Burschen (Lamp) fast ohne jede Verschiebung. Man sieht auch hier die aufwärts gerichtete Zacke des unteren, die abwärts laufende Zacke des oberen Bruchstückes. Ein solcher Befund ist selten und nur bei jugendlichen Individuen (mit dickem Periost) denkbar; er ist analog den (relativ häufigen) Oberschenkelfrakturen bei Kindern, welche keine Dislokation zeigen.

manchmal recht schwierig (jetzt mit Hilfe der Röntgenstrahlen sicher zu stellen)

Die Untersuchung auf abnorme Beweg-

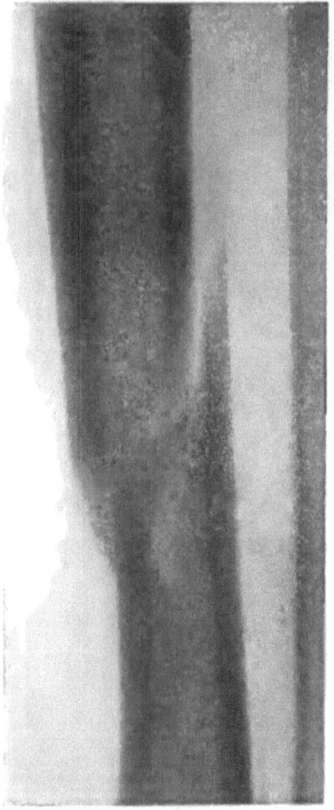 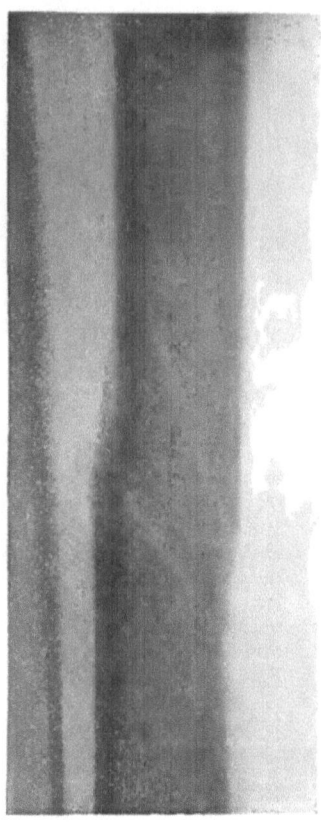

Fig. 203. Torsionsbruch der Tibia (Mitte) bei einem 14jähr. Knaben mit nur geringer Dislokation. Das Röntgenbild ist auch zum Studium des Zustandekommens der beiden hellen Spalten (wo nur ein Bruchstück liegt) und des dazwischen liegenden Schattens (wo die beiden spitzen Zacken der Fragmente sich decken) lehrreich.

lichkeit an der vermuteten Bruchstelle geschieht am besten unter Assistenz eines Gehilfen, welcher das auf dem Untersuchungstisch oder Bett liegende Knie

321

mit beiden Händen fest fixiert; der Untersuchende palpiert mit der einen Hand (z. B. der linken) an der event. Bruchstelle, während er mit der andern (der rechten) Hand den Unterschenkel an der Knöchelgegend fest fasst und ab- und adduzierende Bewegungen ausführt. Ist der Nachweis besonders schwierig

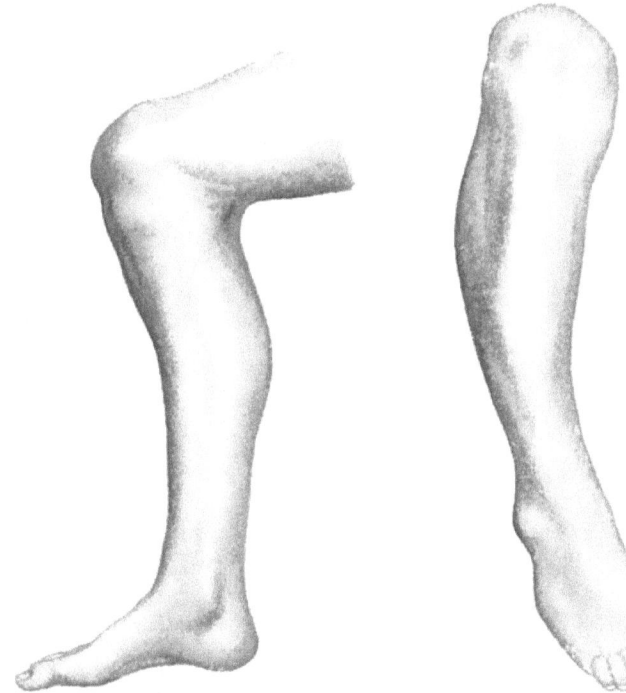

Fig. 204. Deform geheilter Unterschenkelbruch mit Ausbiegung nach hinten (rekurvierte Stellung).

Fig. 205. Seitliche Biegung an einem geheilten Unterschenkelbruch.

und das Resultat der Untersuchung sonst unsicher, so ist es nützlich, wenn der Untersuchende für die event. Bruchgegend und seine linke, palpierende Hand eine feste Grundlage und Stütze an seinem eigenen Körper, z. B. an seinem Oberschenkel schafft und dann den Bewegungsversuch mit der rechten Hand ausführt.

Tab. 64.
Unterschenkelfrakturen.

Fig. 1. Präparat einer geheilten Fraktur beider Unterschenkelknochen mit starker Verschiebung der Fragmente. Beide Knochen sind ungefähr in gleicher Höhe gebrochen und haben eine Verschiebung in gleichem Sinne erlitten und sind sämtlich (auch Tibia und Fibula) durch reichlichen Callus verbunden. (Pathol. Inst. Berlin.)

Fig. 2. Präparat einer geheilten Fraktur beider Unterschenkelknochen. Geringe Dislokation, gute Heilung. Die Tibia in der unteren, die Fibula in der oberen Hälfte frakturiert.

Fig. 3. Visierlinie zur Bestimmung der korrekten Stellung der Fragmente bei Unterschenkelfraktur. An dem hier abgebildeten normalen Bein sieht man, dass eine die grosse Zehe mit der Spina a. s. verbindende Linie etwa die Mitte der Kniescheibe schneidet.

Fig. 4 und 4a. **Isolierte Fraktur der Tibia mit Luxation des Capitulum fibulae nach oben.** Das Präparat (Fig. 4a) soll zum besseren Verständnis der Verhältnisse dienen. Fig. 4 ist genau nach der Natur abgebildet (29 jähr. Mann); die Tibia zeigte eine Totalverkürzung von 3 cm gegenüber der gesunden Seite.

Die **Röntgenuntersuchung** ist auch für diese Brüche wichtig, zunächst um die Bruchform und die Stellung der Fragmente zu erkennen, dann um die Wirkung der Reposition und die Stellung der Bruchstücke während der Heilung zu kontrollieren. Der strebsame Arzt wird dabei mit zunehmender Erfahrung immer mehr aus guten Röntgenbildern erkennen lernen.

Therapie. Immer ist eine möglichst genaue Reposition vorzunehmen durch kräftigen Zug am verletzten Fuss und Kontraextension am Schenkel oder Becken und direkte Manipulation an der Bruchstelle. Wenn aber ein Schrägbruch vorliegt, tritt eine Dislokation leicht wieder ein. Ein Andrängen des oberen oder ausnahmsweise des unteren Bruchstückes vorn gegen die dünne Haut ist durch geeignete Lagerung in mässiger Ueberstreckung an der Bruchstelle zu bekämpfen.

Um die Reposition richtig vorzunehmen und zu erhalten, ist einige Aufmerksamkeit erforderlich. Die

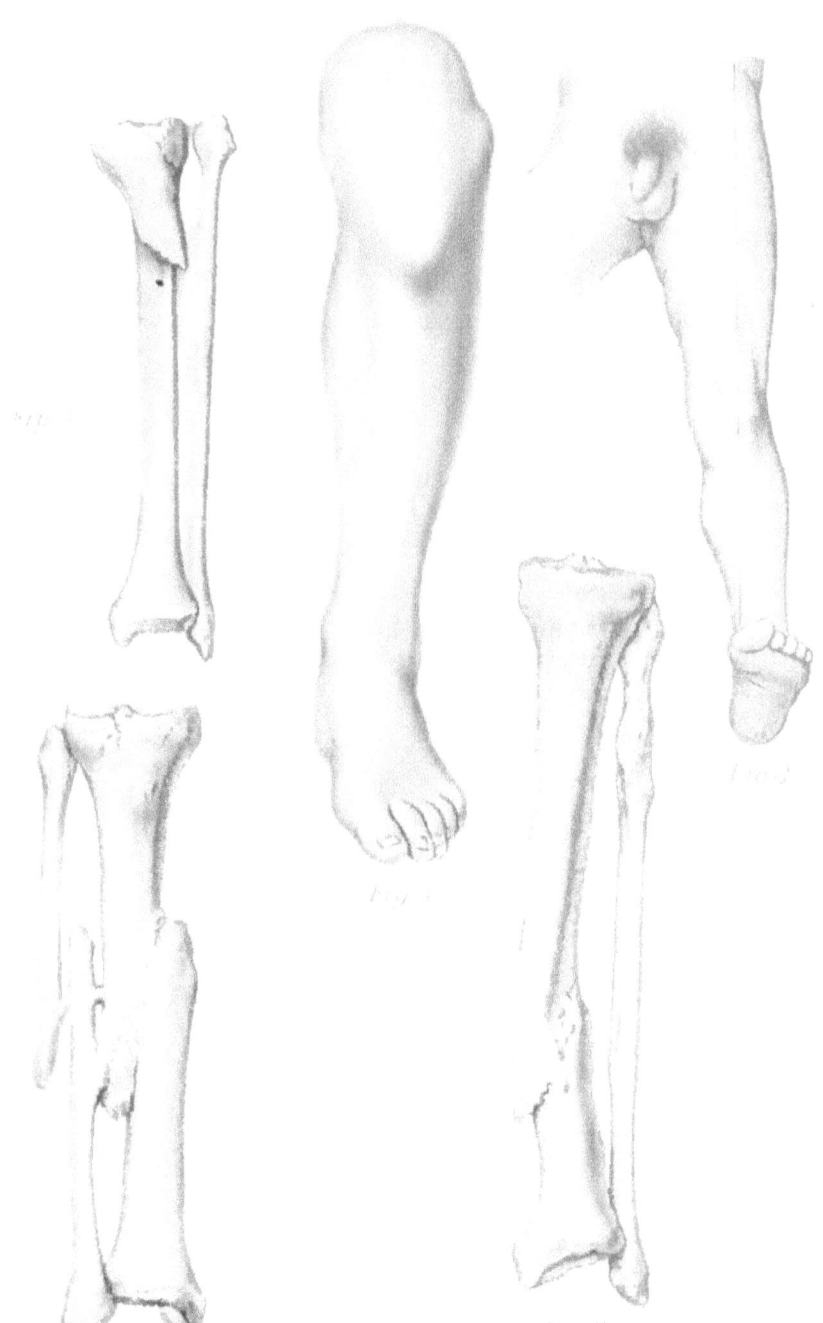

Angabe, dass bei richtiger Stellung der Spina ant. sup., der innere Patellarrand und der Innenrand der grossen Zehe in einer Linie liegen müssen, trifft für die Mehrzahl der normalen Beine nicht zu (vergl. Taf. 64, Fig. 3). Am besten ist es, bei völlig horizontaler Patella die Stellung des Beins zu prüfen und je nach der Form und Richtung des anderen, gesunden Unterschenkels die Stellung des gebrochenen Beins zu fixieren. So wird namentlich eine unangenehme Dislocatio ad peripheriam bestens vermieden.

Knie (gestreckt) und Fuss (rechtwinklig stehend) müssen im Verband inbegriffen sein.

Am besten eignet sich in der ersten Woche die Benutzung einer sogenannten Volkmannschen T-Schiene aus starkem Blech, oder zwei seitliche biegsame Schienen; natürlich wird durch die Polsterung dafür gesorgt, dass nirgends Druckstellen auftreten, besonders in der Fersengegend.

In vielen Fällen dieser Art halte ich es für unerlässlich, dass am Ende der ersten Woche eine genaue Untersuchung und Reposition in Narkose vorgenommen wird. Dann ist ein etwas gepolsterter Gipsverband sehr nützlich; eine zweite Revision und Anlegung eines gut sitzenden Gipsverbandes ohne Polsterung muss wieder etwa acht Tage später stattfinden. Seitliche Deviationen sind auf diese Art meist zu vermeiden; grössere Sorgfalt erheischt eine etwa vorhandene Drehung, welche bei den Frakturen in der oberen Hälfte des Unterschenkels vornehmlich als Innenrotation des unteren Abschnittes vorkommt. Auf das Vorhandensein einer Ueberstreckung an der Frakturstelle ist besonders zu achten, weil sonst eine rekurvierte Stellung zurückbleiben kann. Namentlich bei der Anlegung eines Gipsverbandes, wenn das Bein nur durch Extension (am Fuss) und Kontraextension frei gehalten ist, erfolgt leicht eine Ausbiegung an der Bruchstelle nach hinten, wenn der Zug nicht stark genug ist; dann empfiehlt es sich, die Bruchstelle mittels einer Schlinge, oder mit der Hand während der Anlegung des Verbandes etwas emporzuheben.

Zum Zurückdrängen der Spitze eines Fragmentes ist ein besonderes Hilfsmittel zu erwähnen, die Malgaignesche Schraube, welche im Verband befestigt, durch einen vorzuschiebenden Stachel einen direkten Druck auf das vordrängende Bruchstück auszuüben vermag. Gute Reposition, passende Lagerung, in manchen Fällen die Verwendung

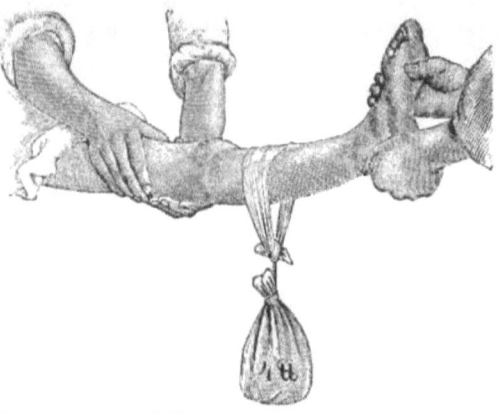

Fig. 206. Extension und Kontraextension bei Fraktur des Unterschenkels. Ein Mullstreifen mit Gewichtsbelastung wirkt dem Vordrängen des oberen Fragmentes an der Bruchstelle entgegen.

permanenter Gewichtsextension werden aber in der Regel genügen und dies früher gebrauchte Hilfsmittel unnötig machen.

Der Extensionsverband mit permanentem Gewichtszug ist auch bei Unterschenkelfrakturen anwendbar und gibt gute Resultate (Bardenheuer). Bei Brüchen mit Neigung zu wiederkehrender Dislokation eignet sich dieser Zugverband sehr gut nach der Reposition während der ersten Woche, vor Anlegung eines festen Verbandes, um die beste Stellung zu erhalten: er bedarf aber sorgfältiger und häufiger Kontrolle und event. die Anbringung von Seitenzügen. Ein Uebelstand ist dabei, dass Patient durch den Streckverband an das Bett gefesselt bleibt, während er mit gut sitzendem Gipsverband am Ende der ersten Woche mit Hilfe von Krücken schon umhergehen kann.

Kann ein Gipsverband nicht schon gleich im Anfang der Behandlung einer Unterschenkelfraktur angelegt werden?

Diese Frage bedarf der Beantwortung, denn mancher Arzt findet dieses Verfahren bequemer und zweckmässiger, als jedes andere. Ich verweise hierüber zunächst auf die Bemerkungen im allgemeinen Teil (S. 49 bis 53). Ohne allen Zweifel ist die Behandlung mit Gipsverbänden von Anfang an durchführbar und möglich, allein sie erheischt grösseres technisches Geschick und sie bietet eventuell grosse Gefahren. Ein gepolsterter, sonst aber knapp anliegender Verband (auch ein Gipsverband) kann um so eher gleich anfangs angelegt werden, je frischer die Fraktur in Behandlung kommt. Ist letzteres schon in ein bis zwei Stunden nach der Verletzung der Fall, so ist die Schwellung noch ganz gering; wird sofort die exakte Reposition vorgenommen und ein fixierender Verband angelegt, so pflegt eine stärkere Schwellung auch nicht mehr einzutreten, — dann ist also auch ein frisch angelegter Gipsverband unschädlich. Da hier aber mancherlei Zufälligkeiten, zum Teil auch durch den Unverstand der Patienten möglich sind, so sollte das Verfahren eines frisch angelegten Gipsverbandes nur dann zur Anwendung kommen, wenn der Arzt technisch gut geschult ist und wenn er den Patienten täglich kontrollieren kann.

Ambulante Behandlung der Unterschenkelfrakturen, sog. Gehverbände.

Im Laufe der letzten Jahre sind wiederholt Verfahren empfohlen worden, um Verletzte mit Unterschenkelbrüchen ambulando zur Heilung zu bringen.

Man kann hierzu Schienenapparate benutzen, welche der Thomas'schen Schiene (vergl. S. 32) nachgebildet sind, z. B. denjenigen von Bruns; dabei ist der Unterschenkel gegen das Fussende der Schiene

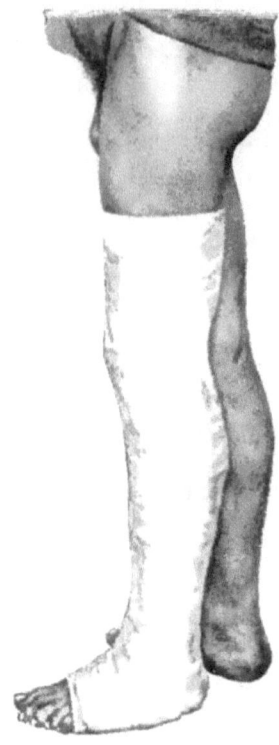 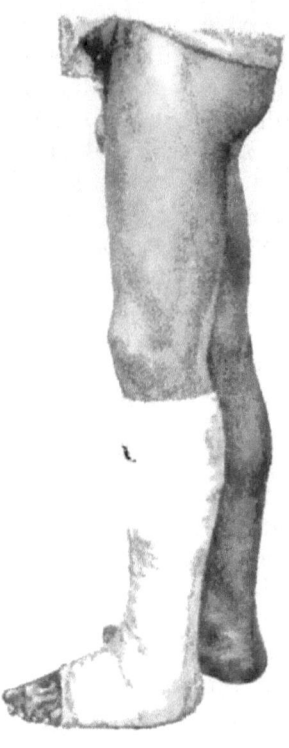

Fig. 207. Gehgipsverband bei Fractura cruris in der Mitte oder oberhalb der Mitte des Unterschenkels.

Fig. 208. Gehgipsverband bei Fractura cruris unterhalb der Mitte des Unterschenkels, besonders bei Knöchelbruch.

elastisch gezogen (extendiert), oder er hängt und ist gleichzeitig durch besondere Schienen fixiert; der Patient stützt sich beim Gehen auf seinen Tuber ischii. Gipsverbände sind diesem Verfahren nachgebildet oder reichen wenigstens bis zur Mitte des Oberschenkels bei leicht gebeugtem Knie (Krause, Korsch). Andere empfehlen Schienen- oder Gipsverbände, welche nur den Unterschenkel und Fuss immobilisieren und das Kniegelenk frei beweglich lassen, da sie unter der Kniegegend endigen. (Schmid, Dollinger u. a.) Die Technik dieser Verbände erheischt vollkommene Reposition, Anlegung eines schwach gepolsterten Verbandes bei stärkstem Zug (zur Erhaltung der reponierten Stellung). Der Verband muss so stark sein, dass er selbst beim Gehen jede Verschiebung der Fragmente verhindert; der Druck wird zum Teil in die Gegend des obersten Unterschenkelstückes verlegt. Vorsichtshalber kann man den Verband ein- oder zweimal erneuern. Der Verletzte soll mit einem solchen Verbande (ohne Krücken) schmerzlos umhergehen können.

In jedem Falle ist ein Gipsverband öfters, womöglich alle acht Tage zu wechseln, und bei dieser Gelegenheit das Bein zu baden und abzureiben, event. zu massieren.

Nach erfolgter Konsolidation sind Bäder, Dusche, Massage, aktive und passive Bewegung zur Wiederherstellung der Funktion erforderlich.

Eine zurückgebliebene unangenehme oder schmerzhafte Knochenprominenz an der Bruchstelle wird am besten durch Abmeisselung entfernt; dazu Blosslegung der Stelle am besten durch einen Lappenschnitt.

Die **Prognose** dieser Unterschenkelbrüche ist ganz von der Therapie abhängig. Bei zweckmässiger Durchführung der Behandlung von Anfang an muss die Fraktur (wenn besondere Komplikationen fehlen, zur völligen Heilung gelangen mit voller Wiederherstellung der Funktion. Die Erfahrung lehrt aber, dass dieses Resultat heute noch nicht in der Hälfte der Fälle erreicht wird: Deformität an der Bruchstelle, Oedem daselbst, Steifigkeit anliegender Gelenke etc. bedingen häufig langdauernd oder gar für immer die Arbeitsunfähigkeit der Verletzten.

II. Isolierte Fraktur des Tibiaschaftes.
Taf. 64, Fig. 4 und 4 a.

Es ist schon erwähnt, dass die Fraktur beider Unterschenkelknochen nicht selten zunächst nur eine Fraktur der Tibia ist, und dass der Bruch der Fibula dann erst sekundär erfolgt. Ausser durch Torsion kann das auch durch Biegung erfolgen; sieht man doch bei der Osteoklasis rhachitischer Unterschenkel oft genug, dass nur die Tibia bricht, und dass zur Erzeugung des Bruches an der Fibula noch eine weitere Gewaltwirkung nötig ist.

Die isolierte Fraktur der Tibia kann also indirekt und direkt erfolgen; direkt durch Schlag, Stoss, Fall, Hufschlag etc.

Der **Nachweis** der isolierten Tibiafraktur ist bei Schrägbrüchen mit einiger Verschiebung nicht schwierig, wenn auch die intakte Fibula gewissermassen als Schiene wirkt. Schwer ist die Diagnose, wenn Querbruch vorliegt und die Knochenfragmente ohne Verschiebung breit aneinanderliegen; in Ermangelung anderer Zeichen ist dann nur ein gewisses Knacken bei forciertem Bewegungsversuch nebst Druck- und Stossschmerz vorhanden. Wenn die isolierte Fraktur der Tibia mit stärkerer Dislokation verbunden ist, so muss die Fibula mitbeteiligt sein. Die Fibula muss dann entweder auch gebrochen sein und eine ähnliche Dislokation zeigen, oder, und das kommt besonders bei Tibiabrüchen in der oberen Hälfte des Schaftes vor, sie ist luxiert; so findet sich das Capitulum fibulae nach oben verschoben (Tafel 64). Die Vortäuschung einer isolierten Tibiafraktur wird dadurch erleichtert, dass die Fibula sehr häufig nicht in gleicher Höhe, sondern an einer entfernten, meist viel höheren Stelle gebrochen ist (Tafel 64, Fig. 2).

Therapie: Möglichst vollkommene Reposition der Fragmente, wobei auch eine etwa vorhandene Luxation des Capitulum fibulae, in frischen Fällen, sich ausgleichen lässt. Zur Retention ist ein gut

329

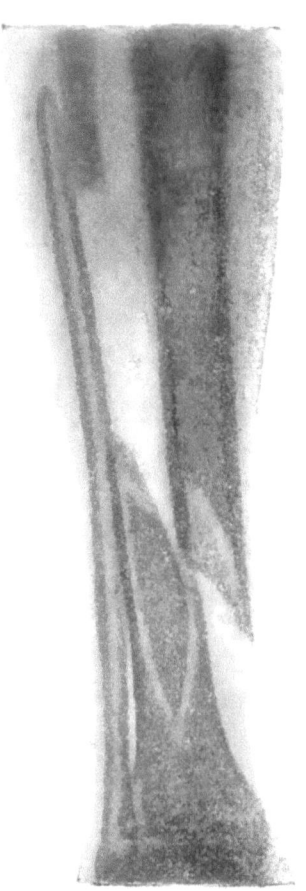 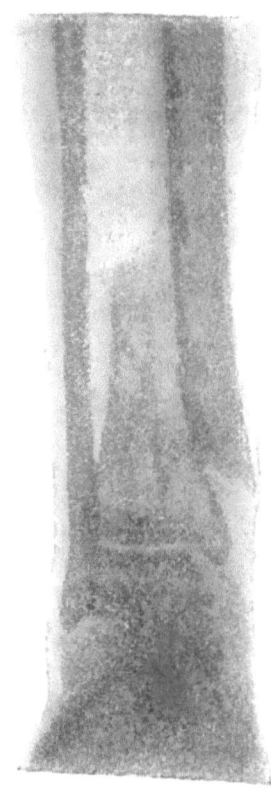

Fig. 209. Röntgenbild einer Fractura supramalleolaris der Tibia (Torsionsbruch) mit starker Verschiebung der Fragmente. Entstanden durch Sturz vom Fahrrad. Kam mit fest konsolidierter Bruchstelle und starkem Callus 9 Wochen nach der Verletzung in unsere Behandlung. Die Spitze des oberen Fragmentes wurde operativ entfernt. sodann durch mechanische Behandlung und einen das Fussgelenk entlastenden Schienenschuh befriedigende Beweglichkeit erzielt.

Fig. 210. Röntgenbild eines supramalleolären Spiralbruches der Tibia, eine Fraktur der Fibula findet sich an deren oberem Ende. — Frd. Helm. 52 J. 1897. — Bei der Aufnahme (3 Wochen nach der Verletzung) bestand die obige Deformität an der Bruchstelle, dazu starke Drehung des Fusses nach innen. Mehrmals in Narkose gewaltsame Korrektur der Stellung, resp. Reposition der Fragmente soweit möglich; später Abmeisselung der vorspringenden Knochenspitze. Langsame Konsolidation in befriedigender Stellung.

Tab. 65.
Frakturen am unteren Ende des Unterschenkels.
Fig. 1. Torsionsbruch am unteren Tibiaende, typischer Biegungsbruch der Fibula. Das Präparat stammt von der Patientin, welche an derselben Tibia oben einen Kompressionsbruch erlitten hat (vergl. Tafel 63, Fig. 3a und 3b). Der Torsionsbruch reicht bis in das Talocruralgelenk.
Fig. 2. Torsionsbruch in der unteren Hälfte der Tibia, Fibula intakt. Das Fussgelenk nicht beteiligt.
Fig. 3. Supramalleolärer Bruch beider Unterschenkelknochen mit starker Verschiebung im Sinne eines Pes valgus. Knöcherne Heilung.
Fig. 4a und 4b. Supramalleolärer Bruch beider Unterschenkelknochen (rechtes Bein) mit erheblicher Deformität im Sinne eines Pes varus resp. O-Beines geheilt. In Fig. 4a Ansicht von hinten bei paralleler Stellung des verletzten und des gesunden Beines. In Fig. 4b das verletzte Bein allein, von vorn. (49jähr. Mann, Christian Sass, 1896.)

sitzender Gips- oder Schienenverband nützlich; bei Querbrüchen ohne Verschiebung ist eine ambulante Behandlung leichter durchführbar, als bei den Brüchen beider Knochen.

III. Isolierte Fraktur des Fibulaschaftes.

Eine seltene Verletzung, welche nur durch heftige direkte Gewalt möglich ist. Die Fibula ist hier zum Teil unter dicker Muskellage geschützt. Behandlung nach allgemeinen Prinzipien.

C. Fraktur des Unterschenkels am unteren Ende.

I. Fraktur am unteren Ende beider Knochen.

Im folgenden ist wiederholt von gewaltsamen Bewegungen des Fusses, einem Umknicken desselben etc. die Rede. Ausser der Dorsal- und Plantarflexion handelt es sich noch um eine seitliche Bewegung (Umknicken) des Fusses nach aussen (d. i. als Abduktions- oder Pronationsbewegung bezeichnet), oder nach innen (d. i. eine

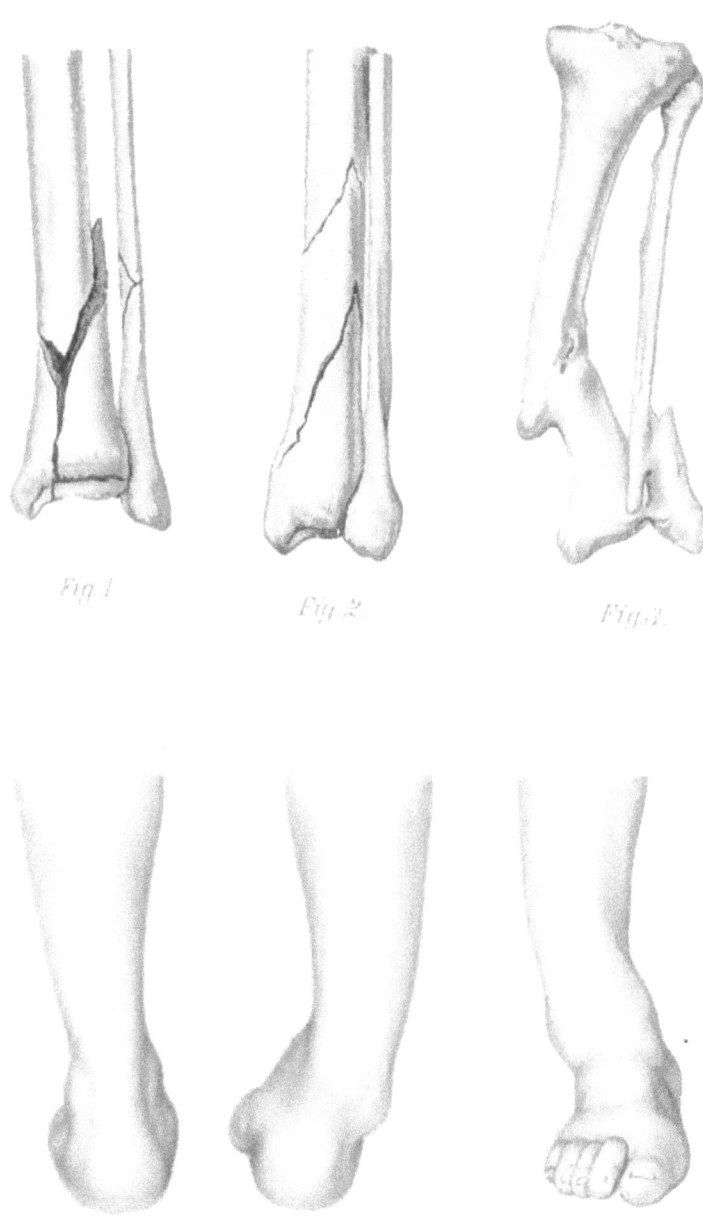

Tab.65.

Fig.1.   Fig.2.   Fig.3.

Fig.4.a.   Fig.4.b.

Adduktions- oder Supinationsbewegung), welche auf den hinteren Abschnitt der Fusswurzel (Talotarsalgelenk) und die starken seitlichen Bänder des Talocrural-Gelenkes ungefähr um eine der Fusslänge entsprechende Achse einwirkt. Ausserdem gibt zuweilen noch eine Drehung, Rotation des Fusses, welche mit dem Unterschenkel um eine der Längsrichtung des Unterschenkels entsprechende, senkrechte Achse vor sich geht (auch In- resp. Eversion genannt) zu Verletzungen Veranlassung.

a) Supramalleoläre Fraktur beider Unterschenkelknochen. Fract. cruris supramalleolaris. Tafel 65.

Dieser Bruch verdient besondere Beachtung: er ist vergleichbar andern suprakondylären Frakturen am unteren Femur- oder Humerus- und namentlich am unteren Vorderarmende.

Er **entsteht** durch direkte Gewalt oder indirekt durch Umknicken des Fusses (Ab- oder Adduktion), häufig auch durch Torsion des Fusses, wodurch bis in das Sprunggelenk hineinreichende Bruchlinien (Tafel 56, Fig. 1) zustande kommen können.

Die **Diagnose** der supramalleolären Fraktur als solcher ist nicht schwierig. Die Dislokation ist meistens erheblich, und zwar habe ich sie im Sinne einer Valgusstellung (Tafel 65, Fig. 3) und in einer ganzen Anzahl von deform geheilten Fällen in ausgesprochener Varusstellung (Kurvatur des Unterschenkels im Sinne eines sogen. O-Beines, Tafel 65, Fig. 4) beachtet. Auch nach hinten kann das periphere Bruchstück disloziert sein, der Fuss zurücksinken.

Behandlung: Nach Reposition der Fragmente muss ein sorgfältiger Verband zur Immobilisation der Bruchstelle und des Fussgelenkes (nebst Fuss), anfangs auch des Kniegelenkes angelegt werden. Man soll dabei eine Ueberkorrektion der Stellung vermeiden: ich habe gesehen, dass bei anfänglicher

Tab. 66.
Typischer Knöchelbruch.

Fig. 1. Präparat, künstlich hergestellt; das Fussgelenk von vorn eröffnet und frei präpariert. Man erkennt den Abriss des Malleolus internus, welch letzterer durch das starke Lig. deltoid. in Verbindung mit der Fusswurzel geblieben ist. Man sieht ferner die kleinen durch das Lig. tibio-fibulare ant. und post. an der Tibia ausgerissenen Knochenstücke. Der äussere Knöchel ist von der Tibia entfernt; dieses ist durch eine Fraktur der Fibula oberhalb des Knöchels ermöglicht, indem nun der äussere Knöchel eine erhebliche Abknickung nach aussen erfahren konnte.
Fig. 2. Frontaler Längsdurchschnitt durch Unterschenkel und Fuss nach Herstellung eines typischen Knöchelbruches. Man erkennt den abgerissenen Malleolus internus, der neben dem Talus liegt. Man sieht namentlich sehr schön die supra-malleoläre Fraktur der Fibula und die laterale Abknickung an dieser Bruchstelle, in deren Folge die schwere Valgusstellung des Fusses zustande kommt.

Abduktions-Dislokation an der Bruchstelle eine Adduktion (Varusstellung) des konsolidierten Bruches resultierte, weil der Verband diese überkorrigierte Stellung allzu lange fixierte. Die Verschiebung des Fusses mit den unteren Fragmenten nach hinten muss ganz speziell vermieden werden.

Bei deform geheilten Fällen zeigt die Inspektion des Fusses von hinten (besonders beim Vergleich beider Füsse, indem beide einander parallel gerichtet sind) den Grad der Verschiebung. Die Korrektur der Stellung kann nur durch Osteoklasis oder Osteotomie an der Bruchstelle erzielt werden, aber der Eingriff ist unbedingt erforderlich, um die schwere, sonst dauernde Funktionsstörung wenigstens zu vermindern, vielleicht zu heben.

Die Knöchelbrüche b, c

bilden eine zusammengehörige Gruppe und sind von sehr grosser praktischer Bedeutung. Sie entstehen auf indirekte Weise, indem der Fuss im Knöchelgelenk einer gewaltsamen Bewegung im Sinne der Pronation oder Supination, oder im Sinne der Drehung des Fusses

Tab. 66.

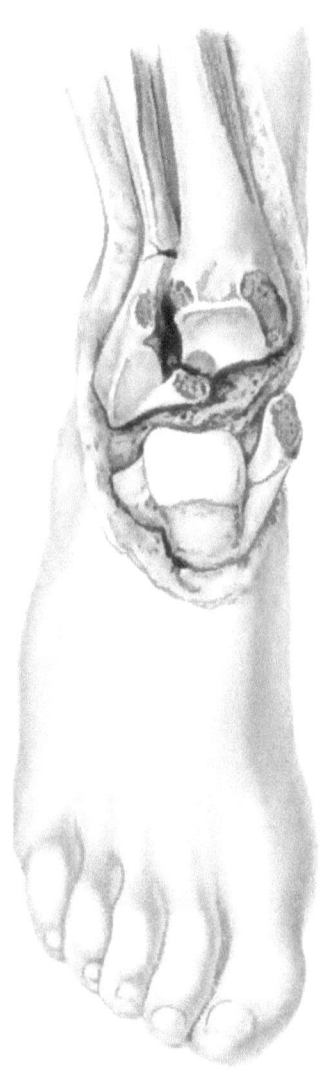

Fig 1.

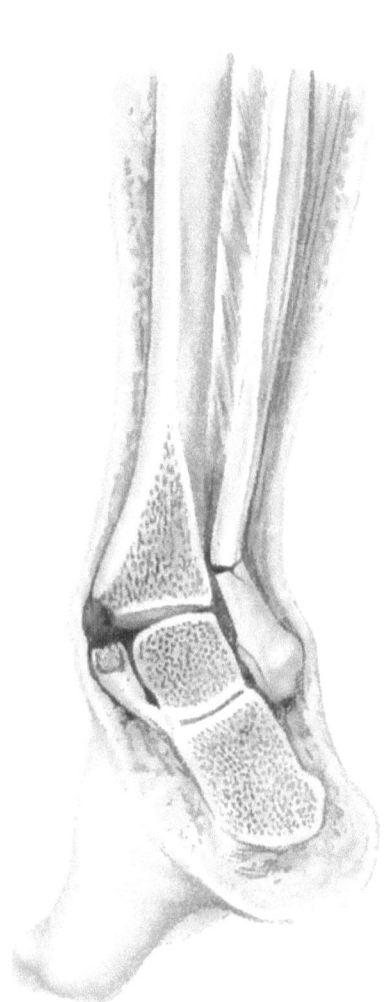

Fig 2.

(Eversion oder Inversion) unterworfen wird. Man kann also von Supinations-, Pronations- und In- oder Eversionsbrüchen sprechen. Für die Praxis ist aber die Einteilung der Knöchelbrüche in **Verrenkungsbrüche** (Stromeyer) und **Verstauchungsbrüche** (v. Burckhardt) besser; bei den ersteren ist eine gleichzeitige Luxation des Fusses vorhanden, bei den letzteren nur eine Distorsion des Knöchelgelenkes. Diese beiden Gruppen haben das Gemeinsame der indirekten Entstehung, das Vorhandensein eines Bruches **eines** oder **beider** Unterschenkelknochen an ihrem unteren Ende und die gleichzeitige Verletzung des Bandapparates des Knöchelgelenkes von der einfachen Distorsion bis zur vollständigen, mit ausgedehnter Bänderzerreissung verbundenen Luxation (v. Burckhardt). Knöchelbrüche durch direkte Gewalt sind geradezu selten. Bei der **Behandlung** aller Knöchelbrüche ist es grundsätzlich wichtig, dass es sich um einen Gelenkbruch handelt (vergl. S. 58); also methodische Anwendung von passiven und aktiven Bewegungen und der Massage. Zu allererst ist aber die möglichst exakte Richtigstellung der Bruchstücke notwendig, wenn eine solche besteht (wie bei den Verrenkungsbrüchen immer, während die Verstauchungsbrüche nur geringe oder keine Dislokation darbieten). Die Reposition geschieht durch kräftiges Anziehen der Ferse mit rasch folgendem Hinüberdrängen des Fusses in korrigierender Richtung. Revision der Stellung, eventuell definitive Reposition am Ende der 1. Woche, meist in Narkose.

b) **Der typische Knöchelbruch.** Tafel 66, 67.

Fractura malleoli int. cum Fr. fibulae supramalleolari, — oder:

Fract. malleolaris tibiae et supramalleolaris fibulae.

("Fracture de Dupuytren" der Franzosen, "Potts Fracture" der Engländer und Amerikaner.)

Der typische Knöchelbruch ist dem typischen Epiphysenbruch des Radius vergleichbar; wie bei dem

Tab. 67.

Knöchelbrüche.

Fig. 1. Normale Epiphysenlinien am unteren Ende von Tibia und Fibula.

Fig. 2a und 2b. Deform geheilter Knöchelbruch, d. i. schwerer traumatischer Plattfuss nach typischem Knöchelbruch. Ansicht von vorn und hinten; bei der Ansicht von hinten sieht man sehr deutlich die charakteristische Winkelbildung zwischen der Längsachse des Unterschenkels und dem Fersenteil des Fusses. (39jähr. Mann, Lohrke 1896.)

Fig. 3a und 3b. Subluxation des Fusses nach hinten bei typischem Knöchelbruch. In Fig. 3a ist der lebende Fuss abgebildet, in Fig. 3b das Skelettbild eingezeichnet. (28jähr. Mann, Schön, 1895).

---

letzteren haben die Art der Entstehung, die Symptome und die Prinzipien der Behandlung etwas Typisches. Dass beim Knöchelbruch die Fibula mit abbricht, ist wegen der anatomischen Anordnung d. h. wegen der straffen Verbindung von Tibia und Fibula an ihrem unteren Ende verständlich.

Aetiologie: Der typische Knöchelbruch entsteht in der Regel durch Umknicken des Körpers nach aussen bei fixiertem Fuss, oder durch Umknicken des Fusses nach aussen. Die Fraktur ist auch an der Leiche herzustellen: man legt das Bein so, dass es auf der Aussenseite aufliegt und der Fuss mit der Knöchelgegend über die Tischkante hervorragt; ein kräftiger Ruck mit Aufstützen des eigenen Körpergewichtes bringt den Fuss in eine gewisse Abduktion, der Malleolus internus reisst ab, und die Fibula bricht bei fortwirkender Gewalt etwas oberhalb des äusseren Knöchels der Tischkante entsprechend.

Genau in gleicher Weise finden wir bei der Mehrzahl der Knöchelbrüche die Verhältnisse. Die Abduktionsbewegung (Pronation) des Fusses im Talocruralgelenk führt zu einer starken Anspannung des inneren Seitenbandes, des Lig. deltoides; wird die Bewegung fortgesetzt, so reisst in der Regel nicht

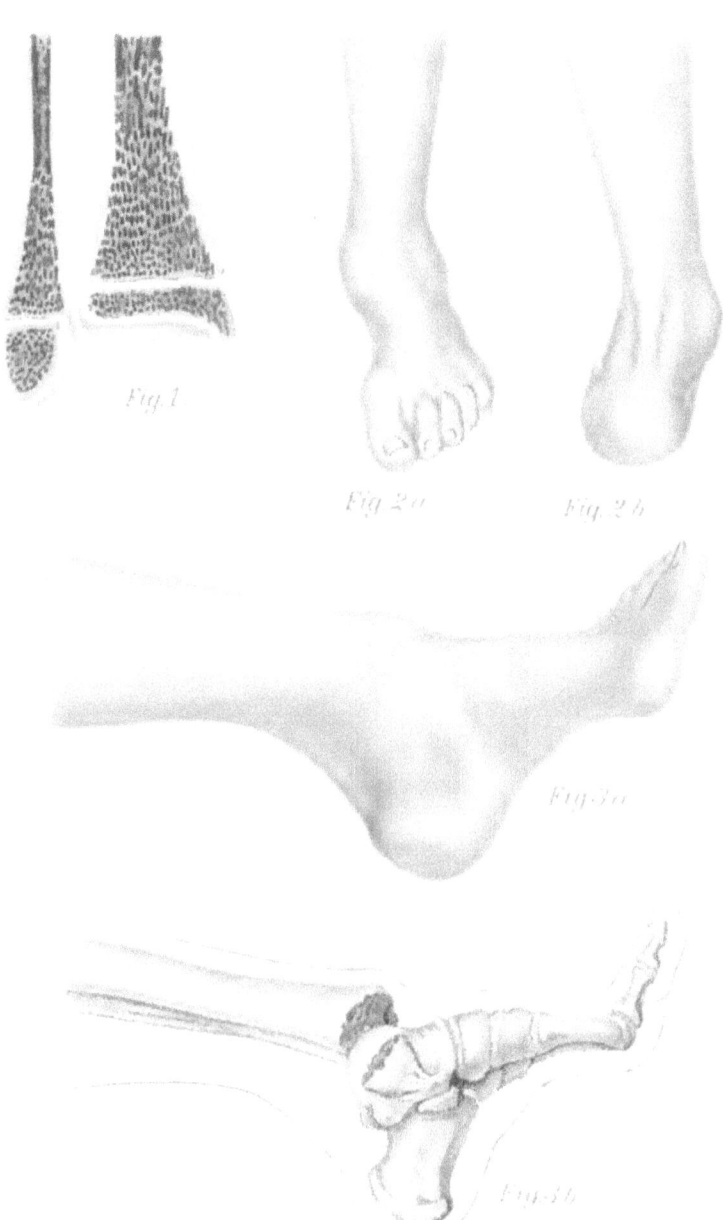

Tab.62.

Fig.1. Fig.2a. Fig.2b. Fig.3a. Fig.4b.

das Band ein, sondern die Spitze des Knöchels wird abgerissen. Nun drängt die weiterwirkende Gewalt den Fuss als Ganzes, speziell den Talus gegen den äusseren Knöchel, und führt oberhalb desselben eine Abknickung, die Fraktur herbei. In manchen Fällen mag auch die Körperlast, nach dem Abriss des inneren Knöchels bei abduziertem Fuss zur Fraktur der Fibula durch Biegung führen, indem eben die Fibula allein zum Tragen der Körperlast nicht ausreicht. Die Bruchlinie der Fibula ist nicht selten längs gerichtet mit Bildung einer scharfen Spitze an dem unteren Fragment; Wittek meint, dass dieser Verlauf der Bruchlinie in dem Gefüge des Knochens anatomisch begründet ist.

Symptome. So finden wir denn bei dem typischen Knöchelbruch die Spitze des Malleolus internus abnorm beweglich und oft nach abwärts disloziert, die Fibula aber oberhalb des Mall. externus gebrochen. Nimmt der untersuchende Arzt den Fuss in die eine Hand und fixiert gleichzeitig den Unterschenkel oberhalb der Knöchelgegend, so kann eine abnorme seitliche Verschiebung, besonders eine Abduktion (Pronation) des Fusses in abnormer Ausdehnung ausgeführt werden. Dazu steht der Fuss meistens schon in abnormer Stellung, in einer Art Valgusstellung, nach aussen abgewichen.

Die Gegend des Mall. internus, in Wahrheit die Bruchkante der Tibia prominiert manchmal so stark, dass die dünne Haut darüber sehr gespannt ist und zu reissen droht; ist sie gerissen, ist somit eine komplizierte Verletzung vorhanden, so liegt nicht selten eine wirkliche Luxation vor (Verrenkungsbruch). Das untere Tibiaende kann derart durch die Haut hervorgetreten sein, dass die Reposition erst nach ausgedehnter Spaltung der interponierten Haut möglich ist. Vgl. Fig. 211 und 212.

An der Fibula findet sich immer die charakteristische Abknickung oberhalb des Knöchels mehr oder weniger ausgesprochen. Die abnorme

Beweglichkeit dieses Fibulastückes ist häufig durch — freilich meist etwas schmerzhafte — Palpation nachweisbar; zuweilen wird das Fragment durch Druck auf die Knöchelspitze an der Bruchstelle etwas abgehoben, hie und da unter fühlbarer Crepitation.

Es ist sehr wichtig, sich die anatomischen Details dieser Fraktur genau vorzustellen. Das vom inneren Knöchel abgerissene Stück ist zuweilen sehr klein. Die Abknickung der Fibula in der beschriebenen Weise ist natürlich nur möglich durch eine Trennung der straffen Bandverbindung zwischen Tibia und Fibula an ihrem unteren Ende. Diese Ligamente können reissen; aber es kann auch dabei ein mehr oder weniger grosses Stück Knochen vom Gelenkende der Tibia mit abgerissen werden. So kommt es zum Abriss von Knochenteilen (in verschiedener Grösse, zuweilen in Form eines in das Gelenk reichenden Schrägbruches) vorn durch das Lig. tibio-fibulare anterius und manchmal auch hinten durch das Lig. tib.-fib. posterius. Vergl. Tafel 66. Erst nach Lösung dieser Verbindung zwischen Tibia und

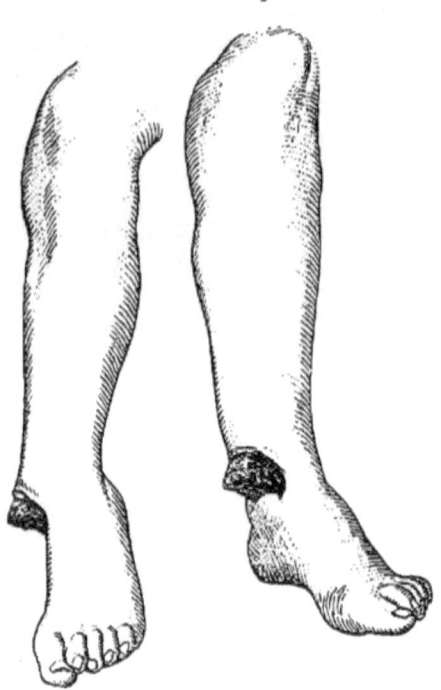

Fig. 211 und 212. Komplizierter Knöchelbruch bei einer 25 j. Frau. Nach Spaltung der interponierten Haut gelang die Reposition. Unter korrekter aseptischer Behandlung erfolgte Heilung mit guter Funktion im Fussgelenk.

Fibula kann die Fibula seitwärts so weit abgeknickt werden, dass nun auch an dieser der Bruch und zwar eine Biegungs- oder Abknickungsfraktur erfolgt.

Klinisch ist von Wichtigkeit, dass in manchen Fällen dieser Art die Funktion nicht völlig auf-

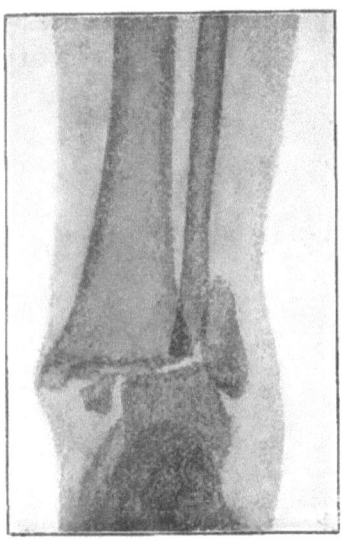 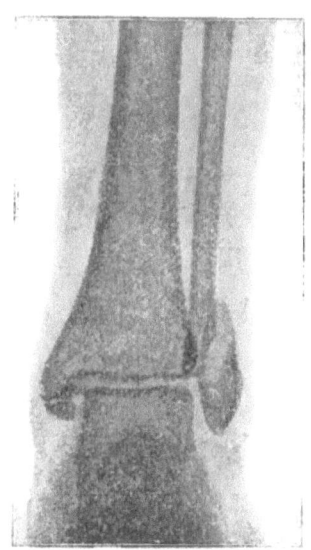

Fig. 213 und 214. Typischer Knöchelbruch vor und nach der Reposition, Röntgenbild. — 52j. Mann, Wilh. Hamann, stolperte beim Gehen und fiel auf sein rechtes Bein. Typische Dislokation des Knöchelbruches. Man sieht im Röntgenbild Fig. 213) sehr gut die abgerissene und auswärts verschobene Spitze des inneren Knöchels, die supramalleoläre Fraktur der Fibula und die Dislokation des unteren Bruchstückes. Reposition in Narkose mit günstigem Erfolge. Röntgenbild: die Richtung an der Bruchstelle ist gut, das untere Fibulafragment macht noch einige Prominenz. Heilung mit guter Funktion.

gehoben ist. Energische Naturen (auch Kinder) bringen es ausnahmsweise fertig, noch eine Strecke zu gehen und — wenn auch hinkend aufzutreten.

Prognose. Der typische Knöchelbruch, auch wenn er nicht kompliziert ist, stellt immer eine schwere

Verletzung dar. Es ist ein wahrer Gelenkbruch und doppelt wichtig, da das betroffene Gelenk die ganze Körperlast zu tragen hat. Noch heute werden zuweilen bei der Behandlung grosse Fehler gemacht,

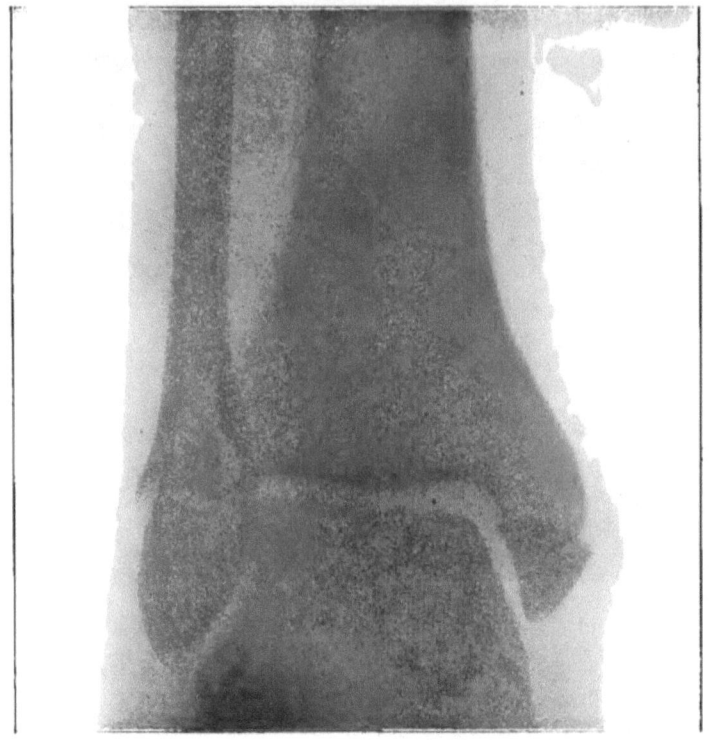

Fig. 215. Typischer Knöchelbruch mit sehr geringer Verschiebung der Fragmente. Röntgenbild. Matrose aus dem Marinelazarett, Februar 1902.)

welche die Funktion des Gelenkes und die Arbeitsfähigkeit des Verletzten lebenslang in Frage stellen.

Therapie. Es handelt sich vor allem um eine exakte Reposition der Fragmente. Der Fuss muss in toto im Sinne einer Abduktion gegen die Tibia hin verschoben werden. Früher wurde Wert darauf gelegt, dass der Fuss auch in eine wahre Varusstellung gebracht werde, um die vorhandene und für später drohende Valgusstellung ganz sicher auszugleichen, resp. zu verhindern. Das ist weder notwendig noch gut; wenn nur die Reposition des Fusses selbst exakt vorgenommen wird, wobei natürlich der Knickungswinkel an der Fibula oberhalb des Mall.

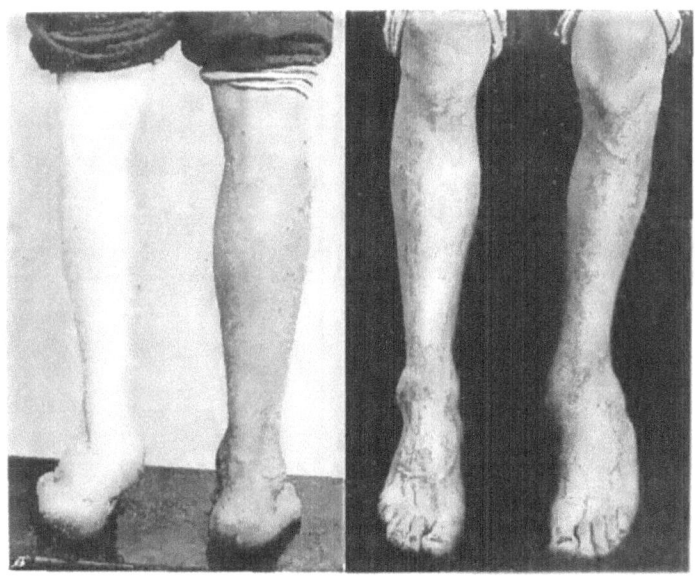

Fig. 216 und 217. Alter mit schwerer Dislokation geheilter Knöchelbruch des linken Fusses bei einem 47jähr. Mann. Erhebliche, allmählig noch zunehmende Beschwerden.

externus verschwinden muss. Hierzu ist ein kräftiger seitwärts verschiebender Druck auf die Fibula gegen die Tibia hin notwendig oder auch ein kräftiges Zusammendrücken der beiden Knöchel gegeneinander. In einem schweren komplizierten Fall dieser Art habe ich das untere Bruchstück der Fibula reponiert und an das untere Ende des Tibiaschaftes angenagelt. — Wichtig ist es, eine etwa gleichzeitig vorhandene Verschiebung des Fusses nach hinten durch Zug nach vorn auszugleichen.

Ist somit die Reposition, wenn nötig in Narkose, vorgenommen, so muss der Fuss und Unterschenkel sicher gelagert werden. Es ist von grösster Wichtigkeit, dass der Fuss rechtwinklig und auch sonst in korrekter Stellung, sodass er später mit normaler Geh-

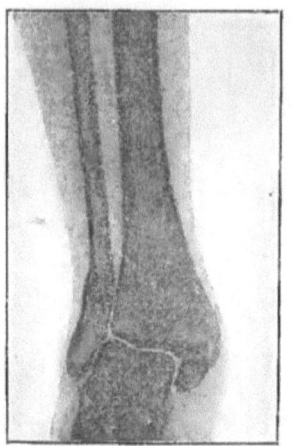 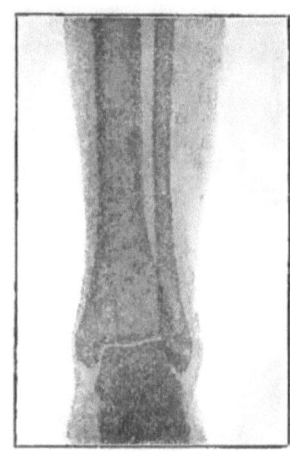

Fig. 218 und 219. Alter typischer Knöchelbruch, daneben die gesunde Seite, Röntgenbild. 40jähr. Frau, Saklowsky, hat diese Fraktur vor 14 Jahren erlitten, Heilung ohne ärztliche Hilfe im Laufe eines Jahres. Typische Deformität. Wachsende Beschwerden beim Gehen und Stehen. Operation: Osteotomie des Malleol. int. und der Fibula, dann Korrektion der Stellung soweit möglich. Zweite möglichste Korrektion der Fusstellung 8 Tage später, wieder in Narkose. Glatte Heilung, Stellung sehr gebessert.

fläche den Boden wieder berühren kann, fixiert wird. Hierzu eignet sich in den ersten Tagen ein Schienenverband (Blechschiene oder Drahtschiene) am besten, später eine Gipsschiene oder ein in zwei Schalen zerlegter, wenig gepolsterter Gipsverband. So kann dann der Verletzte bald das Bett verlassen und das Bein gebrauchen.

In den ersten 14 Tagen soll der Verband alle
3—4 Tage, dann alle 2 Tage entfernt werden, um
die Massage des Gelenkes und passive Be -
wegungen vorzunehmen; dabei ist fortwährend
noch auf die Stellung des Fusses zu achten, denn

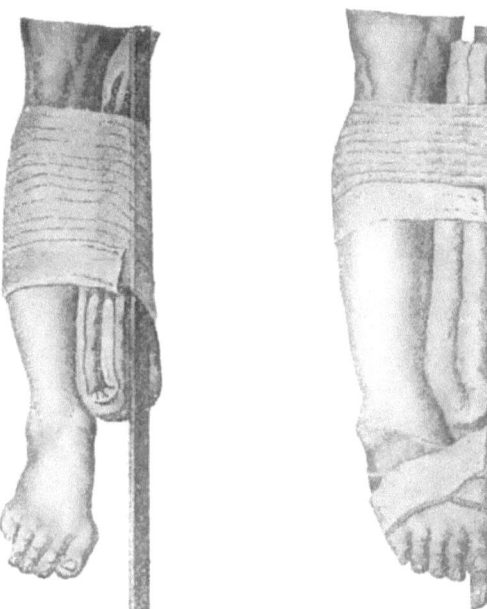

Fig. 220 und 221. Dupuytren's Verband bei typischem Knöchelbruch mit Dislokation im Sinne der Entstehung eines Pes valgus traumaticus. Die Schiene wird auf einem den Unterschenkel deckenden Kissen befestigt; gegen ihr unten frei vorstehendes Ende kann der Fuss hingezogen werden. Die beiden Figuren 220 und 221 sind verkleinerte Reproduktionen der Original-Abbildungen von Dupuytren.

ich habe es erlebt, dass eine in den ersten Wochen vorhandene gute Stellung des Fusses später infolge mangelnder Aufmerksamkeit beim Verbande noch sehr ungünstig wurde. Auch viel später, wenn die Fraktur konsolidiert ist, ist dieser Punkt noch zu beachten und der Patient sollte nicht ohne einen passenden

Schienenschuh, zur Verhinderung einer Valgusstellung des Fusses, entlassen werden. Von der Benützung medico-mechanischer Apparate habe ich viel Nutzen gesehen.

Wenn die fatale Neigung des Fusses, eine Valgusstellung einzunehmen, zu bekämpfen ist, so eignet sich

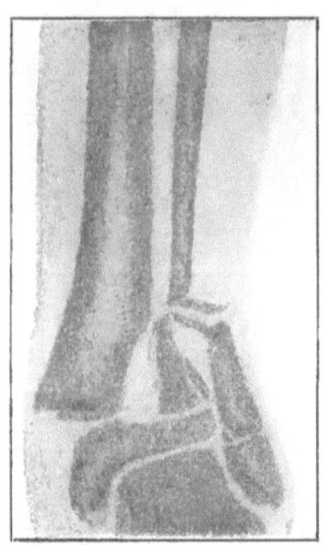 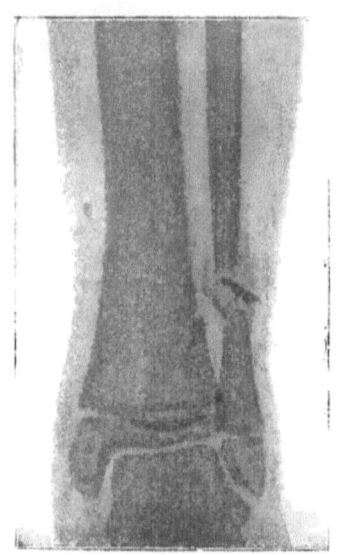

Fig. 222 und 223. Schwere Epiphysentrennung der Tibia unten, mit Fibula-Fraktur, vor und nach der Reposition; Röntgenbild. Wilhelm P., 16 J. alt, fiel die Treppe hinab und wurde am r. Fussgelenk verletzt. Es findet sich bei der Aufnahme (2. XI. 1899) eine starke Verschiebung, wie bei dem typischen Knöchelbruch; charakteristischer Befund und Röntgenbild ergeben die Diagnose: Epiphysenlösung. Die Reposition gelingt in Narkose in befriedigender Weise; Heilung mit sehr gutem funktionellem Resultat, Röntgenbild.

ein Verband nach Art des alten Dupuytren'schen Schienenverbandes. Derselbe besteht aus einer an der inneren Seite des Unterschenkels angelegten Schiene, welche durch Polsterung im Bereiche des Unterschenkels so gelagert und fixiert wird, dass sie über die Gegend des inneren Knöchels und den Fuss frei hinabreicht, sodass dieser nun durch Bindentouren gegen die Schiene hingezogen werden kann. Dass hierdurch einer Verschiebung des Fusses nach aussen und einer Valgusstellung des Fusses sehr mächtig

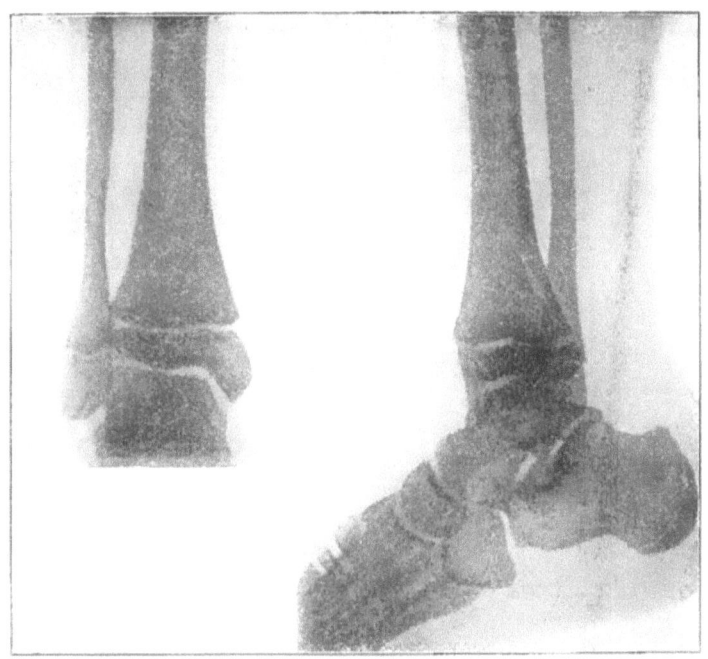

Fig. 224. Fig. 225.

Fig. 224 und 225. Traumatische Epiphysenlösung am unteren Ende der Unterschenkelknochen von vorn und von der Seite. Von vorn sieht man eine geringe Inkongruenz der zusammengehörigen Knochenkonturen der Diaphyse und Epiphyse an der unteren Knorpelfuge; eine ebenso geringe Verschiebung der Epiphyse der Fibula ist nur in der Seitenansicht zu erkennen. Reposition; gutes Resultat. 16jähr. Bursche, Weschpetat, September 1902.

entgegen gearbeitet wird, ist klar. Lange war es üblich, und vielleicht wird es noch jetzt von manchen geübt, dass durch diesen Verband oder auf andere Weise nicht nur die Richtigstellung des Fusses, sondern geradezu eine Ueberkorrektion, also Klump-

Tab. 67a.

Erklärung: Röntgenbild des normalen Fussgelenkes von vorn.

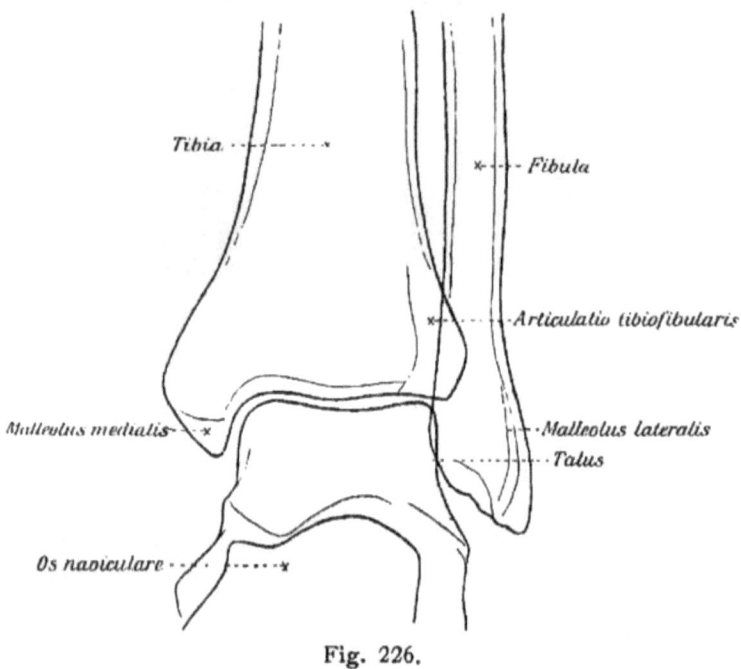

Fig. 226.

fussstellung herbeigeführt wurde. Das ist unnötig und zuweilen schädlich; aber die Geradestellung des Fusses, die völlige Streckung des nach aussen offenen Winkels an der Bruchstelle der Fibula muss unbedingt erreicht werden; dazu häufiger Verbandwechsel, Massage etc.

Hat man es einmal mit einer schlechten Stellung dieser Fraktur zu tun, sind die Fragmente schon wochenlang in der perversen Stellung fixiert, so muss unbedingt sofort die geeignete operative Hilfe geschafft werden. Gelingt es nicht mehr, die eingetretenen Verbindungen einfach zu brechen, so ist die Osteotomie der Fibula an der Bruchstelle, manchmal auch die an dem Malleolus internus auszuführen, um den

Tab. 67 a

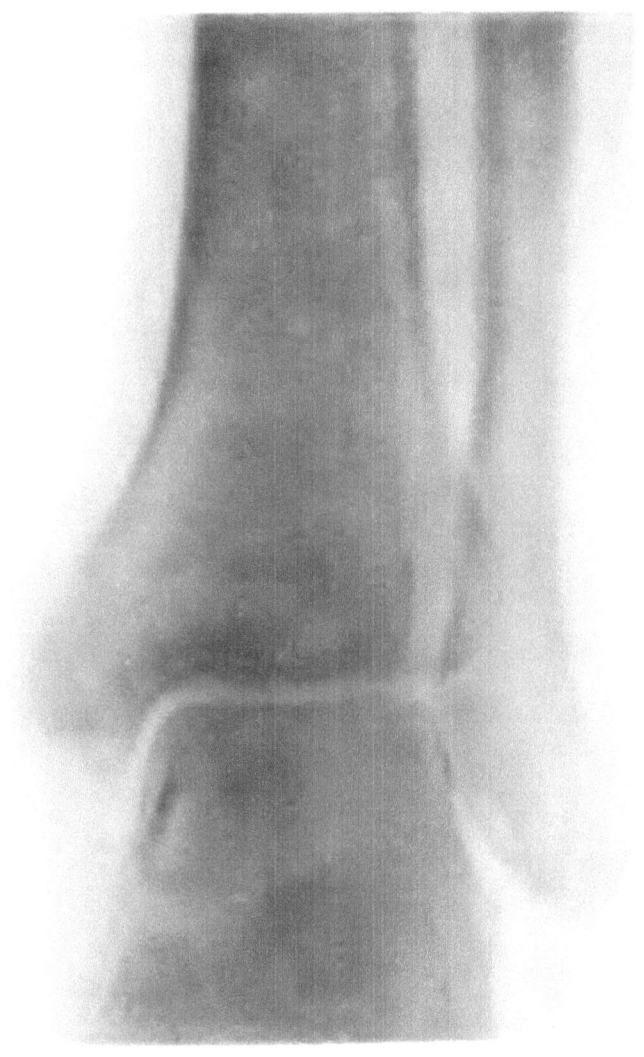

Fuss zu reponieren. Die Nachbehandlung hat dann wie nach einer frischen Fraktur zu geschehen.

In solchen Fällen deformer Stellung auf eine allmähliche Besserung durch Gewöhnung zu rechnen und zu warten, ist falsch. Die Störungen, welche von der Knöchelgegend aus auf die Stellung des Talus und der übrigen Fusswurzelknochen einwirken, verursachen eher mit der Zeit grössere Beschwerden. Wird die Operation verweigert, so können Schienenschuhe mit geringer Korrektur der Stellung (soweit möglich), Fixierung und Entlastung des Fusses einigen Nutzen gewähren. Die Hauptsache ist und bleibt aber für uns, die Deformität schon während der Heilung der Fraktur zu vermeiden, und sie, wenn doch vorhanden, so früh wie möglich energisch zu heben.

c) **Doppelter Knöchelbruch.** Fract. malleolorum, Fr. malleoli externi et interni.

Wenn durch gewaltsame Adduktion resp. Supination des Fusses der Malleolus externus abgerissen und der Fuss in Varusstellung gebracht wird, kann auch der Malleolus internus abgesprengt werden. Eine Fraktur der Tibia in Analogie des typischen Knöchelbruches ist dabei aus mechanischen, leicht begreiflichen Gründen nicht möglich.

Diese Verletzung ist aber viel seltener, als der unter b beschriebene typische Knöchelbruch. Hier mögen auch andere seltenere Knochenbrüche z. B. durch Drehung des Fusses im Talocruralgelenk um eine senkrechte, der Längsrichtung des Unterschenkels entsprechende Achse erwähnt werden.

Diese Verletzungen machen bei sorgfältiger Untersuchung keine grossen Schwierigkeiten und sind in gleicher Art wie die typischen Knöchelbrüche zu behandeln.

d) **Epiphysenlösung am unteren Ende der Unterschenkelknochen.** Vergl. Tafel 67, Fig. 1.

Das ist eine seltene Verletzung, welche natürlich nur bei jugendlichen Individuen vorkommt. Manchmal beobachtet man sie bei dem gewaltsamen Redressement schwerer Klumpfüsse. Durch den Nachweis abnormer Beweglichkeit oberhalb der Knöchelgegend und dabei vorhandener Knorpelcrepitation sind sie erkennbar. Nicht immer handelt es sich um eine reine Knorpellösung; häufig sind Absprengungen am unteren Diaphysenende damit verbunden. Vergl. Fig. 222 bis 225. Die Behandlung erfordert Ruhigstellung und später Uebung.

II. Isolierte Fraktur der Tibia } an ihrem
III. Isolierte Fraktur der Fibula } unteren Ende.

Hierher gehören die isolierten **supramalleolären** und die **malleolären** Frakturen je **eines** der beiden Knochen. Diese Verletzungen entstehen **indirekt** in gleicher Weise wie die genauer beschriebenen „Knöchelbrüche" nur durch weniger intensive oder nicht so sehr fortwirkende Gewalt als diese; durch forcierte Gewalteinwirkung am Fusse oder direkt durch kantig wirkende Körper, welche die Knochenstelle treffen oder an welchem der betreffende Teil aufschlägt.

Isolierte Frakturen eines Knöchels sind relativ häufig, **isolierte supramalleoläre Brüche** selten.

Die **Untersuchung** liefert nicht immer ein sicheres Resultat; doch deutet Schmerz bei Ab- oder Adduktionsbewegung des Fusses, Druck- und Stossschmerz zum mindesten auf eine **Fissur**. In **zweifelhaften Fällen** ist unbedingt so zu behandeln, als wenn eine Fraktur vorliegt. Die **Behandlung** wird dabei nach den für die „Knöchelbrüche" festgestellten Prinzipien vorgenommen.

6. Fussgelenk.

Die Bewegungen des Fusses geschehen bekanntlich im Sinne der Beugung und Streckung im Talocruralgelenk, im Sinne von Pronation und

347

Supination aber im Talotarsalgelenk. Im letzteren Falle geschieht die Bewegung also derart, dass der Talus mit den Unterschenkelknochen fest verbunden bleibt; sie vollzieht sich in den Gelenkverbindungen des Talus mit dem Calcaneus einerseits und dem Os naviculare andererseits.

Einwirkende Gewalten, welche forcierte Gelenkbewegungen bedingen und zur Verstauchung event. zur Luxation führen, bewegen also den Fuss entweder um eine horizontale frontale Achse im Sinne der Beugung (Plantarflexion) oder Streckung (Dorsalflexion) des Fusses, oder um eine horizontale sagittale Achse, gewissermassen um die Längsachse des Fusses im Sinne der Pronation (Abduktion) oder Supination (Adduktion), oder endlich um die vertikale Unterschenkelachse im Sinne einer Drehung des Fusses nach aussen (Fussspitze nach aufwärts, Eversion) oder nach einwärts (Inversion).

Manche Autoren unterscheiden die Bewegungen im Fussgelenke folgendermassen:
1. Bewegung um eine frontale Achse = Plantar- und Dorsalflexion.
2. Bewegung um eine anteroposteriore, dem Längsdurchmesser des Fusses entsprechende Achse = Pronation und Supination.
3. Bewegung um eine der Längsrichtung des Unterschenkels entsprechende Achse = Ad- und Abduktion.

a) **Die Luxationen im Talocrural-Gelenk.** Taf. 68.

Das sind die eigentlichen Luxationen des Fusses. Sie können nach vorn (durch übermässige Dorsalflexion) und nach hinten (durch übermässige Plantarflexion) vor sich gehen. Die Stellung des Fusses ist so charakteristisch (vgl. Tafel 68), dass die Diagnose ohne Schwierigkeit zu stellen ist. Die Reposition erfolgt durch direkten Druck auf die Tibia nach vorn oder hinten bei gleichzeitiger Flexion in der Richtung, welche zur Entstehung der Luxation führte. Die Fraktur eines Knöchels ist dabei ohne grosse Bedeutung. Seitliche Luxationen sind ohne Knöchelbrüche nicht möglich.

Tab. 67b.

Erklärung: Röntgenbild des normalen Fussgelenkes und der Fusswurzel von der Seite.

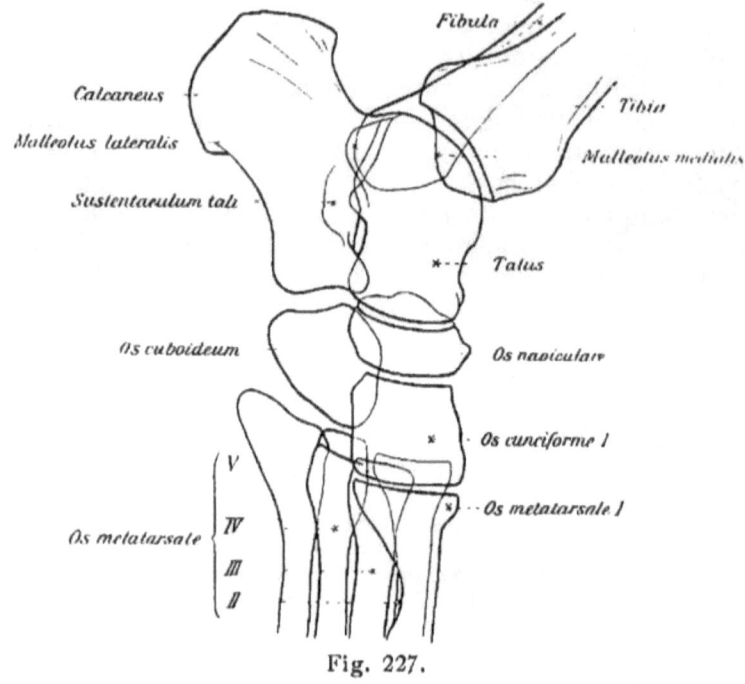

Fig. 227.

b) **Die Luxation im Talotarsalgelenk** oder sog. Luxatio sub talo kommt nach aussen vor durch übermässige Pronation, nach innen durch forcierte Supination des Fusses. Noch seltener ist die Luxation nach vorn oder hinten in diesem Gelenk. Die Diagnose kann recht schwierig sein, genaue Palpation der Knochenprominenzen, der Nachweis normaler Beweglichkeit im Talocrural-Gelenk, Beachtung der veränderten Form des Fusses und namentlich Untersuchung in Narkose können zum Ziele führen. Die Reposition ist schwierig, sie erheischt jedenfalls volle Erschlaffung der Muskulatur und Anwendung geeigneter Bewegungen unter Zuhilfenahme direkten Druckes.

Tab. 67 b

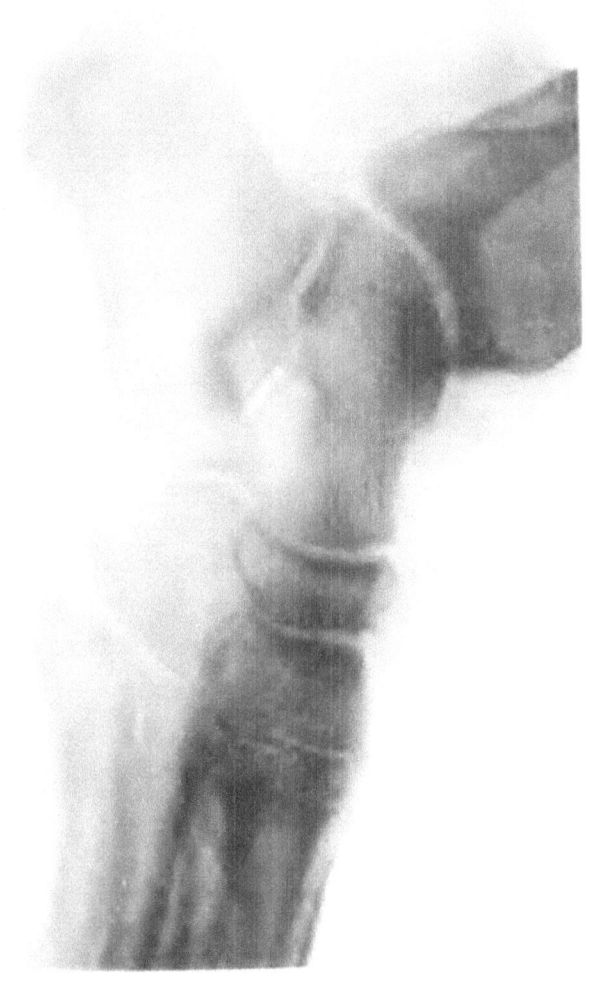

Isolierte Luxatio tali.

Die Verrenkung des Talus kann nach den verschiedensten Richtungen erfolgen. Der Mechanismus ist jedenfalls ein sehr komplizierter und zur Zeit noch nicht völlig klargelegt. Es besteht dabei eine hochgradige Deformität; der Talus ist mehr oder weniger deutlich durchzufühlen. Die Tibia ist der Fusssohle

 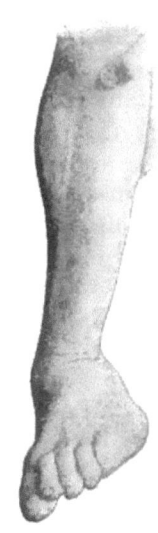

Fig. 228. Luxatio pedis sub talo nach innen ganz frisch. Wird in Narkose sofort reponiert. 35 jähr. Mann, Hencke.

Fig. 229. Luxatio pedis sub talo nach aussen, frisch; wird in Narkose sofort reponiert. 27 jähr. Mann, Voss.)

näher gerückt und artikuliert zuweilen direkt auf dem Calcaneus.

Die Reposition ist schwierig. Wenn sie nicht gelingt, so muss sie hier wie bei den vorher genannten Luxationen mit Hilfe des Schnittes erzwungen werden, und es ist bemerkenswert, dass dadurch bei aseptischer Behandlung gute Resultate erlangt werden, obgleich der Talus einen Teil seiner Verbindungen und Ernährungswege eingebüsst hat.

Tab. 68.

Luxation des Fusses im Talocruralgelenk.

Fig. 1 und 1 a. Präparat einer Luxation des Fusses nach hinten. Der Talus steht hinter dem Malleolus ext.; die Peronealsehnen sind zwischengelagert. Der Fuss ist verkürzt, der Fersenteil des Fusses verlängert. — In Fig. 1a Skeletbild.

Fig. 2 und 2a. Präparat einer Luxation des Fusses nach vorn. Der Talus steht vor den Unterschenkelknochen; die Peronealsehnen erscheinen gedehnt. Der Fuss ist verlängert, der Fersenteil des Fusses verkürzt. — In Fig. 2a Skeletbild.

7. Der Fuss.

Nicht allein beim Studium der Verletzungen des Fusses, sondern auch bei der Untersuchung einzelner Fälle sollte man ein Fuss-Skelet immer zur Hand haben. Ausserdem muss natürlich der andere Fuss, wenn er unverletzt ist, in sorgsamster Weise verglichen werden. Bei der Inspektion müssen die beiden Füsse einander parallel stehen, sodass sie der Beschauer bei der Betrachtung von vorn und von hinten gut vergleichbar in seiner Visierlinie sieht. Neben einer exakten, auch das Kleinste berücksichtigenden Palpation ist zuweilen die Herstellung von Sohlenabdrücken (durch Auftreten auf berusstes Papier, nachher Fixierung mit 5 % Schellacklösung) nützlich.

A. Fraktur des Fusswurzelknochens.

a) Fraktur des Talus.

Die Fraktur des Talus ist wohl ausserordentlich selten eine reine und isolierte, vielmehr mit schweren Verletzungen des Fussgelenkes oder der Fusswurzel verbunden, und in dieser Form nicht so selten. In Verbindung mit Luxationen in der Fusswurzel kommen Infraktionen, Absprengungen und Frakturen des Talus vor. Auch bei schweren Frakturen des Calcaneus sind Brüche des Talus, besonders des Talushalses beobachtet. Die Erscheinungen sind natürlich hauptsächlich von der begleitenden Ver-

Tab. 68.

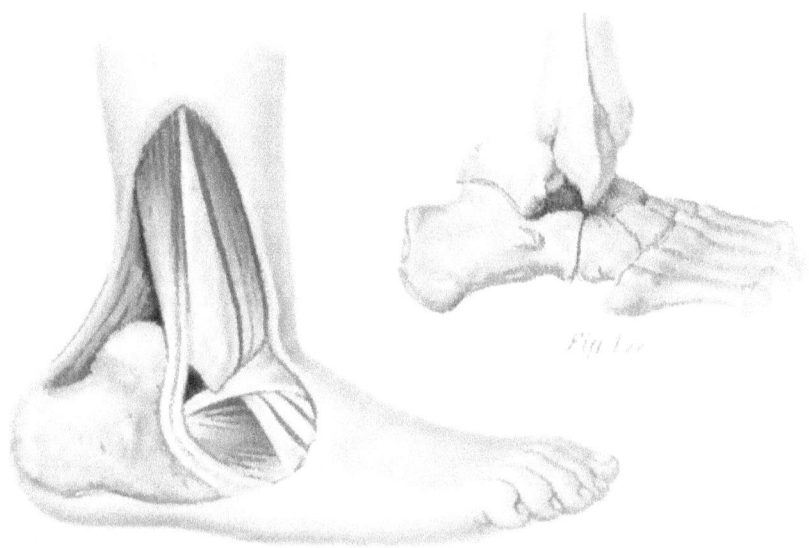

Fig. 1. Fig. 1.a

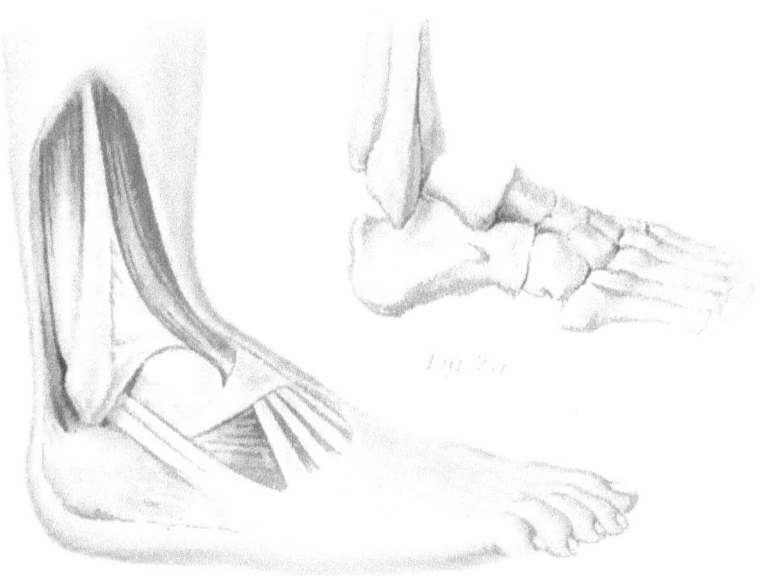

Fig. 2. Fig. 2.a

letzung abhängig und nicht immer sehr deutlich. Doch weisen sichtbare Formveränderung des Fusses, Schwellung am Fussrücken, Schmerz bei Druck auf Talushals und -kopf, vorh. Verdickung, Verengerung des Sinus tarsi, Behinderung, besonders der Dorsalflexion, Messungen mit dem Tasterzirkel auf die richtige Diagnose. Therapie nach allgemeinen Regeln.

b) Fraktur des Calcaneus.

Man unterscheidet zweckmässig den Bruch des Fersenbeinkörpers und den seiner Fortsätze, welche man als Proc. posterior (Tuber calcis, Fersenhöcker), anterior (Capitul. calcanei), medialis (sustentaculum) und lateralis (Proc. trochlearis s. (inframalleolaris) unterscheiden kann.

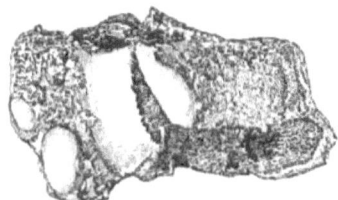 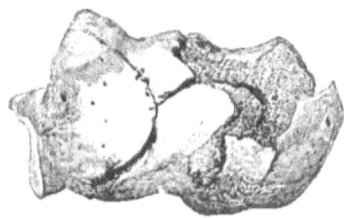

Fig. 230 und 231. Kompressionsbruch des r. Calcaneus eines 19jähr. Menschen (künstlich), von oben und von der Aussenseite gesehen.

Der Kompressionsbruch des Calcaneus entsteht durch Fall oder ungeschickten Sprung auf die Füsse meistens in recht typischer Weise; Maurer, Dachdecker, Bergleute, Anstreicher stellen das grösste Kontingent. Die Zertrümmerung des Knochens erfolgt durch den Talus, welcher den Calcaneus auseinandertreibt („Quetschfraktur"). In der Regel findet sich ein Längsbruch des Calcaneus im Bereich seiner oberen Fläche, in schweren Fällen daneben zahlreiche weitere Bruchlinien, eine wahre Zertrümmerung des Knochens. In solchen schweren Fällen finden sich charakteristische **Symptome**: Der Calcaneus ist verbreitert, abgeplattet und schmerzhaft; die Knöchel, besonders der innere, stehen der Fussfläche (event. dem Fussboden) näher; häufig findet sich Plattfussstellung. Die Beweglichkeit im Talocruralgelenk ist frei, dagegen die in dem Gelenk für Pronation und Supination des Fusses ist eingeschränkt. Zuweilen ist der Bruch doppelseitig.

An älteren und veralteten Fällen ist die Diagnose zuweilen leichter als bei frischen, wegen des Callus und wegen sekundärer Veränderungen. Neben der Verbreiterung der Ferse (bis zu 2 cm) ist die Ausfüllung der Furchen zu beiden Seiten der Achillessehne durch Oedem, Atrophie der Wadenmuskulatur, starke Beeinträchtigung der Gehfähigkeit, andauernde Schmerzhaftigkeit, Stellungsanomalien des Fusses, Tieferstehen der Knöchel charakteristisch.

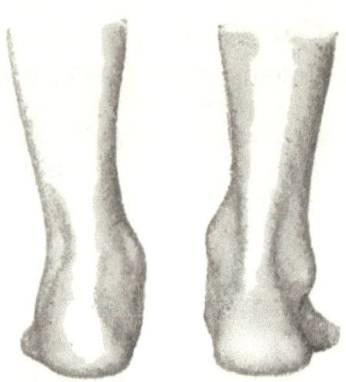

Fig. 232. Kompressionsbruch des linken Fersenbeines, entstanden durch Fall auf die Füsse. Wilhelm Rell, 1895, Ansicht von hinten.

Diese Fraktur ist viel häufiger, als man früher annahm. Die Fälle werden leicht verkannt und mit einer schweren Verstauchung verwechselt. Genaue Untersuchung ist unentbehrlich.

Die Prognose dieser Fraktur ist nicht sehr günstig. Selbst wenn sie frühzeitig erkannt wird, bleibt die Funktion des Fusses in der Regel lange gestört, und bei spät erkannten Fällen pflegt die Arbeitsfähigkeit recht lange, nicht selten dauernd beeinträchtigt zu sein. Hierbei ist gewiss von Einfluss, dass nach neueren Untersuchungen diese Brüche häufig nicht auf das Fersenbein beschränkt sind, sondern dass gleichzeitig benachbarte Knochen (Malleolen, Talushals) beteiligt sein können.

Die **Therapie** hat womöglich für Reposition und langdauernde Fixation des Fusses in guter Stellung zu sorgen, sonst droht ein traumatischer Plattfuss. Eine stärkere Kompression der Ferse dürfte anfangs gefährlich sein (Fettembolie); bei älteren Fällen ist sie sehr nützlich nebst Massage und medico-mechanischer Behandlung.

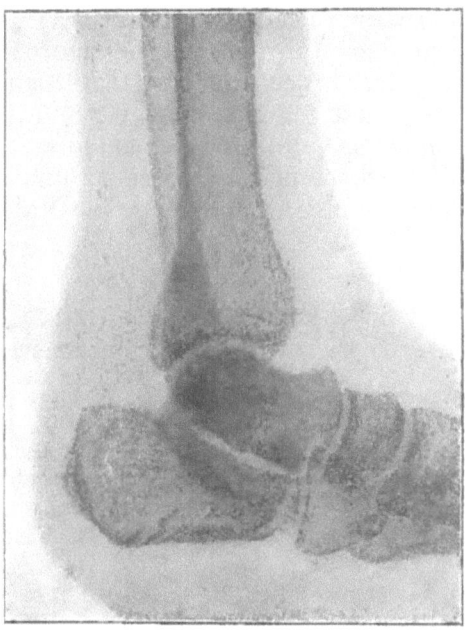

Fig. 233. Typischer Kompressionsbruch des Calcaneus, Röntgenbild. Man sieht deutlich die Formstörung in der vorderen Hälfte des Calcaneus; die Entfernung von oben nach unten ist kleiner als normal. Der Verletzte blieb dauernd geschädigt.

Der Bruch des Fersenhöckers ist nicht häufig; er kommt vor als Rissbruch (durch plötzlichen Zug der Wadenmuskulatur) oder durch direkte Abquetschung, auch als Teilerscheinung bei schweren Kompressionsbrüchen des Fersenbeinkörpers. Das Bruchstück wird durch die Wadenmuskeln nach oben disloziert. Es kann bei flektiertem Knie reponiert und durch Annageln fixiert werden. Verband zunächst in Spitzfussstellung des Fusses bei gebeugtem Kniegelenk. Unter Umständen kann ein gewaltsames Herunterziehen des dislozierten Bruchstückes nötig werden und Fixation durch Annageln nach schräger Durchschneidung der verkürzten Achillessehne und Naht derselben in verlängertem Zustande.

Fraktur des Sustentaculum Tali. Es handelt sich dabei um den Abbruch des bekannten Knochenfortsatzes an der Innenseite des Calcaneus, welcher den Talus trägt und unten eine Rinne für die Sehne des Flexor hallucis bildet. Dementsprechend findet sich heftiger Druckschmerz an diesem Punkt, der Talus rückt nach innen unten, es besteht eine Valgusstellung

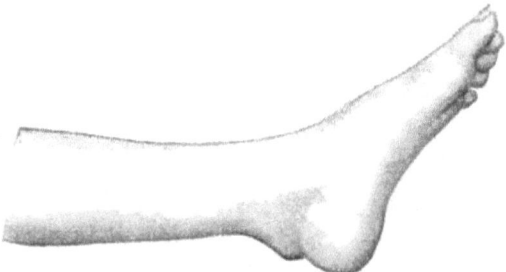

Fig. 234. Fraktur des Fersenhöckers durch Fall auf die Füsse; 4 Wochen alt. 48jähr. Frau. Das Bruchstück ist stark aufwärts verschoben. Operation. Heilung.

des Fusses; Flexion und Extension des Fusses im Talocruralgelenk ist wenig, aktive Ab- und Adduktion stark behindert.

Bei älteren Fällen ist eine knöcherne Verdickung am Sustentaculum (unter dem Malleol. int.) meist vorhanden. An Präparaten findet sich dasselbe mit dem hinteren medianen Fortsatz des Talus, zuweilen durch Callus verschmolzen.

Dieser isolierte Bruch des Sustentaculum ist selten; er kann bei supinierter und bei pronierter Fussstellung erfolgen durch eine heftige Gewalt (Fehltritt auf der Treppe, beim Springen, Sturz vom Pferde). Häufiger ist neben dem Bruch des Sustentaculum der Fersenbeinkörper, auch der innere Knöchel mit gebrochen.

355

Fraktur des Processus anterior kann eine Teilerscheinung der Kompressionsbrüche des Fersenbeinkörpers sein, kommt jedenfalls nur selten isoliert vor. Das anliegende Würfelbein kann mit lädiert sein.
Fraktur des Processus inframalleolaris (trochlearis) ist jedenfalls sehr selten: sie kommt wohl

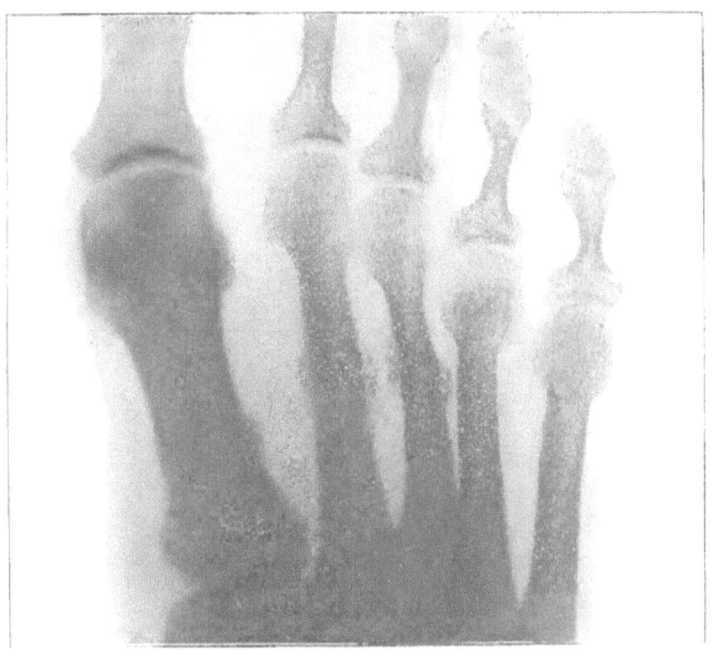

Fig. 235. Fraktur des Metatarsus II, Röntgenbild. 20jähr. Matrose verletzte sich beim Marschieren, typischer „Schwellfuss". Querbruch in der Mitte der Metatarsi II und III ohne seitliche Verschiebung, jetzt in Heilung; deutliche Callusbildung.

eher durch direktes Absprengen als durch den Zug des Lig. calcaneo-fibulare (Rissfraktur, wie früher angenommen wurde) zustande. Die Peroneussehnen können dabei mit verletzt sein.

Therapie dieser Verletzungen nach allgemeinen Regeln; jedenfalls Fixation des Fusses in normaler Stellung für längere Zeit.

23*

356

.c) **Fraktur der übrigen Knochen.**

Isolierte Frakturen der übrigen Fusswurzelknochen sind selten, und wenn diagnostiziert nach

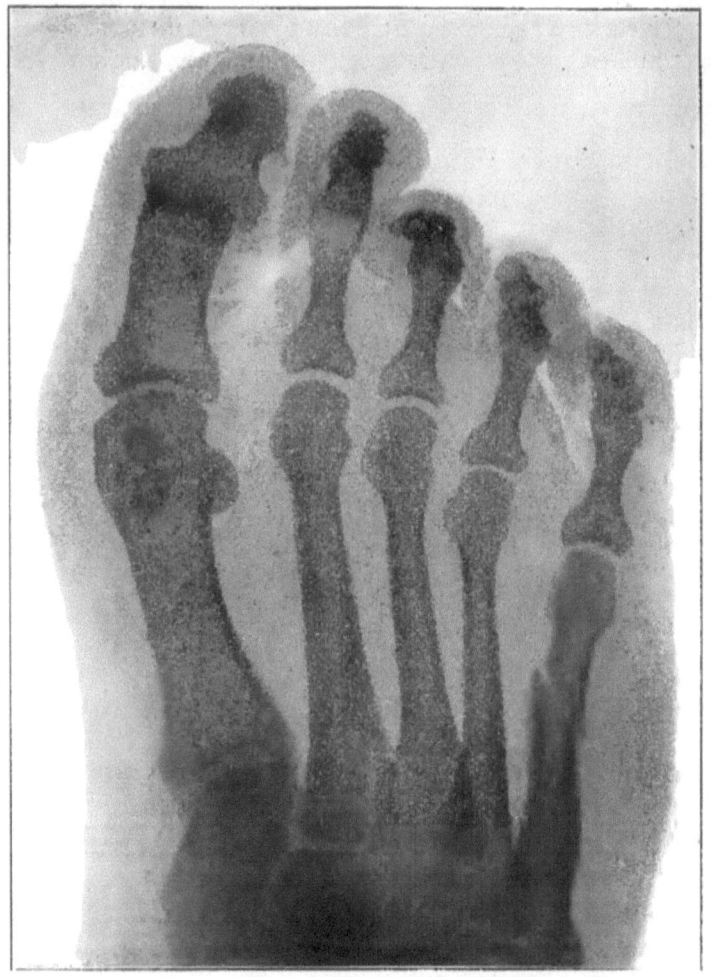

Fig. 236. Fractura Metatarsi V, Röntgenbild. 24 jähr. Mann (Fielitz). Verletzung durch Auffallen eines sehr schweren Eisenstückes auf den Fuss; also direkte Fraktur, Zertrümmerungsbruch der beiden Phalangen der grossen Zehe; keine Weichteilwunde, starke Schwellung. Verbände, Heilung.

möglichster Reposition (wenn nötig nach blutiger Freilegung des dislozierten Fragmentes) längere Zeit ruhig zu stellen (feste Verbände, später Schienenschuh).
Frakturen an den Metatarsalknochen sind, wie neuere Untersuchungen (Kirchner u. a.) ergeben haben, viel häufiger als früher angenommen wurde. Namentlich hat sich besonders mit Hilfe der Röntgenuntersuchung herausgestellt, dass die nach

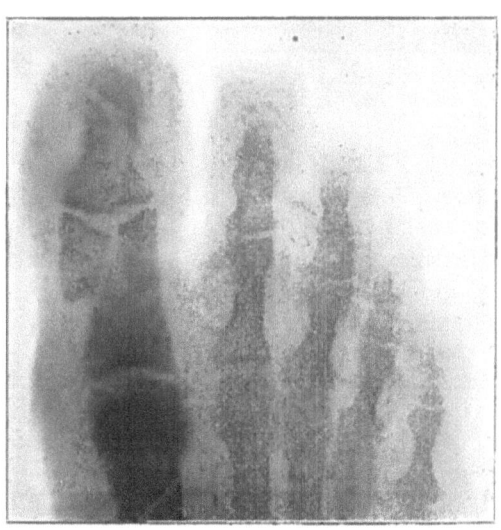

Fig. 237. Fraktur der grossen Zehe, Röntgenbild. 30 jähr. Mann (Wiese) durch Auffallen eines 100 Pfd.-Gewichtes auf den Fuss verletzt; Fraktur und Hautabschlürfungen der grossen Zehe, und Fraktur an der Nagelphalanx der 2. Zehe. Verbände, Heilung; doch langandauernde Schwellung.

leichter Verletzung entstehende Schwellung des Fusses („Schwellfuss" bei Soldaten) in vielen Fällen auf der Fraktur eines Metatarsalknochens beruht; es ist überraschend, zu konstatieren, welche geringfügigen Verletzungen des durch den Stiefel geschützten Fusses genügen (Stoss gegen die Fusssohle oder in der Längsachse des Fusses z. B. beim Marschieren, zumal auf unebenem, hartgefrorenen Boden etc.), um die isolierte

Fraktur eines Metatarsus herbeizuführen. Häufiger entstehen diese Frakturen durch direkte Gewalt, eventuell mit Weichteilverletzung. In den Abbildungen Fig. 235 und 236 sind mehrere Röntgenbilder solcher Fälle reproduziert.

Isolierte Frakturen der Phalangen kommen selten vor.

Die **Behandlung** aller dieser Brüche geschieht nach allgemeinen Regeln.

B. Luxationen.

In diesen Fällen ist die Röntgenuntersuchung von grösstem Wert; man sollte dieselbe gerade in der Anfangszeit trotz starker Weichteilschwellung nicht unterlassen, weil diese Schwellung sehr langsam schwindet, und indessen der für eine Reposition geeignete Zeitraum vorübergeht.

a) **Luxation der Fusswurzelknochen** ist eine seltene Verletzung, aber häufiger als früher angenommen. Es sind Luxationen einzelner Tarsalknochen und mehrerer solcher in verschiedener Kombination beobachtet, nicht selten in der Form der **Subluxation**. Die **Diagnose** gelang früher meistens erst nach Abschwellung der Teile, welche durch Massage, hohe Lage, Kompression zu beschleunigen war, durch sorgfältige Palpation. Mit Hilfe der Röntgenuntersuchung ist die Diagnose jetzt natürlich sofort zu stellen. Die **Reposition** kann sehr schwierig sein, eventuell einen Schnitt erfordern. Richtig ist die Forderung, dass zum Zweck der Reposition mit allen Mitteln eine Vergrösserung der Lücke anzustreben ist, aus welcher der Knochen hervorgetreten ist. Fixation des oder der reponierten Knochen, wenn nötig durch Knochennaht oder durch Annagelung. In veralteten Fällen palliative Fürsorge (feste Sohle nach Gipsabguss etc.) oder Exstirpation (partiell oder total).

b) **Luxation der Metatarsalknochen** d. i. im sog. Lisfrancschen Gelenk, kommt besonders in der Form vor, dass mehrere oder alle Metatarsi auf den

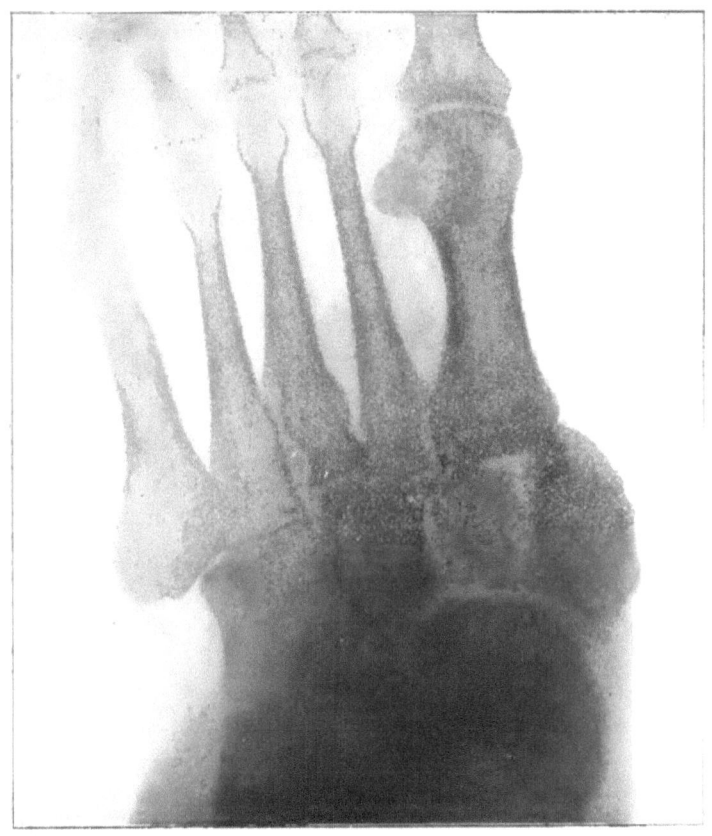

Fig 238. Luxation im Lisfrancschen Gelenk; schon mehrere Wochen alt. Röntgenbild.

Fussrücken disloziert sind. Dabei findet sich der abnorme Knochenvorsprung am Fussrücken, der Fuss zeigt die Form des Pes excavatus, einen Spitzfuss vortäuschend. — Die plantare Luxation ist sehr selten;

häufiger dagegen eine seitliche Luxation. **Reposition** schwierig, eventuell an jedem Knochen einzeln vorzunehmen. Sie gelingt höchstens bei frischen Fällen; bei veralteten eventuell operative Hilfe.

c) Luxation der Zehen.

Diese Verletzungen verhalten sich analog, wie die Luxation der Finger, sind übrigens natürlich viel seltener als diese. Durch forzierte Dorsalflexion kommt die Verrenkung der Phalanx nach oben zu stande. Die **Diagnose** ist leicht und die **Reposition** durch Verschieben der dorsal flektierten Phalanx zu bewerkstelligen.

361

Schlagwort-Register.

Verletzungen bestimmter Teile von Knochen suche man unter dem Stichworte des betr. Knochens.

A.

Abducenslähmung bei Basisfraktur 81.
Abknickungsbrüche 7.
Abquetschungsbrüche 7.
Acromion, Brüche des 125 f.
Acromion humeri, Fraktur des 135.
Acusticuslähmung bei Basisfraktur 80 f.
Akupunktur 23.
Anästhesieen nach Wirbelkörperbrüchen 101 f.
Aneurysmenbildung 30 f.
Apophysenbrüche 58.
Arbeitsfrakturen 5.
Arteria meningea media, Zerreissung der 83 f. Taf. 15.
Arthritis deformans Taf. 55.
Augengegend, Blutunterlaufung der 78 f.

B.

Beckenbrüche 239 ff. Taf. 49.
Beckenbrüche, Begutachtung älterer 245.
Beckenbrüche, Nebenverletzungen bei 243.
Beckenbrüche, Untersuchung der 242 f.
Beckenhälfte, Verrenkung einer 239.
Beckenluxationen 239 f.
Becken, Luxationsfrakturen des 240,
Beckenrandbrüche 241. Taf. 49.
Beckenringbrüche 241 f. Taf. 49.
Beckenringbrüche, Therapie der 245.
Beckenvenen, Zerreissung bei Beckenbrüchen 243.
Beelysche Gipsschiene 223. Fig. 140.
Bewegungsschmerz 18.
Biegungsbrüche 5 ff., Taf. 1.
Blasenlähmung nach Wirbelfraktur 101.
Blasenverletzung bei Beckenringbrüchen 242, 244 f.
Bluterguss 17 f, 24 f.
Blutgefässverletzungen 30 f.
Brandblasen 25.
Bruchenden, Nekrose der 27.
Bruchlinien 3.
Bruchschmerz 18.
Bruchstelle, Quetschung der 35.
Bruchstücke, Diskolation der 16, Taf. V.
Bruchuntersuchung 19 ff.
Brustbein, Fraktur des Taf. 22. 112 f.

C.

Calcaneus, Fraktur des 351 ff.
Callus 25 f.
Callusbildung Taf. 8.
Callusbildung, verlangsamte 32 f.
Callusgeschwülste 32.
Callus, intermediärer 26.
Callus, Veränderungen des 28 f.

Carpalknochen, Brüche der 229.
Carpo-Metacarpalgelenke, Luxation im 233 f, Taf. 46, 47.
Charnierschienen 51 f.
Clavicula, Frakturen der 114 ff.
Clavicula, Luxationen der 123 f., Taf. 24/25.
Clavicula, Luxatio supraacromialis 134.
Collum anatomicum humeri, Fraktur 144 ff.
Collum chirurgicum humeri, Fraktur 135, 146 ff, Taf. 32.
Collum chirurgicum scapulae 125
Collum scapulae, Fraktur 134 f.
Commotio cerebri, Basisfraktur bei 82.
Compressio cerebri bei Basisfraktur 83.
Contrecoup 73 f.
Contusio cerebri bei Basisfraktur 82 f.
Coxa vara, Entstehung der 267, 271.
Crepitation 14.
Cubitalgefässe, Verletzung bei suprakondylärem Bruch 169.
Cystitis nach Wirbelfraktur 101.

D.

Darmbein, Luxation des 239.
Darmbeinschaufel, Fraktur der 241, Taf. 49.
Daumen, Luxatio complexa 237.
Daumen, Luxation im Carpo-Metacarpalgelenk des 233.
Daumen, Reposition des luxierten 236 f.
Daumen, typische Luxation des 234 ff. Taf. 48.
Deformität 15 ff.
Delirium tremens 37.
Depression von Schädelbruchstücken 71 f. Taf. 9.
Dérangement interne 189.
Diastase der Bruchstücke 16.
Dislocationes 16 f.
Dislocatio ad longitudinem 15.

Distorsion 11, 23, 61.
Dittelsche Stangen Fig. 173.
Drahtschienen 49.
Druckschmerz 18.
Dupuytrenscher Schienenverband 342 f. Fig. 220 u. 221.

E.

Einkeilungsbrüche 11.
Ellbogen, normaler Taf. 35 a.
Ellbogen, intraartikuläre Verletzung des 189 f.
Ellbogen, Luxationen des 179 ff.
Ellbogen, Topographie des 179.
Ellbogengelenk, seitliche Luxation im 183 ff. Taf. 39.
Ellbogen, Valgus- und Varusstellung im Taf. 37.
Embolie 30.
Encephalitis chronica nach Hirnquetschung 83.
Epiphysenbrüche 57 f.
Epiphysenlösungen, traumatische 57 f.
Epiphysentrennungen, traumatische 5.
Exophthalmos bei Basisfraktur 79.
Extensionsbehandlung 41 f.
Extensionsverbände 45, 54 f.

F.

Facialislähmung bei Basisfraktur 80 f.
Felsenbeinbrüche 75.
Femur, Epiphysentrennungen am unteren 287, 289 f.
Femur, Fractura infratrochanterica 271 ff. Taf. 56.
Femur, Fractura supracondylica 287 ff. Taf. 58.
Femur, Fractura supracondylo-intercondylica 290 f.
Femur, Kondylenbrüche 287, 290 f.
Femur, unterer, Absprengungen am Gelenkende 287, 291.
Femurdiaphyse, Frakturen der 273 ff. Taf. 56—58.

Femurende, oberes, Epiphysentrennung am 257, 270 f. Taf. 55.
Femurende, oberes, Frakturen 255 ff.
Femurende, oberes, Topographie 255.
Femurende, überknorpeltes, Absprengungen vom 309 f. Taf. 63.
Femurende, unteres, Epiphysentrennung am Taf. 59.
Femurende, Frakturen am unteren 286 ff. Taf. 58, 59, 63.
Femurende, unteres, Schrägbruch durch Taf. 59.
Femurende, unteres, Verlauf der Epiphysenlinien Taf. 59.
Femurschaft, Fraktur des 271 ff Taf. 56.
Fettembolie 29 f.
Fibula s. auch Unterschenkelknochen
Fibula, Fractura supramalleolaris cum Fractura malleoli int. 333.
Fibula, Fraktur am Capitulum 316.
Fibulafraktur, isolierte untere 346
Fibulaschaft, isolierte Fraktur des 330.
Fissur 2.
Fractura antebrachii 190 ff, 194 ff. Taf. 40, 41.
Fractura antebrachii supracondylica 193 f.
Fractura fibulae Taf. 6.
Fractura impacta 14.
Fracture de Dupuytren 333.
Fractures par irradiation 75.
Funktionsstörung 18 f.
Fussgelenk, Bewegungen im 346 f.
Fussgelenk, normales (Röntgenbild) Taf. 67 a u. b.
Fussgelenkluxationen 346 ff.
Fusswurzel, normale (Röntgenbild) Tafel 67 b.
Fusswurzelknochen, Frakturen der 350 ff.
Fusswurzelknochen, Luxation der 358.

G.

Gehirnerschütterung bei Basisfraktur 82.
Gehverbände 52 f, 325 ff.
Gelenkfrakturen 58 f.
Gelenkhemmungen, normale 60.
Gelenkkapsel, Riss der 61.
Gelenkmaus bei Absprengungen vom überknorpelten Femurende 309.
Gelenkmaus bei Fractura capituli humeri 177.
Gipsscheren 50 f.
Gipsschienen 49.
Gipsschiene, Beelysche 223. Fig. 140.
Gipsverband, 46 ff., 50.
Glissonsche Schwinge 103.

H.

Haareinklemmung in Frakturen 72.
Haemoptoë bei Rippenbrüchen 111.
Haemothorax bei Rippenbrüchen 111.
Halswirbelsäule, Fraktur der Taf. 18.
Halswirbelsäule, Luxation der 107 ff. Taf. 20.
Hand, Luxation im Radio-carpal-Gelenk 228 f.
Handgelenk, Differentialdiagnose der Frakturen und Luxationen am Taf. 46, 47.
Handgelenk, normales (Röntgenbild) Tafel 47 a, b.
Harninfiltration bei Beckenbrüchen 243.
Harnröhrenverletzung bei Beckenbrüchen 243 f.
Hautemphysem bei Basisfraktur 81.
Hautemphysem bei Rippenbrüchen 111.
Hirnaustritt bei Basisfraktur 79.
Hirndruck bei Basisfraktur 83.
Hirnnervenlähmung bei Basisfraktur 80 f.

Hirnquetschung bei Basisfraktur 82 f.
Hüftgelenk, Luxatio centralis 255.
Hüftgelenk, Luxationen des 246 ff.
Hüftgelenk, Luxatio ileopectinea 253.
Hüftgelenk, Luxatio ileopubica 253.
Hüftgelenk, Luxatio iliaca 246 f. Taf. 50—52.
Hüftgelenk, Luxatio infracotyloidea 254.
Hüftgelenk, Luxatio infra-pubica Taf. 51 u. 52.
Hüftgelenk, Luxatio ischiadica 247, Taf. 50—52.
Hüftgelenk, Luxation nach vorn 252 ff.
Hüftgelenk, Luxation nach hinten 246 ff. Taf. 50—52.
Hüftgelenk, Luxation nach oben 254.
Hüftgelenk, Luxation nach unten 254.
Hüftgelenk, Luxatio obturatoria 253 f. Taf. 51 u. 52.
Hüftgelenk, Luxatio praecotyloidea 252 ff. Taf. 51 u. 52.
Hüftgelenk, Luxatio pubica 253.
Hüftgelenk, Luxatio retrocotyloidea 246. Taf. 50—52.
Hüftgelenk, Luxatio subspinosa 253.
Hüftgelenk, Luxatio supracotyloidea 254.
Hüftgelenk, Luxatio suprapubica 253.
Hüftgelenk, normales (Röntgenbild) Taf. 52 a.
Hüftgelenkkapsel, Topographie 255.
Humerus, Fractura capituli 177.
Humerus, Fractura condyli externa 172 ff.
Humerus, Fractura condyli interna 175.
Humerus, Fractura condylica des 171.

Humerus, Fractura condylo-intercondylica 178, Taf. 36.
Humerus, Fractura diacondylica 169 f.
Humerus, Fractura epicapituli 177.
Humerus, Fractura epicondyli externa 177.
Humerus, Fractura epicondyli interna 176.
Humerus, Fractura epicondylica 175.
Humerus, Fractura epitrochleae 176.
Humerus, Fractura intercondylica 178. Taf. 36.
Humerus, Fractura obliqua externa 172 ff.
Humerus, Fractura obliqua interna 175.
Humerus, Fractura per tubercularis 152 f.
Humerus, Fractura processus cubitalis (articularis) 169.
Humerus, Fractura rotulare partialis 177.
Humerus, Fractura supracondylica 164 ff. Taf. 35.
Humerus, Fractura transtubercularis 152 f.
Humerus, Luxatio axillaris 141.
Humerus, Luxatio infraglenoidalis 141.
Humerus, Luxatio infraspinata 141 f.
Humerus, Luxatio praeglenoidalis 127, 139. Taf. 27.
Humerus, Luxatio retroglenoidalis 141 f.
Humerus, Luxatio subacromialis 141 f.
Humerus, Luxatio subcoracoidea 127 ff. Taf. 27, 28.
Humerus, Luxatio subcoracoidea, Therapie 135 ff. Taf. 30.
Humerus, Luxatio subcoracoidea, veraltete 138 f, Taf. 31.
Humerus, Luxatio supracoracoidea 140.

Humerusdiaphyse, Fraktur der 156 ff. Taf. 35.
Humerusende, oberes, Epiphysentrennung am 153 f. Taf. 33 u. 34.
Humerusende, unteres, Epiphysentrennung am 170. Taf. 36 u. 41.
Humerusende, unteres, Fraktur des 160 ff. Taf. 35 u. 36.
Humerusende, unteres, Schrägbrüche am 170 ff.
Humerusende, unteres, Topographie des 161 ff.
Humerusschaft, geheilte Fraktur Taf. 35.
Hyperämie, venöse, Herbeiführung einer 32 f.

I.

Impressionsfraktur u. Gehirn 73.
Infraktion 2 f.
Intercarpalgelenk, Luxation im 233.
Interphalangeal-Gelenke, Luxation 238.
Jochbeinbrüche 86.

K.

Kniegelenk, Absprengungen vom überknorpelten Femurende 309 f., Taf. 63.
Kniegelenk, Luxation im 291 ff.
Kniegelenk, normales (Röntgenbild) Taf. 62a u. b.
Kniegelenkserguss bei Patellarfraktur 299, 301.
Knöchel, Verstauchungs- und Verrenkungsbrüche 333.
Knöchelbrüche 332 ff.
Knöchelbruch, doppelter 345.
Knöchelbrüche, Therapie der 338 ff.
Knöchelbruch, typischer 333 ff. Taf. 66, 67.
Knochen, Druckfestigkeit der 11.
Knochen, Schub- oder Gleitungsfestigkeit der 8.
Knochen, Strebfestigkeit der 5 f.
Knochen, Zerknickungsfestigkeit der 6.
Knochen, Zugfestigkeit der 12.
Knochenbrüche, Altersstatistik der 4.
Knochenbrüche, Dauer der Erwerbsunfähigkeit 38 f.
Knochenbruch, Diagnose des 23 f.
Knochenbrüche, direkte und indirekte 3.
Knochenbrüche, Fieber durch 24 f.
Knochenbrüche, frische, Erscheinungen der 13 ff.
Knochenbruch, Heilungsverlauf Taf. 7.
Knochenbruch, Komplikation mit Verrenkung 64.
Knochenbrüche, komplizierte 1 f.
Knochenbrüche, Konsolidierung der 25 ff.
Knochenbrüche, Nachbehandlung der 56 f.
Knochenbrüche, Prognose der 37 ff.
Knochenbrüche, subkutane 1.
Knochenbruch, subkutaner, Vereiterung des 37.
Knochenbrüche, Therapie der 40 ff.
Knochenbrüche, ungünstig geheilte 60.
Knochenbrüche, Verlauf und Heilung 24 ff.
Knochenbruch und Verrenkung Differentialdiagnose 63.
Knochenbrüche, vollständige u. unvollständige 2 f.
Knochenbrüchigkeit 4.
Knochenmark und Callusbildung 26.
Knochenwachstum, Störung durch Epiphysenbrüche 58.
Knochenzertrümmerung Taf. 3.
Knopflochmechanismus 234. Taf. 48.
Kompressionsbrüche 11, Taf. 3.

Kontrafissur 73.
Kontraktur durch Verbände 48 f.
Kreuzbein, Luxation des 239.
Kreuz-Steissbein, Fraktur des 241.
Kyphose, traumatische 97 ff, 100.

L.

Lähmung, ischämische durch Verbände 48.
Lähmungen durch Wirbelfraktur 99 f.
Längsbrüche 3.
Liquor cerebro-spinalis, Ausfluss von 79 f.
Luxatio antebrachii anterior 186.
Luxatio antebrachii divergens 186 f.
Luxatio antebrachii lateralis 183 ff. Taf. 39.
Luxatio antebrachii posterior 180 ff. Taf. 38.
Luxationen, Arten der 61.
Luxation, Begriff der 61.
Luxationen, Benennung der 62.
Luxation, blutige Reposition der 66.
Luxationen, frische, Erscheinungen der 62 ff.
Luxation, habituelle 65.
Luxation, Heilung der reponierten 65.
Luxatio humeri infraspinata 141 f.
Luxatio humeri praeglenoidalis 127, 139. Taf. 27.
Luxatio humeri subacromialis 141 f.
Luxatio humeri subcoracoidea 127 ff. Taf. 27, 28.
Luxatio humeri subcoracoidea, Therapie, 135 ff. Taf. 30.
Luxatio humeri subcoracoidea, veraltete 138 f. Taf. 31.
Luxatio humeri supracoracoidea 140.
Luxatio ileopectinea 253.
Luxatio ileopubica 253.
Luxatio iliaca 246 f. Taf. 50—52.
Luxationen, indirekte 62.

Luxatio infra-pubica 253. Taf. 51 u. 52.
Luxation, irreponible 65 f.
Luxatio ischiadica 247, Taf. 50—52.
Luxation, Komplikation mit Fraktur 64.
Luxation, Nachbehandlung der 65.
Luxationen, Nebenverletzungen bei 64.
Luxatio obturatoria 253 f. Taf. 51 u. 52.
Luxatio pubica 253.
Luxatio sub talo 348.
Luxatio suprapubica 253.
Luxation und Fraktur, Differentialdiagnose 63.
Luxation, veraltete 66.

M.

Malgaignesche Schraube 324.
Malleolus, Fractura interna cum Fractura fibulae supramall. 333.
Markcallus 26.
Medianusverletzung bei suprakondylärem Bruch 169.
Meisselfraktur 207.
Metacarpalknochen, Brüche der 229 f.
Metacarpo-Phalangealgelenke d. II.-V. Fingers, Luxation 237 f.
Metacarpo - Phalangealgelenke, Luxation im 234.
Metatarsalknochen, Frakturen an 357 f.
Metatarsalknochen, Luxation der 359 f.
Middeldorpfscher Triangelverband 159.
Musculus biceps brachii, Einfluss bei Radiusbruch 196 f. Taf. 41.
Musculus deltoideus, Lähmung des 135.
Musculus, triceps, Rissbruch durch 199.

Schlagwort-Register.

N.

Nasenblutung bei Basisfraktur 79.
Nasenknochen, Brüche der 86.
Nearthrose 66.
Nervenlähmung, intermediäre 31.
Nervenverletzungen 31 f.
Nervus radialis, Lähmung des 156 f.

O.

Oberarm, Frakturen am oberen Ende 142 ff. Taf. 33.
Oberarmgegend, Topographie der Taf. 35.
Oberkieferbrüche 86 f.
Oberschenkelfrakturen 255 ff. Taf. 56.
Oberschenkel, Fractura trochanterica 257.
Oberschenkelfraktur in der Mitte 276. Taf. 57.
Oberschenkel, Luxation nach hinten 246 ff. Taf. 50—52.
Oberschenkelmessung 265.
Oberschenkel, Schaftfraktur 257.
Oberschenkelfraktur im Trochantergebiet 271.
Ohrblutung bei Basisfraktur 79.
Orbitaldachfraktur, isolierte 77 f.
Os naviculare, Fraktur des Fig. 148.
Osteophonie 23.
Osteoporose 261.
Ostitis, rarefizierende 27.

P.

Palinclasis 60.
Patella, Frakturen der 294 ff. Taf. 61, 62.
Patella, Luxation nach aussen 293. Taf. 60.
Patella, Refrakturen der 308.
Patella, Sternbrüche der 294.
Patella, Umdrehungsluxation der ⸗. 294. Taf. 60.
Patellarbrüche, Therapie der 300 ff.
Patellarfragmente, operative Vereinigung 304 ff.
Patella, vertikale Luxation der 293 f. Taf. 60.
Patellarfraktur, ungünstige Heilung 307 f.
Periostitis ossificans 26.
Phalangen, Brüche der 230 f.[1]
Pneumothorax bei Rippenbrüchen 111.
Potts Fracture 333.
Processus coronoideus, Fraktur des 91, 125 f.
Processus mastoideus, Fraktur des 81.
Pseudarthrose 33 ff.

Q.

Quadricepssehne, Ruptur der 296, Fig. 190.
Querbrüche 3.
Quetschungsbrüche 11.

R.

Radialisverletzung bei suprakondylärem Bruch 169.
Radius s. auch Vorderarmknochen.
Radius, Epiphysentrennungen am 207, Taf. 41.
Radius, isolierte Luxationen des 188, Taf. 43.
Radius, Luxation des 205.
Radiusdiaphyse, Fraktur der 208.
Radiusende, unteres, wahre Epiphysentrennung 227.
Radiusepiphyse, untere, Frakturen der 208 ff., Taf. 44 bis 47.
Radiusepiphyse, untere, typische Kontusion der 209, 221.
Radiusfraktur, Therapie der 221 ff.
Radiusfraktur, Untersuchung der 213 ff.
Radiushals, Fraktur des 207.
Radiusköpfchen, Fraktur des 206 f.

Radiusköpfchen, Luxation bei Ulnafraktur 203 f., Taf. 43 f.
Refraktur 60.
Reiten der Fragmente 17, 35.
Reposition der Bruchstücke 43 f.
Reposition der Luxation 64.
Rippen, Luxation der 112.
Rippenbrüche 110 ff., Taf. 21 u. 22.
Rissfraktur 11 f., Taf. 3.
Röntgenuntersuchung 21 ff.
Roser-Nélatonsche Linie 249.
Roserscher Verband 225, Fig. 143.
Rückenmarkquetschung durch Wirbelfraktur 99 f.

S.

Sattelnase, traumatische 86.
Sayres Heftpflasterverband 118 ff.
Scapula, Brüche der 125 f, Taf. 26.
Schädelbasisbrüche 73 ff, Taf. 11, 12, 13, 14.
Schädelbasisbrüche, Form und Richtung 74 ff.
Schädelbasisbrüche, Symptome der 78 ff.
Schädelbasisbrüche, Therapie der 85.
Schädelbasisbrüche, Verlauf und Prognose 81 ff.
Schädelbasisfissuren bei Schussverletzung 77 f.
Schädeldachfraktur 66 ff, Taf. 9.
Schädeldachfraktur, komplizierte 71 f.
Schädeldachfraktur mit Basisfraktur Taf. 11 u. 12.
Schädelkompression, totale 77.
Schambogen, Frakturen am 241
Schenkelhalsbrüche 257 ff.
Schenkelhalsbrüche, eingekeilte 266 f.
Schenkelhalsbruch, extrakapsulärer (lateraler) 257, 259, Taf. 54.
Schenkelhalsbruch, intrakapsulärer (medialer) 257 f., Taf. 53, 55.
Schenkelhalsbrüche, Aetiologie 259 ff.
Schenkelhalsbrüche, pathologische Anatomie 263 f.
Schenkelhalsbrüche, Symptome der 264 ff.
Schenkelhalsbrüche, Therapie der 267 ff.
Schenkelhalsbrüche, unvollständige 267.
Schenkelkopf, Luxation Becken 255.
Schienenverband 49.
Schlüsselbeinbrüche 114 ff., Taf. 23,
Schlüsselbeinluxationen, 123 f., Taf. 24 und 25.
Schrägbrüche 3.
Schulter, Kontusion der 133.
Schulterblattbrüche 125 f., Taf. 26
Schultergelenk, Distorsion des 133.
Schultergelenk, normales (Röntgenbild) Taf. 22 a.
Schultergelenk, Topographie des 127.
Schultergelenksluxationen 126 ff.
Schussfrakturen 12 f., Taf. 4.
Schussverletzung des Schädeldachs 68 ff., Taf. 9 u. 10.
Schwellfuss der Soldaten 357.
Semilunarknorpel, Verletzung der 310 f., Taf. 63.
Sequester 27.
Spiralbrüche 3.
Splitterbruch 3.
Spontanfrakturen 1.
Spontanluxationen 61.
Stauchungsschmerz 18.
Sternum, Fraktur des 112 f., Taf. 22.
Subluxation. 61.
Suspensionsmanschette, 224, Fig. 142.

T.

Tabula externa, isolierte Fissur der 70 f.
Tabula interna, isolierte Fissur der 70 f.
Talocruralgelenk, Luxationen im 347, Taf. 68.
Talotarsalgelenk, Luxation im 348.
Talus, Fraktur des 350 f.
Talus, Fractura Sustentaculi 354.
Talus, isolierte Luxation des 349.
Thomas'sche Schiene 284, Fg. 184.
Tibia, s. auch Unterschenkelknochen.
Tibia, Abriss der Tuberositas 315 f.
Tibia, Fractura infracondylica 314 f., Taf. 63.
Tibia, Fractura malleolaris 333.
Tibiaende, oberes, Epiphysenlösung am 315, Taf. 59.
Tibiaende, oberes, Kompressionsbruch am 311 ff., Taf. 63.
Tibiaende, oberes, Querbruch am 314 f., Taf. 63.
Tibiafraktur, isolierte untere 346
Tibiaschaft, isolierte Fraktur des 328 ff., Taf. 64.
Torsionsbrüche 9 ff., Taf. 2.
Triangelverband, Middeldorpf'scher 159.
Trikotschlauchbinden 50 f.
Trochanterbrüche 261.
Trochanter major, Apophysenfraktur des 257, 271.
Trochanterstand bei Hüftgelenkluxation 249 f.
Tuberculum majus humeri, Fraktur des 155.
Tuberculum minus humeri, Fraktur des 155.

U.

Ulna s. auch Vorderarmknochen.
Ulna, Fraktur des Processus coronoideus 202 f., Taf. 42.
Ulna, Fraktur des Processus styloideus 206, 226.
Ulna, Fraktur des Processus styloideus bei Radiusepiphysenbruch 213.
Ulna, Fraktur im oberen Drittel 203 ff., Taf. 43.
Ulna, Fractura olecrani 199 ff., Taf. 36, 42.
Ulna, isolierte Luxation der 187 f.
Ulnadiaphyse, Fraktur der 205 f.
Ulnargelenk, unteres, Luxation des 227 f.
Unterkieferbrüche, 87 ff., Taf. 88.
Unterkieferluxation nach hinten 94.
Unterkieferluxation nach vorn 91 ff.
Unterschenkel, Fractura supramalleolaris 331 f., Taf. 65.
Unterschenkelbrüche, ambulante Behandlung der 325 ff.
Unterschenkelbrüche, Nachbehandlung und Prognose 327.
Unterschenkelbrüche, Therapie der 322 ff.
Unterschenkelfraktur am oberen Ende 311 ff.
Unterschenkelknochen, Diaphysenbruch beider 316 ff., Taf. 64, 65.
Unterschenkelknochen, Epiphysenlösung am unteren Ende 345 f., Taf. 67.
Unterschenkelknochen, Fraktur am unteren Ende 330 ff.
Unterschenkelknochen, supramalleoläre Fraktur der 331 f.
Unterschenkelluxationen 291 ff.
Urin, Fett im, bei Knochenbrüchen 25.

V.

Venenthrombose 30.
Verband, erster 46.
Verbände, artikulierte 51 f.
Verbandanlegung 44.
Verbandpolsterung 52.

Verbandwechsel 47.
Verstauchung 61.
Vorderarm, Luxation nach der Seite 183 ff., Taf. 39.
Vorderarm, Luxation nach hinten 180 ff., Taf. 38.
Vorderarm, Luxation nach vorn 186.
Vorderarmknochen, Fraktur beider, 190 ff., 194 ff., 226 f., Taf. 40 und 41.
Vorderarmknochen, Fraktur beider Diaphysen 193 f.
Vorderarmknochen, Luxation beider 180 ff.
Vorderarmknochen, Luxation beider nach entgegengesetzter Richtung 186 f.

W.

Weichteile, Interposition bei Brüchen 15, 35.
Weichteilschwellung 24.

Wirbelbögen oder -Fortsä: Brüche der 106 f.
Wirbelkörperbrüche 95 ff.
Wirbelkörperbrüche, Behandlung der 103 ff.
Wirbelkörperbrüche, Diagnose und Prognose 100 ff.
Wirbelkörperbrüche, Formen der 97.
Wirbelkörperbrüche, Zeichen der 97 ff.
Wirbelsäule, Kompressionsbruch der 96 f., Taf. 19.
Wirbelsäule, Luxationen der 107 ff.

Z.

Zehen, isolierte Frakturen der 358.
Zehen, Luxation der 360.
Zertrümmerungsbrüche 12, Taf. 3.
Zugverbände 45, 54 f.
Zwischenwirbelscheiben, Loslösung der 97.

J. F. LEHMANN's Verlag in MÜNCHEN.

Lehmann's medizinische Handatlanten,

nebst kurzgefassten Lehrbüchern.

Herausgegeben von:

Prof. Dr. O. v. Bollinger, Doz. Dr. G. Brühl, Prof. Dr. H. Dürck, Dr. E. Golebiewski, Dr. L. Grünwald, Professor Dr. O. Haab, Doz. Dr. R. Hecker, Prof. Dr. H. Helferich, Prof. Dr. A. Hoffa, † Prof. Dr. E. von Hofmann, Prof. Dr. Chr. Jakob, Prof. Dr. K. B. Lehmann, Doz. Dr. A. Lüning, Prof. Dr. G. Marwedel, Prof. Dr. F. Mracek, Dr. R. O. Neumann, Doz. Dr. G. Preiswerk, Doz. Dr. O. Schäffer, Doz. Dr. W. Schulthess, Prof. Dr. O. Schultze, Doz. Dr. W. Seiffer, Prof. Dr. J. Sobotta, Prof. Dr. G. Sultan, Doz. Dr. J. Trumpp, Prof. Dr. W. Weygandt, Doz. Dr. O. Zuckerkandl u. a. m.

Bücher von hohem, wissenschaftlichem Wert, in bester Ausstattung, zu billigem Preise.

Urteile der Presse:

Wiener medizinische Wochenschrift:

Sowohl der praktische Arzt als der Student empfinden gewiss vielfach das Bedürfnis, die Schilderung des Krankheitsbildes durch gute, bildliche Darstellung ergänzt zu sehen. Diesem allgemeinen Bedürfnisse entsprechen die bisherigen Atlanten und Bildwerke wegen ihrer sehr erheblichen Anschaffungskosten nicht. Das Unternehmen des Verlegers verdient daher alle Anerkennung. Ist es doch selbst bei eifrigem Studium kaum möglich, aus der wörtlichen Beschreibung der Krankheitsbilder sich allein eine klare Vorstellung von den krankhaften Veränderungen zu machen. Der Verleger ist somit zu der gewiss guten Idee zu beglückwünschen, ebenso glücklich war die Wahl der Fachmänner, unter deren Aegide die bisherigen Atlanten erschienen sind.

Therapeutische Monatshefte:

Es ist entschieden als ein glücklicher Gedanke des Verlegers zu bezeichnen, das, was in der Medizin bildlich darzustellen ist, in Form von Handatlanten zu bringen, die infolge ihres ausserordentlich niedrigen Preises jedermann leicht zugänglich sind.

J. F. LEHMANN's Verlag in MÜNCHEN.

Band XVI.
Atlas und Grundriss der chirurgischen Operationslehre

von

Dr. Otto Zuckerkandl, Privatdozent an der Universität Wien.

Dritte, vermehrte und verbesserte Auflage.

Mit 46 farbigen Tafeln nach Originalaquarellen von Maler **Bruno Keilitz** und Maler **G. Hammerschmidt** und 300 schwarzen Abbildungen im Texte.

Preis geb. Mk. 12.—

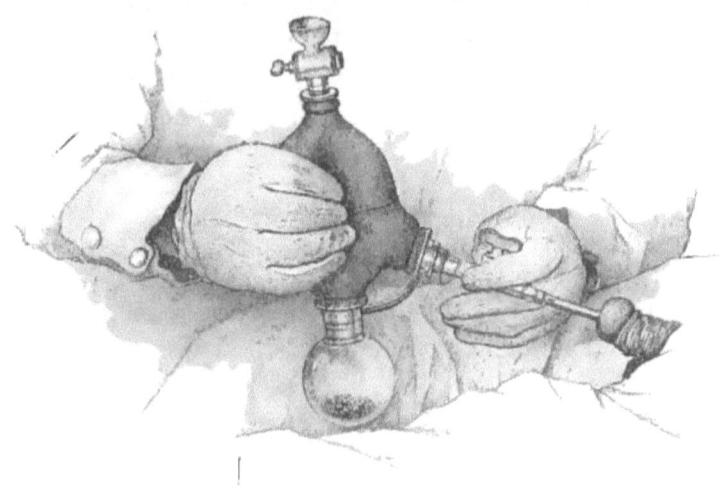

Geheimrat Prof. Dr. **Helferich** schreibt über die erste Auflage in der M. M. W. Nr. 45 vom 9. XI. 1897:

Der vorliegende stattliche Band enthält 24 farbige Tafeln und 217 Abbildungen im Text bei 400 Seiten Text. Auf 41 Seiten mit einer Tafel (Darmnaht) und 38 Textbildern wird zunächst im allgemeinen die Durchtrennung und die Wiedervereinigung der Gewebe zur Darstellung gebracht. Auf Seite 42 bis 400 wird die spezielle Operationslehre (Extremitäten, Kopf und Hals, Rumpf und Becken) dargestellt.

Das Werk wird den Anfängern das Studium und Verständnis der z. T. recht schwierigen Kapitel in hohem Grade erleichtern. Es existiert unseres Wissens kaum ein Werk, welches mit so zahlreichen und vorzüglichen Abbildungen ausgestattet und mit so bündig klarem Text, den neuesten Fortschritten Rechnung tragend, im ganzen zur Einführung wie zur Fortbildung in der operativen Chirurgie so gut geeignet wäre wie das vorliegende. Der Erfahrenere wird sich freuen, manches speziell nach der Technik und Anschauung der Wiener Schule dargestellt zu finden. Die Abbildungen sind zum grössten Teil vorzüglich und fast auf den ersten Blick klar und verständlich. Nur einige wenige sind weniger klar und eventuell bei einer zweiten Auflage zu erneuern. Dass eine solche nicht lange auf sich warten lassen wird, darf bei der vielseitigen Brauchbarkeit des Werkes erwartet werden.

J. F. LEHMANN's Verlag in MÜNCHEN.

Lehmann's mediz. Handatlanten.
Band XIII.
Atlas und Grundriss der Verbandlehre
für Studierende und Aerzte von
Dr. Albert Hoffa,
a. o. Professor der Universität Berlin, Geh. Medizinalrat, Direktor der Universitäts-Poliklinik für orthopädische Chirurgie.
Mit 148 Tafeln nach Originalaquarellen von Maler Joh. Fink.
3. vermehrte und verbesserte Auflage.
Preis gebunden Mk. 8.—.

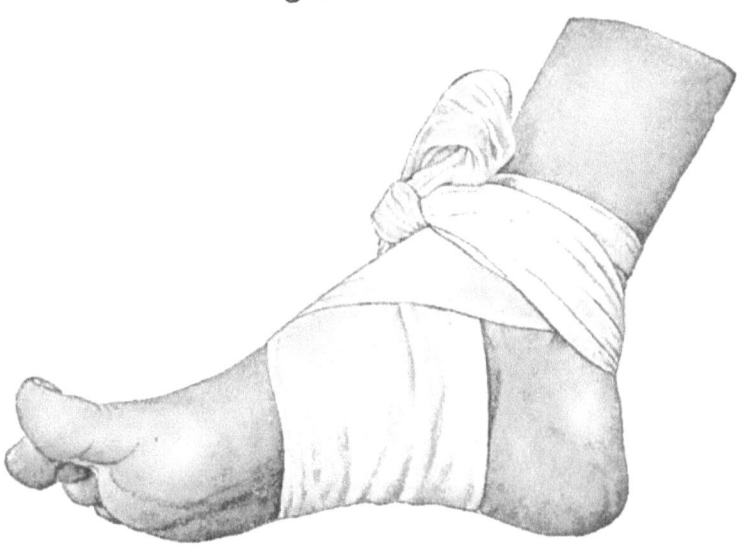

Tuchverband für das Fussgelenk.

Dieses Werk verbindet den höchsten praktischen Wert mit vornehmster, künstlerischer Ausstattung. Das grosse Ansehen des Autors allein bürgt schon dafür, dass dieses instruktive Buch, das die Bedürfnisse des Arztes, ebenso wie das für den Studierenden Nötige berücksichtigt, sich bei allen Interessenten Eingang verschaffen wird. Es liegt bereits in dritter Auflage vor. Die Abbildungen sind durchweg nach Fällen aus der Würzburger Klinik des Autors in prächtigen Originalzeichnungen durch Herrn Maler Fink wiedergegeben worden.

J. F. LEHMANN's Verlag in MÜNCHEN.

Lehmann's mediz. Handatlanten.
Band XXV.
Atlas und Grundriss der Unterleibsbrüche
von Professor **Dr. Georg Sultan** in Berlin.
Mit 36 farbigen Tafeln und 83 schwarzen Textabbildungen.
Preis elegant gebunden Mk. 10.—

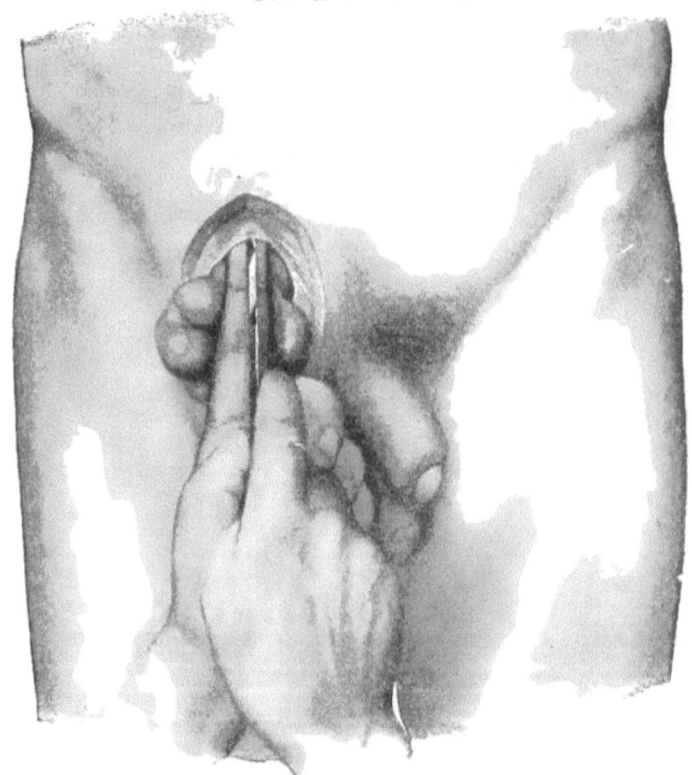

Dieser Atlas bringt die Hernien in geradezu einziger Art zur Darstellung. Die in diesem Atlas enthaltenen Abbildungen, die farbigen sowohl als auch die schwarzen, sind vorzüglich ausgeführt und machen das Buch zu einem wertvollen Ratgeber für jeden Arzt und Medizinstudierenden. Der Text des Buches zeichnet sich durch klare und übersichtliche Behandlung des Stoffes aus.

Der Atlas ist ein Gegenstück zu Helferich, Frakturen und Luxationen, und es ist zu erwarten, dass Sultan ebenso wie Helferich bald in keiner medizin. Bibliothek fehlen.

J. F. LEHMANN's Verlag in MÜNCHEN.

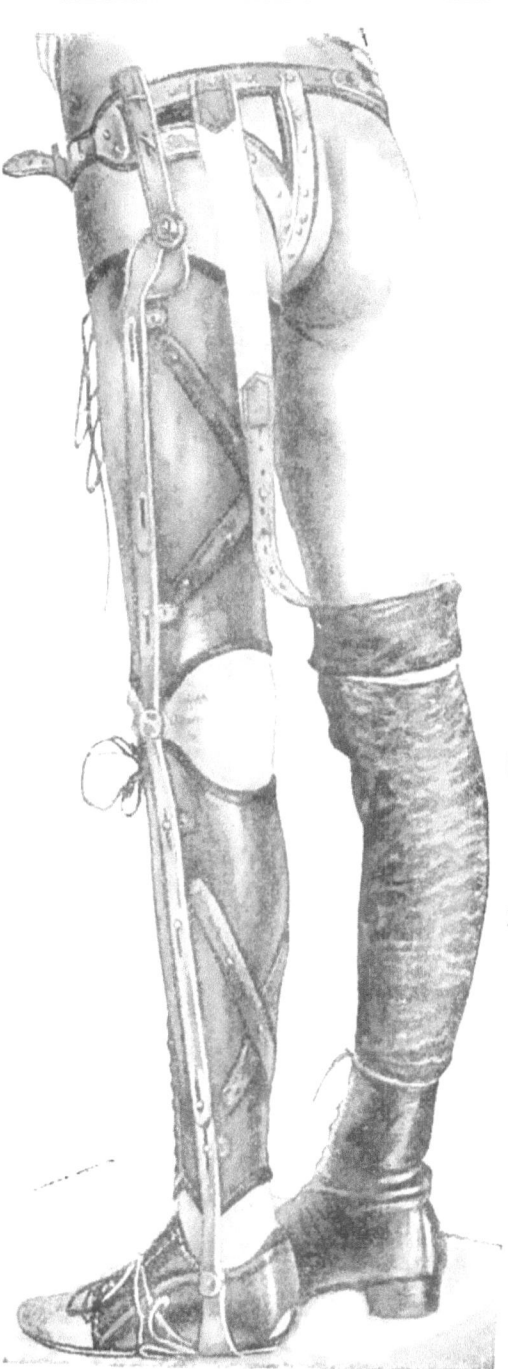

Band XXIII.

Atlas und Grundriss
der
orthopädischen Chirurgie

von Privatdozent

Dr. A. Lüning,
Zürich

und Privatdozent

Dr. W. Schulthess,
Zürich.

Mit 16 farbigen Tafeln und 366 Textabbildungen.

Preis
elegant gebunden
Mk. 16.—

J. F. LEHMANN's Verlag in MÜNCHEN.

Lehmann's medizin. Handatlanten.

Band V.

Atlas und Grundriss
der
Hautkrankheiten

von

Professor **Dr. Franz Mracek** in Wien.

Zweite, vielfach verbesserte und erweiterte Auflage.

Mit 77 farbigen Tafeln nach Originalaquarellen von Maler J. Fink und A. Schmitson und 50 schwarzen Abbildungen.

Preis schön und dauerhaft gebunden Mk. **16.**—

Dieser Band, die Frucht jahrelanger wissenschaftlicher und künstlerischer Arbeit, enthält neben 77 farbigen Tafeln von ganz hervorragender Schönheit noch zahlreiche schwarze Abbildungen und einen reichen, das gesamte Gebiet der Dermatologie umfassenden Text. Die Abbildungen sind durchweg Originalaufnahmen nach dem lebenden Materiale der Mracek'schen Klinik.

Band VI:

Atlas der Syphilis

und der

venerischen Krankheiten

mit einem

Grundriss der Pathologie und Therapie derselben

mit 71 farbigen Tafeln nach Originalaquarellen von Maler A. Schmitson und 16 schwarzen Abbildungen

von

Professor Dr. **Franz Mracek** in Wien.

Preis des starken Bandes eleg. geb. Mk. **14.**—

Nach dem einstimmigen Urteile der zahlreichen Autoritäten, denen die Originale zu diesem Werke vorlagen, übertrifft dasselbe an Schönheit alles, was auf diesem Gebiete nicht nur in Deutschland sondern in der gesamten Weltliteratur geschaffen wurde.

J. F. LEHMANN's Verlag in MÜNCHEN.

Lehmann's mediz. Handatlanten.
Band XI/XII.
Atlas und Grundriss der patholog. Anatomie.

Von Obermedizinalrat
Professor
Dr. O. v. Bollinger.

In 130 farbigen Tafeln nach Originalen von Maler A. Schmitson.

2. stark vermehrte Auflage.

Preis jedes Bandes eleg. geb. Mk. 12.—

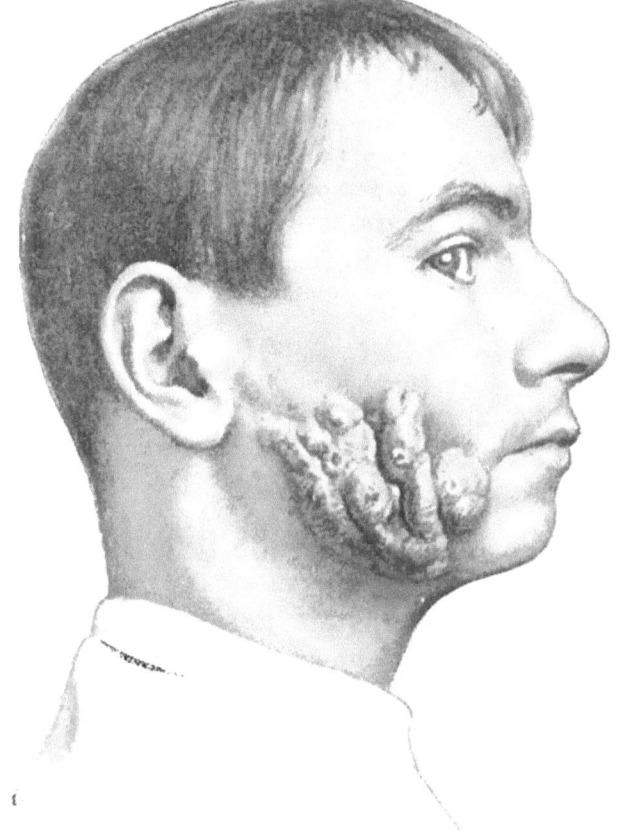

Korrespondenzblatt für Schweizer Aerzte 1895, 24:

Die farbigen Tafeln des vorliegenden Werkes sind geradezu mustergültig ausgeführt. Die komplizierte Technik, welche dabei zur Verwendung kam (15facher Farbendruck nach Original-Aquarellen) lieferte überraschend schöne, naturgetreue Bilder, nicht nur in der Form, sondern namentlich in der Farbe, so dass man hier wirklich von einem Ersatz des natürlichen Präparates reden kann. Der praktische Arzt, welcher erfolgreich seinen Beruf ausüben soll, darf die pathol. Anatomie, „diese Grundlage des ärztl. Wissens und Handelns" (Rokitansky) zeitlebens nie verlieren. — Der vorliegende Atlas wird ihm dabei ein ausgezeichnetes Hilfsmittel sein, dem sich zur Zeit, namentlich wenn man den geringen Preis berücksichtigt, nichts Aehnliches an die Seite stellen lässt. Die Mehrzahl der Tafeln sind reine Kunstwerke; der verbindende Text aus der bewährten Feder Prof. Bollingers gibt einen zusammenhängenden Abriss der für den Arzt wichtigsten path.-anat. Prozesse. — Verfasser und Verleger ist zu diesem prächtigen Werke zu gratulieren.   E. Haffter.

J. F. LEHMANN's Verlag in MÜNCHEN.

Lehmann's medizin. Handatlanten.

Band XVII.

Atlas der gerichtlichen Medizin

nach Originalen von
Maler A. Schmitson
mit erläuterndem Text von
**Hofrat Professor
Dr. E. Ritter v. Hofmann**
Direktor des gerichtl. medizin.
Instituts in Wien.

Mit 56 farbigen Tafeln und 193 schwarzen Abbildungen.

Preis elegant gebunden Mk. 15.—

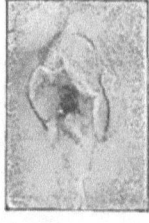 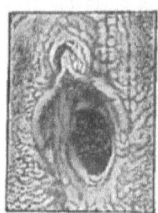
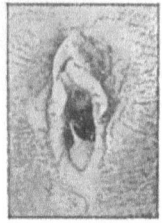 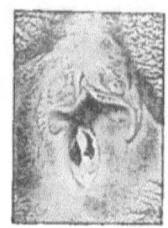

Hymenformen.

Band XIX.

Atlas und Grundriss der Unfallheilkunde
sowie der
Nachkrankheiten der Unfallverletzungen.
Von **Dr. Ed. Golebiewski** in Berlin.

Mit 40 farbigen Tafeln, nach Originalen von Maler **J. Fink** und 141 schwarzen Abbildungen.

Preis elegant gebunden Mk. 15.—

Dieses, in seiner Art ganz einzig dastehende Werk ist für jeden Arzt von tiefster Bedeutung und von ganz hervorragendem, praktischem Werte. In unserer Zeit der Unfallversicherungen und Berufsgenossenschaften kommt ein Spezialwerk über dieses Gebiet einem wahrhaft lebhaften Bedürfnisse entgegen und, so wie an jeden praktischen Arzt immer wieder die Notwendigkeit herantritt, in Unfallangelegenheiten als Arzt, als Zeuge, als Sachverständiger u. s. w. zu fungieren, so wird auch jeder Arzt stets gern in diesem umfassenden Buch Rat und Anregung in allen einschlägigen Fällen suchen und finden. Von grösstem Interesse ist das Werk ferner für Berufsgenossenschaften, Bezirksärzte, Physici, Vertrauensärzte, Krankenkassen, Landes-Versicherungsämter, Schiedsgerichte, Unfallversicherungsgesellschaften u. s. w.

J. F. LEHMANN's Verlag in MÜNCHEN.

Lehmann's medizinische Handatlanten.
Band XXX.
Lehrbuch und Atlas der Zahnheilkunde
mit Einschluss der **Mundkrankheiten**
von Dr. med. et phil. **Gustav Preiswerk**, Lektor an
der Universität Basel.
Mit 44 farbigen Tafeln und 152 schwarzen Figuren nach Originalen
von den Malern **J. Fink, M. Oser, P. Fiechter.**
Preis schön und dauerhaft gebunden **Mk. 14.—**

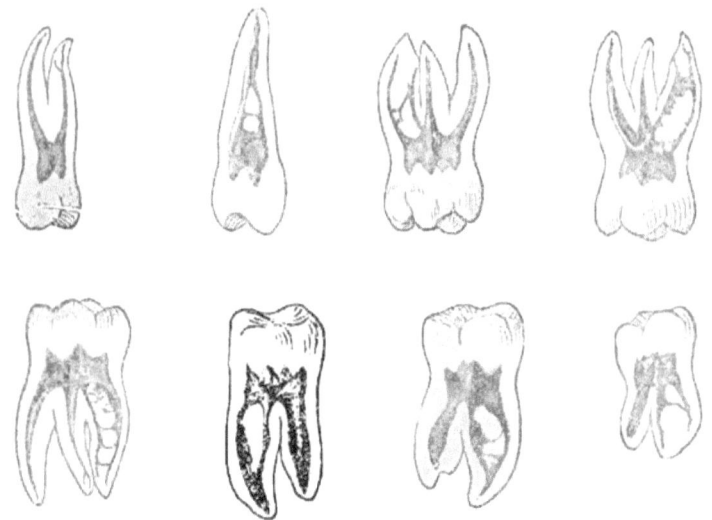

Das ganze Gebiet der Zahnheilkunde ist hier erschöpfend zur
Darstellung gebracht. Unentbehrlich für die Bibliothek aller Zahnärzte und vieler praktischer Aerzte, entspricht das Buch auch
besonders den Bedürfnissen der Studierenden, da es namentlich
zur Vorbereitung für das Examen vorzüglich geeignet ist. Der
Preis ist in Anbetracht der prächtigen Farbtafeln ein aussergewöhnlich niedriger.

Im **Herbst 1905** kommt zur Ausgabe:
Lehrbuch und Atlas der Zahntechnik
von Dr. med. et phil. **Gustav Preiswerk.**
Mit 21 farbigen Tafeln und vielen schwarzen Textabbildungen.

J. F. LEHMANN's Verlag in MÜNCHEN.

Lehmann's medizinische Handatlanten.

Band XXVI.

Atlas und Grundriss
der
Histologie und mikroskopischen Anatomie des Menschen

von Professor **Dr. J. Sobotta** in Würzburg.

17 Bogen Text. 80 farbige Tafeln und 68 Textabbildungen nach Originalen von Maler **W. Freytag.**

Schön und dauerhaft gebunden Mk. 20.—

Dieses neue Werk über normale Histologie zeichnet sich vor allem dadurch aus, dass bei weitem die grosse Mehrzahl der Abbildungen, insbesondere fast alle, welche gefärbte Präparate wiedergeben, **in den natürlichen Farben des Präparates reproduziert sind.** Besonderes Gewicht wurde auf die Wiedergabe von Präparaten bei schwachen Vergrösserungen (Uebersichts- und Situsbildern) gelegt, da solche in den bisher vorzugsweise gebrauchten Lehrbüchern entweder ganz fehlten, oder wegen der Reproduktionsweise grösstenteils ungenügend für die Orientierung waren.

Das Schwergewicht des Werkes liegt in den **Abbildungen.** Trotzdem ist der beigegebene **Text** so vollständig, dass er als ein kurz gefasster Grundriss gelten kann, der alles bisher Festgestellte, soweit es für die Studierenden und Aerzte von Wichtigkeit ist, berücksichtigt und den ganzen Stoff ausserordentlich klar und übersichtlich zur Darstellung bringt.

Es hat jahrelanger, anstrengender, mühsamer Arbeit des Verfassers, des Malers und der lithographischen Anstalt bedurft, diesen Atlas, der in den ärztlichen Kreisen der ganzen Welt Aufsehen erregt hat, zustande zu bringen. Die 80 farbigen Tafeln, die der Atlas enthält, sind so vollendet schön und naturgetreu, dass man die Präparate im Original vor sich zu haben glaubt. Da es bisher für unmöglich galt, Tafeln in solch hervorragend schöner Ausführung auf der Schnellpresse zu drucken, kann der Sobotta'sche Atlas auch in drucktechnischer Hinsicht als eine einzigartige Musterleistung deutscher graphischer Kunst gelten. Durch den Schnellpressendruck war es möglich, dieses Kunstwerk zu einem relativ so ausserordentlich niedrigen Preis herzustellen.

J. F. LEHMANN's Verlag in MÜNCHEN.

Lehmann's medizinische Handatlanten.
Band XXXII.
Kinderheilkunde.
Von
Dr. R. Hecker u. Dr. J. Trumpp, Privatdoz. a. d. Universität München,
30 Bogen 8⁰. Mit 48 farbigen Tafeln und 144 schwarzen Text-Abbildungen.

Preis schön und dauerhaft gebunden Mk. 16.—

Die Kinderheilkunde eignet sich wegen der Uebersehbarkeit der Körperformen und der grossen Zahl der auf der Oberfläche des Körpers sich abspielenden Erkrankungen ganz besonders für die bildliche Darstellung. Die beiden Autoren vereinigen in wissenschaftlicher wie in künstlerischer Beziehung in hervorragendem Masse diejenigen Eigenschaften, die sie zu einer gedeihlichen Lösung ihrer Aufgabe befähigen. Wer die Schwierigkeiten kennt, die bei der Herstellung solcher Tafeln zu überwinden sind, wird die grosse Mehrzahl derselben als ganz vorzüglich gelungen bezeichnen. — Dem Atlas ist ein Text beigegeben, dem die Abbildungen gleichsam als Illustration dienen. Er zeichnet sich durch eine klare, knappe und doch angenehm zu lesende Diktion, sowie durch übersichtliche Anordnung und Behandlung des Stoffes aus. Man kann jedenfalls mit Genugtuung konstatieren, dass mit dem Erscheinen dieses Atlasses ein dem Studierenden, wie dem praktischen Arzte und dem Kliniker gleich willkommenes Werk geschaffen wurde, das einen bedeutungsvollen Zuwachs der deutschen pädiatrischen Literatur darstellt.
Escherich-Wien, Münchener med. Wochenschrift No. 48, vom 29. Nov. 1904.

Band XXIV.
Atlas und Grundriss
der
Ohrenheilkunde.
Unter Mitwirkung von
Professor Dr. **A. Politzer** in **Wien**
herausgegeben von
Privatdozent Dr. **Gustav Brühl,** Ohrenarzt in **Berlin.**
Zweite, umgearbeitete und erweiterte Auflage.
Mit 265 farbigen Abbildungen auf 47 Tafeln und 163 Textabbildungen nach Originalen der Maler G. Hammerschmidt, M. Landsberg und A. Schmitson.

Preis elegant gebunden Mk. 12.—

Dieser Atlas enthält neben einem vorzüglichen Grundriss, der alles Wissenswerte über Anatomie, Pathologie und Therapie in klarer, knapper, aber doch erschöpfender Form zur Darstellung bringt, einen Atlas von seltener Reichhaltigkeit. Den pathologischen Präparaten sind meist die normal anatomischen gegenübergestellt, sodass das Verständnis ungemein erleichtert wird. Die Ausführung der Tafeln wurde von den ersten Autoritäten als geradezu klassisch bezeichnet. Der Preis ist im Verhältnis zu dem Gebotenen erstaunlich billig.

J. F. LEHMANN's Verlag in MÜNCHEN.

Atlas und Grundriss der gesamten
Augenheilkunde.

Band I.
Atlas der
äusseren Erkrankungen des Auges

nebst Grundriss ihrer Pathologie und Therapie von

Professor **Dr. O. Haab**
in Zürich.

2. stark vermehrte Auflage.

Mit 80 farbigen Abbildungen auf 48 Tafeln nach Aquarellen von Maler Johann Fink und 7 schwarzen Abbildungen im Text.

Preis eleg. gebunden **Mk. 10.—**

Dieses neue Werk des rühmlichst bekannten Züricher Ophthalmologen ist wie wenige geeignet, ein wahres Handbuch in der Bücherei eines jeden praktischen Arztes zu werden.

Band II.
Atlas und Grundriss der
Ophthalmoskopie und ophthalmoskop. Diagnostik.

Von

Professor **Dr. O. Haab**,
Direktor der Augenklinik in Zürich.

4. verbesserte Auflage.

Mit 149 farbigen und 7 schwarzen Abbildungen.

Preis eleg. gebunden **Mk. 10.—**

Korrespondenzblatt für schweizerische Aerzte:

Ein prächtiges Werk. Die mit grosser Naturtreue wiedergegebenen Bilder des kranken und gesunden Augenhintergrundes bilden eine vorzügliche Studie für den ophthalmologischen Unterricht sowohl als für die ophthalmologische Diagnose in der Praxis.

Band III.
Atlas und Grundriss der Lehre von den
Augenoperationen

von

Professor **Dr. O. Haab**
in Zürich.

Mit 30 farbigen Tafeln und zahlreichen schwarzen Abbildungen.

Preis gebunden **Mk. 10.—**

(Lehmann's med. Handatlanten Band VII, XVIII, XXXI.)

J. F. LEHMANN's Verlag in MÜNCHEN.

Lehmann's mediz. Handatlanten.

Band I.
Atlas und Grundriss der
Lehre vom Geburtsakt u. der operativen Geburtshilfe

von Dr. O. Schäffer, Privatdozent an der Universität Heidelberg.

Mit 16 bunten Tafeln nach Originalen von Maler A. Schmitson
und 139 Abbildungen.

5. erweiterte Auflage. Preis eleg. geb. Mk. 8.—

Die Wiener medizin. Wochenschrift schreibt: Die kurzen Bemerkungen zu jedem Bilde geben im Verein mit demselben eine der anschaulichsten Darstellungen des Geburtsaktes, die wir in der Fachliteratur kennen.

Band II.	Band III.
Geburtshilfliche Diagnostik und Therapie.	**Atlas und Grundriss der Gynäkologie.**
Von Dr. O. Schäffer, Priv.-Doz. an der Universität Heidelberg.	Von Dr. O. Schäffer, Priv.-Doz. an der Universität Heidelberg.
Mit 160 meist farbigen Abbildungen auf Tafeln nach Originalen von den Malern A. Schmitson und C. Krapf, und zahlreichen Textillustrationen.	Mit 90 farbigen Tafeln, 65 Text-Illustrationen und reichem Text.
2. vollst. umgearb. u. erw. Aufl.	2. vollständig umgearbeitete und erweiterte Auflage.
Preis eleg. geb. Mk. 12.—	Preis eleg. geb. Mk. 14.—

Band XXVIII:
Atlas und Grundriss
der
Gynäkologischen Operationslehre.

Von Dr. O. Schäffer, Privatdozent an der Universität Heidelberg.

Mit 42 farbigen Tafeln u. 21 zum Teil farbigen Textabbildungen
nach Originalen von Maler A. Schmitson.

Preis schön und dauerhaft gebunden Mk. 12.—

Prof. **Fritsch, Bonn,** schreibt (Zentralblatt für Gynäkologie 1895, No. 39)

Als Gegengewicht gegen die quantitative Vermehrung des Lernstoffes hat man vielfach die Lehrmittel verbessert. Es sind kurze Kompendien, instruktive Abbildungen eingeführt.
Diese Tendenz verfolgen auch die bei Lehmann erschienenen Atlanten. Einer der besten ist jedenfalls der von S. Ich möchte den Studenten mehr diesen Atlas als eines der modernen Kompendien empfehlen. Alle Zeichnungen sind einfach, übersichtlich und jedenfalls so hergestellt, dass der Lernende auf den ersten Blick das sieht, was er sehen soll. Es wäre sehr zu wünschen, dass diese Atlanten von den Lehrern überall warm empfohlen würden.

J. F. LEHMANN's Verlag in MÜNCHEN.

Lehmann's medizinische Atlanten.
Neue Folge in Quartformat.

Band I.
Atlas und Grundriss
der
topographischen und angewandten Anatomie
von

Dr. med. **Oskar Schultze,** Professor der Anatomie in Würzburg.

Mit 70 farbigen Tafeln, sowie 23 Textabbildungen nach Originalen von Maler **A. Schmitson** und Maler **K. Hajek.**

Schön und dauerhaft gebunden **Mk. 16.—.**

Ein Prachtwerk. Auf die Details des Werkes, das sowohl im textlichen, als auch bildlichen Teile auf der Höhe des Erreichbaren steht, hier näher einzugehen muss ich mir versagen, so verlockend es auch wäre, zu zeigen, wie die „trockenste aller Wissenschaften", von der Hand des Meisters kredenzt, sich präsentiert.
Mediz. Chirurg. Zentralblatt, Wien.

Die Tafeln und Figuren bieten vortreffliche Darstellungen, der Text ist klar, knapp und mit Rücksicht auf praktische Aufgaben dargestellt. Der Verfasser ist offenbar nicht bloss ein tüchtiger Anatom, sondern ein auch praktisch medizinisch, speziell chirurgisch trefflich geschulter Fachmann.
Geheimrat Prof. Dr. Helferich-Kiel in der Zeitschrift f. Chirurgie.

Das vorliegende Meisterwerk, welches sowohl im textlichen als auch im bildlichen Teil die Grenzen des Möglichen erreicht, muss aufs wärmste empfohlen werden.
Mediz. Blätter, Wien.

Es ist geradezu erstaunlich, was heutzutage geboten wird, um unser Studium zu erleichtern. Wenn man den Atlas von Schultze vor sich hat, ist es wirklich ein aufrichtiges Vergnügen, Anatomie zu treiben. — Nach jedem grossen Abschnitt folgen sogenannte Schlussfragen, die gewissermassen einen Repetitionskurs bilden und eine Kontrolle für uns sein sollen, ob wir das Vorausgegangene auch wirklich und richtig in uns aufgenommen haben.
Vereinsblatt der pfälzischen Aerzte.

J. F. LEHMANN's Verlag in MÜNCHEN.

Lehmann's medizinische Atlanten.
Neue Folge in Quartformat.
Band II—IV.
Atlas der deskriptiven Anatomie des Menschen
von Dr. J. Sobotta,

ao. Professor und Prosektor der Anatomie und der anthropotomischen Anstalt zu Würzburg.

I. Teil (Lehmann's medizinische Atlanten in 4°, Bd. II):
Knochen, Bänder, Gelenke und Muskeln des menschlichen Körpers.
Mit 34 farbigen Tafeln, sowie 257 zum Teil mehrfarbigen Abbildungen nach Originalen von Maler K. Hajek und Maler A. Schmitson. Gebunden Mk. 20.—.

Grundriss der deskriptiven Anatomie des Menschen.
Ein Handbuch zu jedem Atlas der deskriptiven Anatomie mit besonderer Berücksichtigung und Verweisungen auf Sobottas Atlas der deskriptiven Anatomie.
I. Teil. Von Dr. med. J. Sobotta. Preis geheftet Mk. 4.—.

II. Teil (Lehmann's medizinische Atlanten in 4°, Bd. III):
Die Eingeweide des Menschen einschliesslich des Herzens.
Mit 19 farbigen Tafeln, sowie 187 zum Teil mehrfarbigen Abbildungen nach Originalen von Maler K. Hajek. Preis schön gebunden Mk. 16.—.

Grundriss der deskriptiven Anatomie des Menschen.
Ein Handbuch zu jedem Atlas der deskriptiven Anatomie mit besonderer Berücksichtigung und Verweisungen auf Sobottas Atlas der deskriptiven Anatomie.
II. Teil. Von Dr. med. J. Sobotta. Preis geheftet Mk. 3.—.

Im Jahre 1905 wird erscheinen der:

III. Teil (Lehmann's medizinische Atlanten in 4°, Bd. IV):
Das Nerven- und Gefäss-System und die Sinnes-Organe des Menschen.

So ist ein Atlas entstanden, dessen Abbildungen, was Naturtreue anlangt, ihresgleichen suchen, jedenfalls den in früheren anatomischen Atlanten reproduzierten Präparaten weitaus überlegen sind. Insbesondere gilt letzteres von den wundervollen Reproduktionen der Muskelpräparate, die Referent in gleicher Schönheit und Prägnanz anderweitig sich nicht erinnert, je gesehen zu haben. *Allgem. mediz. Zentralzeitung. 1904. No. 9.*

Da gerade in den letzten Jahren verschiedene, teilweise sehr gute Atlanten dieser Art erschienen sind, musste man von vornherein etwas Hervorragendes von diesem neuen Werk verlangen. Es muss zugestanden werden, dass dieses Verlangen reichlich erfüllt worden ist.
Deutsche Medizinalzeitung, Berlin. No. 5. 18. Januar 1904.

J. F. LEHMANN's Verlag in MÜNCHEN.

Lehmann's medizinische Atlanten.
Neue Folge in Quartformat.

Band V.

Atlas typischer Röntgenbilder vom normalen Menschen,

ausgewählt und erklärt nach chirurgisch-praktischen Gesichtspunkten, mit Berücksichtigung der Varietäten und Fehlerquellen, sowie der Aufnahmetechnik.

Von

Dr. med. Rud. Grashey.

Assistenzarzt am chirurgischen Spital links der Isar in München.

Mit 97 Tafelbildern (Autotypien) in Originalgrösse und 42 Konturzeichnungen (davon 11 als Ueberdruck), ferner 14 schematischen Figuren im Einleitungstext.

Preis gebunden Mk. 16.—.

Der hier angekündigte Atlas soll denjenigen Arzt, der nicht selbst Röntgenbilder anfertigt, in den Stand setzen, sich auf den Röntgenogrammen, die ihm ja immer häufiger in die Hand kommen, einigermassen zurecht zu finden. Ferner möchte er denjenigen beraten, der mit einfacheren Mitteln röntgenographiert und nicht die Zeit und Gelegenheit hat, sich eine Normalsammlung anzulegen und die notwendigen Studien an grossen Vergleichsserien, am Skelet, an Skeletröntgenogrammen zu machen. Schliesslich wird es auch dem Röntgenologen von Fach vielleicht erwünscht sein, für seltnere Aufnahmetypen ein genauer analysiertes Vergleichsbild zur Hand zu haben und die praktisch wichtigen **Varietäten**, die man sich aus der Röntgenkasuistik und der anatomischen Literatur zusammensuchen muss, vereinigt zu finden. Das Wissenswerte über die **Aufnahmetechnik** wurde den Bildern der einzelnen Regionen beigedruckt, ebenso die Angaben über Einstellung und Abstand der Röhre. Die Bilder wurden teils mit Konturzeichnungen überdruckt, teils wurden die nach den Originalplatten angefertigten **Konturskizzen** im Text gegenübergestellt. Die Röntgenogramme sind in **natürlicher Grösse**, nicht verkleinert, wiedergegeben.

J. F. LEHMANN's Verlag in MÜNCHEN.

Die in meiner Klinik geübte
Technik der Gallensteinoperationen
mit einem Hinweis auf
die Indikationen und die Dauererfolge.
Auf Grund eigener,
bei **1000 Laparotomien** gesammelter Erfahrungen
bearbeitet von
Prof. **Dr. Hans Kehr.**
Mit 105 schematischen Zeichnungen im Text und 14 Tafeln.
Preis in einem Band geheftet Mk. **16.**—, in einem Band gebunden Mk. **18.**—

Die typischen Operationen
und ihre Uebung an der Leiche.
Kompendium der chirurgischen Operationslehre,
mit besonderer Berücksichtigung der topographischen Anatomie,
sowie der Bedürfnisse des praktischen und Feldarztes
von Generalarzt **Dr. E. Rotter.**
Siebente Auflage.
446 Seiten. Mit 136 Abbildungen. Elegant geb. **Mk. 8.**—.

Der
Einfluss von Boden und Haus auf die Häufigkeit des Krebses
nach Detailuntersuchungen in Bayern
von **Dr. med. Karl Kolb** in München.
150 Seiten gr. 8⁰. Mit 9 Kartenskizzen.
Preis geheftet Mk. **4.**—.

J. F. LEHMANN's Verlag in MÜNCHEN.

Krankheiten und Ehe.

Darstellung der Beziehungen zwischen Gesundheits-Störungen und Ehegemeinschaft.

In Verbindung mit hervorragenden Fachmännern bearbeitet und herausgegeben von Geh. Medizinalrat Prof. Dr. **H. Senator** und Dr. med. **S. Kaminer**.
Preis geheftet Mk. 18.—, schön in Halbleder gebunden Mk. 20.—.

I. Allgemeiner Teil.

1. Einleitung . . . . von Geh. M.-R. Prof. Dr. *H. Senator* (Berl.)
2. Hygienische Bedeutung der Ehe . „ Hofr. Prof. Dr. *M. Gruber* (München).
3. Angeborene und ererbte Krankheiten und Krankheitsanlagen . . „ Geh. Med.-R. Prof. Dr. *J. Orth* (Berl.)
4. Blutsverwandtschaft in der Ehe und deren Folgen für die Nachkommenschaft . . . . „ Geh. M.-R. Prof. Dr. *F. Kraus* (Berl.)
5. Klima, Rasse und Nationalität in ihrer Bedeutung für die Ehe . „ Dr. med. *W. Havelburg* (Berlin).
6. Sexuelle Hygiene in der Ehe . „ Geh. M.-Rat Prof. Dr. *P. Fürbringer* (Berlin).
7. Menstruation, Schwangerschaft, Wochenbett und Laktation . „ Prof. Dr. med. et phil. *R. Kossmann* (Berlin).

II. Spezieller Teil.

8. Konstitutions- (Stoffwechsel-) Krankheiten und Ehe . von Geh. M.-R. Prof. Dr. *H. Senator* (Berl.)
9. Blutkrankheiten und Ehe . . . . „ Prof. Dr. med. *H. Rosin* (Berlin).
10. Krankheiten des Gefässapparates und Ehe . . . . „ Geh. Med.-Rat Prof. Dr. *E. v. Leyden* und Dr. med. *W. Wolff* (Berlin).
11. Krankheiten der Atmungsorgane und Ehe . . . . „ Dr. med. *S. Kaminer* (Berlin).
12. Krankheiten der Verdauungsorgane und Ehe . . . . „ Geh. Med.-Rat Prof. Dr. *C. A. Ewald* (Berlin).
13. Nierenkrankheiten und Ehe . „ Privatdozent Dr. med. *P. F. Richter* (Berlin).
14. Krankheiten des Bewegungsapparates und Ehe . . . . Geh. Med.-Rat Prof. Dr. *A. Hoffa* (Berlin).
15. Beziehung der Ehe zu Augenkrankheiten mit besonderer Rücksicht auf die Vererbung . . „ Privatdoz. Dr. med. *G. Abelsdorff* (Berlin).
16. Hautkrankheiten und Ehe . „ Dr. med. *R. Ledermann* (Berlin).
17. Syphilis und Ehe . . . . . „ Dr. med. *R. Ledermann* (Berlin).
18. Tripperkrankungen und Ehe . „ Geh. Med.-Rat Prof. Dr. *A. Neisser* (Breslau).
19. Erkrankungen der tieferen Harnwege, physische Impotenz und Ehe „ Prof. Dr. med. et phil. *C. Posner* (Berl.)
20. Frauenkrankheiten, Empfängnisunfähigkeit und Ehe . . . „ Privatdozent Dr. med. *L. Blumreich* (Berlin).
21. Nervenkrankheiten und Ehe Geh. Med.-Rat Prof. Dr. *A. Eulenburg* (Berlin).
22. Geisteskrankheiten und Ehe . . . „ Prof. Dr. med. *E. Mendel* (Berlin).
23. Perverse Sexualempfindung, psychische Impotenz und Ehe . . „ Dr. med. *A. Moll* (Berlin).
24. Alkoholismus, Morphinismus und Ehe . . . . „ Med.-Rat Dr. *A. Leppmann* und Dr. med. *F. Leppmann* (Berlin).
25. Gewerbliche Schädlichkeiten und Ehe . . . . „ Med.-Rat Dr. *A. Leppmann* und Dr. med. *F. Leppmann* (Berlin).
26. Aerztliches Berufsgeheimnis u. Ehe „ Dr. med. *S. Placzek* (Berlin).
27. Sozialpolitische Bedeutung der sanitären Verhältnisse in der Ehe „ Privatdozent Dr. phil. *R. Eberstadt* (Berlin).

www.ingramcontent.com/pod-product-compliance
Lightning Source LLC
Chambersburg PA
CBHW031938290426
44108CB00011B/600